全国中医药行业高等教育“十三五”规划教材
全国高等中医药院校规划教材（第十版）

医　古　文

（新世纪第四版）

（供中医学、针灸推拿学、中西医临床医学等专业用）

主　编
王育林（北京中医药大学）　　李亚军（陕西中医药大学）

副主编（以姓氏笔画为序）
李永宸（广州中医药大学）　　赵鸿君（辽宁中医药大学）
侯洪澜（甘肃中医药大学）　　徐光星（浙江中医药大学）
高　湲（海南医学院）　　崔　为（长春中医药大学）

编　委（以姓氏笔画为序）
王明强（南京中医药大学）　　申红玲（天津中医药大学）
付新军（陕西中医药大学）　　包红梅（内蒙古医科大学）
刘庆宇（上海中医药大学）　　李具双（河南中医药大学）
李凌霞（黑龙江中医药大学佳木斯学院）　　杨东方（北京中医药大学）
张　星（贵阳中医学院）
张　暖（河北中医学院）　　陈　婷（首都医科大学）
范　昕（黑龙江中医药大学）　　罗宝珍（福建中医药大学）
周祖亮（广西中医药大学）　　周路红（山西中医药大学）
孟小燕（北京中医药大学东方学院）　　郜晓芹（安徽中医药大学）
贺松其（南方医科大学）
贾延利（山东中医药大学）　　夏慧茹（宁夏医科大学）
高　静（新疆医科大学）　　章红梅（成都中医药大学）
葛晓舒（湖南中医药大学）　　傅红丁（湖北中医药大学）
熊德梁（江西中医药大学）

学术秘书　宁　静（北京中医药大学）

中国中医药出版社
·北　京·

图书在版编目（CIP）数据

医古文／王育林，李亚军主编．—4版．—北京：中国中医药出版社，2016.8
（2019.11重印）

全国中医药行业高等教育“十三五”规划教材

ISBN 978－7－5132－3461－0

Ⅰ．①医…　Ⅱ．①王…　②李…　Ⅲ．①医古文—中医药院校—教材
Ⅳ．①R2

中国版本图书馆CIP数据核字（2016）第125402号

请到“医开讲＆医教在线”（网址：www.e-lesson.cn）注册登录后，刮开封底“序列号”激活本教材数字化内容。

中国中医药出版社出版
北京经济技术开发区科创十三街31号院二区8号楼
邮政编码　100176
传真　010 64405750
山东百润本色印刷有限公司印刷
各地新华书店经销

开本 850×1168　1/16　印张 26　字数 647 千字
2016年8月第4版　2019年11月第5次印刷
书号　ISBN 978－7－5132－3461－0

定价　78.00元
网址　www.cptcm.com

社长热线　010-64405720
购书热线　010-89535836
侵权打假　010-64405753

微信服务号　zgzyycbs
微商城网址　https://kdt.im/LIdUGr
官方微博　http://e.weibo.com/cptcm
天猫旗舰店网址　https://zgzyycbs.tmall.com

如有印装质量问题请与本社出版部联系（010 64405510）

全国中医药行业高等教育“十三五”规划教材

全国高等中医药院校规划教材（第十版）

专家指导委员会

编审专家组

前言

为落实《国家中长期教育改革和发展规划纲要（2010–2020年）》《关于医教协同深化临床医学人才培养改革的意见》，适应新形势下我国中医药行业高等教育教学改革和中医药人才培养的需要，国家中医药管理局教材建设工作委员会办公室（以下简称“教材办”）、中国中医药出版社在国家中医药管理局领导下，在全国中医药行业高等教育规划教材专家指导委员会指导下，总结全国中医药行业历版教材特别是新世纪以来全国高等中医药院校规划教材建设的经验，制定了“‘十三五’中医药教材改革工作方案”和“‘十三五’中医药行业本科规划教材建设工作总体方案”，全面组织和规划了全国中医药行业高等教育“十三五”规划教材。鉴于由全国中医药行业主管部门主持编写的全国高等中医药院校规划教材目前已出版九版，为体现其系统性和传承性，本套教材在中国中医药教育史上称为第十版。

本套教材规划过程中，教材办认真听取了教育部中医学、中药学等专业教学指导委员会相关专家的意见，结合中医药教育教学一线教师的反馈意见，加强顶层设计和组织管理，在新世纪以来三版优秀教材的基础上，进一步明确了“正本清源，突出中医药特色，弘扬中医药优势，优化知识结构，做好基础课程和专业核心课程衔接”的建设目标，旨在适应新时期中医药教育事业发展和教学手段变革的需要，彰显现代中医药教育理念，在继承中创新，在发展中提高，打造符合中医药教育教学规律的经典教材。

本套教材建设过程中，教材办还聘请中医学、中药学、针灸推拿学三个专业德高望重的专家组成编审专家组，请他们参与主编确定，列席编写会议和定稿会议，对编写过程中遇到的问题提出指导性意见，参加教材间内容统筹、审读稿件等。

本套教材具有以下特点：

1. 加强顶层设计，强化中医经典地位

针对中医药人才成长的规律，正本清源，突出中医思维方式，体现中医药学科的人文特色和“读经典，做临床”的实践特点，突出中医理论在中医药教育教学和实践工作中的核心地位，与执业中医（药）师资格考试、中医住院医师规范化培训等工作对接，更具有针对性和实践性。

2. 精选编写队伍，汇集权威专家智慧

主编遴选严格按照程序进行，经过院校推荐、国家中医药管理局教材建设专家指导委员会专家评审、编审专家组认可后确定，确保公开、公平、公正。编委优先吸纳教学名师、学科带头人和一线优秀教师，集中了全国范围内各高等中医药院校的权威专家，确保了编写队伍的水平，体现了中医药行业规划教材的整体优势。

3. 突出精品意识，完善学科知识体系

结合教学实践环节的反馈意见，精心组织编写队伍进行编写大纲和样稿的讨论，要求每门教材立足专业需求，在保持内容稳定性、先进性、适用性的基础上，根据其在整个中医知识体系中的地位、学生知识结构和课程开设时间，突出本学科的教学重点，努力处理好继承与创新、理论与实践、基础与临床的关系。

4. 尝试形式创新，注重实践技能培养

为提升对学生实践技能的培养，配合高等中医药院校数字化教学的发展，更好地服务于中医药教学改革，本套教材在传承历版教材基本知识、基本理论、基本技能主体框架的基础上，将数字化作为重点建设目标，在中医药行业教育云平台的总体构架下，借助网络信息技术，为广大师生提供了丰富的教学资源和广阔的互动空间。

本套教材的建设，得到国家中医药管理局领导的指导与大力支持，凝聚了全国中医药行业高等教育工作者的集体智慧，体现了全国中医药行业齐心协力、求真务实的工作作风，代表了全国中医药行业为“十三五”期间中医药事业发展和人才培养所做的共同努力，谨向有关单位和个人致以衷心的感谢！希望本套教材的出版，能够对全国中医药行业高等教育教学的发展和中医药人才的培养产生积极的推动作用。

需要说明的是，尽管所有组织者与编写者竭尽心智，精益求精，本套教材仍有一定的提升空间，敬请各高等中医药院校广大师生提出宝贵意见和建议，以便今后修订和提高。

国家中医药管理局教材建设工作委员会办公室

中国中医药出版社

2016年6月

编写说明

医古文是研究古医籍的语言文字现象的一门学科，是高等中医药院校中医药类专业的一门专业基础课，也是对中医药从业人员进行中医经典训练的终身教育课程。它通过课堂传授古汉语知识和讲解医学文选，以及指导课下阅读训练，培养学生阅读中医经典、运用专业术语和查检中医古籍的能力，为后续的深入学习和终身研究打下基础。

本教材是根据国务院《中医药健康服务发展规划（2015—2020年）》《教育部等六部门关于医教协同深化临床医学人才培养改革的意见》（教研〔2014〕2号）精神，在国家中医药管理局教材建设工作委员会宏观指导下，以全面提高中医药人才素质为目标，根据中医药行业人才培养规律和实际需求，由国家中医药管理局教材建设工作委员会办公室组织，旨在正本清源，体现中医药学科的人文特色和“读经典，做临床”的实践特点。

本教材为全国高等中医药院校规划教材第十版。与以往教材相比，本版教材有五个突出特色。

1. 系统贯通 本教材从学生的既有基础出发，将古汉语知识、医学文选、常用词等板块连成一体，互相参证，呈现一个有机的系统，有利于学生完整地把握知识。在板块编排上将知识通论放在前面，以利于总结和提高学生本科前获得的知识，在此基础上讲读文选就有了专业眼光。

2. 增添新知 知识通论部分增加了汉语史、音韵、古医籍等内容。这些内容是研究古医籍必不可少的工具性知识，及早接触这些内容可以开阔学生的知识视野，对日后自学深造和开展研究都很有益处。医学文选方面设立了中医经典的单元，以强化经典训练。

3. 文以辅医 本教材文选部分专门用一个单元选读国学经典文章，借以夯实学生的人文基础。这一做法沿袭了五版以前教材的传统，反映了学界近年对中医人才素质培养途径反思的成果。

4. 重校补正 本教材文选原文经重新校勘，改正了旧版教材的误字，修改和补充了课文注释。

5. 媒质数字化 本教材有与纸质版配套使用的数字化内容，既适应了时代进步又便于读者学习。

本教材是编写团队集体智慧和劳动的成果。具体编写分工如下：单元一导语由王育林编写，第一章由付新军编写，第二章由周祖亮编写，第三章由葛晓舒编写，第四章由高静编写，第五章由王育林编写，第六章由宁静编写，第七章由赵鸿君、章红梅编写，第八章由杨东方编写；单元二导语由李亚军编写，第一篇由李亚军编写，第二篇由贾延利编写，第三篇由徐光星编写，第四篇由侯洪澜编写，第五篇由申红玲编写，第六篇由范昕编写，第七篇由孟小燕编写；单元三导语、第八篇由侯洪澜编写，第九篇由贺松其编写，第一〇篇由郜晓芹编写，第一一篇由王明强编写，第一二篇由陈婷编写，第一三篇由傅红丁编写；单元四导语由崔为编写，第一四篇由陈婷编写，第一五篇由夏慧茹编写，第一六篇由高湲编写，第一七篇由傅红丁编写，第一八篇由夏慧茹编写，第一九篇由包红梅编写，第二〇篇由贺松其编写；单元五导语由徐光星编写，第二一篇由王明强编写，第二二篇由李凌霞编写，第二三篇、第二四篇由李具双编写，第二五篇、第二六篇由熊德梁编写；单元六导语由李永宸编写，第二七篇由李凌霞编写，第二八、二九篇由李永宸编写，第三〇、三一篇由张暖编写，第三二篇由刘庆宇编写；单元七导语由赵鸿君编写，第三三篇由刘庆宇编写，第三四篇、第四〇篇由罗宝珍编写，第三五篇由周路红编写，第三六篇由包红梅编写，第三七篇由周路红编写，第三八篇由申红玲编写，第三九篇由范昕编写；附一由赵鸿君编写，附二由高湲编写，附三由张星编写。在统稿过程中，宁静投入了大量精力。

本教材数字化工作是在国家中医药管理局中医药教育教学改革研究项目的支持下，由中国中医药出版社资助开展的。该项目（编号 GJYJS16002）除主编总负责外，由长春中医药大学崔为具体负责，全体编委和长春中医药大学史双文共同参与。

本教材的编写是在历版教材的基础上进行的，在此谨向以前各版教材的编者表示感谢。

《医古文》编委会

2016 年 6 月

目録

單元一　古漢語與古醫籍知識

導語

閱讀古書就是理解古人用書面語表達的思想和傳授的知識。要理解古書的書面語，就涉及語言存在發展的規律和文字運用變化的習慣。在進行一定量的古籍閱讀實踐的同時了解一些相關的理論知識，可以提高我們的理性眼光，高效和準確地理解古書的文義。作爲中醫藥學的專業基礎課，本課程從閱讀古醫籍和學習中醫專業課的實際需要出發，介紹一些語言知識和古籍知識。內容上，從語言和語言學角度介紹漢語的歷史、漢字、詞義、語法和修辭，使學習者了解漢語的一般特點和歷史脈絡。一個貫穿其中的重要理念就是語言是一個完整的系統，並且是發展變化的。從傳統語文學的角度介紹音韻、訓詁，它們是深入研究和整理古籍重要的實用工具。此外，辭書和古醫籍知識與語言文字知識配合學習，對閱讀古醫籍有很好的作用。也許有的知識略顯艱深，但既然視野的廣狹能決定未來的路程能走多遠，有志的學習者還是應當積極廣泛地學一些有關知識。將古漢語與古醫籍知識與文選和常用詞經常加以參照，會獲得更多的收益。

第一章　漢語的歷史

漢語是漢民族使用的語言，是世界上最古老的語言之一。關於漢語具體產生的年代及其最初的面貌如何，由於缺少相關文獻資料的記載，所以難以考證。比較可靠的資料是距今三千多年前的甲骨文，它在當時已經是一種比較成熟的文字了。甲骨文是對當時口語的記録，從中我們大致可以窺見三千年以前漢語的樣子。要注意的是，文字不等於語言，两者也不是同一時期產生的，漢語產生的時間要比漢字早幾十萬年甚至更久，即使現在，也仍然存在只有語言而沒有文字的民族。文字是用書寫 / 視覺形式對語言進行再編碼的符號系統。語言是第一性的，文字是第二性的。文字的產生和使用要以語言爲基礎。漢語是語素 - 音節結構類型的語言，使用單音節的語素文字——漢字來記録漢語是符合漢語本身的結構特點的。語言（漢語）包括音、義两方

NOTE

面，文字（漢字）則包括形、音、義三方面。文字（漢字）在記録語言的過程中除了直接移植語言的音和義的内容以外，還有自身“形”的系統，有著自身發生、演變的規律。

由古到今，漢語一直處於變化之中。從時代看，一般可將其分爲古代漢語、近代漢語和現代漢語三个阶段。古代漢語是指先秦到 五四運動以前以先秦口語爲基礎形成的上古書面語，以及後來文人仿古作品中的語言。近代漢語是指唐宋以來以北方話爲基礎形成的白話文書面語。現代漢語則是指五四運動以後現代漢民族所使用的語言，外延上現代漢語既包括書面語和口語，也包括共同語和各地方言。三千年以來，漢語的語音、詞彙和語法三要素都發生了很大的變化，其中詞彙變化最快，語音次之，語法最慢。不同時期的漢語都有其各自不同的特點，根據語音、詞彙和語法三方面的特點，王力先生將漢語發展的歷史劃分爲四個不同時期。

（1）3 世紀以前（五胡亂華以前）爲上古期（3 ～ 4 世紀爲過渡階段）。

（2）4 世紀到 12 世紀（南宋前半）爲中古期（12 ～ 13 世紀爲過渡階段）。

（3）13 世紀到 19 世紀（鴉片戰爭）爲近代（自 1840 年鴉片戰爭到 1919 年五四運動爲過渡階段）。

（4）20 世紀（五四運動以後）爲現代。

王力先生對漢語史時期的劃分是建立在漢語不同時期自身特點的基礎之上的，是對漢語發展變化深刻認識的結果，以此爲指導，有利於我們更好地觀察和認識漢語史的發展。

作爲歷史悠久、使用人口最多的語言，漢語無論是過去還是現在都有非常重要的地位，在國内外也一直都發生著重要的影響。歷史上漢語曾經對我國周邊的國家如日本、朝鮮和越南產生過很大影響。這些國家在過去都曾長時間使用漢字，語言中也吸收了大量的漢語借詞。新中國成立以後，隨着我國國際地位的日益提高，漢語在世界上的影響越來越大，成爲聯合國的六種工作語言之一，而且世界上學習漢語的人也越來越多。

第一節　漢語的發展

一、語言的起源與漢語的形成

語言是人類最重要的交際工具，是聯繫社會的紐帶。大約在一兩百萬年以前，人類的祖先產生了。在當時生產力極端低下的年代，爲了生存，人類的祖先需要依靠集體的力量才能應對各種自然危害。在長期協作的過程中，彼此便對語言的產生提出了需求。另一方面，語言的產生也依賴於人類自身的生理條件。勞動使得成員的語言交流成爲必需，同時也極大地發展了類人猿的大腦和發音器官。大腦的發達使其具備了抽象思維的能力，語言作爲思維的工具，主要以抽象思維爲特徵。人類的主要發音器官——聲帶、咽腔等的發展和完善也都是由於人類學會了勞動、學會了直立行走的結

NOTE

果。總之，早期類人猿的集體生活、集體勞動爲語言的產生提供了可能，最終導致語言的產生。

漢語的產生除了具有語言起源的共性特徵外，還有自身的特點。漢語是伴隨華夏民族先民的歷史而產生的。漢民族的形成有多個文化源頭，但主要是發端於黃河流域的華夏族，其祖先是同出自少典氏的炎帝和黃帝。炎黃的祖先華胥氏原本生活在西北的黃土高原，到了炎黃之時，開始東遷。炎帝沿渭水而下直達河南，黃帝順黃河而下經山西而至河北，最後都定居在中原一帶繁衍生息。炎黃等血緣性部落結成了部落聯盟，共同征服了南方的蚩尤。黃帝又戰勝了炎帝，最後成爲黃河流域最高的部落首領，統一了我國的北方地區。黃帝往後又歷經了唐、虞、夏、商、周等時期，不過各個時期的政治、文化中心都在晉南和河南、陝西黃河下游的中原地區。由於黃河流域的炎黃部族在政治、軍事、文化方面的優勢，華夏族成爲融合的核心，華夏族的語言也逐漸成爲部落聯盟的共同語。与華夏族、華夏文化一樣，這個史前的原始漢語的共同語實際上也是有多個源頭的，這個逐漸通行開來的共同語即是春秋時雅言的前身，也是漢語的前身。

二、漢語共同語的發展

作爲一個民族全體成員通用的語言，漢語共同語具有溝通不同方言區的人們語言交流的重要作用。從其發展演變的歷史看，不同時期的漢語共同語各有其特點，也各有其名稱。從古到今共同語歷經了“雅言”“通語”“天下通語”“官話”“國語”“普通話”等稱呼的變化。

從文獻記載看，漢語共同語早在先秦時期就已經存在，當時被稱爲“雅言”。它是孔子開辦學校、教授弟子的語言。孔子弟子三千，來自不同的諸侯國，因此，孔子使用的不可能是魯國話，而只能是一種所有人都能聽懂的雅言。《論語·述而》云：“子所雅言，《詩》、《書》、執禮，皆雅言也。”又《荀子·榮辱》云：“越人安越，楚人安楚，君子安雅，是非知能材性然也，是注錯習俗之節異也。”《荀子·儒效》又云：“居楚而楚，居越而越，居夏而夏，是非天性也，積靡使然也。”“雅”與“夏”皆爲當時通行的華夏雅言之義，两者字異而義同。與“楚”“越”地方方言進行横向比較，其作爲共同語的含義也更爲明確。當時這種“雅言”所通行的地區主要在黃河流域，是以當時周代王畿地區的方言爲基礎的。

漢語共同語稱爲“通語”，有時也稱爲“凡語”“凡通語”“通名”。西漢時揚雄《方言》一書即用這樣的名稱來指稱共同語，如卷二：“釥，嫽，好也。青徐海岱之間曰釥，或謂之嫽。好，凡通語也。”“好”即爲可以溝通方言的共同語的說法，同時也表明西漢時期共同語存在的事實。此一時期北方諸夏的方言也進一步趨於混同，如《方言》中 106 次提到秦，其中與晉並列 82 次，可見秦方言與晉（魏）方言已合爲秦晉方言。其後西晉末的永嘉喪亂，造成了我國歷史上北方漢人的大遷移，也在客觀上促進了漢語的融合，尤其是北方諸夏方言的統一，奠定了北方話作爲共同語基礎方言的地位。

南北朝、隋、唐、宋是漢語發展的中古期。這一時期，共同語的融合進一步加

NOTE

强，古都洛陽在政治、經濟、文化方面一直居於優勢地位，如在唐時，洛陽即爲東都；宋時，洛陽亦爲西京。因此，洛陽音在這個時期一直被尊爲民族共同語的“正音”標準，如唐人李涪《刊誤》一書云：“凡中華音切，莫過東都，蓋居天下之中，禀氣特正。”宋人陸遊的《老學庵筆記》中亦云：“中原惟洛陽得天下之中，語音最正。”由此可見洛陽音在當時文人心中的重要地位。這種認識一直延續到元明之時。又唐宋盛行科舉，並以詩詞爲重。因此，以洛陽音爲基礎的《廣韻》《集韻》等韻書的語音系統一直是讀書人心中的正音，影響深遠。

金、元、明、清時期是現代漢民族共同語形成的一個重要時期，也是漢語發展的近代期。元代之時，共同語叫做“天下通語”。其方言基礎依然是以洛陽音爲標準，元代周德清編《中原音韻》時説道：“欲正言語，必宗中原之音。”孔齊《至正直記》亦云：“北方聲音端正，謂之‘中原雅音’，今汴、洛、中山等處是也。”至明代，共同語的稱呼又有了“官話”的名稱，這個稱呼最早見於明代張位的《問奇集》，云：“江南多患齒音不清，然此亦官話中鄉音耳。”“官話”實指用於官場的語言，它往往可以代表一個人的身份，而平常百姓也都以會講“官話”爲榮。從共同語發展演變史來看，此一時期有兩個特點值得注意：一是共同語的基礎方言的轉變；二是共同語影響的擴大。自 1153 年金遷都燕京（北京）以來，之後的元、明、清三朝全部建都北京（明初一個較短時期，曾以南京爲都城），北京遂成爲我國政治、文化、經濟的中心，北京話的影響也隨之日益擴大。尤其是明清時期產生了許多優秀的小説作品，如《水滸傳》《西遊記》《儒林外史》《紅樓夢》等，這些用北方方言寫成的白話小説得到廣泛流傳，以北京音爲標準音的北方話也隨之產生了廣泛影響。自此民族共同語的標準音實現了從中原雅音（洛陽音）到北京音的轉變，同時北方方言的詞彙、語法也通過書面語的形式得到了推廣，爲現代漢語民族共同語的產生奠定了基礎。

到了現代，辛亥革命後，共同語又被稱爲“國語”。國民政府成立不久，教育部就宣佈要建立“讀音統一會”，以建立全國的標準語。1912 年 7 月在北京召開的臨時教育聯合會議上肯定了“國語”的名稱，決定在全國範圍内推行國語。1921 年，教育部採納全國教育聯合會的建議，將國民學校的國文改爲“國語”，以普通話爲教學語言，變文言文爲白話文，使國語在教育界乃至整個社會的法定地位得以確立。

20 世紀，特别是五四運動以後興起的語文運動進一步促進了現代漢語民族共同語的形成。“白話文運動”從書面語層面動摇了文言文的統治地位，最終實現了以白話文替代文言文的目的。“國語運動”則從口語層面加强了北京音的標準音地位，這兩個運動互相影響，使書面語和口語逐漸接近，從而形成了現代漢民族的共同語。

新中國成立以後，國家對於民族共同語的進一步規範和統一有了更高的要求。爲了方便各方言區的人學習和使用共同語，1955 年北京召開了現代漢語規範問題學術會議，會上正式確定民族共同語新的名稱——普通話，並對其内涵進行了界定：以北京語音爲標準音，以北方話爲基礎方言，以典範的現代白話文著作爲語法規範。

第二節　古漢語的特點

古漢語在歷史發展的不同階段，各有其不同的特徵表現。總體上看，語音結構更加複雜；詞彙以單音節詞爲主，數量和結構都處於發展完善之中；語法差異相對較小，較爲明顯的差別在於語法範疇的消長、詞類的增減及語序的變化。

一、語音方面

（一）聲母方面

總體上看，古漢語的聲母數量較多，上古聲母爲 31 個，中古聲母爲 37 個。聲母的演變前期以分化爲主，後期以合流爲主，具體有三點不同。

1. 濁音聲母的存在。中古時期以前，漢語的聲母系統中有一套完整的濁音聲母，到元代濁音聲母已經清化，聲母數量減少。

2. 尖團音區分嚴格。齊齒韻和撮口韻前的精組和見組字各自獨立，因此古漢語中有諸如 ʦi–，ki– 這樣的音節存在。

3. 鼻音聲母豐富，如古疑母 [ŋ]、日母 [ȵʑ] 在古漢語音節中都可以作聲母。

（二）韻母方面

古代漢語的韻母數量比較多，結構相對複雜，與現代漢語相比，其主要的特點表現在三個方面。

1. 入聲韻的存在。古代漢語韻母數量較多的一個重要原因在於入聲韻的存在，音節上以 [–p][–t][–k] 三個塞音韻尾收尾。現代漢語普通話中入聲韻已經完全消失。

2.–m 韻尾的存在。即古漢語存在三套鼻音韻尾，分別是 [–m][–n][–ŋ]，現代漢語中 [–m] 尾已經消失，並到了 [–n] 尾中。

3. 介音只有 i、u 兩個，ü 介音的產生是在明清時期，一直延續到現代漢語當中。

（三）聲調方面

古漢語聲調的主要特點就是有入聲調。入聲調即那些讀爲入聲韻的字。由於塞音韻尾的存在，入聲調聽起來非常短促。現代漢語普通話中入聲已經完全消失。

二、詞彙方面

從古代漢語發展到現代漢語，其中詞彙對社會的發展變化最爲直接、敏感，而詞彙系統本身也有其自身的發展變化規律。總體來看，從上古到現代，漢語詞彙越來越豐富，構詞方式越來越多樣化。與現代漢語相比，古代漢語詞彙方面表現出如下特點。

古代漢語詞彙多爲單音節詞，到現代演化爲雙音節詞。詞彙複音節化是全面影響漢語詞彙發展的重要大事之一。據粗略統計，現代漢語中雙音節詞占 70%以上。古代漢語中有相當數量的複音詞，例如，聯綿詞、重言詞相當豐富，也有相當數量的合成詞，但總體而言，古代漢語中單音節詞佔優勢，雙音節詞彙遠不如現代漢語豐富。現

NOTE

代漢語中也具有相當數量的聯綿詞、重言詞，古代漢語中的複合詞也是聯合式複合詞和偏正式複合詞佔優勢，但與古代漢語相比現代漢語中的聯合、偏正數量更多，應用更普遍。此外，現代漢語中的支配、表述、補充、名量等複合構詞方式也非常發達。這就需要我們在學習古代漢語時注意不要把現代漢語與古代漢語中的同形詞語混同理解，例如“卑鄙”“感激”“疾病”等。

雖然漢語中詞義發展演變的規律基本一致，但由於是處於詞義發展的不同階段，所賴以存在的社會環境、社會背景不同，古代漢語具有自己特殊的詞義系統。古今對比，詞語意義範圍的擴大和縮小，詞語常用義的改變，引申義的產生、消失等都應該引起足夠的重視，需要專門的學習和掌握。漢語的發展中，詞的多義化與詞的分化二者的發展演變是辯證統一的，在詞的多義化過程中往往伴隨着詞的分化。在現代漢語中很多詞義之間有源流發展關係的詞，其詞形已經分化，但在古代漢語中它們却仍然使用同一個書寫形式，如“禽—擒”“責—債”“支—肢”等，這就給我們理解文意造成了障礙，需要我們掌握其規律並根據具體語境確定其到底表示哪個詞。

三、語法方面

（一）古代漢語中的詞類活用比較普遍

詞類活用與詞的兼類不同，是某個詞通過臨時引申，從而取得的某種語法意義，如名詞活用作動詞、名詞活用作狀語、名詞的使動用法、動詞的使動用法、形容詞的使動用法、名詞的意動用法、形容詞的意動用法等。古代漢語中的詞類活用現象比較普遍，一方面是因爲古代漢語的語法尚處於並不完善的發展階段，缺乏相應的專門詞彙或者其他語法手段，另一方面則是出於語用的目的。現代漢語中也有部分詞類活用現象，但一般是出於語用的目的，這就使得詞類活用成爲古代漢語的一個特色。

（二）古代漢語中的量詞系統不完備

現代漢語中的量詞無論是物量詞還是動量詞都非常發達。粗略統計，當前人們口語與書面語中使用的量詞多達六百個左右，古代漢語中的量詞則遠遠不如現代漢語豐富，到了魏晉南北朝時期才有兩百個左右。古代漢語中的物量詞大多數是表達度量衡單位的，例如，“升”“斗”“斛”“鐘”“尺”“丈”“尋”“常”“两”“鎰”“斤”“鈞”等；表示天然單位的量詞，即量詞與其所用來計量的物體的形狀、大小、特徵等直接緊密聯繫的量詞則數目不多，分工也不如現代漢語細緻。先秦時動量詞還未產生，只有動量詞的萌芽，到了魏晉時期動量詞才產生，總體來看，古代漢語書面語中的動量詞與現代漢語相比還相當不發達，古代漢語中表達動量時往往是數詞直接與動詞結合，中間不用量詞，例如：

魯仲連辭讓者三，終不肯受。（《戰國策·齊策》）

魯人從軍戰，三戰三北。（《韓非子·五蠹》）

是以先主遂詣亮，凡三往。（《三國志·隆中對》）

（三）古代漢語具有特殊的代詞

NOTE

與現代漢語相比，古代漢語的代詞豐富得多，甚至顯得過於繁複。以人稱代詞爲例，第一人稱有“我”“余”“吾”“予”“朕”“台”等，現代漢語中則只有一個“我”。第二人稱代詞古代漢語中有“爾”“若”“汝”“乃”“而”等，現代漢語則僅用“你”“您”表示。第三人稱代詞古代漢語中有“其”“厥”“彼”“之”等，現代漢語只有一個“他”。繁複的原因一方面是因爲這些代詞可能有不同的古代方言來源，另一方面則是因爲有些代詞處於不同的歷史層面。從複數的表達來看，古代漢語中的代詞不如現代漢語的代詞系統性强。現代漢語中用“我—我們”“你—你們”“他—他們”區分人稱的單複數，一個“們”字簡潔而明確。古代漢語中一般並不從形式上區分人稱代詞的單複數，而要根據語境來判定，有時用“儕”“輩”“等”“曹”“屬”附在人稱代詞後表示複數，不過它們並不屬於代詞範疇。

（四）古代漢語具有特殊的虛詞系統

總體來看，古代漢語中的虛詞在數量上要遠遠超過現代漢語，如《詞詮》中收録文言文虛詞有 534 個。雖然古代漢語與現代漢語中的虛詞產生的路徑一致，基本都是由實詞虛化、發展而到虛詞，但古代漢語中的實詞在虛化之後其詞形往往還兼表實詞，這樣有時就容易造成理解上的障礙。還有很多虛詞或者一身而兼數類，或者是在一個詞類下兼表數種語法作用，如“其”字在不同的語境下可以是代詞、副詞、連詞、助詞等。相比之下，現代漢語中的虛詞在詞形上往往發生了分化，每一個虛詞義更多地由專門的虛詞詞形表示，不像古代漢語中的虛詞那樣容易發生混淆。其中一個重要的原因是，受漢語發展雙音化的大趨勢影響，很多虛詞在現代漢語中已經成爲雙音節了，而在古代漢語中它們對應的形式却是單音節的。

（五）古代漢語具有自己的特殊句式

古代漢語一路發展到現代漢語，總體而言，漢語句法的發展具有詞序固定化、句法手段多樣化、句子結構嚴密化、句子容量不斷擴大化的特點。虛詞與虛詞結構的發展，豐富了現代漢語的句法形式，爲表達任何複雜的語義提供了可能。即便是同一個意思也可以選擇不同的句法手段來追求不同的修辭效果，其中發達的兼語結構、處置式（以“把”字結構爲代表）、可能式（如“得”字結構的可能補語、結果補語、程度補語）、被動式、比擬結構等起到了重要作用。

與現代漢語相比，古代漢語在語序、省略等方面較爲“原始”，具有自己特殊的規律，因而具有很多特殊句式，例如，所謂的倒裝句就有主謂倒裝、賓語前置、定語後置、狀語後置等。

NOTE

第二章 漢 字

文字是記録語言的符號體系。漢字是漢民族創造、用以記録漢語言的符號系統。

漢字是世界上最古老的文字之一，也是唯一未曾中斷傳承且不斷豐富和發展的文字。現在可以見到的最早且已經較爲成熟、具有完整體系的漢字，是殷商時期的甲骨文，距今已有3000多年的歷史。甲骨文又稱“龜甲文”“甲文”“殷墟卜辭”“殷墟書契”等，契刻在龜甲或獸骨之上。由於甲骨文是早期文字，又是用刀刻寫的，所以其主要特點爲圖畫性强，筆法瘦硬而隨意。其後爲始於殷商、盛行於西周至春秋時期的金文。因其鑄於鐘鼎者居多，又稱“鐘鼎文”“銘文”“吉金文字”。也由於是早期文字，又是澆鑄在青銅器上的，所以其主要特點爲結構繁複，書法肥圓而古雅。再後就是始於西周、通行於春秋戰國時期的篆書。篆書在秦國始終得以完整的保留和傳承，在其他諸侯國則逐漸演變爲六國文字。篆書的特點爲結構仍然繁複，而書法蒼勁藴整；六國文字的特點則是結構趨簡，書法混亂不一。秦始皇統一全國後不久，實行“書同文”政策。爲統一文字，也爲了書寫的便捷，丞相李斯等奉命對篆書進行“省改”並規範書法，從而創造了以結構簡約、書法匀圓爲特點的小篆，又稱“秦篆”，此前的篆書被稱爲大篆。此後不久，程邈又創造了以平直方正、書寫更加便捷爲特點的秦隸，也稱古隸，開始作爲非正式用字流行于朝野。

從甲骨文到小篆的文字統稱爲“古文字”，其性質爲象形文字。秦隸雖然始終未曾成爲官方正式用字，但它對漢字結構和書法的改造，却是漢字發展演變史上最重要的一次質的變革，是重要的轉折點。這一變革稱爲“隸變”，也使秦隸成爲特殊的過渡文字和古今漢字的分水嶺。其後起源於秦隸、成熟並盛行於漢代的官方正式用字隸書，又稱漢隸、今隸，便進入了“今文字”時期。“今文字”時期的官方正式用字，除隸書外，還有源於東漢、成熟並通行于西晉以後的楷書。非官方正式用字，則有草書、行書等。其性質爲我們今天習稱的表意文字。

就漢字發展的歷史來看，漢字形體的演變大致經歷了五個階段：甲骨文（殷商）→金文（西周、春秋）→篆書（戰國、秦）→隸書（西漢、東漢）→楷書、草書、行書（魏晉）。

考察漢字的演變發展史可知，其性質爲從象形到表意，結構爲從繁複到簡約，特點爲從形義緊密結合到形義多有分離，書法爲從散亂到規整，從單一到豐富。所以，了解漢字的發生發展規律，掌握一定的漢字知識，對正確辨識漢字，理解並掌握字義，從而具備閲讀古醫籍的基本能力是非常必要的。爲了能較好地閲讀古醫籍，我們需要了解漢字的結構及其與字義的關係，并由此掌握古醫籍中通假字、古今字、異體字的識别方法，了解漢字部首的意義。

NOTE

第一節 漢字的結構

漢字結構是指漢字的造字結構。漢字是表意體系的文字，字形與字義密切相關。分析漢字結構可以幫助我們了解造字意圖，進而理解與特定字形相關聯的特定詞義。《左傳》中就已經有了“止戈爲武”“皿蟲爲蠱”等説法，這是我國早期漢字結構分析的零散記載。最早對漢字的結構方式進行系統研究、全面闡述漢字結構理論體系的是東漢許慎。他在所著《説文解字》中首次全面闡述了關於漢字結構的理論體系——六書，並利用六書理論對9000多個漢字進行結構分析。後世對古文字的研究都以六書理論爲基礎。

早在戰國末年，已經基本形成文字學的“六書”理論。“六書”之名，最早見於《周禮·地官·保氏》，其文如下。

保氏掌諫王惡，而養國子以道，乃教之六藝：一曰五禮，二曰六樂，三曰五射，四曰五馭，五曰六書，六曰九數。

對於“六書”具體含義的解釋，主要有以下三家。

西漢劉歆《七略》：象形、象事、象意、象聲、轉注、假借。由於《七略》已亡佚，這一記述後來保存於東漢班固《漢書·藝文志》。

東漢鄭衆《周禮·保氏注》：象形、會意、轉注、處事、假借、諧聲。

東漢許慎《説文解字·叙》：指事、象形、形聲、會意、轉注、假借。

關於“六書”的名稱和次序，後世多取許慎的定名和解説，而依劉歆的排列次序，即象形、指事、會意、形聲、轉注、假借。

一、象形字

《説文解字·叙》：“象形者，畫成其物，隨體詰詘，日、月是也。”象形是描摹事物外部形狀的造字方法。象形字的特點是盡可能用簡單的綫條勾勒事物的輪廓，表現事物最突出的形狀特徵。此類字的對象通常是客觀實在的，少數是存在於人們想象中的事物。象形字多爲描繪對象的全體，個別爲描繪對象的局部特徵。這類字用作構件，構成絕大部分漢字的基礎，因此也有人稱之爲原生字。象形字主要分爲兩類：一是純體象形，二是複體象形。

1. 純體象形 原生字中多數是以文字全體描摹對象的本體，稱爲純體象形。

日 甲文作，篆文作，象太陽之形。其中短劃是填充符號，表示太陽是個實體。

月 甲文作，篆文作，象月亮常缺之形。

人 甲文作，篆文作，象側立人形。

女 甲文作，篆文作，象两手交叉胸前而跪坐的女人形。

心 金文作，篆文作，象人心臟形。

手 金文作，篆文作，象人手形。

NOTE

止　甲文作，篆文作，象人足趾形。

山　甲文作，篆文作，象起伏的山峰之形。

水　甲文作，篆文作，象水流之形。

木　甲文作，篆文作，象樹木形，有根、幹、樹梢。

鳥　甲文作，篆文作，象鳥形，有頭、身、翅、足距。

魚　甲文作，篆文作，象魚形，有頭、身、尾，有的寫法還有鰭。

龍　甲文作，篆文作，象想象中的龍形，有頭、身、尾、足。

羊　甲文作，篆文作，象羊頭形。

牛　甲文作，篆文作，象牛頭形。按，羊角下彎，牛角上翹，二字以此爲别。

2. 複體象形　有些物體單獨畫出很難看出其真實意義，或者容易與其他事物相混，就附加相關物體的形象作爲襯托，這就是複體象形。

果　金文作，篆文省作，上象果實形，下以“木”作襯托。

瓜　金文作，篆文作，内象瓜形，外以藤蔓作襯托。

州　甲文作，篆文作，内象水中陸地（島嶼）形，外以“川”作襯托。

石　甲文作，篆文作，下象石形，上以“厂”（山崖）作襯托。

雨　甲文作，篆文作，下象雨滴形，上以“天”作襯托。

象形字是最基本、最原始的造字方法。《説文解字》注明象形字時一般用“象形”或“象……之形”。

二、指事字

《説文解字·叙》：“指事者，視而可識，察而見意，上、下是也。”指事是用象徵性符號或在象形的基礎上加提示符號來表示字義的造字方法。所加的符號稱爲指事符號。這類字一看就能辨識其整體意義，但還要仔細考察指事符號所在位置，才能了解它的具體意義。指事字分爲兩種：一是在象形字的基礎上添加指示性符號；二是純粹的象徵性符號。

1. 在象形字的基礎上添加指示性符號的指事字

本　篆文作，以短綫指示木下，表示樹根。

末　篆文作，以長綫指示木上，表示樹梢。

朱　篆文作，以長綫指示木中，表示樹幹。

刃　篆文作，以短綫指示刀口部，表示刀刃。

叉　篆文作，以短綫指示手指間，表示指間有物。

寸　篆文作，以短綫指示手一寸處，表示寸口部位。

亦　篆文作，以兩點指示兩腋部，表示腋下。爲“腋”的古字。

母　篆文作，以兩短綫指示女性乳部，表示哺乳者。

身　篆文作，以短綫指示人突出的腹部，表示懷孕。“身”爲“娠”的古字。“身”的另一種寫法沒有作指事符號的短綫，則可歸於上一類複體象形。

2. 純粹象徵性符號的指事字　這類字用抽象符號造成，數量相對較少。

上 甲文作，篆文作，長劃爲基準綫，短綫表示方位在其上方。

下 甲文作，篆文作，長劃爲基準綫，短綫表示方位在其下方。

中 甲文作，篆文作，在一條豎綫中間用一個框指明中央部位。

小 甲文作，篆文作，用三四個小點表示微小。

一、二、三、亖（《説文》:“亖，籀文四。”）等積劃而成的數目字也是純粹符號字。

《説文解字》注明指事字時一般用“指事”或“從……象……之形”。

三、會意字

《説文解字·叙》:“會意者，比類合誼，以見指撝，武、信是也。”會意是會合兩個以上的意義符號來表示一個跟這些符號本身意義不相同的字的造字方法。對於比較複雜的概念，就將兩個以上的字組合在一起，利用它們的形體（有時是意義）會合時產生的新義來表達。組合成會意字的各字用以表意，稱爲形符或意符。

北 甲文作，篆文作，象兩人相背，後主要用來表示方位。爲“背”的古字。

步 甲文作，篆文作，象前行時兩足一前一後，表示行走。

涉 甲文作或，象兩足行於水中或跨於水兩側，表示涉水。

陟 甲文作，篆文作，象二足往山上登，表示上升。

降 甲文作，篆文作，象二足向山下行（注意甲文二足的方向與“陟”字相反），表示下降。

即 甲文作，象人面對食器，表示將食未食。

既 甲文作或，象人背對食器，表示已經食過。

得 甲文作，篆文作，手在路邊拾到貝，表示獲得。篆文右上的“貝”訛作“見”，右下的“又”訛作“寸”。

秉 甲文作，篆文作，手持一束禾，表示秉持。

兼 篆文作，手持二禾，表示同時有兩件東西或做兩件事。

采 甲文作，篆文作，象手在木上取果之形，表示采摘。篆文省果形而從木。

益 甲文作，篆文作，象器皿中水漫出之形，表示溢出。爲“溢”的古字。

也有一些會意字用意符的抽象意義組合成義。這類字多數是秦漢以後出現的新會意字。例如：尘、雀、歪、災、甦、劣。

《説文解字》注明會意字時一般用“從某某”或“從……從……”，有時也用“象某某”。

以上象形、指事、會意三種造字法，都主要基於一個字所表示的事物的意象，將此意象簡要地勾勒下來作爲它的書寫形式。因此，現代學者多主張將它們統歸爲“表意字”。這樣的分類有助於了解三者的共同點。

表意字直觀、易懂。直觀性較强的客觀對象物或可以用物與物的相關意會來表達的概念，大多可以用表意造字法造出。但是語言中存在大量抽象的概念，如思維、感覺、顔色，以及過於具體的概念，如人稱及大類屬下的細别概念等，是很難造出表意字的。描述這些概念的文字就得用新的辦法來表示。

四、形聲字

《説文解字·叙》:“形聲者，以事爲名，取譬相成，江、河是也。”形聲字由表意和表音兩部分組合而成，表意的部分叫形符（以事爲名），表音的部分叫聲符（取譬相成）。形符通常由表意字充當，尤以象形字爲主；聲符則由一個可用以表音的字充當。江、河古義爲長江、黄河，皆爲水名，故以“水”爲形符，以“工”“可”爲聲符；分析術語爲“從水，工聲”，“從水，可聲”。

（一）形符

1. 形符表示字的意義 形聲字中表意的部分叫形符，形符表示形聲字的意義。例如：

從“車”的字軸、轉、軻、軌。

從“艸”的字菜、茱、薺、芒。

從“金”的字鐵、銅、鈞、釘。

從“木”的字柚、杜、村、楓。

形聲字的形符能夠幫助確定字義，弄清字義發展變化過程。如“理”字從“玉”，本義應該是指玉的紋理；按照玉的紋理來剖析它、整治它，也稱爲“理”，所以《説文解字·玉部》:“理，治玉也。”“理”由它的本義引申出了一般的紋理以及條理、道理等意義，由它的後一個意義引申出了治理、整理的意義。

2. 形符與字義的聯繫 形聲字的形符一般表示字義的類屬，而不表示具體意義。因此，形聲字的本義與形符的意義有關，但二者之間並没有固定的聯繫模式。如“疒”部的字一般和疾病有關，具體來説，疾、病、疴、疫都是疾病的泛稱；癤、癰、疽、瘡都爲外科病證或局部的病竈；痨、疸、痿、痹都是病證名稱；瘥、瘳、瘉、痊都表示疾病治愈的效果；療，表示治療疾病的動作。而瘦、疲之類不一定是病，只是通常爲疾病的表現，也用了“疒”作爲形符。可見，形符的意義在於提示字義的類别，但不能昭示具體字義。

此外，有些形符使用的範圍比形符本身的意義寬泛，因而所屬的形聲字有些與形符只是狀貌相似、品物相類，而實際上却不屬於該形符所表示的類屬。如“馬”部有驢、駱駝等，“犬”部有狐、猿等，“艸”部有菌、蕈等。

3. 形符的省用 少數形聲字形符寫法是簡省的，需要補全才能起表意作用。簡省一般是因爲結構不方便或筆劃重複。例如：釜，本應是“金”部“父”聲，篆文作，形符尚不省寫，但因隸書書寫兩部分結合處的筆劃相似，於是“金”上方的筆劃就省去了。這種形符省寫的現象叫“省形”。以“釜”爲例，相應的分析術語爲“從金省，父聲”。又如：

寐，篆文作，《説文解字》:“卧也。從㝱省，未聲。”

星，篆文作，《説文解字》:“曐，萬物之精，上爲列星。從晶，生聲……星，曐或省。”

屈，篆文作𡲬，《說文解字》:“連也。從尾，出聲。”篆文不省，隸書從尾省。

亭，篆文作𩫖，《說文解字》:“民所安定也。亭有樓，從高省，丁聲。”

（二）聲符

1. 聲符表示字的讀音 形聲字中表音的部分叫聲符，聲符表示形聲字的讀音。例如：

從“胡”聲的字葫、瑚、糊、湖。

從“柔”聲的字揉、糅、蹂、鞣。

從“羊”聲的字洋、烊、恙、庠。

從“付”聲的字附、符、拊、府。

但是由於造字時可能有取音近（而非全同）字作爲聲符的情況，更由於古今語音的變化，因此，很多形聲字的聲符已經不能準確表示字的讀音。如上舉四組字中，後兩組的聲調就不盡相同。再如從“畐”聲的字，有讀“bi”聲的逼、愊、煏、湢、楅和讀“fu”聲的福、幅、輻、副兩組；從“台”聲的字，如抬、苔、怠、笞、始、治、貽、冶、枱、菭等，讀音各不相同。因此，不認識的形聲字不可信口“讀半邊”。

2. 聲符與字義的聯繫 形聲字的聲符除了具有表音功能外，不少聲符也具有意義。有些形聲字很容易看出其聲符兼有表義功能，如“懈”的聲符“解”，“娶”的聲符“取”，“返”的聲符“反”，“褊”的聲符“扁”等。還有一些形聲字聲符的表義不像這樣明顯，但略加分析後也不難理解。例如，“丁”是象形字，“釘”的古字，而釘子具有深入和固定不移的特點，由此，重複而希望使聽者加深印象的說話叫“叮”，固定不移地看叫“盯”，深入而固定的毒瘡叫“疔”；“青”是美好的顏色，由此，水之美者曰“清”，日之美者曰“晴”，米之美者曰“精”，目之美處曰“睛”；偶爲木偶，是根據真人形象仿製的，它與真人就有了成雙成對的意思（仍用“偶”字），再引申出相交相合之義，如兩人同耕曰“耦”，山水之角或兩牆相交之內角曰“隅”，二人相逢或相知曰“遇”，位於人肩頭兩骨之間的穴位名曰“肩髃”；古代婦女的一種頸飾名“賏”，垂於頸側而回繞，後將回繞義寫作“嬰”，中醫則謂人頸兩側的筋爲“嬰筋”，頸部瘤腫（屬甲狀腺腫大一類疾病）之病爲“癭”；水的支流曰“𠂢”（“派”的古字），人的血脈是人血液分流之道，故名曰“脈”；“癬”因似蘚而得名，“瘙”因抓搔而改易，“痽（癰）”因壅塞不通而取義，“瘤”因留滯不去而派生。這類例子可以舉出很多。

3. 聲符的省用 如同少數形聲字的形符簡省一樣，一些形聲字的聲符形體也有簡省的，需要補全才能起表音作用。反之，如果不知這些形聲字省聲的情況，也就很難正確理解這些字的構成。例如：

《說文》:“珊，珊瑚，色赤，生於海，或生於山。從玉，刪省聲。”

《說文》:“產，生也。從生，彥省聲。”

《說文》:“疫，民皆疾也。從疒，役省聲。”

《說文》:“茸，草茸茸貌。從艸，聰省聲。”

再如，豪、毫都是“高”省聲；纍、雷都是“畾”省聲。

此外，有的形聲字簡省了形符與聲符完全相同的部分，所以既是省形，也是省

NOTE

聲。如“齋”，從示，齊聲，中間的符號“二”合用；“耆”，從老，旨聲，中間的符號“匕”合用。

形符可以表義，聲符也可以表義，但二者有一定差別。形符所表的義往往是事物類屬的總名，聲符所表的義則往往是一種具體現象或狀貌，形符和聲符可以結合起來從不同層面規定一個概念，即所謂詞義。而這種結合規定詞義的方式與會意字的會合表義功能也有明顯的差別。

（三）形符聲符的組合

形符與聲符的組合通常有 8 種方式。

1. 左形右聲　如祥、脾、滑、妨。

2. 右形左聲　如刺、雌、頓、瓶。

3. 上形下聲　如簡、芹、宇、空。

4. 下形上聲　如斧、盂、常、育。

5. 外形内聲　如衷、固、術、匪。

6. 内形外聲　如問、辯、風、哀。

7. 聲居一角　如痘、屢、颸、旗。

8. 形居一角　如旭、疆、哉、穎。

这 8 種類型中，最常見的是左形右聲型。

由於漢字形體的歷史演變等因素，使得有些形聲字的形符與聲符不容易簡單地看出，需要多加分析。

例如，部分形聲字形居一角或聲居一角，一般直覺看到的部首並不是其真正的部首，表面的切分關係並不是形符與聲符真實的組合關係。例如：

彀、縠、穀——分別從弓、糸、禾，㱿聲；不是“殳”部。

栽、載、截——分別從木、車、酉，𢦏聲；不是“戈”部。

從、徒、徙——都從辵，分別是从、土、止聲；不是“彳”部（今字典歸於“彳”部）。

旗、施、旌——都從㫃，分別是其、也、生聲；不是“方”部（今字典並於“方”部）。

再如，部分形聲字形符與聲符或錯綜，或交合，或部分形體訛變、混同，因而很難辨别。例如：

隨——篆文作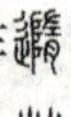，從辵，隋聲。

截——篆文作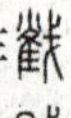，從戈，雀聲。

賊——篆文作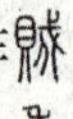，從戈，則聲。

年——篆文作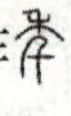，從禾，千聲。

五、轉注字

《説文解字·叙》：“轉注者，建類一首，同意相受，考、老是也。”由於許慎爲“轉注”所下的定義較爲簡單，而且除了“考、老”兩個例字外，《説文》全書的文字説解中並沒有指出還有哪些屬於轉注字，導致後人對“轉注”的理解分歧很大。從古到今，人們根據“轉注”這一名稱和許慎八個字的定義，以及兩個字例，提出過許多不同的解釋，但是都很難取得公認。

六、假借字

《説文解字·叙》曰:“假借者，本無其字，依聲托事，令、長是也。”在人們使用文字的早期，由於語言中的概念大大多於已經造出的文字，很多詞是沒有專用字的。爲了能記寫這些詞，古人想到了利用現成的文字符號的語音直接記録詞語的語音。具體説，雖然一個詞沒有專用字，但却已經有了與之同音的某個字，古人就利用這個同音字來記寫那個意義上與之無關的詞。例如，畚箕的“箕”，甲骨文寫作“”（其），這是一個象形字，同時口語還有一個同樣讀音的代詞沒有造出專用字來，古人就基於同音的關係，將這個代詞也寫作“其”。假借之法只用所借字的音而不用其義，因此假借的實質就是將本來表意的漢字作爲表音符號來使用。早期的假借字多是借表意字中的象形字，後世的假借字也有來自其他類型的。

來 甲文作。《説文解字》:“來，周所受瑞麥來麰。”本爲麥名，假借爲到來之“來”。

午 金文作。本爲搗臼的棒槌形，假借爲十二地支的第七位。

易 《説文解字》:“易，蜥易、蝘蜓、守宫也。”本爲蜥蜴（後寫作“蜴”），假借爲難易之“易”。

叔 《説文解字》:“叔，拾也。”本指拾取，假借爲叔伯之“叔”。

難 從“隹”，本爲鳥名，假借爲困難之“難”。

我 甲文作，字從“戈”。本爲兵器名，假借爲人稱代詞。

胡 從“月（肉）”。《説文解字》:“胡，牛顄垂也。”本指牛脖子下面垂著的肉，假借爲疑問代詞。

然 《説文解字》:“然，燒也。”本指燃燒假借爲虛詞，後寫作“燃”。

而 金文作。《説文解字》:“而，頰毛也。象毛之形。”本指鬍鬚，假借爲連詞。

如果一個假借字原先的意義和假借後的意義都使用得較多，也可能另造一個新字以分擔其中一部分意思。如爲畚箕義另造了“箕”，爲棒槌義另造了“杵”。

從文字記寫詞義的機制來看，表意以形記詞，假借以音記詞，形聲則兼以形、音記詞。其中，表意借助於形象，意義明白易曉，但造字多受限制。假借以語音記録語言，克服了表意依賴於形體的局限性，因此，從理論上説，所有概念都可以用這種方法來記寫。但由於漢語音節有限，較多使用假借字必然不能滿足從文字形體上區别同音詞的要求，而且從文化習慣上來看，假借也不符合自表意字以來人們已經習慣了的以文字形體别義的文化定勢，因此，假借最終沒有被廣泛使用。形聲既有表義部分，又有表音功能，能够同時滿足以形别義和記録語音兩方面的要求，而且產字能力極强，因此成了漢字發展的主流。在現代漢字中，形聲字占90%以上。

第二節　通假字 古今字 異體字 繁簡字

本節要介紹文字使用與發展中出現的主要變異現象。這些變異現象在中醫藥古籍中也較爲常見，如果對其變化機理和一般情況不了解，閲讀中很容易發生差錯。

一、通假字

在古籍中，本有其字未使用，却借寫了當時讀音相同或相近的其他字，而這兩個字在意義上並不相同，古人的這種用字方式稱爲通假，也稱通借。“假”即是“借”。借用的字稱爲借字，與其相對的、本來應該使用的字則稱爲本字。通假字產生的原因大體爲不明本字、以誤爲正、棄繁從簡、仿古求雅等。不過根本原因還是受到假借造字的影響，使人們有時將漢字只視爲表音符號，而忽略其形體的區别意義。通假字在開始使用時類似今之音近的别字，但由於人有仿用的習慣，通假字有了社會流行的傾向，這就與别字不盡相同。通假字是在本有其字基礎上的借用，假借字是在本無其字基礎上的借用，二者從機理上看是不同的；但對於具體的字來説，古人記寫時是否已有其字，有的很難認定；而通假和假借在借用他字這一點上是相同的，因此也有學者認爲不必區分通假和假借。事實上，前代學者在使用假借這一術語時，也常指通假。

識别通假字主要依據古音的相同或相近。如果古音沒有聯繫，就不可能通假。通假字主要在先秦古文時代產生，後世以仿用爲主，所以此處所説古音通常是指上古音的韻部和聲母。根據借字與本字之間的聲韻關係，可以將通假分爲三類：一是同音通假，即聲母和韻部完全相同；二是雙聲通假，即聲母相同，韻部相近；三是疊韻通假，即韻部相同，聲母相近。如果是中古時期新出現的通假用法，就應從中古音體系考察，但是其基本原理都是相通的。

（一）同音通假

伎－技

《史記·扁鵲傳》：“秦太醫令李醯自知伎不如扁鵲也，使人刺殺之。”伎，本指同伴，常用義爲歌舞伎；此借爲“技”，指技藝。《素問·靈蘭秘典論》：“腎者，作强之官，伎巧出焉。”“伎”亦通“技”。“伎”與“技”古音都是群母支部。

能－耐

《素問·五常政大論》：“能毒者以厚藥，不勝毒者以薄藥。”能，本義爲像熊的野獸，借爲賢能、技能之“能”，此二義於本文都不相合；此借爲“耐”，耐受。“能”與“耐”古音都是泥母之部。

厲－癘－癩

劉禹錫《鑒藥》：“厲者造焉而美肥。”厲，本義爲粗磨刀石；本句通“癘”。《説文·疒部》：“癘，惡疾也。”《素問·風論》：“癘者，有榮氣熱，其氣不清，故使其鼻柱壞而色敗，皮膚瘍潰。”這是典型的麻風病症狀。此義又作“癩”。《集韻·祭韻》：

NOTE

“癘……或從賴。”因此古人也稱“厲”通“癩”。“厲”“癘”“癩”三字古音都是來母月部。

舉－弆

《千金要方》卷二十三第四：“右七味細研……用瓷器貯之，密舉勿令洩氣。”舉，本義托舉；本句通“弆”。唐玄應《一切經音義》：“弆，藏也。”《通俗文》：“密藏曰弆。”“舉”與“弆”都是見母魚部。

（二）雙聲通假

宛－菀－鬱

《醫案六則》：“夫悍藥入中，則邪氣辟矣，而宛氣愈深。”宛，屈草自覆；本句通“鬱”，鬱結。又《素問·生氣通天論》：“陽氣者，大怒則形氣絕，而血菀於上，使人薄厥。”菀，本爲中藥紫菀名；本句亦通“鬱”，鬱結。“宛”“菀”，古音影母元部；“鬱”，古音影母物部：“宛”“菀”與“鬱”雙聲且韻部相近。

時－是

《新修本草·序》：“自時厥後，以迄於今，雖方技分鑣，名醫繼軌，更相祖述，罕能釐正。”時，本義爲時間；本句通“是”，代詞，此。“時”借爲“是”相襲已久。如《尚書·湯誓》：“時日曷喪，予及汝皆亡。”傳：“曰是日何時喪，我與汝俱亡。”正以“是”釋“時”。“時”，古音禪母之部；“是”，古音禪母支部：二字雙聲且韻部相近。

約－要

《素問·脈要精微論》：“倉廩不藏者，是門户不要也。”《説文·臼部》：“要，身中也。”本爲以手叉腰之形，以示腰部，引申爲重要、要領、需要等義；本句“要”字通“約”，指約束。又《靈樞·刺節真邪》：“此刺之大約，鍼之極也。”與上例相反，本句“約”通“要”，“大約”謂大要。“約”，古音影母藥部；“要”，古音影母宵部：二字雙聲且韻部相近。

麋－縻－糜

《靈樞·百病始生》：“多寒則腸鳴飧泄，食不化；多熱則溏出麋。”《素問·氣厥論》：“膀胱移熱於小腸，鬲腸不便，上爲口麋。”麋，鹿屬動物名；本句通“糜”。糜，稠米粥。如《傷寒論·辨太陽病脈證並治下》：“得快下利，糜粥自養。”前條“出麋”謂排出稠粥樣大便，《太素·邪傳》正作“出糜”；後條“口麋”引申爲糜爛。“麋”，古音明母脂部；“糜”，古音明母歌部：二字雙聲且韻部相近。又《靈樞·禁服》：“盛則脹滿，寒中，食不化；虚則熱中，出縻，少氣，溺色變。”《説文·糸部》：“縻，牛轡也。”即牛韁繩；《靈樞》文中亦通“糜”，指糜粥樣的溏便。《太素·人迎脈口診》正作“糜”。“縻”，古音明母歌部，故與“糜”同音通假。

（三）疊韻通假

信－伸

馬王堆《陰陽十一脈灸經（乙本）》：“是動則病：洒洒病寒，喜信。”信，本義爲信用；本句中通“伸”。“信”，古音心母真部；“伸”，古音書母真部：二字疊韻且聲母相近。

NOTE

爲－僞

《素問·寶命全形論》："三曰知毒藥爲真。""爲"，甲骨文作手牽大象形，表示役象助勞，於本條不相合；本句中通"僞"，與"真"相反。"爲"，古音匣母歌部；"僞"，古音疑母歌部：二字疊韻且聲母相近。

除此三類外，還有聲和韻都不相同但都相近的，此處就不作例析。

通假字在古籍中並不少見，一般來說，在閱讀古籍遇上疑難詞語時，如果按原來字形的本義或引申義都無法得出與原文吻合的解釋，就可考慮是否爲借字（當然，還要排除訛誤字等其他變化因素）。對於通假字，只有依據聲音綫索，求出隱藏在借字之後的本字，才能得出正確的解釋。相反，如果將借字誤爲本字，望文生義，勉强作解，就必然違背文章原意。

現代人一般都不熟悉古音，在推斷某個字爲借字時可借助古音方面的工具書。查檢漢字古音的常用工具書有《漢語大字典》、郭錫良的《漢字古音手册》、唐作藩的《上古音手册》、丁聲樹的《古今字音對照手册》、李珍華的《漢字古今音表》等。由於聲符相同的形聲字互借的情況較爲常見，而形聲字在漢字中佔有絕大多數，且根據形聲字的一般原理，同諧聲的字通常應該音同或音近，因此，當讀古文懷疑某字爲借字時，可以先在同聲符的形聲字中尋求意義吻合的字推定其爲本字，這樣的推想正確率往往比較高。尋求同聲符字可以利用清代朱駿聲的《説文通訓定聲》和現代沈兼士的《廣韻聲系》、李卓敏的《李氏中文字典》；另外還可以利用高亨的《古字通假會典》查找所求字前代已有的通假用法。

二、古今字

廣義的古今字包含具體類型較多，現代一般所説的古今字，是指在一個原有字的基礎上，通過增加或改換形符另造新字，以分擔原有字一部分義項的文字現象。原有的字稱爲"古字"，改造成的新字稱爲"今字"。古字又稱"初文"，今字又稱"後起形聲字""後起區別字"或"分化字"。古今字的"古"與"今"是一個相對概念，相對在前的稱"古"，反之，在後的則稱"今"。一個字在其初製時，一般只表示一個較爲具體的概念，但是事物概念遠遠多於造出的字形，爲了用有限的文字記寫無限的概念，一個字就會由於假借或引申的原因具有較多的義項。但這樣一來，有些字在使用中就可能意思不明確。例如，"莫"（茻）字的字形爲日落草中，初義是傍晚，但後來它又被借用來記寫否定副詞，這一後起義反而成了"莫"字的常用義，傍晚的初義就不明顯了。《武威漢代醫簡》中有一丸藥方的服法云："丸大如吾（梧）實，旦吞七丸，餔吞九丸，莫吞十一丸，服藥十日知，小便數多，廿日僉（愈）。"本條"莫"與"旦""餔（通'晡'，指午後時分）"相對，當然取其本義傍晚，但後人讀本方時也很容易誤解爲其常用義"不要"。再如《大醫精誠》："偶然治差一病，則昂頭戴面，而有自許之貌。"若不知此中"差"用其後起的"病愈"義，取其常義"誤""壞"，則意思正好相反。爲了避免這類誤解，就必須新造專用字來分散其中一部分字義，今字正是爲了分擔古字的一部分字義而造出的。從古字與今字的形體變化上看，絕大部分今字是在古字基礎上增加或改換形符而成，所以今字以形聲字爲主，古字全體或古字

NOTE

的聲符用爲今字的聲符，再按照所分散字義爲今字選用合適的形符。如上舉二例中的“莫”和“差”，後世分別寫作“暮”和“瘥”。這樣的文字分化可使字義專職化、精細化、明晰化，因而漸漸就成了一種趨勢，即使不太會發生字義混淆的字，也往往按字的義類增加或改換形符，使漢字的形體更加系統化。由古字向今字分化是形聲字產生的一個重要途徑。分散字義的方法有多種，利用增加或改換形符來區分是一種主要的方法。

（一）增加偏旁的分化字

要－腰

“要”，本義爲腰部，《史記·扁鵲倉公列傳》：“暮，要脊痛。”後引申爲重要、要求等義，故爲原義加肉旁另造“腰”字。

然－燃

“然”，本義爲燃燒。《素問·大奇論》：“脈至如火薪然，是心精之予奪也，草乾而死。”後借用爲代詞、連詞等義，故加火旁另造“燃”字。

爪－抓

“爪”，原義爲覆手之形，用作動詞則爲抓持義。《史記·扁鵲傳》：“揲荒爪幕。”後專用爲名詞的爪甲義，動詞義加手旁另造“抓”字。

支－肢

“支”，本義爲竹木枝，人四肢與竹木枝相似，故亦稱爲“支”。《靈樞·邪氣藏府病形》：“肺脈……微澀爲鼠瘺，在頸、支腋之間。”後加肉旁另造“肢”字。

匡－眶

匡，本義爲古盛飯器具，此義後作“筐”。筐有廓，故“匡”字又用來指框廓，此義後作“框”。人的眼目亦有框廓，《素問·刺禁論》：“刺匡上陷骨中脈，爲漏爲盲。”此義後加目旁另造“眶”字。

齊－劑－臍

齊，本像禾麥穗上平齊之貌，引申爲整齊；後又用作中藥配伍之義，調配藥物和調配而成的藥劑義，古都以“齊”記之。《〈漢書·藝文志〉序》：“調百藥齊和之所宜。”《史記·扁鵲傳》：“以八減之齊和煑之。”中藥組方配伍須按一定標準加工調配，故後加刀旁另造“劑”字。“齊”又用於人肚臍義。《素問·腹中論》：“居齊上爲逆，居齊下爲從。”此義後加肉旁另造“臍”字。

增加偏旁的分化字例較多。

（二）改換偏旁的分化字

被－披

“被”，本義指被蓋，引申爲覆蓋、散覆。《素問·四氣調神大論》：“春三月，此謂發陳，天地俱生，萬物以榮，夜臥早起，廣步於庭，被髮緩形，以使志生。”“被髮”即披散頭髮，此義古以“被”記之，後改手旁作“披”。

淡－痰

“淡”，本義薄味。古無“痰”字時，即借“淡”記之。《脈經》卷八第十五：“問曰：‘夫飲有四，何謂也？’師曰：‘有淡飲，有懸飲，有溢飲，有支飲。’”此義後改

NOTE

疒旁作“痰”。按，《脈經》之文本於《金匱要略》，今傳世趙開美本《金匱要略·痰飲咳嗽病脈證並治》已改爲“痰飲”。

陳－陣

“陳”，本義指陳列，後引申出“軍隊行列、陣法”義。《〈醫方集解〉序》：“或曰：善師者不陳，得魚者忘筌。”“善師者不陳”指善於率兵打仗的人不講究陣法。“陳”即講究陣法，名詞用作動詞。後寫作“陣”。

改换偏旁的分化字比增加偏旁的分化字少得多。

不少物名原先沒有專用字，採用這樣的改造方法就有了專用字。例如，藥名方面：“伏苓”成了“茯苓”，“勺藥”成了“芍藥”，“萆解”成了“萆薢”，“鞠華（花）”成了“蘜（今省作‘菊’）花”，“茵陳蒿”成了“茵蔯（今復作‘陳’）蒿”，“吴公”成了“蜈蚣”，“丹沙”成了“丹砂”，“流黄”成了“硫黄”，“消石”成了“硝石”……

古今字關係與通假字關係有時不容易分清楚，但二者的著眼點不同，基本區别應是明確的。古今字立足於時代的先後和用法的分工，通假字則立足於文字在文獻中的用義與其本身固有的意義是否相關。如果古籍中出現的是“伏苓”“消石”一類，應當理解這是用古字，而不應釋爲“伏”通“茯”、“消”通“硝”。

產生於民間的分化字，初製時往往被文人視爲“俗字”，但由於這種分化符合漢字以形體别義的基本特徵，因此多數分化字後來都被社會認可而成爲通行字。也有一些曾經在一定時期、一定範圍使用過的分化字，沒有被社會認可，最終歸於淘汰。這些被後世淘汰的分化字可稱爲“俗體分化字”。俗體分化字在中醫藥古籍中還有所保存，我們對此也應有所了解。例如：

僻－噼

《靈樞·經筋》：“足之陽明，手之太陽，筋急則口目爲噼，眥急不能卒視。”“噼”，《鍼灸甲乙經》卷二第六作“僻”。“僻”有歪斜之義，正合例文。推想《靈樞》作“噼”的原因，是由於《靈樞》古代的傳抄者因其字多用於口歪，故改其字從口旁作“噼”，但是這一根據字義改造的分化字沒有得到社會認同，口眼歪斜義一般仍慣用“僻”，因此只在《靈樞》等少數幾種書中保留了“噼”字（日本漢方類書《醫心方》卷二第一亦用此字）。歷代字書未收“噼”字，《漢語大字典》始收其字，但只是作爲現代的象聲詞用字收入。

俗體分化字未被社會認同的常見原因，是新造的俗體分化字與既有字同形，因而會在分化古字的同時與其他既有字混淆。例如：

踠－腕

《諸病源候論》卷三十六證候名：“腕折破骨傷筋候。”《千金要方》卷二十五第三：“當歸散，治落馬墮車諸傷腕折，臂脚痛不止。”《千金翼方》卷十六第一：“杜仲酒，主腕傷腰痛。”諸“腕”字同“踠（wò）”，又作“踒”。《集韻·戈韻》：“踒，《説文》：‘足跌也。’一曰折也。或作踠。”狹義指足部筋骨折傷，足部爲人體易傷部位；廣義則通指各部折傷。可能傳抄者認爲他部受傷不應用“足”旁字，故改從“肉”旁，而與手腕之“腕”同形，讀者切不可將各例之“腕”簡單地看作手腕部。

古醫籍中類似的情況還有不少。如杯盞之“杯”寫作“坏”（古爲“坯”異體），經絡之“絡”寫作“胳”，索餅（湯面）之“索”寫爲“餗”（字典無此字）等。與既有字同形的俗體分化字和通假字不同之處，在於此類俗體分化字明顯地表現出人爲地選擇意義相關的偏旁來改造原字的意識。

一般情況下，我們了解古今字知識，是爲了在閱讀古籍時讀出與古字相應的今字，而識讀的基本方法是在古字字形的基礎上增加（少數是改换）形符；而辨識俗體分化字則恰好相反，是要將已經分化的字形回復到未分化時的字形來識讀理解，一般可試著去掉或改换分化字形的形符，再根據上下文作驗證。俗體分化字由於使用的時空範圍較小，歷來工具書都不大收及，因而理解難度更大，閱讀中醫藥古籍時應加以注意。

三、異體字

讀音和意義相同而形體不同的字稱爲異體字。

漢字不是一時一地一人造出的，因此就可能由不同的人爲同一個詞創造出不同的字形，這樣就產生了異體字。文字是用來交際的，人們在使用漢字時理應逐步地對異體字做篩選，以求得文字系統簡明便用。但事實上，由於用字者的心態不盡相同，有的人喜歡標新立異，以用異體爲美；加上關於異體字與正體字的認識歷代也在動態變化之中，這就使我們看到的古代書籍或多或少都有一些異體字。異體字在甲骨文中就很常見，在金文中，特别是在小篆中，多數異體字被歸併，但在隸變之後，異體字又有增多的傾向。1955 年 12 月，中華人民共和國文化部、中國文字改革委員會曾頒佈《第一批異體字整理表》（以下簡稱《整理表》）。該表規定停止使用的異體字計有 1053 個（後來調整爲 1027 個）。一字多形互爲異體字，其中較爲慣用、被古字書認可的寫法，古人稱爲正字，其他字形則以“俗”或“通”相稱；在《整理表》頒佈後，異體字就專指被停止使用的那部分字，而被該表所選定使用的字相應地稱爲正字。

異體字給印刷、寫作、閱讀帶來了不少麻煩，但由於中醫藥古籍中還存在著大量的異體字，因此中醫藥學習者應該了解、掌握異體字知識。

下列各組連綫前的寫法是《整理表》頒佈以前較通行或較規範的寫法，是古代的常用字；連綫後的寫法是古代不太常用的字（少數連綫前後形體使用的頻度相差不大）。

（一）造字方法不同

瓜——苽　　嵩——崧　　婦——媍　　災——烖（灾）

渺——淼　　野——埜　　淚——泪　　粗——麤

第一行連綫前的寫法爲表意字，連綫後的寫法爲形聲字；第二行連綫前的寫法爲形聲字，連綫後的寫法爲表意字。

（二）表意字成分的變化

明——朙　　牀——床　　比——夶　　並——竝——竝（並）

燕——鷰　　須——鬚　　艸——草　　船——舩

第一行是表意字改换構成部件或形體變異，第二行是爲表意字增加形符或聲符

NOTE

（其中“船”變爲“舩”是將會意字視同形聲字換進聲符而得）。

（三）形聲字成分與相對位置的變化

1. 聲符相同而改換與字義相關的其他形符

喧——諠　　妙——玅　　鞕——硬　　秕——粃

誤——悮　　脣——唇　　撰——譔　　險——嶮

2. 形符相同而改換讀音相同或相近的其他聲符

痹——痺　　痱——疿　　泛——汎　　麵——麪

喫——吃　　笋——筍　　線——綫　　菇——菰

3. 形符聲符同時變化

視——眡　　村——邨　　剩——賸　　腿——骽

迹——跡——蹟　　褲——袴——絝

4. 移動形符和聲符的位置

鄰——隣　　氈——氊　　秋——秌　　翅——翄

訾——眥　　胸——胷　　峰——峯　　群——羣

蟹——蠏　　裏——裡　　鑒——鑑　　脅——脇

第一行爲左右換位移動，第二行、第三行爲左右結構、上下結構的換位移動。

5. 既改變形符或聲符又移動位置

谿——溪　　杯——盃　　雜——襍　　糍——餈

6. 形符或聲符採用變體

煑——煮　　臀——臋　　笑——咲　　舉——擧

怪——恠　　苍——花　　恒——恆　　驗——騐

第一行爲形符採用變體，第二行爲聲符採用變體。變體的產生或源於不同的隸變，或源於俗寫的變化。

（四）字形省寫與不省寫的差異

瞅——瞺　　蚊——蟁　　島——嶹　　累——纍

（五）寫法略有出入或因訛變造成的差異

侯——矦　　吊——弔　　並——竝　　虛——虗

（六）其他特殊變化

“脈”從“𠂢”聲，因“𠂢”與“永”的字形關係（反永爲𠂢），“脈”就變化爲“脉”，現代確定“脉”爲正字，“脈”爲異體字。

從嚴格意義上説，只有用法完全相同的字才能稱爲“異體字”，以上所舉異體字例大多屬於這種情況。還有一些字，它們只在某個或某幾個意義上可以通用，如“亡”（逃亡、滅亡、沒有）和“無”（沒有）、“唯”（口頭應答、僅僅只有）和“惟”（心裏活動、僅僅只有）、“遊”（地上遊走）和“游”（水中游）等，不能算作異體字。

中醫古籍裏還有許多俗體字。俗體字是異於常規寫法的俗寫字形，它們也屬於異體字，有學者將俗體字稱作“不規範的異體字”。例如，《外臺秘要》有“產婦”，武威漢代醫簡有“治妋人膏藥方”，其中“婦”“妋”均爲“婦”的俗體字；又如在簡帛醫藥文獻中，“痛”的俗體字形有“痛、慂、瘱”等，“薑”的俗體字形有“畺、薑、櫑、榧”等。

四、繁簡字

漢字是由圖畫漸漸演化而生成的，因而早期的漢字往往比較繁複。爲了方便書寫，利於實用，就產生了筆劃比較簡單的簡體字。雖然歷史上繁體字爲正統，簡體字被斥爲“俗字”，但因簡體字容易書寫，也易於認讀，在民間用字中却成了主流。歷代印刷的書籍中或多或少都有簡體字，宋元以後民間通俗讀物的印刷品中有的已經有不少簡體字。中華人民共和國成立以後，在政府領導下進行了大規模的文字改革工作，其中一個重要内容就是簡化字形。1956 年 1 月國務院公佈《漢字簡化方案》，把 546 個繁體字簡化爲 515 個簡化字，並規定了 54 個簡體偏旁。其後有關機構多次頒佈《簡化字總表》(或《方案》)，現以國家語言文字工作委員會 1986 年 10 月重新發表的《簡化字總表》爲準。《總表》中的簡化字多數本已在民間長期流傳，應用較廣，已經得到較爲廣泛的社會認同。繁體字雖已不作爲現代實用漢字，但由於傳世中醫藥古籍以繁體字爲主，同時考慮到某些文字詞彙現象是基於繁體字而發生的，今後一部分中醫藥古籍仍將以繁體字出版，所以，熟悉繁體字也應是中醫藥工作者語言文字方面的基本功。

（一）繁體字簡化的主要方法

1. 局部省寫

標——标　聲——声　飛——飞　燭——烛

2. 形體簡寫

（1）簡化形符

飲——饮　絡——络　鱔——鳝　齲——龋

（2）簡化聲符

療——疗　腎——肾　齏——齑　嚱——㖏

（3）同時簡化形符、聲符

頸——颈　證——证　驗——验　顧——顾

3. 草書楷化

當——当　書——书　摶——抟　興——兴

4. 符號代替

棗——枣　難——难　脅——胁　風——风

5. 恢復古字（用古字代替後起字）

雲——云　氣——气　捨——舍　衆——众

6. 另造新字或選用古體俗字

傑——杰　塵——尘　陽——阳　勝——胜

7. 同音替代

薑——姜　鬱——郁　醫——医　幹、乾——干

（二）對漢字簡化需要注意的問題

漢字簡化的方法，對於我們閱讀古代醫學典籍並不是很重要。但是對漢字簡化有

NOTE

三點應該加以注意。

1. 簡化字與繁體字的對應關係 簡化字與繁體字的對應關係，主要有一簡對一繁、一簡對一簡一繁、一簡對多繁三類。

（1）一簡對一繁 即一個簡化字僅對應一個繁體字。例如：

国——國 学——學 劳——勞 庄——莊

（2）一簡對一簡一繁 即一個簡化字對應一個簡化字和一個繁體字。例如：

云——云（説）、雲（雲朵）

几——几（茶几）、幾（幾個）

征——征（征伐、征途）、徵（徵求、徵收）

（3）一簡對多繁 即一個簡化字對應多個繁體字。例如：

发——發（出發）、髮（頭髮）

干——干（天干地支）、乾（乾燥）、幹（才幹）

复——復（反復）、複（複雜）

台——台（天台：地名，在浙江）、臺（臺階）、颱（颱風）、檯（桌子：櫃檯）

2. 漢字偏旁的簡化不能任意類推 簡化字中有些偏旁簡化可以類推到所有包含這一偏旁的字。如“貝”旁、“魚”旁的字都可以簡化爲“贝”旁、“鱼”旁，“僉”聲、“從”聲的字都可以簡化爲“佥”聲、“从”聲。但有些簡化偏旁却不能任意類推使用。如“歡、觀、勸、權”簡化爲“欢、观、劝、权”，同聲符的“罐、鸛、灌、顴”却不能簡化；“盧”簡化爲“卢”，可以類推到“瀘、顱、鸕、鱸”分別簡化爲“泸、颅、鸬、鲈”等字，而同聲符的另外一些字却簡化爲“户”聲，如“蘆、廬、爐、驢”分別簡化爲“芦、庐、炉、驴”。我們在書寫時對這些簡化字中不能等同類推的偏旁應當特別留意，避免因不正確的類推而導致誤寫。例如，“徵”簡化爲“征”（作爲五音之一讀 zhǐ 時不簡化），不少人將中醫病名“癥瘕”之“癥”類推簡化從“征”聲，這是不對的。在《簡化字總表》裏，“癥”已被簡化爲“症”。如果使用“症”字擔心易與“症狀”的“症”相混，那麼寧可仍寫“癥”，而不應自造簡化字。

3. 注意同音替代這一特殊的簡化法 同音替代法是用一個形體比較簡單的字代替形體比較繁難的同音字。那麼，這一簡化字就兼有了自身原有的字義和所代字的字義；如果所代替的是兩個以上的繁體字，那麼它兼表的意義就更多。在古書中，這些簡化字和相應的繁體字（以及不同繁體字之間）因爲意義各不相同，一般是不能互相代用的。例如：

“谷”與“穀”。“谷”是山谷，“穀”是農作物，在古籍中從不通用。《〈傷寒雜病論〉序》：“危若冰谷，至於是也。”《三國誌·華佗傳》：“動摇則穀氣得消。”

“后”與“後”。“后”是君王、皇后，“後”是先後的後，古不通用。北宋·夏竦《〈銅人腧穴鍼灸圖經〉序》：“洪惟我后，勤哀兆庶。”《史記·扁鵲倉公列傳》：“其後扁鵲過虢。”

“斗”與“鬥”。“斗”是量詞，“鬥”是鬥争，古不通用。《金匱要略·痓濕暍病脈證治》：“右四味，以水一斗，先煮二物，取五升。”《素問·四氣調神大論》：“譬猶渴而穿井，鬥而鑄錐。”

NOTE

“余”與“餘”。“余”是第一人稱代詞，“餘”是剩餘，古不通用。《素問·舉痛論》：“帝曰：‘余知百病生於氣也。’”《素問·六節藏象論》：“故大小月三百六十五日而成歲，積氣餘而盈閏矣。”

第三節　漢字部首例釋

漢字部首，爲東漢許慎首創。《說文解字》將形旁相同的字歸在一起，稱爲部，每部把共同所從的形旁列在開頭，這個字就是部首。《說文解字·叙》：“其建首也，立一爲端；方以類聚，物以群分；同牽條屬，共理相貫；雜而不越，據形繫聯；引而申之，以究萬原；畢終於亥，知化窮冥。”這種排字方法叫做“分部別居”。漢字部首發展的總體態勢是由繁趨簡，《說文解字》列540個部首，《康熙字典》列214個部首，《新華字典》列189個部首。漢字發展到今天，儘管多數漢字的意義已經很難從字形上確切看出來，但是從它們的部首仍能大致推斷其字義所屬的類別。如“疒”“言”“宀”“氵”“艸”“竹”“木”等，都表示該部字所屬的意義範疇。學習掌握一些漢字部首知識，對於正確理解漢字意義和使用漢字很有好處。

一、常見漢字部首

常見的漢字部首數量非常多，主要介紹“冫”“又”“宀”“貝”“水”“火”“玉”“辵”“邑”“阜”“隹”“酉”“歺”“攴”“艸”“衣”“示”“疒”等比較典型的部首。

冫　音bīng，金文作，篆文作仌，象冰凌形，即“冰”字。《說文》：“仌，凍也。象水凝之形。”段玉裁注：“象水初凝之紋理也。”作爲部首，隸變爲“冫”。從“冫”的字，多與冰凍、寒冷有關，如冰、凍、凌、凝、冷、凜、冽、凊（寒涼）、寒、冬等。

又　甲文作，篆文作，象右手形。隸變爲又、彐。《說文》：“又，手也。三指者，手之列多略不過三也。”從“又”的字多和手的動作有關。多見於會意字，如取、友、及、叉、支、秉、兼、聿等。還可以組合使用。在簡化字中，“又”用作簡化符號，如鸡（雞）、叹（嘆）、汉（漢）、难（難）、欢（歡）、戏（戲）、聂（聶）、轰（轟）等，代替了多個不同的漢字部件，但它們與手形意義無關。

宀　音mián，甲文作，篆文作，象房屋形。《說文》：“宀，交覆深屋也。象形。”段玉裁注：“古者屋四注，東西與南北，皆交覆也。”從“宀”的字，多與房屋有關，如宮、室、寬、宏（房屋深廣）、宗（祖廟）等。

貝　甲文作，篆文作，象貝殼形。《說文》：“貝，海介蟲也。居陸名猋，在水名蛹。象形。古者貨貝而寶龜，周而有泉，至秦廢貝行錢。”上古以貝爲貨幣，從“貝”的字多與錢財有關，如貨、資、貿、賤、貶、販、財等。

水　甲文作，篆文作，象水流之形。《說文》：“水，準也。北方之行。象眾水並流，中有微陽之氣也。”作爲部首，或隸變爲“氵”。從“水（氵）”的字，多與水相關。或爲河流湖泊的稱謂，如江、河、湖、海、涇、渭等；或表示水的性狀，如

NOTE

清、潔、濁、污等；或表示水的運動，如泌、泄、滲、漏等；或表示與水相關的事物，如汁、漿、汗、津、液、溺等。

火 甲文作，篆文作，象火苗上冒之形。《説文》：“火，燬也。南方之行，炎而上。”作爲部首，或隸變爲“灬”。從“火（灬）”的字，多與火相關。或指與火相關的事物，如炬、煙、炭、灰等；或表示燃燒、蒸煮，如灸、炙、灼、烤、燔、煮等；或表示與火相關的性狀，如燥、熱、炅（熱）、焦等。但並不是所有帶“灬”均與“火”相關，如馬、燕、焉（鳥名）、魚等，其中“灬”或指動物之腿足，或指魚燕之尾。

玉 甲文作，篆文作，象數塊玉石相連之形。《説文》：“玉，石之美。”作爲部首，一般寫作“王”。實際上在金文裏“王”和“玉”的寫法很相似，到了漢隸才開始在“王”字上加一點成“玉”，以區分兩字。從“王（玉）”的字，多與玉石有關，一是指玉及玉製品的名稱，如瑜、瑕、瓊、璧、環、玦、珮等；二是治玉的動作或玉碰撞出的聲音，如琢、理、琅、琤等；三是指光亮、純潔之物，從“王（玉）”的字含有珍貴、美好之意，如珍、瑋、琛、瑰等。

辵 音chuò，甲文作，篆文作，甲文從行從止，篆文從彳從止，二者義同，都表示行走之義。《説文》：“辵，乍行乍止也。”本義表示步履躊躇。作爲部首，隸變爲“辶”。從“辵（辶）”的字，多和行走、道路有關。如通、還、過、迅、逾、道。

邑 甲文作，篆文作，上部從囗表示疆域，下部從朝左跪著的人形表示人民，合指邦國。《説文》：“邑，國也。”本義指邦國。作爲部首，隸變爲“阝”（右耳旁）。從“邑（阝）”的字，多和封國、城邑、地名有關。如邢、邯、鄭、鄒、郢、都。

阜 甲文作或，篆文作，象土山形。《説文》：“阜，大陸，山無石者。”今人或認爲象山階形。作爲部首，隸變爲“阝”（左耳旁）。從“阜（阝）”的字，多和山、坡有關。或表示土山、丘陵，如陵、防（堤壩）、阿（大土山）等；或表示高下、升降，如陡、隊（墜）、隕（墜落）、陟（登）、降；或表示地勢險要，如險、阻、阽（壁危）、障（阻隔）等；或與建築有關，如除（臺階）、階、隥（階梯）等。

隹 音zhuī，甲文作，金文作，篆文作，象短尾鳥形。《説文》：“隹，鳥之短尾總名也。”本義指短尾鳥。從“隹”的字，多與鳥有關（不限於短尾鳥）。如雕、雞、雉、雄（公鳥）、雌（母鳥）、奪（鳥失）、雀、隻（得鳥）、雙（鳥二只）。

酉 甲文作，篆文作，象壺尊類酒器形，即用以指酒。《説文》：“酉，就也。八月黍成，可爲酎酒。”從“酉”的字，多與酒有關，如醴（甜酒）、醪（濁酒）、醋（酸酒）、酲（醉酒後引起的病態）、醇（濃度高的酒）、釀、醉、醫等；或指與酒劑相類的飲料與調味品，如酥、酪、醃（用調味品浸漬食物）、醢（肉醬）等。

歺 音è，甲文作，篆文作，象剔去肉後的殘骨。《説文》：“歺，列骨之殘也。”本義指剔除肉後的殘骨，後引申出惡、壞義。作爲部首，隸變爲“歹”。從“歺（歹）”的字，多與死亡、凶災、危險有關，如死、殆、歿、殤、殃、殂（死亡）、殘、殮、殉、殄（滅絶）等。

攴 音pū，甲文作，篆文作，象手持物撲擊之狀。《説文》：“攴，小擊也。”

徐灝箋:“疑本象手有所執持之形。故凡舉手作事之義，皆從之，因用爲撲擊字耳。”近人認爲是以手執杖撲擊之義。作爲部首，隸變爲“攴”和“攵”（反文旁）两體，今多從“攵”。從“攵（攴）”的字多有動作義，如啟、攻、放、救、散、斂、敗（毀壞）、敲等。

艸 篆文作，象草生之形。《説文》:“艸，百芔也。”作爲部首，或隸變作“艹”。從“艸（艹）”的字，多與草木相關。或指花草稱謂，如芽、花、華、藥、芰等；或表示草的性狀，如茂、芚（草木初生）、茁（草初生出土）、芮（草初生柔細）、芃（草盛）等；或表示與草相關的動作，如芟（除草）、薅（拔去雜草）等。

衣 甲文作，篆文作，甲骨文衣字象曲領，两袖中空，左右襟衽掩合之形。《説文》:“衣，依也。上曰衣，下曰裳。象覆二人之形。”本義僅指上衣，後泛指人身上所穿之物。作爲部首，或隸變作“衤”。從“衣（衤）”的字，多與衣著有關。或指衣物的稱謂，如衫、袍、裾、袂、裝、褻、衷（内衣）、衾（大被）等；或表示與衣物相關的性狀與動作，如裁、裹（用衣物包紮）、裸、袒（解開衣縫）等。

示 甲文作，篆文作，甲骨文示字象祭臺之形。《説文》:“示，天垂象，見吉凶，所以示人也。從二。三垂，日月星也。觀乎天文，以察時變。示，神事也。”本義指天顯現出某種徵象，向人垂示禍福。作爲部首，或隸變作“礻”。從“示（礻）”的字，多與神靈、祭祀有關。如宗、祟、祖、神、社、祝、福、祈、禱、祠等。

疒 甲文作，篆文作。《説文》:“疒，倚也。人有疾病，象倚箸之形。”從“疒”部的字一般與疾病相關。或是疾病的泛稱，如疾、病、疫、痼（積久頑固的疾病）等；或是病症名稱，如癰、疽、疔（疔瘡）、痤、瘡、瘍、疕（頭瘡）、痎（瘧疾）、癃（小便不利）、瘕（婦女腹中結塊）等；或是指疾病的症狀，如疼、痛、癢、痞、癱、瘀、痠（痛楚）等；或表示治療的動作與結果，如療、痊、瘉、瘥、瘳等。

此外，還有一些部首意義比較典型，表示相類的意義。

“厂”（hǎn，山厓石穴）部、“广”（yǎn，因岩架成的屋）部、“户”部、“尸”部與“宀”部都可指房屋、建築，從“厂”的字如厦、厠等，從“广”的字如府、庭、廬、店、廟、庵、廊等，從“户”的字如房、扇、扉、戾（門閂）、扁（在門户上題字）等，從“尸”的字如屋、屏、層（重屋）等，從“宀”的字如宗、宇、宙、家、寓、宫等。

“彳”部、“止”部、“辵（辶）”部、“走”部與“足”部都可表示腿脚或足部動作。從“彳”的字如行、往、征、徂、徐、循等，從“止”的字如步、歧、歷、歱（脚後跟）等，從“辵（辶）”的字如遲、適、逐、造、邁、過等，從“走”的字如趕、赴、趨、趟、超、越等，從“足”的字如趾、蹤、踐、踢、踝等。

二、與身體相關的部首

在中醫藥典籍中，與人體相關的稱謂特别多，主要有“肉”“骨”“皮”“血”“頁”“目”“手”“足”“心”“齒”等。

肉 甲文作，篆文作，象切成塊的肉形。《説文》:“肉，胾肉。”本義是指人體或動物的肌肉。作爲部首，有的隸變作“月”。從“月（肉）”的字，多與肉體組

NOTE

織有關。或指肢體，如肝、脾、胴、肱、腹、腸、肛等；或表示生育、幼體，如胞、胎、胚、育等；或表示肌肉肥瘦、氣味，如胖、腥、臊、腴、膩等；或表示肌體的病變，如脹、腫、腐、脱、膹（腫脹）等；或表示肉食，如膳、膾、肴等。

骨　甲文作，象占卜用的牛肩骨之形；篆文作，象肉附於骨形。《說文》：“骨，肉之覈也。”本義是指長在肉中的骨頭。從“骨”的字，多與骨骼、身體部位有關，如髖、髕、骸、髓、骷、體等。

皮　金文作，篆文作，象剝取獸皮之形。《說文》：“皮，剝取獸革者謂之皮。”本義是指剝取獸皮，後引申出皮膚義。從“皮”的字，多與皮膚有關，主要指皮膚疾病，如皺、皴（皮膚皺裂）、皯（皮膚黧黑枯槁）、皰（面瘡）、皸（皮膚受凍而破裂）等。

血　甲文作，篆文作，象血滴入器皿之形。《說文》：“血，祭所薦牲血也。”本義爲血液，特指作祭品用的牲畜的血液，如血祭、血祀。後來不限於牲血，可統指人血。從“血”的字，多與血液有關，如衄（鼻出血）、衅（牲畜血液塗在器物上用以祭祀）、衃（赤黑色的瘀血）、衇（同脈）等。

頁　音 xié，甲文作，篆文作，象人頭之形。《說文》：“頁，頭也。”從“頁”的字，多與人頭部有關。或是頭各部位名稱，如顏、題（額頭）、顙（額頭）、頸、顬（頭骨之一）、頷（下巴）等；或是頭的樣態和動作，如頗（頭偏）、顧（回頭看）、頓（以頭叩地）、顫（頭搖）等。

目　甲文作，篆文作，象人的眼睛之形。《說文》：“目，人眼。象形。重童子也。”從“目”的字，多與眼目相關。或指稱眼睛的部位，如眼、睛、眶、眦（眼角）、瞳等；或表示視覺動作，如看、盯、相、瞑（閉眼）、眄（斜視）、省（察看）等；或表示眼部疾病，如盲、眩、矇（視物不清）、瞤（眼皮跳動）、眊（眼睛混濁）、眚（眼睛生翳）等。

手　金文作，篆文作，象手指、掌之形。《說文》：“手，拳也。”作爲部首，或隸變作“扌”。從“手（扌）”的字，多與手部有關。或是指人與動物的上肢部位，如擘、掌、拳、指等；或表示手部動作，如打、擡、撲、拏（牽引）、挈（提起）等。

足　甲文作，篆文作，象股脛周圍之形。《說文》：“足，人之足也，在下。”徐鍇繫傳：“口象股脛之形。”作爲部首，或隸變作“⻊”。從“足（⻊）”的字，多與足部有關。或是指人與動物的足肢部位，如踝、跗（足背）、趾、跖（脚掌）、蹄、距（雞、雉等腿後凸出像脚趾的部分）等；或表示足部動作，如踢、跳、踏、踱、踞等；或指足部疾病，如跛、蹇（跛足）、蹁（足不正）等。

心　金文作，篆文作，象人心臟之形。《說文》：“心，人心也。土藏，在身之中。”古人認爲心主神明，以心作爲思維器官，人的精神意識、思維情感、情緒變化等活動由心主掌，都與心相關。作爲部首，或隸變作“忄”“⺗”。從“心（忄、⺗）”的字，多表示心理活動、情感意識，如意志、憂愁、忐忑、忌、悸（心跳）、恬（安静）、惕（害怕）、慕、恭等。

齒　甲文作，篆文作。甲骨文字形内象牙齒之形，外以“口”作襯托，後來加上聲符“止”而作“齒”。《說文》：“齒，口齗骨也。象口齒之形。”從“齒”的字，多與牙齒有關。或指牙齒部位，如齦、齗（齒本）等；或是指牙齒疾病，如齲、齟齬

（牙齒上下不對位）、齙齖（牙齒不齊而外露）、齞（牙齒外露）等；或表示牙齒的動作，如齕（咬）、齗（牙齒相摩切）、齜（牙齒相摩切）等。

此外還有“身”“首”“面”“口”“耳”“舌”“尸”等部首與身體關係密切。還有部分部首表示相類的意義。

“見”部、“臣”部與“目”部都與眼睛意義相關。從“見”的字如觀、覓、覺、視、覘、覬、覶等，從“臣”的字如臨、覽、鑒、望（同望）、臥（睡眠）等。

“又”部、“廾”部、“攵（攴）”部與“手（扌）”部多與手及手的動作意義相關。從“又”的字如取、受、叔（拾取）、叉（手指相交錯）、反（翻掌）等，從“廾”的字如弁、弈、弄（玩玉）、弆（收藏）等。

了解漢字的部首，對於掌握漢字的意義有極大的幫助。但是在漢字部首的發展演變過程中，有些部首形體前後有所變化，即部首的變體。除了上面所列的之外，還有如“人”隸變作“亻”，“刀”隸變作“刂”，“爪”隸變作“爫”，“犬”隸變作“犭”，“网”隸變作“罒”“罓”“⺳”“冈”等。閱讀中醫藥古籍，查閱古代語文辭書，都要注意漢字部首的變體。

中醫藥古籍中冷僻字和特殊用字較多，閱讀時對字形、字音都要認真對待，注意用字規範，以免誤讀和誤寫。

NOTE

第三章 詞 義

第一節 詞的構造與詞義

一、詞與語素

一般來説，詞是最小的能夠獨立運用的有意義的語言單位。詞都代表一定的意義，有些詞的意義比較實在，是實詞，如“日”表示“太陽”；“地”表示“地球”“地殼”“土地”等含義；“肝火”，“中醫指由於肝的功能亢進而引起的火氣”或是“容易急躁的情緒”等。有些詞的意義比較抽象，如“之”“然”“而”“則”等，它們在句中主要是具有一定的語法意義，屬於虚詞。

詞是句子中最小的語言單位。有些詞組也可以獨立運用，但是還能再分割，實際是由幾個詞聯合構成的，如“生産關係”是由“生産”和“關係”兩個詞構成的詞組。所以詞是最小的能夠獨立運用的無法再分割的語言單位。

語素是構詞的單位，如“聳立”這個詞可以再分割爲“聳”和“立”兩個語素，它們也有意義。“聳”指“高高直立”，“立”指“豎立”。語素是語言中有意義的最小單位，它比詞小，是構詞的單位。語素和詞都是語言單位，但是二者是有區别的，句子由一個個的詞構成，而詞是由語素構成的，詞可以獨立運用，語素則不一定都能獨立運用。從句子構造的角度來説，可以分割爲詞，但不能分割爲語素。

從語素與詞的關係看，語素分爲不成詞語素和成詞語素。不成詞語素不能單獨存在，它必須與其他的語素相結合構成詞，如“歷史”一詞中，“歷”和“史”兩個語素不能單獨存在，兩者結合才表示“自然界和人類社會的發展過程”。成詞語素是本身就能成爲詞的語素，如“立”（把梯子立起來）、“險”（山路真險）等。“立”也可以與其他語素結合，形成“孤立”“創立”等詞，“險”也可以與其他語素構成“艱險”“危險”等詞。

二、詞的構造

詞由語素構成，詞的構造可以從音節、含義等角度進行分析和歸納。

（一）單音詞與複音詞

由一個音節構成的詞是單音詞，如“天”“地”“人”“疾”“病”“豆”“嘉”“膶”“謚”“陶”“祇”“墐”“鼇”“羸”。

漢語早期出現的詞彙大多是單音詞。從詞的角度看，是一個詞；從語素的角度看，是一個語素；從書寫上看，就是一個字。

NOTE

由兩個或兩個以上音節構成的詞是複音詞，如“寒族”“寸口”“尚書”“屈服”“峻峭”“帷幕”“括地志”“形單影隻”。

漢語詞彙向複音化發展，產生大量複音詞的原因主要有兩個：一是由於語音簡化而形成太多同音的單音詞；二是同義的單音詞紛繁。同音詞太多會妨礙語言的交際功能，同義的單音詞太多，也與詞表達概念這個概括功能有矛盾。因此，漢語很早就開始向複音化發展了。

（二）單純詞與合成詞

只含有一個語素的詞是單純詞，由兩個以上的語素構成的詞是合成詞。

1. 單純詞　單純詞不管有多少音節，各個音節都不能單獨表示意義，只有音節合起來才表示意義。最簡單的單純詞是單音節的，如“人”“月”“鳥”“食”“百”等。多音節的單純詞比較特殊，如“參差”“琉璃”“輾轉”“窈窕”等屬於聯綿詞，儘管由兩個音節組成，但只有合在一起才表示意義。這類聯綿詞最早都是雙聲、疊韻後來也出現了非雙聲疊韻聯綿詞，如“瑪瑙”“蝴蝶”“蜈蚣”等。重言詞也是一種單純詞，構成重言詞的兩個音節是相同的，彼此作爲一個整體才表示一個詞義。如《詩經·國風·桃夭》：“桃之夭夭，灼灼其華。”“夭夭”“灼灼”是形容茂盛、鮮豔的樣子。《黃帝内經素問·寶命全形論》：“見其烏烏，見其稷稷，從見其飛，不知其誰？”“烏烏”“稷稷”都是形容氣有如飛鳥之往來的樣子。

2. 合成詞　合成詞是由兩個以上的語素構成的，於是出現詞的内部構造問題。詞中的語素有詞根和詞綴兩大類。詞根是有實在意義，能出現在合成詞中不同位置的語素。詞綴則不能自由出現在合成詞的各個位置上，只能附在詞根的前面或後面。常見的詞綴有“阿”“老”“子”“兒”等，它們在古代就已經出現了。

合成詞按照内部語素的關係還可分爲並列式、偏正式、陳述式、支配式、補充式、重疊式等。

（1）並列式　並列式詞前後兩個語素地位平等，如“道路”“孤獨”“天地”等。

（2）偏正式　偏正式詞前面的語素修飾限制後面的語素，如“王師”“山谷”“朝堂”等。

（3）陳述式　陳述式詞前面語素是被説明的對象，後面語素表示説明的情況，如“狗吠”“眼花”“口吃”等。

（4）支配式　支配式詞前面語素表示動作行爲，後面語素表示動作支配的對象，如“看書”“下雪”“悦耳”等。

（5）補充式　補充式詞前面語素表示動作行爲，後面語素是動作的結果或趨向，如“聽懂”“推廣”“促進”等。

三、詞義與語素義

1. 詞義　詞義是詞的含義，是對客觀事物現象的反映。它反映的是客觀事物現象的一般的或本質的特點，是該事物的獨特特點，所以詞義的概括性很强。另外，詞義也是社會約定俗成的，具有社會性。詞義還具有模糊性，詞義反映客觀事物的特徵，也只有一個大致的範圍或相對的界限。如“老”字，《説文》提到“七十曰

NOTE

老”，《禮記·曲禮》也説“七十曰老”，而《左傳·昭公三年》注中解釋“三老”時却説“三老，謂上壽、中壽、下壽，皆八十以上。”在《辭源》中“老”還有“年歲大的”，“告老，致仕”，“暮氣，衰落”，“執業久，歷事多”，“陳舊”等多種義項。可見，“老”不僅是年齡上的定義具有不確定性，還具有其他動詞、形容詞性的特點。

漢語詞義具有模糊性，在自然科學領域某些概念詞無法表示單一、確切的概念，這也是中醫術語學習中最大的障礙。概念是一種思維形式，屬於邏輯範疇，不帶感情色彩，漢語詞義往往一詞多義，只有在一定語言環境中，詞義才能具體化。如“夏三月，此謂蕃秀，天地氣交，萬物華實，夜卧早起，無厭於日，使志無怒，使華英成秀，使氣得泄，若所愛在外，此夏氣之應，養長之道也。”（《素問·四氣調神大論》）“氣”是中醫理論中典型的術語，“天地氣交”的“氣”指的是天地陰陽之氣，“使氣得泄”的“氣”指的是夏天人體内部容易鬱滯的氣。“氣”的概念内涵較多，必須結合具體上下文來理解。又如，“萬物華實”的“華”是開花的意思，而“使華英成秀”中的“華英”則是用鮮花比喻人的容色。漢語詞義非常强調語境，在不同的語境中，即使同一個詞也有不同的含義。

2. 語素義 了解合成詞的詞義，需要分析語素的意義和作用，而不能只根據字面上的意義。如“狐疑”與“鼠竄”，“狐”的語素義是“像狐狸那樣”，“鼠”的語素義是“像老鼠那樣”，因此這是偏正式的合成詞，而不能理解爲陳述式合成詞，不是“狐狸懷疑”或是“老鼠走竄”。“風化”在古代指的是“風俗教化”，現代可表示“由於長期風吹日曬等原因，地殻表面受到破壞或發生變化”，這裏由於“風”和“化”的古今意義都不同了，因此合成詞的含義也變化了。善於分析詞的語素義是正確理解古今詞彙差别的重要方法。

多音節的單純詞在古代注釋中有時被拆成兩個詞來解釋是非常錯誤的，是不了解詞義與語素義關係的結果。如“披靡”是指草木隨風偃仆的樣子，也用來比喻軍隊的潰敗。《史記·項羽本紀》有“漢軍皆披靡”。張守節正義云：“靡，言精體低垂。”單講“靡”字之義，將聯綿詞無端拆解開來是望文生義的解釋。又如《詩經·關雎》中的“窈窕”是聯綿詞，兩個音節合在一起表示美好的樣子，揚雄在《方言》卷二却説“美狀爲窕，美色爲豔，美心爲窈”，這是不懂詞彙結構規律的錯誤。因此，古代漢語的研究應該注意分析詞義和語素義。

3. 詞義與語素義的關係 詞由語素構成，但是詞義並不是語素義的簡單疊加，考察詞義和語素義的關係，可分爲四種。

（1）*語素義直接表示詞義* 具體又分兩類：詞義是語素義的直接組合；或者兩個語素義相似，整體詞義也與之相近。前者如“觀賞”“男生”“受教”等，後者如“洗滌”“怪誕”“蹊徑”等。

（2）*詞義是語素義的借代或比喻用法* 如“談吐”（談話時的措辭和態度）、“裙釵”（古時指婦女）、“虎穴”（比喻危險的境地）。

（3）*語素義表示詞義的某些内容* 如“水兵”（海軍士兵，“水”表示在水域活動）、“曲水”（“曲”指水渠彎曲的特徵）。

NOTE

（4）合成詞中部分語素失落原義 如“舟楫”（“楫”已經失却原義）、“窗户”（“户”本指單扇門，此處沒有意義）。

古代漢語中有大量單音節詞，對其含義的分析也需要從語素義的角度，這樣才能更深刻地理解詞義的内涵和變化，有助於理解後來衆多合成詞的正確含義。古代漢語單音詞多，現代漢語中複音詞多。其中有些單音詞演變成完全不同的詞，如“目”演變成“眼睛”；有些是加上了詞綴，如“虎”演變成“老虎”；有些是兩個含義相近的語素組成複音詞，如“兒”和“子”合成爲“兒子”。許多單音詞作爲詞已經消失了，但是作爲語素還在現代漢語裹出現。如“慮”字古代漢語中表示憂慮，《論語·衛靈公》有“人無遠慮，必有近憂”。現代漢語中“慮”作爲語素保存在“顧慮”“考慮”等雙音詞中，已經不能作爲單音詞自由使用了。

第二節 詞的内部系統與詞際關係

一、詞的内部系統

漢語詞彙是一個體系。從縱的方面即歷時性角度看，漢語有新詞的產生、舊詞的演變與消失；從横的方面即共時性角度看，漢語詞彙内部包括基本詞、古語詞、方言詞、外來詞，以及熟語、社會習慣語等。

掌握古代漢語詞彙，不僅要注重詞義研究，認識到詞義的系統性，掌握一詞多義、本義與引申義的規律性，還要注重單義詞與多義詞、同義詞與反義詞、同源詞與滋生詞等多種詞際關係。

（一）詞的義項

詞的固定意義在詞典中以義項的形式記録下來。義項是詞或語素在詞典中的意義單位。一個詞有多少義項，是根據詞在運用中的意義共同點來確定的。如《辭源》中“告”這個詞有“上報”“告訴”“古時休假曰告”“揭發、控訴”“請、求”等義項。在詞的義項設置中首先要注意詞的本義，因爲這是詞最早的含義，其他意義往往是在本義基礎上的引申或發展。其次需要注意義項排列的歷史和時代因素，一個詞意義的變化往往受到歷史、社會的各種影響，與時代有着密切的關係。

詞義的義項是從衆多的用例中歸納概括出來的，它們的劃分也不是絕對的。義項的確定一方面要根據語言運用的實際情況，另外義項的設置也是語言研究者對語言材料分析歸納的產物，有一定的主觀性。義項的確定與劃分是相當複雜的工作，我國的古今詞義研究是歷代語言學家共同努力的結果。

（二）詞的本義與引申義

1. 詞的本義 詞的本義是指該詞產生時的意義。由於文獻語言材料的滯後性，難以完全了解詞語產生時的意義，因此，詞義學關於詞的本義一般是指文獻語言材料所能證明的最早意義。

漢字屬於表意體系的文字，造字之初一般是意寓於形；古代漢語又以單音詞爲

NOTE

主，基本上一個字便是一個詞。因而詞的本義與它的形體關係密切，分析漢字的形體結構是掌握本義的一個基本方法。漢字的形體結構是指甲骨文、金文、篆文的形體，因爲這些文字距離造字的時代相對接近，形體結構大體能反映它們所要表示的意義。許慎的《説文解字》就是通過分析篆文的形體闡述本義的典範字典。例如，“向”字的本義許慎解釋爲：“向，北出牖也，從宀，從口。《詩》曰：塞向墐户。”“宀”表示房子，房子北部開一個口，就是窗，從字形即可推演本義爲北向的窗户。

探討詞的本義，既要注重對於字形結構的分析，依據其形體尋求意義，也須考慮這一本義在文獻語言中有無根據。二者兼顧，方才可信。如“欠”字，《説文·欠部》：“欠，張口氣悟也。象氣從人上出之形。”段玉裁注：“悟，覺也，引申爲解散之意。”《説文·口部》“嚏”下曰：“悟，解氣也……今俗曰呵欠。”《説文》和段注的意思是説，“欠”是個象形字，象口中所出之氣，也就是現在所講的呵欠，這是從字形結構上作的分析。《靈樞·口問》云：“人之欠者，何氣使然？”上文提出“人之欠”，下文詢問是什麼氣造成的，很明顯，這個“欠”字應當是呵欠之意。張志聰《黄帝内經靈樞集注》對其中的“欠”有兩條注釋：“欠，江左謂之呵欠。”“欠者，大呼吸也。”所謂“大呼吸”，就是《説文》的“張口氣悟”，亦即張開嘴巴氣解散的意思。《傷寒論·平脈法》：“師持脈，病人欠者，無病也。”其中的“欠”也是此義。《儀禮·士相見》：“君子欠伸。”賈公彦注：“志倦則欠，體倦則伸。”《禮記·曲禮上》孔穎達疏近同。《傷寒論》説醫師診脈時，病人打呵欠，反映病人沒有病，而只是精神不振。這是從文獻語言中獲得的根據，如此便可肯定“欠”的本義爲呵欠。

詞的本義與詞的基本義是兩個不同的概念。詞的本義是從字形結構上反映出來的意義，一般是造義，或是最早在語用中的意義；詞的基本義即常用義，是指在詞的義項群中經常使用的意義。本義與基本義有的不同，有的相同。比如，“向”字本義爲“北出牖”，是朝北開的窗子，其常用義却是由本義引申出來的“方向”。又如，“書”字，《説文·聿部》：“書，箸也。”段玉裁引《説文·叙》“箸於竹帛謂之書”指出：“箸於竹帛，非筆末由矣。”由此可知，“書”的本義是“用筆書寫”，亦即“書寫”。但是它的常用義是由“書寫”義引申而來的“書本”。這是本義與基本義有别的例子。有些詞本義和基本義相同，比如，“付”字，《説文·人部》：“付，予也。從寸持物以對人。”“寸”是“手”的意思，手拿物給人，所以釋爲“予”，即“給予”義。“給予”既是“付”的本義，也是“付”的基本義。

2. 本義與引申義的關係 掌握詞的本義對於網絡該詞的義項群具有重要的作用。漢語中大部分詞都呈現多義性，多義現象的出現主要是詞義引申的結果。詞義引申是漢語詞彙中最爲常見的現象。它不是主觀願望的產物，而必須受到語言約定俗成的制約，按照一定的方式進行。本義與引申義、先後引申義之間存在着内在的聯繫，兩個意義之間的某種共性便是其内在聯繫的橋梁，借助這一橋梁，一個意義就引申爲另一個意義。

以“白”字为例，分析本義與引申義的關係，同時説明引申的方法。

“白”字的本義是白色，如《詩·小雅·白駒》有“皎皎白駒，食我場苗”。由白色可以引申爲日光、天明，如蘇軾《前赤壁賦》“相與枕藉乎舟中，不知東方之既

NOTE

白”；由天明可以再引申爲彰明、清楚，如《荀子·不苟》中“身死而名彌白”；由彰明、清楚可以再引申爲得昭雪，如《漢書·田叔傳》有“趙王敖事白，得出”。另外，白色還可以引申爲潔淨，如屈原《橘頌》中“精色内白，類可任兮”；潔淨自然不會藏污納垢，因此可以再引申爲真率、坦白，如《莊子·天地》中“機心存於胸中，則純白不備”；由坦白可以再引申爲稟告、陳述，如《史記·西門豹傳》有“巫嫗弟子是女子也，不能白事，煩三老爲入白之”。“白”字的第三個引申方向是由白色引申爲空白，空無所有，如《舊唐書·苗晉卿傳》中“而奭手持試紙，竟日不下一字，時謂之曳白”就是此義；由空可以再引申爲不付代價地取用，如歐陽修《乞放行牛皮膠鰾》一文中有“更不支得價錢，令人户白納”。

“白”字的引申情況归纳如下。

白色——日光、天明——彰明、清楚——得昭雪

白色——潔淨——真率、坦白——稟告、陳述

白——空白——不付代價地取用

從分析可以看出，本義與引申義的關係，從疏密程度上説，主要表現爲直接引申與間接引申兩個方面。由本義引申出來的意義，叫作直接引申義，這一引申稱爲直接引申。不是由本義引申，而是由前一引申義引申出來的意義，叫作間接引申義，這一引申稱爲間接引申。如“白”的本義是“白色”，由“白色”引申爲“日光、天明”就是直接引申，“彰明、清楚”和“得昭雪”兩義便是間接引申義。所以“白”有三個直接引申義，“日光、天明”“潔淨”和“空白”，其他都是間接引申義了。在詞語的義項排列中，尤其需要注意通過義項的排列次序體現詞語本義和引申義的關係。

3. 引申的基本方式與一般規律

（1）引申的基本方式　引申一般可分爲輻射式、鏈條式和綜合式。

①輻射式：即以本義爲中心，向不同方向直接引申，如同太陽向四周輻射光芒一般。

以“气”字爲例。《説文·气部》：“气，雲气也。象形。”段玉裁注：“气氣古今字。自以氣爲雲气字，乃又作餼爲廩氣字矣。气本雲气，引申爲凡气之偁。象形。象雲起之貌。”《説文·米部》：“氣，饋客之芻米也，從米气聲。”段玉裁注：“今字借氣爲雲氣字，而饔餼乃無作氣者。”從《説文》這两條與段注可以看出，“气”的本義是雲氣，“氣”的本義是芻米，借“氣”爲“气”，“氣”便爲“雲氣”義，而“氣”的“芻米”義就由“餼”承擔。現在“氣”又簡化爲“气”。以“气”的本義“雲氣”即氣體爲中心，依據段注“引申爲凡气之稱”的説法，可以輻射引申爲下述意義：構成世界萬物本原的極細微物質、空氣、氣象、氣運、氣候、氣味、氣息、元氣、營衛氣、脈氣、邪氣、鍼刺氣感、語氣、習氣、氣質、氣勢等。這在古代醫書中有充分的書證，不煩贅引。“氣”的輻射式引申如右所示。

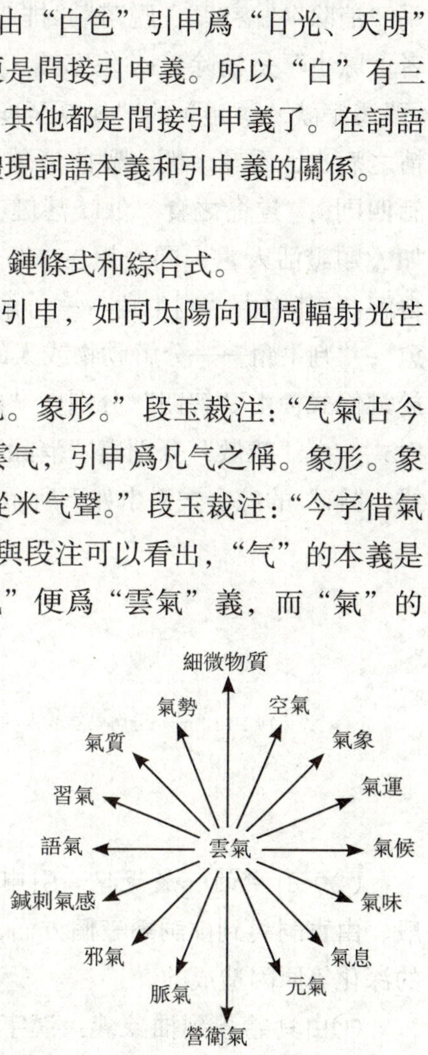

②鏈條式：即以本義爲出發點，向同一方向

NOTE

輾轉引申，如同鏈條一般。如“欠”字，本義爲呵欠，反映精神不振，引申爲缺乏、短少。張介賓《質疑録·論氣有餘即是火》:“若正氣有餘，不可便指爲火，丹溪之言殊欠明白。”“欠”是缺乏義。《靈樞·經脈》:“小便數而欠。”“欠”是短少義。由短少又引申爲借他人的財物等沒有歸還。“欠”的鏈條式引申如下所示。

欠（呵欠）——缺乏、短少——借他人的財物等沒有歸還

③綜合式：引申中單純的輻射式和鏈條式引申相對少見，經常出現的是輻射、鏈條兩式兼備的引申，稱爲綜合式。

如“解”字，《説文·角部》:“解，判也。從刀判牛角。”《莊子·養生主》“庖丁爲文惠君解牛”的“解”便是這一意思，這是本義。由“解牛”引申爲分解動物或人的肢體，如《史記·扁鵲倉公列傳》“割皮解肌”的“解”便是“分割人體”。由分解動物或人的肢體引申爲一般的解開，如《靈樞·九鍼十二原》:“結雖久，猶可解也。”由“解開”引申爲“離散”“縫隙”“通達”“解釋”等義。《素問·生氣通天論》的“衛氣散解”，是離散義;《素問·繆刺論》的“邪客於足太陰之絡，令人腰痛，引少腹控眇，不可以仰息，刺腰尻之解”是縫隙義;《靈樞·大惑論》的“故腸胃大則胃氣行留久，皮膚濕，分肉不解則行遲，留於陰也久，其氣不精則欲瞑，故多臥也”是通達義;《素問·熱論》的“不知其解，願聞其故”是解釋義。由“離散”又引申爲“消除”“溶解”“脱落”“排遣”等義。如《素問·評熱病論》的“汗出煩满不解者，厥也”是消除義;《傷寒論·小建中湯方》的“内飴，更上微火消解”是溶解義;《夢溪筆談·藥議》的“如夏至鹿角解，冬至麋角解”是脱落義;《理瀹駢文》的“七情之病也，看花解悶，聽曲消愁”是排遣義。由“解釋”又引申爲“理解”，如《醫話四則》:“遂命之食。飲啖甚健，愈不解。”由消除又引申爲“痊愈”，即疾病消除，如《類證活人書·問表證》:“傷風有汗，只與柴胡桂枝湯，或得少汗而解，或無汗自解。”其中由“判牛角——分解動物或人的肢體——解開——離散——消除——痊愈”，“判牛角——分解動物或人的肢體——解開——解釋——理解”等組成的引申屬於鏈條式，由“解開”分别與“離散”“縫隙”“通達”“解釋”等組成的引申屬於輻射式，由“離散”分别與“消除”“溶解”“脱落”“排遣”等組成的引申也屬於輻射式。“解”的綜合式引申如下所示。

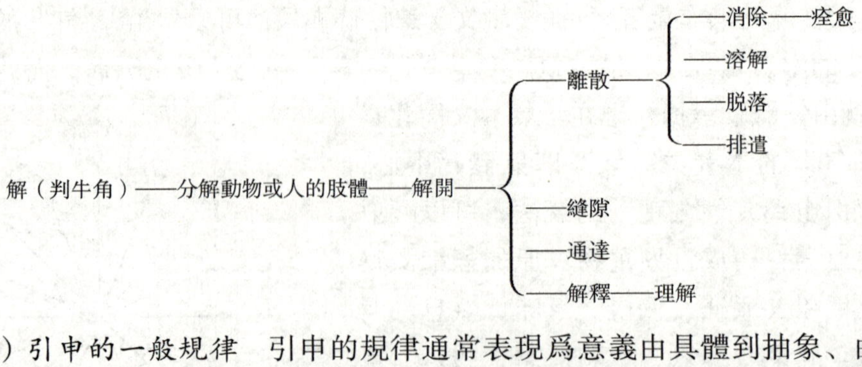

（2）引申的一般規律　引申的規律通常表現爲意義由具體到抽象、由特定到一般、由實詞義到虛詞義三個方面，其結果是詞義範圍的擴大。這是社會的發展、思維的深化等原因造成的。

①由具體義到抽象義：漢字屬於表意文字範疇，多用以描繪物體的形貌，因此

所表示的本義比較具體，但隨着社會的發展、認識的深化和交際的需要，諸多詞語的意義逐漸朝抽象化方面變化。如“气”字，本義是雲氣，亦即氣體，除了可引申出元氣、衛氣、脈氣、邪氣等具體意義外，還可以引申出氣質、氣勢等抽象義。《靈樞·陰陽二十五人》云：“火形之人……有氣輕財。”“氣”爲氣質義。《靈樞·逆順肥瘦》云：“無擊逢逢之氣，無擊堂堂之陣。”“氣”爲氣勢義。又如“輕”字，《説文·車部》云：“輕，輕車也。”段玉裁注：“輕本車名，故字從車。引申爲凡輕重之輕。”“輕車”是具體義，而意爲分量小的輕重之輕是抽象義。由分量小又可分别引申出用力少、價值低、程度淺，以及輕健、輕率、輕視等義，這些都屬於抽象義。

②由特定義到一般義：本義是指特定的事物，後來演變爲具有該事物特徵的所有事物。特定義與一般義之間存在着一定的聯繫。如“徐”字，本義是安行，亦即緩慢行走，是個特定的意義，引申的結果，凡是緩慢都可用“徐”表示，氣行緩慢、脈行緩慢、手法緩慢、言語緩慢等，這就成爲一般義。《説文》段玉裁注對特定義引申爲一般義通常都加以指出。如《説文·一部》：“天，顛也。”段注：“顛者，人之頂也，以爲凡高之稱。”“顛”本義是指頭頂，後來凡是事物的最高處都可以稱爲顛。《説文·牛部》：“牲，牛完全也。”段注：“引申爲凡畜之稱。”“牲”本義指整頭牛，是特定的事物，後來擴大至牲畜的總稱。《説文·炙部》：“炙，炙肉也。”段注：“其引申之義爲逼近熏炙。”“炙”本義指肉放在火上烤，後來凡是放在火上烤都可稱爲炙。《説文·癶部》：“登，上車也。”段注：“引申之，凡上升曰登。”“登”本義特指上車，後來引申爲凡是往上升的都可稱爲登，如登樓、登山、登高、登機等。

③由實詞義到虚詞義：漢字大體先爲實詞義，後來通過假借或引申，方有虚詞義。有關假借的内容“漢字”章節已有説明，這裏僅舉引申的字例略加説明。如“頗”字，《説文·頁部》：“頗，頭偏也。”段玉裁注：“引申爲凡偏之稱。”《素問·方盛衰論》“脈動無常，散陰頗陽”的“頗”就是“偏”的意思。由“頭偏”到“偏”是特定義引申爲一般義，但它是實詞義。進一步分析，“偏”有程度的不同，亦即有大偏、小偏的區别，於是“頗”就有表程度副詞的用法：偏的程度高即爲“很”義，偏的程度低即爲“稍微”義。這些都屬於虚詞義。《串雅·序》：“質其道，頗有奥理，不悖於古，而利於今，與尋常摇鈴求售者迥異。”説其道既“不悖於古”，又“利於今”，並且與一般的走方醫大不相同，可見“頗有奥理”當謂很有奥理，“頗”義爲“很”，表示程度高。《傷寒論·辨霍亂病脈證並治》：“下利後，當便硬，硬則能食者愈。今反不能食，到後經中頗能食，復過一經能食，過之一日當愈。”前面講“不能食”，後面説“能食”“當愈”，介乎其中的“頗能食”是稍微能食的意思，這樣才層次分明地反映出疾病痊愈的漸進過程。这里的“頗”意爲“稍微”，表示程度低。

二、詞際關係

漢語在發展的過程中產生了大量的詞彙，詞與詞之間有一定的關聯性，它們在意義、功能或讀音上有聯繫，形成同義詞、反義詞、同源詞等關係。

NOTE

（一）同義詞

同義詞是意義相同或相近的詞。同義詞又分絕對同義詞和相對同義詞。絕對同義詞又叫等義詞，等義詞意義完全相同，在任何語境中都能替换。相對同義詞的意義基本相同，仔細推究有細微的區别。

同義詞的形成原因有四：一是語言發展過程中出現含義相同或相近的詞，是語言豐富性的體現。二是地域原因造成通用語與方言的分化。三是語言運用群體不同造成書面語與口語的不同。四是外來語言和本族語的同時存在。

同義詞可以從意義、範圍、對象、功能、感情色彩等方面進行辨析。

“完”和“備”　二者都有完全的意思。但“完”着重於事物的完整，沒有殘缺，如《孟子·離婁上》：“城郭不完，兵甲不多。”《世説新語·言語》：“大人豈見覆巢之下復有完卵乎？”“備”著重指數量上齊全，沒有遺漏，如《左傳·僖公二十八年》：“險阻艱難，備嘗之矣。”《孟子·滕文公上》：“且一人之身而百工之所爲備。”

“婚”和“姻”　二者都表示男女雙方的結合，從先秦時代開始已經合用爲複音詞，《左傳·成公十三年》有“寡君不敢顧婚姻”之説。但是它們所指的對象不同，《説文》中提到：“婚，婦家也。禮娶婦以昏時。婦人陰也，故曰昏。”又説：“姻，壻（婿）家也。女之所因故曰姻。”两者含義在所指男方、女方上有區别。

“饑”和“饉”　二者皆可表示饑餓，但是朱熹在《四書集注》中説：“穀不熟曰饑，菜不熟曰饉。”

同義詞的存在豐富了漢語詞彙，增强了語言表達的能力。在用詞時可以挑選更準確的一個。古代語言强調避免重複，因此在重複表達相同意思時常常使用同義詞。需要强調某個意思時也可以並用同義詞來加强力量。

同義詞經常見於古代醫書。

頸痛，項不得顧，目泣出，多眵䁾，鼻鼽衄。（皇甫謐《鍼灸甲乙經》卷七《六經受病發傷寒熱病中》）

《吕氏春秋·盡數》：“處目則爲䁾爲盲。”高誘注：“䁾，眵也。”可證“眵”“䁾”義同，並爲“眼屎”義。它們屬於同義名詞複用。

又若經文連屬，難以强分。（《類經·序》）

“屬”音 zhǔ，謂“連續”，與“連”同義。《説文》：“屬，連也。”《廣雅·釋詁二》：“屬，續也。”《尚書·禹貢》：“涇屬渭汭。”孔穎達疏：“屬謂相連屬。”“連屬”爲同義動詞複用。

男子脈微弱而濇，爲無子，精氣清冷。（王熙《脈經》卷八《平血痹虚勞脈證》）

“清”亦爲“冷”義。《素問》一書中多見此義，王冰屢加釋義，如“五藏生成”篇“腰痛，足清，頭痛”注：“清，亦冷也。”“脈要精微論”篇“腰足清”注爲“腰足冷”。“五常政大論”篇“其候清切”注：“清，大涼也。”“大涼”即“冷”。“清冷”是同義形容詞複用。

NOTE

人之肉苛者，雖近衣絮，猶尚苛也。(《素問·逆調論》)

劉淇《助字辨略》卷二："'尚猶''猶尚'，並重言也。""重言"即同義複用。《禮記·檀弓上》："伯魚之母死，期而猶哭。"鄭玄注："猶，尚也。""猶"與"尚"並訓作"仍舊"，是同義副詞複用。

（二）反義詞

反義詞是意義相反的詞彙，可分爲絕對反義詞和相對反義詞。絕對反義詞肯定一方就必然否定另一方，否定一方也必然肯定另一方，如"真假""動静""有無"等。相對反義詞也表示對立、極端、意義有鮮明對比的兩個詞，但是两者之間有中間現象，如"黑"和"白"之間有眾多其他顔色，"大"和"小"之間有"中"，"寒"和"熱"之間有"温""涼"等。

反義詞在古文中常常成對出現，有時表示兩個相反意義的對舉，有時却偏重於其中某一個詞的含義。也就是説，只有一個詞具有實際意義，另一個只是作爲陪襯。這類反義詞稱爲偏義複詞。

在古代醫書中反義用詞語比較多見。例如：

傷寒六七日，目中不了了，睛不和，無表裏證，大便難，身微熱者，此爲實也，急下之，宜大承氣湯。(張機《傷寒論·辨陽明病脈證並治》)

"表裏"的"表"具有實際意義，"裏"僅作陪襯，"表裏"義偏於"表"。"無表裏證"謂無表證。既無表證，則有裏證，故下文言"此爲實"，而用大承氣湯急下。"表裏"是反義名詞複用。

歷十二年，方臻理要，詢謀得失，深遂夙心。(《黄帝内經素問·序》)

王冰注釋《素問》，歷經十二年之久，方才掌握了要领，"深遂夙心"的自然是"得"，"得失"義偏於"得"，是反義動詞複用。

咳家，其脈弦，欲行吐藥，當相人强弱而無熱，乃可吐之。(王熙《脈經》卷八《平肺痿肺癰咳逆上氣痰飲脈證》)

久咳常虚，而其人脈弦，自應審察病人體强而無熱，才可用吐藥。是知"强弱"義偏於"强"，是反義形容詞復用。

句中出現一對反義詞，需要分清两種情況，一是如以上所講偏於其中的一義，但也有可能是兩個反義詞構成聯合詞组。比較下列例句。

設有人焉，正已奪而邪方盛者，將顧其正而補之乎，抑先其邪而攻之乎？見有不的，則死生繫之，此其所以宜慎也。(張介賓《類經》卷十二《病有真假辨》)

天地之象分，陰陽之候列，變化之由表，死生之兆彰。(《黄帝内經素問·序》)

這两例各有"死生"一語。前例義偏於"死"。對正虚邪盛的病人"見有不的"，自然是"死繫之"。後例謂"死與生"。前講"天地""陰陽""變化"，詞中都是兩個語素義並列，"死生"當然不可能偏義。

凡諸篇類例之體，則論居首，脈次之，大方在前，單方次之，鍼灸法處末焉。緩急檢之，繁而不雜也。(《醫書凡例三則》)

NOTE

凡診脈，當視其人大小長短及性氣緩急。稱其形性則吉，與本性相乖則凶。（孫思邈《千金翼方》卷二十五《診脈大意》）

這两例各有“緩急”一語。前例義偏於“急”。説類例井然有序，以便急時檢之，繁而不雜。後例謂“緩與急”。前説或大或小，或長或短，自然是説或緩或急。

（三）同源詞

同源詞是同一來源的詞。漢語最早以單音節詞居多，因此同源詞也叫作同源字。同源詞必須是語音相同或相近，同時意義相同或相近的幾個詞。意義相近而語音相差很遠，就只能看作同義詞，而不是同源詞。如“巨”和“大”只是同義詞，從語音上來説聲母和韻部都相差很遠。同源詞現象説明漢語詞彙是聚族而成的，音、義功能類似的詞構成同源詞群。

支、枝、肢、翅　《説文》:“支，去竹之枝也。”徐灝曰:“支、枝古今字。干支猶幹枝也。”《説文》:“枝，木別生條也。”又:“胑，體四肢也。肢，胑或從支。”

抒、紓、舒、攄　《方言》十二:“抒，解也。”《左傳·文公六年》:“難必抒也。”注:“抒，除也。”服虔作“紓”，云:“紓，緩也。”《説文》:“舒，伸也。一曰舒緩也。”《廣雅·釋詁四》:“攄，舒也。”

喬、驕、矯、撟、嶠、蹻、翹　《書·禹貢》傳:“喬，高也。”《説文》:“馬高六尺爲驕。”《楚辭·九章·惜誦》注:“矯，舉也。”《説文》:“撟，舉手也。”《爾雅·釋山》:“山銳而高曰嶠。”《説文》:“蹻，舉足行高也。”《廣雅·釋詁一》:“翹，舉也。”《詩·周南·漢廣》疏:“翹翹，高貌。”

教、效、校、學、斆　《説文》:“教，上所施，下所效也。”“效，象也。”《孟子·滕文公上》:“校者，教也。”《廣雅·釋詁三》:“學，效也。”《書·盤庚上》:“盤庚斆於民。”傳:“斆，教也。”

皮、被、披、帔　《釋名·釋形體》:“皮，被也，被覆體也。”《釋衣被》:“被，被也，所以被覆人也。”《釋名·釋衣服》:“帔，披之肩背，不及下也。”

第三節　詞彙的變化與詞義的演變

社會的不斷發展進化，人類對自身與外界事物認識的逐步擴展深化，以及在使用詞語時對其意義的識別日趨深刻是導致詞彙變化、詞義演變的最重要的原因。詞彙由單音節詞向雙音節詞演變的原因除了由於魏晉南北朝和隋唐之時社會變革巨大，從而造成大量的新事物、新概念的產生，需要大量的新詞表示以外，也因爲魏晉以後，尤其是唐宋時期是漢語語音發展史上的中古時期，此期語音系統已開始簡化，導致許多原本不同音的單字變爲同音字，影響了語言的交流，這種來自語言系統内部的矛盾是漢語逐漸走上複音化道路的重要原因。

NOTE

一、詞彙的變化

詞彙的變化主要有產生、消亡和替換三種情況。

（一）新詞的產生

從詞彙發展演變的歷史過程看，詞彙的數量是不斷增加的，其重要原因就在於新詞是不斷產生的。新詞的產生一般都是社會發展的結果，新產生的事物需要人們創制新詞加以指稱。

漢代是我國醫藥學非常發達的時期，結果就是發展出許多新的醫學名詞，如醫聖張仲景所著《傷寒雜病論》，其中有關醫學的名詞就有400多個，如表示病證名稱的傷寒、霍亂、痼疾、惡瘡、亡血、肺絕、短氣、行屍、温瘧、結胸、濕痹、牡瘧、淋秘、支飲、黄疸等。後世中醫學中常用的脈、脈浮、寸、關、尺、表、裏、虚、實等都大量地出現在其著作當中。

又如，與臨床醫學分科相關的醫學名詞的產生和發展。對新產生的相關的醫科名詞，詞彙上的直接表現就是產生了新的分科詞語。《周禮·天官》中將醫生分爲醫師、食醫、瘍醫和獸醫四科。西漢時期，又發展出專門以藥草爲業的醫生，稱之爲"本草待詔"。漢代在周時獸醫的基礎上又有"馬醫""牛醫"的細緻劃分，這便凸顯了漢時馬、牛两畜對當時軍事、農業两方面的重要性。魏晉時期，將周時的"瘍醫"稱之爲"折傷醫""金瘡醫"是對外科疾病更爲細緻的稱呼。漢代又新產生出婦科醫生一門，稱之爲"乳醫""女醫""女侍醫"。隋唐之時，關於醫學分科的名稱有了明確的記載。《隋書·百官下》云："太醫署有主藥、醫師、藥園師、醫博士、助教、按摩博士、祝禁博士等員。"總計有醫、按摩、咒禁三科。唐沿隋制，增加了鍼灸一科，爲醫、鍼、按摩、咒禁四科。《通典》云："隋太醫署令二人。大唐因之，主醫藥，凡領醫、鍼灸、按摩、咒禁，各有博士。"唐時又在醫科之下再細分爲體療、瘡腫、少小、耳目口齒、角法、鍼、按摩、咒禁八個專科。可以看出，隋唐時期醫科更爲精細，隨之產生了新的醫科名詞：主藥、藥園師、醫博士、助教、按摩博士、祝禁博士、體療、少小、角法等。宋代醫學的分科比之前更加明晰和系統，並且一直爲後世所效法。宋代影響較大的是元豐九科。《宋史·職官志》云："太醫局有丞，有教授，有九科醫生額三百人。"《中醫大辭典》"九科"條云："宋代始分醫學爲九科，即大方脈、風科、小方脈、眼科、瘡腫兼折瘍、產科、口齒兼咽喉科、鍼灸科、金鏃兼咒禁科。"金遼時又增"雜科"一門。元時更分爲十三科。《中醫大辭典》云："元代十三科爲大方脈、雜醫、小方脈、風、產、眼、口齒、咽喉、正骨、金瘡腫、鍼灸、祝由、禁。"明初亦分爲十三科，《明史·職官志》云："凡醫術十三科，醫官、醫生、醫士，專科肄業：曰大方脈，曰小方脈，曰婦人，曰瘡瘍，曰鍼灸，曰眼，曰口齒，曰接骨，曰傷寒，曰咽喉，曰金鏃，曰按摩，曰祝由。"明後期分科又有調整，減少了金鏃、按摩、祝由三科，加上痘疹一科，改"接骨"爲"正骨"，改"瘡瘍"爲"外科"。清代沿用明制，後期略有變化。

（二）舊詞的消亡

在詞彙發展史上，隨着舊事物的消失，相應的原先指稱這些事物的詞語在後代

NOTE

的語言當中也就消失了。例如，簡、牘、帛、鼎、彝（禮器）、卣（酒器）、缶、豆、籩、弩、弭（五絲繩纏繞的弓）、斫（石斧）、耒耜等古代常見的器物在現代社會中已經消失，於是這些器物的名詞也“死亡”了。

舊詞消亡的另一種情況是由於古人對某些事物或現實現象認識的深入，因此對其類別的劃分也非常細緻，同一種事物或現象就給予了其若干不同的名稱。例如，中國的酒文化源遠流長，早在殷商時期古人便對飲酒有着特别的嗜好，目前所存的最古老的酒即是1980年在河南商代後期古墓出土的。甲骨文中也有諸如“酒”“醴”“鬯（古代宗廟祭祀用的香酒）”等字的出現。秦漢時期，由於時人對飲酒的喜愛，酒的品種隨之大大增多，東漢許慎《説文解字》中就出現了13種不同的酒：如醠（濁酒）、醋（兩次釀成的酒）、酤（一夜釀成的酒）、醪（帶渣滓的濁酒）、醨（味薄之酒）、醹（味厚之酒）、醲（濃烈之酒）、醙（白酒）、醍（清薄的紅色酒）、醑（濾去滓汁的清酒）、酏（用黍米釀成的酒）、糟（帶滓的酒）、酎（多次加工而成的酒）。又如我國的絲織業在上古時期就已經高度發達了，傳説黄帝之妃螺祖始教民育蠶、繅絲，甲骨文中也有較多的絲旁之字。《周禮》記載，周代專門設有掌管“畫繢”之事的官吏，説明當時絲織業分工的細緻和絲織業水準之高，因此相關絲織品的名稱非常豐富，如繒、帛（絲織品總稱）、縞（白色的精細絲織品）、紡（質地稀而輕薄的絲織品）、錦（有彩色花紋的絲織品）、縉（淺紅色的絲織品）、絹（麥青色的絲織品）、縛（白色的細絹）、練（白色的熟絹）、縹（青白色的絹）、素（白色的生絹）、緹（橘紅色的絲織品）、紈（白色的細絹）、緊（黑紅色的絲織品）、緇（黑色的絲織品）、緅（青赤色的絲織品）等。

以上兩組近義詞反映了古人對酒和絲織品這兩類事物認識的細緻入微，但是隨着社會生活的變化和認識的發展，人們對事物概念的認知會有一個從具體到一般的過程，因爲現在的社會中已經不需要我們再將酒或是絲織品等事物區别得非常細微，也就不需要古人那麼多可以標示事物細微差别的詞語。同時詞語的精簡也會使語言變得更加經濟、簡易，符合經濟性原則，因爲我們可以使用詞語的組合來實現區分小類的目的，如“醲”，説成濃烈的酒即可。

（三）詞彙的替换

在詞彙發展演變過程中，替换是一種常見現象。與新詞的產生和舊詞的消亡不同，詞語替换的特點只是改變某類事物或現實現象的名稱，而事物或現實現象本身由古至今却没有變化或變化不大。

食——吃

吃的概念在上古時期用“食”表示。如：“碩鼠碩鼠，無食我黍。”（《詩·魏風·碩鼠》）“君子食無求飽，居無求安。”（《論語·學而》）“將食，張，如廁，陷而卒。”（《左傳·秦醫緩和》）“故鍼有懸布天下者五，黔首共餘食，莫知之也。”（《黄帝内經素問·寶命全形論》）

到魏晉南北朝時期，依然用“食”表示吃的概念。如：“帝甚不平，食未畢，便去。”（《世説新語·汰侈》）“春蠶既無食，寒衣欲誰待！”（陶淵明

NOTE

《擬古・其九》）“蜻蛉草際飛，遊蜂花上食。”（謝朓《贈王主簿詩 一》）

南北朝也出現了現代漢語“吃”字的前身“喫”。《玉篇・口部》云：“喫，啖也。”《説文新附》云：“喫，食也。”如：“友聞白羊肉美，一生未曾得喫。”（《世説新語・任誕》）

唐代以後，“喫”字使用多了起來，成爲口語中的常用詞，有時也寫成“吃”，此時“喫”字還兼有“飲”的意義，如：“子實不得喫，貨市送王畿。”（杜甫《甘林》）（意爲“食”）“喫了早飯，衆頭領叫一個小嘍啰把昨夜擔兒挑了。”（《水滸傳》第十二回）（意爲“食”）“臨歧意頗切，對酒不能喫。”（杜甫《送李校書》）（意爲“飲”）“多吃令人患肚。”（《敦煌變文集・茶酒論》）（意爲“飲”）“胡亂便要買酒喫。”（《水滸傳》第十六回）（意爲“飲”）

屨—履—鞋

春秋時期用“屨”表示現代漢語中“鞋”的概念。如：“糾糾葛屨，可以履霜。”（《詩・魏風》）但在戰國時期，除了繼續用“屨”字外，也有使用原本爲穿鞋義的“履”字指稱“鞋”的情況，如：“巨屨小屨同賈，人豈爲之哉？”（《孟子・滕文公》）“魯人身善織屨，妻善織縞，而欲徙於越。”（《韓非子・説林上》）“粗布之衣，粗紃之履。”（《荀子・正名》）“是故聖王作爲宫室，便於生，不以爲觀樂也；作爲衣服帶履，便於身，不以爲辟怪也。”（《墨子》卷一）

漢代以後，“履”取代了“屨”，成爲通用語詞。《方言》云：“扉，屨，麤，履也……履，其通語也。”同時“鞵”字産生了，“鞵”即“鞋”，後者爲“鞵”之俗體。《説文》云：“鞵，革生鞮也。”後來“鞵”又逐漸代替了“履”字，多寫爲俗體的“鞋”字。而早在唐代“鞋”字就已經作爲通用文字使用了，《干禄字書》即云“鞋”爲通體，“鞵”爲正體。如：“或有用大棒束杖，車輻鞵底，壓踝杖桄之屬，楚毒備至，多所誣伏。”（《隋書・志第二十》）“豈辭青鞵胝，悵望金匕藥。”（杜甫《昔遊》）“麻鞋一屋，弊衣數庫，其餘財寶，不可勝言。”（《顔氏家訓・治家》）“織鞋窄襪，紅茵自稱琵琶拍。”（呂渭老《醉落魄・織鞋窄襪》）

避諱的因素也會導致詞語的替换，如西漢呂後名雉，故雉改稱爲野雞。東漢光武帝名秀，故改秀才爲茂才，晉代避司馬昭的諱，改昭君爲明妃。更典型的是“世”字被“代”字的替换。“世”“代”二字在上古之時詞義本不相同，“三代”指夏、商、周三個朝代，“三世”指祖孫三世。唐代爲了避唐太宗李世民的諱，改“世”爲“代”，這個現象在很多唐代文獻中都有反映。如：“漢家李將軍，三代將門子。”（王維《李陵詠》）“絕代有佳人，幽居在空谷。”（杜甫《佳人》）“近代釋僧深、崔尚書、孫處士、張文仲、孟同州、許仁則、吴升等十數家，皆有編録，並行於代。”（《外臺秘要・序》）

二、詞義的演變

詞義的演變形式主要有擴大、縮小和轉移三種。

（一）詞語意義範圍的擴大

一個詞語原有意義表示的範圍小，今義表示的範圍大，古義（即原有意義）包含在今義中。這是詞語意義演變的主要現象。

1. 名稱範圍的擴大

牙 《説文·牙部》:“牙，壯齒也。”段玉裁注:“壯齒者，齒之大者也。統言之，皆稱齒稱牙；析言之，則當唇者稱齒，後在輔車者稱牙。牙較大於齒。”是知牙指大牙、臼齒，齒指門齒、門牙。《詩·召南·行露》:“誰謂鼠無牙？何以穿我墉？”朱熹集注:“牙，牡齒也。”《左傳·隱公五年》:“皮革、齒牙、骨角、毛羽，不登於器。”孔穎達疏:“頷上大齒謂之爲牙。”這都是把牙釋爲臼齒。《華佗傳》:“普施行之，年九十餘，耳目聰明，齒牙完堅。”“齒牙”與“耳目”類義對舉，則“齒”與“牙”顯然有别。今義“牙”包括“齒”，如牙醫、牙垢、牙簽、牙刷、牙膏之類，“牙”都指牙齒。

鳥 《説文·鳥部》:“鳥，長尾禽總名也。”段玉裁注:“短尾名隹，長尾名鳥。”“鳥”的古義是長尾鳥，今義不問鳥尾之長短統稱爲“鳥”。

隻、雙 《説文·隹部》:“隻，鳥一枚也。”又《雔部》:“雙，隹二枚也。”“隻”的古義是鳥一隻，“雙”的古義是鳥两隻，今義“隻”爲一，“雙”爲两，它們修飾的名詞遠不限於鳥。

雌、雄 《説文·隹部》:“雌，鳥母也。”又:“雄，鳥父也。”“雌”“雄”原來只限於表示鳥的性别，後來名稱範圍擴大，適用於獸類乃至所有生物。

2. 指稱範圍的擴大

徐 《説文·彳部》:“徐，安行也。”“安行”亦即緩行。《孫子·軍争》:“故其疾如風，其徐如林。”杜牧注:“言緩行之時，須有行列如樹木也。”《戰國策·趙策四》:“入而徐趨，至而自謝。”後來大凡緩慢都可用“徐”來表示。《素問·脈要精微論》:“來徐去疾，上虚下實，爲惡風也。”王冰注:“亦脈狀也。”此謂脈行緩慢。又《鍼解》:“疾出鍼而徐按之。”此指手法緩慢。《靈樞·口問》:“陰氣疾而陽氣徐。”此言氣行緩慢。又《官能》:“語徐而安静。”此爲言語緩慢。

澌 《説文·水部》:“澌，水索也。”段玉裁注:“《方言》曰:‘澌，索也。’郭注云:‘盡也。’按許説其本義，楊説其引申之義也。”“澌”字從水，故許慎訓其古義爲水盡，揚雄《方言》用其引申義，訓作“索”，視作凡物之盡。

碩 《説文·頁部》:“碩，頭大也。”段玉裁注:“引申爲凡大之稱。《釋詁》《毛傳》皆曰:‘碩，大也。’”“碩”字從頁，故許慎訓作頭大，《爾雅》

NOTE

與《詩》毛亨傳釋爲凡大，是引申義。

（二）詞語意義範圍的縮小

詞語意義範圍的縮小是指一個詞語原有意義表示的範圍大，今義表示的範圍小，今義包含在古義（即原有意義）中。

丈夫　“丈夫”原本是成年男子甚至男子的通稱。作爲成年男子通稱的如《穀梁傳·文公十二年》：“男子二十而冠，冠而列丈夫。”《晏子春秋·諫下》：“今齊國丈夫耕，女子織，夜以繼日，不足以奉上。”作爲男子通稱的如《素問·上古天真論》把“丈夫八歲，腎氣實，髮長齒更”與“女子七歲，腎氣盛，齒更髮長”對舉論述，可知“丈夫”所指爲男子。《廣雅·釋親》：“男子謂之丈夫。”後來“丈夫”的意義範圍縮小爲妻的夫。

子　“子”本爲孩子的通稱，包括男孩和女孩。如《儀禮·喪服》云：“故子生三月，則父名之，死則哭之。”鄭玄注：“凡言子者，可以兼男女。”《史記·淮南衡山王列傳》云：“衡山王賜，王后乘舒生子三人，長男爽爲太子，次男孝，次女無采。又姬徐來生子男女四人。”説“生子三人”爲“長男”“次男”“次女”，又説“生子男女四人”，可知“子”兼男女而言。《史記·扁鵲倉公列傳》説淳于意因觸犯刑法而將遞解到長安，“意有五女，隨而泣。意怒，罵曰：‘生子不生男，緩急無可使者！’”“生子不生男”的“子”是指孩子。後來“子”的意義範圍縮小爲男孩。

禽　古代曾有統稱鳥獸的用法。《説文解字》：“禽，走獸總名。”《爾雅·釋鳥》：“二足而羽謂之禽，四足而毛謂之獸。”《尚書·五子之歌》：“内作色荒，外作禽荒。”孔安國傳：“禽，鳥獸。”孔穎達疏：“獵則鳥獸並取，故以禽爲鳥獸也。”《白虎通·田獵》：“禽者何？鳥獸之總名。”《華佗傳》：“吾有一術，名五禽之戲：一曰虎，二曰鹿，三曰熊，四曰猿，五曰鳥。”禽最早指的是鳥獸。後來“禽”的意義範圍縮小，專指鳥類。

祥　《説文解字》：“祥，福也。”段玉裁注：“凡統言則災亦謂之祥，析言則善者謂之祥。”“祥”在上古表示預兆的意思，包括吉兆和凶兆。後來“祥”才轉化爲只表示吉祥的意思。《左傳·僖公十六年》：“是何祥也？吉凶焉在？”又如，《禮記·中庸》：“國家將興，必有禎祥；國家將亡，必有妖孽。”《國語·周語下》：“襲於休祥。”這兩句都表示吉兆的意思。相反的例子，如《史記·殷本紀》：“亳有祥桑穀共生於朝，一暮大拱。”《左傳·昭公十八年》：“將有大祥，民震動，國幾亡。”這兩句指的是凶兆。

（三）詞語意義範圍的轉移

詞語意義範圍的轉移是指詞語的古今意義所表示概念内涵不同，今義出現，古義不再存在，古今意義之間存在一定的聯繫。

走　《説文解字·走部》：“走，趨也。”段玉裁注：“《釋名》曰：‘徐行曰步，疾行曰趨，疾趨曰走。’此析言之，許渾言不别也。今俗謂‘走’徐‘趨’疾者非。”段玉裁的意思是説，許慎把“走”解釋爲“趨”，“走”“趨”

NOTE

不加分别，那是渾言，即籠統稱説，而劉熙在《釋名·釋姿容》中認爲“走”“趨”二字有“疾趨”“疾行”的區别，在速度上“走”快於“趨”，那是析言，即分别稱説。不管渾言也好，析言也罷，“走”的古義相當於今義的“奔跑”。《靈樞·天年》：“人生十歲，五藏始定，血氣已通，其氣在下，故好走；二十歲，血氣始盛，肌肉方長，故好趨；三十歲，五藏大定，肌肉堅固，血脈盛满，故好步。”説十歲喜“走”，二十歲喜“趨”，三十歲喜“步”，以下講四十歲喜“坐”，六十歲喜“臥”，隨着人體的生長衰老，逐步趨於懶散，可見這一“走”字用的是“疾趨”即“奔跑”的古義。如今“走”的“奔跑”義在通語中消失，轉移爲“徐行”義，相當於古代的“步”。而“走”的古義“奔跑”與今義“徐行”之間具有一定的聯繫。

脚 《説文·肉部》：“脚，脛也。”段玉裁注：“膝下踝上曰脛。”可知“脚”的古義爲小腿。《素問·水熱穴論》：“三陰之所交結於脚也。”足太陰、足少陰、足厥陰所交之處正是小腿。古代用“足”字表示現在的脚部義。如《傷寒論·序》：“按寸不及尺，握手不及足。”後來“脚”由小腿義轉移爲現在的脚部義。如《備急千金要方·論風毒狀》：“然此病發，初得先從脚起，因即脛腫。”由“脚”而“脛”，則此“脚”當爲脚部義。“脚”的原始義小腿與後起脚部義同屬人體相鄰的部位，自然具有相當的聯繫。

涕 《説文·水部》：“涕，泣也。”段玉裁注：“按‘泣也’二字，當作‘目液也’三字，轉寫之誤也。”依段氏之説，“涕”的古義爲目液，而不是鼻液。古代表示鼻液義一般用“泗”或“洟”。如《詩·陳風·澤陂》：“寤寐無爲，涕泗滂沱。”毛傳：“自目曰涕，自鼻曰泗。”《易·萃卦》：“齎咨涕洟。”孔穎達疏：“自目出曰涕，自鼻出曰洟。”《扁鵲傳》“流涕長潸”的“涕”即是此義。大約漢代以後，目液又稱“淚（泪）”，“涕”便同時有鼻液義。如《素問》中就有數例：《陰陽應象大論》“下虚上實，涕泣俱出矣”，《宣明五氣論》“肺爲涕，肝爲泪”，《評熱病論》“唾出若涕，惡風而振寒，此爲勞風之病”。眼淚與鼻涕都是面竅的分泌物，二者之間具有一定的聯繫。

愛 上古表示“捨不得”的意思，如《論語·八佾》有“賜也，爾愛其羊，我愛其禮”。《孟子·梁惠王上》“百姓皆以王爲愛也，臣固知王之不忍也”。這兩句都是捨不得的意思。後來“愛”才表示喜愛的感情，如《莊子·德充符》：“所愛其母者，非愛其形也，愛使其形者也。”再發展就是泛指“關愛”的意思，如《商君書·更法》：“法者所以愛民也。”喜愛一樣東西，自然有捨不得的情感因素出現，這是二者的聯繫。

NOTE

他如“兵”由“兵器”義轉移爲“士兵”義;“湯”由“熱水”義轉移爲“煮熟食物的汁液”義;“聞”由“知聲”義轉移爲“嗅味”義;“再”由“两次”義轉移爲“行爲重複”義;“去”由“離開”義轉移爲“往”“到……去”義等，每一詞語的前後意義之間都有一定的聯繫。

NOTE

第四章　語法與修辭

第一節　古文特殊語法

語法即語言的結構方式，包括詞、詞組、句子的構成分類和組織變化。語法作爲語言的三大要素之一，是遣詞造句的規則。古今語法在原則上是基本一致的，但也有小部分存在差異，這些差異往往成爲影響我們閱讀理解古代醫籍文獻的障礙。通過對古今漢語的比較研究，我們就會清楚地認識到，古代漢語語法是有其特殊情況的。要想學習和研究古文，一定要了解古代漢語的特殊語法，主要有詞類活用、特殊語序等。

一、詞類活用

所謂詞類活用，是指古代漢語中的名詞、動詞、形容詞及數詞等，在特定的語言環境即上下文中，其詞性、作用和意義常常臨時改變其基本功能，具有了原本沒有的詞性、作用和意義的語法現象。

詞類活用與詞的兼類（或曰一詞多類）不同。詞的兼類是指一個詞原本就有多個詞性、作用和意義。像“病”字既有名詞的詞性、作用和意義，也有動詞的詞性、作用和意義，還有形容詞的詞性、作用和意義。如《傷寒論·序》:“雖未能盡愈諸病，庶可以見病知源。”句中的兩個“病”字都是名詞，同今義。又如《扁鵲傳》:“人之所病，病疾多；而醫之所病，病道少。”句中的四個“病”字都是動詞，義爲“擔憂”。再如《秦醫緩和》:“公疾病，求醫于秦。”句中的“病”則是形容詞，義爲“病重”。

如《類經·序》:“疾之中人，變態莫測。明能燭幽，二豎遁矣，故九曰疾病類。”句中的“燭”字，原本只是個名詞，沒有動詞的詞性、作用和意義，但這裏却臨時用作動詞，表達了原本沒有的“洞察”的意義。這就屬於詞類活用，是名詞活用作動詞的現象。又如，《汗下吐三法該盡治病詮》:“謬工之治病，實實虛虛。”句中前一個“實”和前一個“虛”字，原本都是形容詞，句中却臨時用作動詞，分別表達了“使……更實”和“使……更虛”的意義。這也屬於詞類活用，不過這屬於特殊的活用現象，是使動用法。

詞類活用並不是只有古代漢語才有的現象，現代漢語也有。如“端正態度”中的“端正”，“繁榮經濟”中的“繁榮”，“豐富人民群众的物質文化生活”中的“豐富”，究其實質，也是詞類活用現象，分別義爲“使……端正”“使……繁榮”“使……豐富”，顯然都是使動用法。但因爲現代漢語中這種情況非常少，加之是今人使用今語，詞義淺顯明了，所以一般並不作爲一種特殊的語法現象對待。

詞類活用的現象主要有名詞活用作動詞、名詞活用作狀語、形容詞活用作動詞、使動用法、意動用法。

（一）名詞活用作動詞

名詞活用作動詞，是指一個名詞在上下文中臨時具有了動詞的詞性及其作用和意義的現象。名詞活用作動詞雖然是一種臨時的語言變化現象，但並非隨意，它是有一定的原因與條件的。歸納起來，其發生的原因與條件主要有7種。

1. 副詞不能修飾名詞，名詞前面有副詞修飾時，就活用作動詞。例如：

①太祖累書呼，又敕郡縣發遣。佗恃能厭食事，猶不上道。(《華佗傳》)

②非其友不友，非其道不道。(《丹溪翁傳》)

③圖像雖顯，而意有未達者，不翼以説，其奥難窺。(《類經·序》)

例①中的“書”前面有副詞“累（多次）”修飾，例②中的後一個“友”、例③中的“翼”前面都有副詞“不”修飾，都活用作動詞。

2. 能願動詞不能修飾名詞，名詞前面有能願動詞修飾時，就活用作動詞。例如：

①若當鍼，亦不過一两處。(《華佗傳》)

②然必也小大方圓全其才，仁聖工巧全其用，能會精神於相與之際，燭幽隱於玄冥之間者，斯足謂之真醫。(《病家两要説》)

③且此非《十三經》之比，蓋彼無須類，而此欲醒瞶指迷，則不容不類。(《類經·序》)

例①中的“鍼”、例②中的“燭”、例③中的第一個“類”，前面分別有能願動詞“當”“能”“須”修飾，都活用作動詞。

3. 在所字結構中，特指代詞“所”字後面的詞，詞性都是動詞，如果不是動詞，也用作動詞，所以名詞前面有特指代詞“所”時，就活用作動詞。例如：

①王注云：“敷，布也。言木氣散布，外榮於所部者，其病當發於肺葉之中。”此説甚戾。(《〈素問〉校記四則》)

②一者，經絡受邪，入藏府，爲内所因也。(張機《傷寒論·臟腑經絡先後病脉證》)

③廉台羅天益謙甫，性行敦樸，嘗恨所業未精，有志於學。(硯堅《醫史·東垣老人傳》)

④萬事萬殊，必有本末，知所先後，握其要矣。(《類經·序》)

例①中的“部”、例②中的“因”、例③中的“業”、例④中的“先後”，前面都有特指代詞“所”，都活用作動詞。

4. 两個名詞連用，如果形成了主謂關係或述賓關係，成爲謂語或述詞的詞，就活用作動詞。例如：

①菊春生夏茂，秋花冬實。(《藥論四則》)

②若夫法天則地，隨應而動，和之者若響，隨之者若影。(《寶命全

NOTE

形論》)

③後以裁成天地之道，輔相天地之宜，以左右民。(《諸家得失策》)

例①中的“秋花”“冬實”，分别都是主謂關係，所以“花”和“實”都活用作動詞。例②中的“法”和“天”、“則”和“地”，例③中的“左右”與“民”，分别都形成了述賓關係，所以其中的“法”“則”和“左右”都活用作動詞。

5. 名詞後面如果是代詞，就一定活用作動詞。例如：

①豈惟蒸之使重而無使輕……芬之使香而無使延哉？(《養生論》)

②其苗可蔬，葉可啜，花可餌，根實可藥，囊之可枕，釀之可飲。(《藥論四則》)

例①中的“芬”，例②中的“囊”，後面都有代詞“之”作賓語，所以都活用作動詞。又例②中的“蔬”“藥”，由於前面有能願動詞“可”修飾，也用作動詞。

6. 連詞“而”“且”是連接動詞及動詞性詞組、形容詞及形容詞性詞組的虚詞，名詞的前面或者後面有連詞“而”“且”連接時，就一定活用作動詞。例如：

①一不得直，則怫然怒，再則罵而仇耳。(柳宗元《柳宗元集·宋清傳》)

②其誤人之跡常著，故可得而罪也。(《汗下吐三法該盡治病詮》)

③蓋得之病後酒且内，然吾能愈之。(《丹溪翁傳》)

例①中的“仇”和例②中的“罪”，前面都有連詞“而”連接；例③中的“酒”和“内”，中間有連詞“且”連接，都活用作動詞。

7. 介賓詞組是修飾或補充修飾動詞及動詞性詞組、形容詞及形容詞性詞組的，名詞的前面或後面如果有介賓詞組修飾，也活用作動詞。例如：

①不以此形彼，亦不以一人例众人。(沈括《良方·自序》)

②江處士瓘，歙人，世家篁南。(《明處士江民瑩墓志銘》)

例①的“形”，前面有介賓詞組“以此”修飾，又“形”與“彼”構成述賓關係；例②中的“家”，後面有介賓詞組“(於)篁南”補充修飾，故都用作動詞。需要注意的是，“家”和“篁南”之間省略了介詞“於”。

(二)名詞活用作狀語

名詞活用作狀語，是指名詞在動詞的前面，但與動詞不是主謂關係，而是説明動詞所表示的動作行爲的時間、處所、方位、憑據、工具、方式、狀態等的修飾成分的現象。簡言之，如果名詞在謂語前面不是作爲主語，便要考慮爲狀語。歸納起來，主要有以下幾種情況。

1. 名詞在動詞的前面，表示動作行爲的時間。解譯時可在前面加上介詞“在”或“到”等。例如：

①且君嘗爲晉君賜矣，許君焦、瑕，朝濟而夕設版焉。(《左傳·僖公三十年》)

②項伯乃夜馳之沛公軍，私見張良。(《史記·項羽本紀》)

例①中的“朝”“夕”，例②中的“夜”，分别表示的是其後動詞“濟”“設”“馳”的時間，故都用作狀語。

2. 名詞在動詞的前面，表示動作行爲的處所或方位。解譯時可在前面加上介詞“在”“在……上”“從”等。例如：

①四方之士來者，必廟禮之。(《國語·越語上》)

②故學者必須博極醫源，精勤不倦，不得道聽途説，而言醫道已了，深自誤哉！(《大醫精誠》)

③於是諸醫之笑且排者，始皆心服口譽。(《丹溪翁傳》)

例①中的“廟”、例②中的“道”“途”分别表示的是動詞“禮”和“聽”“説”的處所；例③中的“心”和“口”分别表示“服”和“譽”的方位。

方位名詞在動詞之前用作狀語時，可以表示動作行爲的趨向，也可以表示方位。例如：

④應宿愈，民瑩負病西歸。(《明處士江民瑩墓志銘》)

⑤惠王用張儀之計，拔三川之地，西並巴蜀，北收上郡，南取漢中，包九夷，制鄢郢，東據成皋之險。(李斯《諫逐客書》)

例④中的“西”，表示的是動詞“歸”的趨向。例⑤中的“西”“北”“南”“東”，則分别表示的是其後動詞“並”“收”“取”“據”的方位。

3. 名詞在動詞的前面，表示動作行爲的憑據。解譯時可在前面加上介詞“憑”“根據”“按照”等。例如：

①夫神仙雖不目見，然記籍所載，前史所傳，較而論之，其有必矣。(《養生論》)

②此寒噧也，法宜温。(宋濂《宋學士全集·贈醫師葛某序》)

③存其可濟於世者，部居别白，都爲一編，名之曰《串雅》。(《串雅·序》)

例①中的“目”、例②中的“法”、例③中的“部”分别表示其後動詞“見”“宜温”“居”的憑據。

4. 名詞在動詞的前面，表示動作行爲的工具或方式。解譯時可在前面加上介詞“用”“拿”等。例如：

①病若在腸中，便斷腸湔洗，縫腹膏摩。(《華佗傳》)

②凡所加字，皆朱書其文。(《黄帝内經素問·序》)

③決死生，驗差劇，若燭照而龜卜，無爽也者。(宋濂《宋學士全集·贈醫師葛某序》)

例①中的“膏”、例②中的“朱”、例③中的“燭”“龜”分别表示的是“摩”“書”和“照”“卜”的工具或方式。

5. 名詞在動詞的前面，表示動作行爲的態度。解譯時可在前面加上介詞“像對待……一樣”等。例如：

①吾得兄事之。(《史記·項羽本紀》)

②玉少師事高，學方診六微之技，陰陽隱側之術。(《後漢书·郭玉傳》)

③而又有目醫爲小道，並是書且弁髦置之者，是豈巨慧明眼人歟！(《類經·序》)

NOTE

例①中的“兄”、例②中的“師”、例③中的“弁髦”分别表示“事”“置”的態度。

6. 名詞在動詞的前面，表示動作行爲的狀態。解譯時可在前面加上介詞“像……一樣”等。例如：

①是以古之仙者爲導引之事，熊頸鴟顧，引輓腰體。(《華佗傳》)

②一以參詳，羣疑冰釋。(《黄帝内經素問·序》)

③音律象數之肇端，藏府經絡之曲折，靡不縷指而臚列焉。(《類經·序》)

例①中的“熊”和“鴟”、例②中的“冰”、例③中的“縷”分别表示的是“頸”“顧”“釋”“指”的狀態。

7. 時間名詞“日”“月”“年”在動詞之前作狀語時，表示動作行爲或狀態的經常性，分别譯爲“每天(天天)”“每月”“每年”等。其中“日”字還常常表示動作行爲或狀態的持續性，譯爲“一天天地”。例如：

①日削月割，以趨於亡。(蘇洵《六國論》)

②翁自幼好學，日記千言。(《丹溪翁傳》)

③宣德間，宫中尚促織之戲，歲征民間。(蒲松齡《聊齋志異·促織》)

④形之疾病，莫知其情，留淫日深，著於骨髓，心私慮之。(《寶命全形論》)

例①中的“日”“月”、例②中的“日”、例③中的“歲”分别表示“消”“割”“記”“征”這些動作行爲的經常性。例④中的“日”表示“深”的持續性。

(三)形容詞活用作動詞

形容詞活用作動詞，是指一個形容詞在上下文中臨時具有了動詞的詞性及其作用和意義的現象。形容詞活用作動詞是有原因和條件的，主要是看後面是否“帶賓語”，只要形容詞帶上賓語，就活用作動詞。這是因爲漢語中，形容詞是不能帶賓語的，動詞才可帶賓語。例如：

①國之大臣，榮其寵禄，任其大節，有菑禍興，而無改焉，必受其咎。(《秦醫緩和》)

②過邯鄲，聞貴婦人，即爲帶下醫。(《史記·扁鵲倉公列傳》)

③理其飲食，異其居處。(沈括《良方·自序》)

④世所謂走方是也，人每賤薄之。(《串雅·序》)

⑤爲問今之乘華軒、繁徒衛者，胥能識證、知脈、辨藥，通其元妙者乎？儼然峨高冠、竊虚譽矣。(《串雅·序》)

⑥亦皆負論著而薄諸生，相繼引去。(《明處士江民瑩墓志銘》)

例①中的“榮”、例②中的“貴”、例③中的“異”、例④中的“賤薄”、例⑤中的“繁”和“峨”、例⑥中的“薄”都帶了賓語，所以都活用作動詞。

(四)使動用法

在古代漢語語法中，句子的主語、謂語和賓語的一般關係與現代漢語一樣，即主語是謂語意義的發出者，謂語是陳述或説明主語的情況的，賓語是謂語涉及的對象。

然而大量事實表明，在古文含有使動用法的句子中，主語、謂語和賓語的語序在形式上並沒有改變，即主語在前，謂語居中，賓語在後，但三者的内在關係却發生了改變，即謂語的意義不是主語發出的，而是主語使賓語發出的。簡言之，就是“主語使賓語具有謂語所表達的意義”。動詞、形容詞、名詞均可有使動用法。

對使動詞的解譯，都是“使（讓、令、叫）……＋使動詞”的格式。例如：

①聞太子不幸而死，臣能生之。（《扁鵲傳》）

②佗臨死，出一卷書與獄吏曰：“此可以活人。”（《華佗傳》）

③帝歎曰：“有道者！”欲官之。（《新唐書·孫思邈傳》）

④人而知乎此焉，則執簡可以禦繁，觀會可以得要，而按經治疾之餘，尚何疾之有不愈，而不足以仁壽斯民也哉？（楊濟時《鍼灸大成·頭不多灸策》）

⑤過當則傷和，是以微其齊也。（劉禹錫《劉賓客文集·鑒藥》）

⑥病方進，則不治其太甚，固守元氣，所以老其師。（徐大椿《醫學源流論·用藥如用兵論》）

例①中的謂語“生”、例②中的謂語“活”、例③中的謂語“官”、例④中的謂語“仁壽”、例⑤中的謂語“微”、例⑥中的謂語“老”，其意義都不是主語發出的，而是各自的賓語發出的，所以都是使動用法。

雖然使動用法中謂語的意義是賓語發出的，但主語仍然起主宰作用，即賓語發出謂語所表達的意義，並沒有自主性，而是主語使之發出的。因此，賓語在使動用法中實際上充當的是兼語，即一方面它是主語的賓語，另一方面它又是謂語的主語。正是由於這一緣故，它才能發出謂語所表達的意義。

使動用法有名詞的使動用法、動詞的使動用法和形容詞的使動用法三類。例①和例②屬於動詞的使動用法，例③和例④屬於名詞的使動用法，例⑤和例⑥屬於形容詞的使動用法。無論哪類使動用法，本質上都是“主語使賓語具有謂語所表達的意義”。

動詞使動用法中的動詞，一般都是不及物動詞。不及物動詞是不能帶賓語的動詞，它一旦帶了宾語，就是使動用法。例①中的“生”、例②中的“活”都是這種情況。又如《藥論四則》：“（牡菊）燒灰撒地中，能死蛙黽。”句中的“死”是不及物動詞，帶了賓語“蛙黽”，所以是使動用法。

（五）意動用法

古代漢語中含有意動用法的句子，在形式上與使動用法一樣，主語、謂語和賓語的語序並沒有改變，即主語在前，謂語居中，賓語在後。三者關係的改變在于意動用法的不同。簡言之，就是“主語認爲賓語具有謂語所表達的意義”或“主語把賓語當作謂語所表達的意義”。意動用法可分爲两類，形容詞的意動用法和名詞的意動用法。

1. 形容詞的意動用法 形容詞的意動用法，即“主語認爲賓語具有謂語所表示的意義”。對形容詞意動用法中意動詞的解譯，可以是“認爲……＋意動詞”的格式，也可以是“以……爲＋意動詞”的格式。例如：

①或操是非之柄，同我者是之，異己者非之，而真是真非莫辨。（《不失人情論》）

NOTE

②輕身重財，二不治也。(《扁鵲倉公列傳》)

③志存救濟，故亦曲碎論之，學者不可恥言之鄙俚也。(《大醫精誠》)

例①中的謂語“是之”的“是”和“非之”的“非”、例②中的謂語“輕”和“重”、例③中的謂語“恥”，在句中都不是説明各自的主語怎麽樣，而是説明各自賓語的情况，即其主語認爲賓語是這些謂語所表示的情况，或是其主語以賓語爲這些謂語所表示的情况，所以都是意動用法。形容詞的意動用法體現的是主觀意識的改變。

2. 名詞的意動用法 所謂名詞的意動用法，即“主語把賓語當作謂語所表示的意義”。對名詞意動用法中意動詞的解譯，可以是“把……當作＋意動詞”的格式，也可以是“以……爲＋意動詞”的格式。例如：

①其後扁鵲過齊，齊桓侯客之。(《扁鵲倉公列傳》)

②洎周之王，亦有冢卿，格於醫道，掌其政令，聚毒藥以供其事焉，歲終稽考而制其食，十全爲上，失四下之。(《外臺秘要·序》)

③抗志以希古人，虚心而師百氏。(《温病條辨·叙》)

例①中的謂語“客”、例②中的謂語“下”、例③中的謂語“師”，在句中的意義都不是説明各自的主語怎麽樣，而是説明各自賓語的情况，即各自的主語把賓語當作這些謂語所表示的意義，所以都是意動用法。名詞的意動用法體現的是主觀態度的改變。

詞類活用還有數詞活用作動詞的現象。如《周禮·天官·冢宰·醫师》:“两之以九竅之變，參之以九藏之動。”句中的數詞“两”用作動詞，義爲“進行比較、比較”。又如，唐·杜牧《阿房宫賦》:“六王毕，四海一。”句中的數詞“一”用作動詞，義爲“統一”。這種情况比較少見。

動詞活用作名詞、形容詞活用作名詞屬動詞和形容詞的名物化現象，不屬於詞類活用。

二、特殊語序

古代漢語的特殊語序，是指與正常語序相反但語意並不因而改變的語序。古代漢語的正常語序與現代漢語基本一致，三大主要成分为主語、謂語、賓語，通常主語在前，謂語居中，賓語在後。漢語句子的三大次要成分，也是三大修飾成分爲定語、狀語、補語，在語用中定語在所修飾的中心詞即主語或賓語前面，狀語在所修飾的謂語前面，補語在所修飾的謂語後面。

語序在漢語語法中具有特殊的重要意義，很多情况下語序一旦改變，語意就會隨之改變。古代漢語中存在語序雖變但語意不變的情况。主語和謂語的語序發生顛倒稱爲主謂倒裝，謂語和賓語的語序發生顛倒稱爲賓語前置，定語和其所修飾的主語或賓語的語序發生顛倒稱爲定語後置。

（一）主謂倒裝

主謂倒裝，即主語和謂語的語序發生顛倒。這種現象的發生，一般是爲了强調謂語。

NOTE

①大哉乾元，萬物資始……至哉坤元，萬物資生。(《諸家得失策》)

②予窺其人，睟然貌也，癯然身也，津津然譚議也。(《本草綱目·原序》)

③是據於德而後游於藝者也，宜其得心應手，驅遣鬼神。(袁枚《小倉山房詩文集·徐靈胎先生傳》)

例①中的“大哉乾元”“至哉坤元”是爲了强調“乾元”之“大”和“坤元”之“至”；例②中的“睟然貌”“癯然身”“津津然譚議”三句，分别是爲了强調“貌”“身”“譚議”的與众不同；例③是爲了强調“宜”。

（二）賓語前置

賓語前置，即賓語和謂語的語序發生顛倒。賓語前置的發生大多有一定規則，古漢語中大多視爲“正常”語法。賓語前置有的不强調賓語之意，有的則强調賓語；而在非一定規則下形成的賓語前置多是强調賓語。是否强調賓語，需根據具體情況判斷。賓語前置主要有 4 種情況。

1. 疑問詞作賓語時，賓語一定置於謂語之前，形成賓語前置。

①血脈治也，而何怪？（《扁鵲傳》）

②初，有老父不知何出。(《後漢书·郭玉傳》)

③皮之不存，毛將安附焉？（《傷寒論·序》)

例①中的“何怪”、例②中的“何出”是疑問詞“何”作賓語，例③中的“安附”是疑問詞“安”作賓語，形成賓語前置句。

這種句中的疑問詞，常常附帶一些詞語同作賓語。

④不惜其命，若是輕生，彼何榮勢之云哉？（《傷寒論·序》)

⑤此三主者，苟以至公爲嗜好，以衆庶爲耳鼻，上宣下暢，無所凝滯，雖有奸邪，何惡之遂？（方孝孺《遜志齋集·鼻對》)

⑥及乎近代諸家，尤不過順文敷演，而難者仍未能明，精處仍不能發，其何裨之與有？（《類經·序》)

例④中的疑問詞“何”後帶“榮勢”、例⑤中的疑問詞“何”後帶“惡”、例⑥中的疑問詞“何”後帶“裨”都是附帶詞語同作賓語的賓語前置句。

2. 否定句中代詞作賓語時，賓語一定置於謂語之前，從而形成賓語前置。

①上古有神農、黄帝、岐伯……下此以往，未之聞也。(《傷寒論·序》)

②不此之責，而反誚我爲何哉？（方孝孺《遜志齋集·鼻對》)

③惴惴然疑先生之未必我見也。(袁枚《小倉山房詩文集·徐靈胎先生傳》)

以上 3 例都有否定詞“未”或“不”，所以都是否定句；作賓語的詞，都是代詞：例①爲“之”，例②爲“此”，例③爲“我”，分别置於謂語“聞”“責”“見”之前，所以都是賓語前置。

3. 用“唯（惟、維）……是（之）”“是（之）”作格式或標志，將賓語置於謂語之前，形成賓語前置。

①但競逐榮勢，企踵權豪，孜孜汲汲，惟名利是務。(《傷寒論·序》)

②而世人不察，惟五穀是見，聲色是耽。(《養生論》)

NOTE

③且古之志士，至於耄老，猶且居不求適，維道是奮。（方孝孺《遜志齋集·鼻對》）

④取其色之美，而不必唯土之信，以求其至精，凡爲此也。（《與崔連州論石鐘乳書》）

⑤《詩》："如臨深淵，如履薄冰。"小之謂也。（《新唐書·孫思邈傳》）

⑥苟見枝葉之辭，去本而末是務，輒怒溢顏面，若將浼焉。（《丹溪翁傳》）

以上六例中做賓語前置標志的格式或特殊用字，例①爲"惟……是"，例②第一句爲"惟……是"，第二句承前省略"惟"而只有一個"是"字，例③爲"維……是"，例④爲"唯……之"，例⑤爲"之"，例⑥爲"是"。

在賓語前置的格式或特殊用字中，真正起作用的是"是（之）"。"是（之）"既與"唯（惟、維）"合用或單獨使用，作為賓語前置的標志，又用以複指並强調前置的賓語，但其本身却沒有實義。"唯（惟、維）"是有實義的詞，義爲"只""只是"。在實質上原本應與賓語前置無關，但一則它的意義爲"只""只是"，有强調的作用；二則正因於此，它與"是（之）"合用時能起到更好的强調作用，於是經常合用，形成了特定的格式。"唯（惟、維）……是（之）"格式的賓語前置現象在現代漢語中仍保留，不過只有使用"唯""是"二字構成的"唯……是"格式，如"唯利是圖""唯你是問"等。

4. 介詞賓語前置　一般介詞賓語前置並不是在規則下發生的現象，大多是爲了强調前置的賓語。當介詞的賓語是疑問詞"何""曷""胡"等或代詞"是""此"等時，這些疑問詞和代詞又與介詞結合，形成固定結構。其中疑問詞做介詞賓語的現象屬於"疑問詞做賓語一定前置"的情況。

①第以人心積習既久，訛以傳訛。即決長波猶虞難滌，使辨之不力，將終無救正日矣。（《類經·序》）

②以草木之偏性，攻藏府之偏勝，必能知彼知己，多方以制之。（徐大椿《醫學源流論·用藥如用兵論》）

③先生得無誕之乎？何以言太子可生也！（《扁鵲傳》）

④則聖人不合啟金縢，賢者曷爲條玉版？（《外臺秘要·序》）

⑤木不虛中，蟲何由萃？（方孝孺《遜志齋集·鼻對》）

⑥是以陽緩而陰急，故暴蹷而死。（《扁鵲傳》）

例①中的"訛"、例②中的"多方"均置於介詞"以"前，若爲正常語序，分別是"以訛""以多方"，屬於一般的介詞賓語前置的現象。例③中的"何"置於介詞"以"前；例④中的"曷"置於介詞"爲"前；例⑤中的"何"置於介詞"由"前；例⑥中的"是"置於介詞"以"前。正常語序時分別爲"以何""爲曷""由何""以是"，屬於疑問詞或代詞等做介詞賓語的情況。

此外，還有個別既沒有規則也沒有格式或標志的賓語前置現象，一般都是爲了强調賓語。

①素位而行學，孰大於是？而何必捨之以他求？（《與薛壽魚書》）

NOTE ②時方盛行陳師文、裴宗元所定大觀二百九十七方，翁窮晝夜是習。

(《丹溪翁傳》)

例①中的“他”置於謂語“求”前；例②中的“是”置於謂語“習”前，都是爲了强調前置的賓語。

（三）定語後置

按照正常的語序，定語應當在其所修飾的中心詞即主語或賓語的前面，但在語用中却被置於主語或賓語後面，此爲定語後置。

定語後置也有一定的規則或格式、標志。一般在典型的規則下，它只是古漢語的一種特殊語法，並無强調定語之意；在一定的格式或標志下，除定語過長或較爲複雜的情況，多是爲了强調定語。

定語後置的格式或標志，以“……者”“……之……者”最爲常見。

①扁鵲至虢宫門下，問中庶子喜方者。(《扁鵲傳》)

②帝奇之，仍試令嬖臣美手腕者，與女子雜處帷中，使玉各診一手，問所疾苦。(《後漢书·郭玉傳》)

③故醫方卜筮，藝能之難精者也。(《大醫精誠》)

④鄉之諸醫泥陳、裴之學者，聞翁言，即大驚而笑且排。(《丹溪翁傳》)

例①是以“……者”爲標志，將定語“喜方”置於所修饰的中心詞即賓語“中庶子”之後；例②是以“……者”爲標志，但是將定語“美手腕”置於兼語“嬖臣”之後（“嬖臣”在句中爲“令”的賓語、“處”的主語）；例③是以“……之……者”爲格式，將定語“難精”置於所修饰的中心詞即賓語“藝能”之後；例④是以“……之……者”爲格式，將定語“泥陳、裴之學”置於所修饰的中心詞即主語“諸醫”之後。

定語較長時，以“……者”或“……之……者”爲標志或格式的定語後置句，主要是爲了句子讀起來音律和節奏協調一些，並不是爲了强調定語。

⑤慮此外必有異案良方，可以拯人、可以壽世者，輯而傳焉。(《與薛壽魚書》)

⑥又訪諸吴人之能道先生者，爲之立傳。(袁枚《小倉山房詩文集·徐靈胎先生傳》)

例⑤的定語是“可以拯人、可以壽世”，以“……者”爲標志，置於所修饰的中心詞即賓語“異案良方”之後。例⑥的定語是“能道先生”，以“……之……者”爲格式，置於所修饰的中心詞“吴人”之後。

第二節　修　辭

修辭即修飾文辭，是增强語言表達效果的一門技術。文辭語句要適合情境和主題，便要進行修辭，修辭的作用幾乎無處不在。常有這種現象：對古文中的詞語並不生疏，也能照字面解釋，而把這些解釋貫穿起來却不知所云。其中一個重要

NOTE

原因是不熟悉古人的修辭手法。學習古代的修辭方法，對於研讀古醫書有著重要意義。

1. 可避免望文生義 古人著文，强調“情欲信，辭欲巧”，在閱读使用修辭手法的地方不能拘泥於一字一詞，以辭害義，而應當透過字面義去探求其深層含義。例如：

點滴無，名癃閉；氣道調，江河决。（陳念祖《醫學三字經·五淋癃閉赤白濁遺精》）

其中“江河决”不可僅就字面理解爲“江河疏通”。陳修園自注：“《孟子》云：‘若決江河，沛然莫之能禦也。’引來喻小便之多也。”

病人身大熱，反欲得衣者，熱在皮膚，寒在骨髓也；身大寒，反不欲近衣者，寒在皮膚，熱在骨髓也。（張機《傷寒論·辨太陽病脉證并治上》）

此句中“皮膚”與“骨髓”不可按照字面意義理解。這裏使用了借代手法，皮膚的所在爲體表，骨髓的所在爲體内，所以皮膚指外表，骨髓指内裏。本條前一分句説假熱真寒，後一分句講假寒真熱。成無已注：“皮膚言淺，骨髓言深；皮膚言外，骨髓言内。身熱欲得近衣者，表熱裏寒也；身寒反不得近衣者，表寒裏熱也。”成注正確地説明了皮膚與骨髓的修辭意義。

2. 幫助辨别詞義 如修辭手法中的避複，即以不同的詞語表示相同的意義。運用這一手法可避免用詞重複單調，而使言語生動多姿。熟悉這一手法，可借助已知詞語的意義推求未知詞語的意義。例如：

黄帝問曰：人身非常温也，非常熱也，爲之熱而煩满者，何也？岐伯對曰：陰氣少而陽氣勝，故熱而煩满也。帝曰：人身非衣寒也，中非有寒氣也，寒從中生者何？（《素問·逆調論》）

太陽與少陽合病，自下利者，與黄芩湯，若嘔者，黄芩加半夏生薑湯主之。（張機《傷寒論·辨太陽病脉證并治下》）

前例的兩個“非常”並非雙音詞，“常”是“裳”的本字，與下文的“衣”同義。《説文·巾部》：“常，下帬衣也。從巾，尚聲。或從衣。”從巾尚聲爲“常”，從衣尚聲則爲“裳”，是知“常”“裳”同。此例上文言“常”，下文言“衣”，詞異而義同。可據已知的“衣”義推求未知的“常”義。後例的“自”與“若”義同。《經傳釋詞》卷八：“自，猶若也。”可從意義明顯的“若”推知意義相對隱晦的“自”。

修辭與句子的結構及其意義的關係非常密切。熟悉某些修辭手法的特點，有助於識别句子的結構，理解句子的意義。古医籍中常見的修辭手法有比喻、借代、避複、引用、委婉、割裂、錯綜、分承、舉隅和互備等。

一、比喻

當兩個本質不同的事物之間有某點相似時，就可以借助相似之處，用一事物比方另一事物，這種修辭方法稱爲比喻。比喻的特點是用人們熟悉的事物比方人們不懂得的事物，作用是更深刻地認識原來不明白的事物。東漢·王充在《論衡·自紀》中指出：“何以爲辯？喻深以淺。何以爲智？喻難以易。”東漢·王符《潛夫論·釋難》：

“夫譬喻也者，生於直告之不明，故假物之然否以彰之。”即通過“喻深以淺”“喻難以易”，而達到“彰之”的目的。例如：

①庶厥昭彰聖旨，敷暢玄言，有如列宿高懸，奎張不亂，深泉淨瀅，鱗介咸分。(《黄帝内經素問·序》)

②甘草國老，大黄將軍。(陶弘景《本草經集注·序録》)

③或益之以畎澮，而泄之以尾閭。(《養生論》)

例①是正文、喻文和喻詞都出現的明喻。運用“列宿高懸，奎張不亂”和“深泉淨瀅，鱗介咸分”两組喻文比方《素問》文意的明晰，形象地表明王冰本人整理《素問》的成效。例②是略去喻詞，只出現正文和喻文的暗喻。以“國老”比喻甘草調和諸藥的作用，用“將軍”比喻大黄驅逐邪惡的功效。例③是喻詞和正文都不出現，只用喻文來表示的借喻。“畎澮”爲田中水溝，用以喻補益之“少”；“尾閭”爲傳説中海水所歸之處，用以喻消耗之“多”。

二、借代

當两個事物雖然不相類似，却有不可分離的聯繫時，即可借助這一聯繫，用一事物代替另一事物，這種修辭手法叫借代。清·俞樾《古書疑義舉例》立“以小名代大名”和“以大名代小名”两例，並指出不明此例所造成的誤釋。如“《漢書·東方朔傳》:‘年十三學書，三冬文史足用。’三冬，亦即三歲也。學書三歲而足用，故下云‘十五學擊劍’也。注者不知其舆小名以代大名，乃泥‘冬’字爲説，云‘貧子冬日乃得學書’，失其旨矣。”

①邪客於臂掌之間，不可得屈，刺其踝後，先以指按之，痛乃刺之，以月死生爲數。(《素問·繆刺論》)

王冰注：月半已前謂之生，月半以後謂之死，虧满而異也。

上半月月形日漸盈满，所以用“生”代月半以前；下半月月形日逐虧損，所以用“死”代月半以後。這是用事物的特徵代事物。

②迨明，始有吴鶴臯之集《醫方考》，文義清疏，同人膾炙，是以梨棗再易。(汪昂《醫方集解·序》)

“梨棗”指代以梨木、棗木爲材料的書版。因古代刻書多用梨木、棗木，以事物的材料、工具代事物。

③有素不相識，遇延辨症，病家既不識醫，則倏趙倏錢，醫家莫肯任怨，則惟苓惟梗。(《不失人情論》)

“趙”“錢”泛指一般的醫生，“苓”“梗”泛指一般的藥物。是以特定代普通。

④迨今三易星霜，而筋力猶然與往昔無異。(張璐《張氏醫通·神志門》)

“星霜”指代年，“三易星霜”即過了三年。因星辰運轉，一年迴轉一次，而霜降亦为每年秋天一次，是以具體代抽象。

⑤瞻望北斗，懷想西湖。(《〈理瀹駢文〉三則》)

“西湖”指代杭州，因吴尚先是杭州人，他懷想的是杭州，而不只是其中的西湖。是以部分代整體。

NOTE

⑥余蹙額欲爲救全，而無治法。（喻昌《寓意草·治傷寒壞證两腰僂廢奇驗》）

“蹙額”是思考的結果，表示思考，是以結果代原因。

三、避複

爲避重複而變化其詞，即上下文用不同的詞句來表示相同的意義，這種修辭方法稱爲避複。

①賫百年之壽命，持至貴之重器，委付凡醫，恣其所措。（《傷寒論·序》）

②故智者之養生也，必順四時而適寒暑，和喜怒而安居處，節陰陽而調剛柔。如是則邪僻不至，長生久視。（《靈樞·本神》）

例①中的“賫”“持”同義，說見《廣雅·釋詁》。這是變换動詞。例②中的“長生”與“久視”一義。《吕氏春秋·重己》高誘注：“視，活也。”可證。這是短語避複。

四、引用

爲了説明某個問題或證實自己的論點，而援引前人的言論或事例，這種修辭方法稱引用。前人或名之曰“事類”。《文心雕龍·事類》：“事類者，蓋文章之外，據事以類義，援古以證今者也。”或云“援引”。有關引用的分類，一般分爲两種：就所引之事有無出處言，説明出處的稱明引法，不説明出處，只將前人的言論或事例編入自己文章中的叫暗用法；就所引内容言，引前人成語的爲引經，引前人故事的是用典。

①若翁者，殆古所謂直諒多聞之益友。（《丹溪翁傳》）

所引之語出自《論語·季氏》：“友直，友諒，友多聞，益矣。”用以贊譽朱丹溪的高尚品德與淵博知識。

②聖學莫如仁，先生能以術仁其民，使無夭札，是即孔子老安少懷之學也。（《與薛壽魚書》）

取孔子“老者安之”“少者懷之”两語（見《論語·公冶長》），説明薛雪醫術之可貴。

③知我罪我，一任當世，豈不善乎？（《温病條辨·叙》）

“知我罪我”語出《孟子·滕文公下》，汪廷珍借用此語，勸慰吴瑭不須太過顧及社會輿論，應尽快把《温病條辨》公諸於世。

④崇飾其末，忽棄其本，華其外而悴其内。皮之不存，毛將安附焉？（《傷寒論·序》）

“皮之不存，毛將安附”出自《左傳·僖公十四年》。張仲景用這一成語，形象地説明唯務名利而不精究醫學所造成的嚴重後果。

NOTE

五、委婉

用婉轉含蓄的語言曲折地表達本意，這種修辭方法叫委婉。在古代漢語中，主要表現在對於尊長的評説。外交辭令或視爲凶險、污穢的事物，也往往换一個名稱來回避或美化。

①先生過小國，幸而舉之，偏國寡臣幸甚，有先生則活，無先生則棄捐填溝壑。(《扁鵲傳》)

②子之大父一瓢先生，醫之不朽者也，高年不禄。(《與薛壽魚書》)

例①中的“棄捐填溝壑”，例②中的“不禄”，都是“死”的委婉語。在古代，“死”的説法每因死者地位的差异而有不同。《公羊傳·隱公三年》:“天子曰崩，諸侯曰薨，大夫曰卒，士曰不禄。”此説見於《白虎通·崩薨》。《新唐書·百官志》亦指出:“凡喪，二品以上稱薨，五品以上稱卒，自六品達于庶人稱死。”疾病有時也用委婉語。《太平御覽》卷七百三十九引《白虎通》:“天子疾稱不豫，諸侯稱負子，大夫稱采薪，士稱犬馬。不豫者，不復豫政也；負子者，諸侯子民，今不復子民也；采薪、犬馬，皆謙也。”

③傷寒，噦而腹滿，視其前後，知何部不利，利之即愈。(張機《傷寒論·辨厥陰病脉證並治》)

④初服湯當更衣，不尔者，盡飲之，若更衣者，勿服之。(張機《傷寒論·辨陽明病脉證並治》)

古醫籍有關二便和性之類的問題往往諱言，而采取一些模糊的説法。例③中的“前後”指二便。清·張令韶《傷寒論直解》卷五:“前後，大小便也。”可證。例④中的“更衣”指大便。清·方有執《傷寒論條辨》卷四:“更衣，古人致大便之恭也。”

六、割裂

截取古書中成語的一部分表示本意，這種修辭方法叫割裂。

①夫一人向隅，滿堂不樂，而况病人苦楚，不離斯須。(《大醫精誠》)

“向隅”指代“泣”，這裏表示病痛之意。劉向《説苑·貴德》:“今有滿堂飲酒者，有一人獨索然向隅而泣，則一堂之人皆不樂矣。”

②固將拯蒸民於夭枉，宜寤寐乎此篇。(繆希雍《本草經疏·藥性差别論》)

《詩經·周南·關雎》有“窈窕淑女，寤寐求之”句，因以“寤寐”代“求”，表示探求之意。這是截取部分表示該成語另一部分詞語的意義。

③趨世之士，馳競浮華，不固根本，忘軀徇物，危若冰谷，至於是也！(《傷寒論·序》)

“冰谷”取意自《詩經·小雅·小宛》“惴惴小心，如臨于谷；戰戰兢兢，如履薄冰”，以“冰谷”表示“臨于谷”“履薄冰”之意。

④遂購方書，伏讀於苫塊之餘。(吴瑭《温病條辨·自序》)

NOTE

“苫塊”爲“寢苫枕塊”的略語，是古代居雙親喪的禮節。《儀禮·既夕禮》：“居倚廬，寢苫枕塊。”唐·賈公彦疏：“孝子寢臥之時，寢於苫，以塊枕頭。必寢苫者，哀親之在草；枕塊者，哀親之在土云。”是知“寢苫枕塊”爲睡草苫、枕土塊。這是截取部分表示該成語的全部意義。

七、錯綜

交錯使用上下文的名稱或語序，這種修辭手法叫做錯綜。錯綜可分爲两類，一是錯名，二是錯序。錯名即上下文當用却不用屬同一範疇的两名，而是上文或下文换用屬另一範疇的同義名稱，從而使上下文所用之名分屬两個不同的範疇，以見用語之奇特多變。錯序是交錯語序之意，即把前後詞語的順序故意安排得參差不一，以見文法之多變，語勢之矯健。

①是以春夏歸陽爲生，歸秋冬爲死。(《素問·方盛衰論》)

“陰”與“秋冬”錯名。王冰注：“歸秋冬，謂反歸陰也。”四時分陰陽，則春夏屬陽，秋冬爲陰，下文不言陰，而曰“秋冬”，以與上文的“陽”對舉，產生文詞變化之趣。

②得病二三日，脉弱，無太陽柴胡證。(張機《傷寒論·辨陽明病脉證並治》)

“柴胡”當指少陽。因小柴胡湯是少陽病證的主方，故少陽病證亦可稱爲小柴胡湯證，簡稱柴胡證。這樣上文言“太陽”，下文不言“少陽”，而曰“柴胡”，使“太陽”“柴胡”两名錯舉。

③空青，味甘寒，主盲目耳聾。(《神農本草經·玉石部》)

“耳聾”是主謂詞組，而上文倒置主謂成“盲目”，構成錯序。

④太過則令人逆氣而背痛。(皇甫謐《甲乙經·經脉上》)

“背痛”爲主謂詞組，而上文不一律寫作“氣逆”，却倒置爲“逆氣”，造成錯序。

八、分承

分承手法的特點是，在一個句法結構中，至少有两個並列的短語。以形式而言，組成各短語的詞語語法作用相同；從内容而言，每一個短語的組成成分自行搭配，即下文數語分别承受上文數語，從而組成幾套平行的結構，表示幾個不同的意義。這種手法運用得當，既可避文句板滯之嫌，又可收言簡意賅之效。

①普施行之，年九十餘，耳目聰明，齒牙完堅。(《華佗傳》)

“耳目聰明”謂耳聰目明，“齒牙完堅”謂齒完牙堅，都是下文两語依次承受上文两語，分别構成两套平行的主謂結構，是主謂並舉的順承式分承。

②解惑者，盡知調陰陽、補瀉有餘不足。(《靈樞·刺節真邪》)

“有餘”謂邪氣有餘，則應瀉；“不足”指正氣不足，便當補。“補瀉有餘不足”自然須理解爲“補不足”“瀉有餘”。這是下文數語交錯承受上文數語的錯承式分承。

③太陽病，醫發汗，遂發熱惡寒，因復下之，心下痞，表裏俱虚，陰陽氣並竭。(張機《傷寒論·辨太陽病脉證並治下》)

NOTE

“發汗”則“表虛”“陽氣竭”；“下之”則“裏虛”“陰氣竭”，是先順承後錯承的複雜分承式。

九、舉隅

舉一義或局部之義而兼見他義的修辭方法稱爲舉隅。舉隅是舉一反三的意思。早在兩千多年前，偉大的教育家孔子就曾告誡他的學生説：“舉一隅不以三隅反，則不復也。”（《論語·述而》）晚清醫家唐大烈纂輯的《吴醫匯講》中有《讀書十則》一文，其中一則即題爲《讀書必須隅反》。古人在行文修辭中喜用舉隅手法。

①趺陽脉不出，脾不上下，身冷膚硬。（張機《傷寒論·平脉法》）

举“脾”賅脾胃而言，屬於舉此賅彼。因脾氣以上行爲當，胃氣以下行爲順，故下文云“上下”。張志聰注：“夫胃爲陽土，脾爲陰土，相爲上下，行于周身，達於膚腠。”（《傷寒論集注》卷六）可證。

②冬則閉塞。閉塞者，用藥而少鍼石也。（《素問·通評虛實論》）

舉下文“少（用）鍼石”，見上文“用藥”當爲“多用藥”。蓋因冬時之氣閉藏於體内，而鍼石善治外，湯藥善療内，故有此説。這是舉此見彼。

③五味或爽，時昧甘辛之節。（《新修本草·序》）

上言“五味”，則下之“甘辛”是遍指甘辛酸苦鹹五味。乃舉偏概全之法。

十、互備

上下文各言一語而其義互相具備的修辭方法，稱爲互備。前人或名之曰互文。唐·賈公彦《儀禮疏》：“凡言互文者，是两物各舉一邊而省文，故云互文。”

①五藏有俞，六府有合。（《素問·痹論》）

“五藏”與“六府”互備。上文言“俞”，下文講“合”，上下文都有俞、合的意思，即五藏六府都有俞有合。

②脉得諸芤動微緊，男子失精，女子夢交，桂枝龍骨牡蠣湯主之。（張機《金匱要略·血痹虛勞病脉證並治》）

巢元方等《諸病源候論》卷四《虛勞夢泄精候》：“腎虛爲邪所乘，邪客於陰，則夢交接。腎藏精，今腎虛不能制精，因夢感動而泄也。”可知“失精”與“夢交”兼男女而有之。意爲男子、女子失精，男子、女子夢交。

③黄帝問於岐伯曰：人焉受氣？陰陽焉會？何氣爲營？何氣爲衛？營安從生？衛於焉會？（《靈樞·營衛生會》）

“營”與“衛”互備。張志聰注：“此章論營衛之生始會合，因以名篇。首節論營衛之所生，而各走其道，下節論營衛之會合。”據張志聰“營衛之所生”“營衛之會合”的説解，可知“營安從生？衛於焉會？”意爲“營衛安從生？營衛於焉會？”

④經脉流行不止，環周不休，寒氣入經而稽遲，泣而不行，客於脉外則血少，客於脉中則氣不通，故卒然而痛。（《素問·舉痛論》）

“血”與“氣”互備。“客於脉外則血少，客於脉中則氣不通”兩句意爲客於脉外

NOTE

則血氣少，客於脉中則血氣不通。《舉痛論》在上述引語後，有“血氣亂”“血氣散”諸語，並言“血氣”，可知。清・高世栻有“氣行脉外，血亦隨之”“血行脉中，氣亦隨之”之注，亦可證。

NOTE

第五章 音 韻

漢語音韻學是研究漢語語音系統的科學，屬於漢語史研究的一個門類。音韻學與語音學不同，語音學是對語音的客觀描寫，有時還需利用各種實驗方法，研究語音的生理現象和物理現象。音韻學是把漢語語音作爲一個系統來觀察，研究各種語音現象之間的相互關係。音韻學與語音學又有密切聯繫，語音學是音韻學的基礎。

我國舊有的“小學”，就是今天的語言的歷史研究，一向分爲“文字”“音韻”“訓詁”三科，相當於現在的“文字學”“音韻學”“詞彙學”。漢字的形、音、義是有機地聯繫在一起的，如果不懂古音，則古代的字形和字義也不容易懂。清儒段玉裁說過：“音韻明而六書明，六書明而古經傳無不可通。”古代文獻中通假字隨處可見，通假字產生的客觀原因是它與本字的讀音相同或相近，所以在寫本字時才容易寫成通假字。由於語音的發展變化，有些通假字與本字的讀音變得不相同了，如果不懂得古音，就很難找出相應的本字。清儒朱駿聲說：“不知通假者不可與讀古書，不明古音者不足以識通假。”

學習音韻學要建立“歷史”的觀念。明代陳第在《毛詩古音考》中指出：“蓋時有古今，地有南北，字有更革，音有轉移。”要認識到古今音是不同的，並把握住語音的演變規律。

第一節 音韻學的基本概念

音韻學也稱聲韻學，它是研究古代漢語各個歷史時期聲、韻、調系統及其發展規律的一門傳統學問。所謂聲、韻、調系統，簡單地說，就是指某個歷史時期漢語聲、韻、調的種類及聲母、韻母的配合規律。以現代普通話爲例，它有 21 個聲母，35 個韻母，4 個調類。其聲母和韻母的配合不是任意的，而是有一定規律的。

傳統音韻學有三個主要研究部分，即今音學、古音學和等韻學。今音學是研究中古時期（隋唐）漢語聲、韻、調系統的一門學問；古音學是研究上古時期（先秦两漢）漢語聲、韻、調系統的一門學問；等韻學是用“等”的概念分析漢語韻母及聲韻配合規律的一門學問。

學習音韻學，需要掌握一些音韻學的基本概念，這些概念主要有聲紐、字母、聲類、五音、七音、清濁、等呼、韻類、韻母、韻部、攝等。聲紐、字母、聲類都是關於聲母的概念，五音、七音是關於聲母發音部位的概念，清濁是關於聲母發音方法的概念，等呼、韻類、韻母都是關於韻母的概念，韻部是對韻母的歸納，攝則是對韻部

NOTE

的歸納。

一、聲母、韻母、聲調

漢語語音的特點是音節結構簡單，音節界限分明，聲調是音節的重要組成成分。傳統上把一個音節分爲聲母、韻母和聲調三部分。聲母指處在音節開頭的輔音，如 dà（大）、kǒu（口）、bān（班）、liáo（聊）、suàn（算）中的 d–、k–、b–、l–、s– 就都是聲母；音節的開頭如果沒有聲母，就是零聲母音節，如 àn（暗）、ōu（歐）。韻母指音節中聲母後面的成分，可以只是一個元音，如 gū（姑）裏的 –u，也可以是元音的組合或元音和輔音的組合，如 guā（瓜）裏的 –ua 或 guān（關）裏的 –uan。韻母可以進一步分爲韻頭、韻腹和韻尾三部分。韻頭和韻腹都是元音，韻尾是輔音。聲調指整個音節的高低升降。漢語是有聲調的語言，音節的高低升降具有辨義作用，如 fān（翻）、fán（煩）、fǎn（反）、fàn（飯），又如 jìnshì（進士）、jīnshí（金石）、jìnshí（進食），都是憑聲調的不同來區别意義。又如音變造詞，大多是改變原字的音調（一般是用去聲）來構造新詞，因此又叫做“四聲别義”。把漢語音節分爲聲母、韻母和聲調三部分，便於説明漢語語音的歷史發展情況。在音韻學中，聲母又稱爲“聲紐”，簡稱“紐”。

漢語的聲母和韻母的内部都有很强的系統性。把現代漢語 21 個聲母按照發音部位排列，就是雙唇音、唇齒音、舌尖中音、舌尖音、舌尖後音、舌面音和舌根音（方括號内爲國際音標）。

雙唇音	b [p]	p [p']	m [m]	
唇齒音	f [f]			
舌尖中音	d [t]	t [t']	n [n]	l [l]
舌尖音	z [ts]	c [ts']	s [s]	
舌尖後音	zh [tʂ]	ch [tʂ']	sh [ʂ]	r [ʐ]
舌面音	j [tɕ]	q [tɕ']	x [ɕ]	
舌根音	g [k]	k [k']	h [x]	

35 個韻母可做如下排列。見表 5–1。

表 5–1　35 個韻母

	i	u	ü
a	ia	ua	
o		uo	
e	ie		üe
ai		uai	
ei		uei	
ao	iao		
ou	iou		
an	ian	uan	üan
en	in	uen	ün
ang	iang	uang	
eng	ing	ueng	
ong	iong		

NOTE

從豎列看，從左至右，第一列韻母都沒有韻頭，第二列韻母的韻頭或韻腹都是 i，第三列韻母的韻頭或韻腹都是 u，第四列韻母的韻頭或韻腹都是 ü。傳統稱第一列韻母爲“開口呼”，i 列韻母爲“齊齒呼”，u 列韻母爲“合口呼”，ü 列韻母爲“撮口呼”。表中的 35 個韻母相當整齊地分配在這“開、齊、合、撮”四呼中。從橫行看，上四行韻母都沒有韻尾，中四行韻母都有元音韻尾 i 或 u，下五行韻母都有鼻音韻尾 n 或 ng，也是相當整齊有系統的。

除聲母和韻母內部的系統性外，漢語的聲母和韻母之間還有相當嚴謹的配合規律。例如，普通話的聲母 g、k、h 只能同開口呼和合口呼的韻母配合。成 gǎi（改）、kè（克）、huàn（换）等，不能同齊齒呼和撮口呼的韻母配合。j、q、x 恰恰相反，只能同齊齒呼和撮口呼的韻母配合成 jī（機）、qián（前）、xuě（雪）等，不能同開口呼和合口呼的韻母配合。

聲調符號標在音節的主要元音上。普通話有四個聲調，分别是陰平、陽平、上聲、去聲（括號内爲聲調的調值）。陰平（55）：如“媽、灰、妻”。陽平（35）：如“麻、回、奇”。上聲（214）：如“馬、悔、起”。去聲（51）：如“罵、會、器”。古代漢語的聲調系統與現代漢語不同。古代漢語有四個聲調，即平聲、上聲、去聲、入聲。在現代普通話裏，古平聲分化爲陰平、陽平，古上聲字有一部分演變成去聲，古入聲則消失了，古入聲字變爲其他幾聲。

雙音詞的兩個字有時聲紐或韻相同，這就是雙聲疊韻現象。雙聲是指兩個字的聲紐相同，例如蜘蛛、琉璃等。疊韻是指兩個字的韻相同，例如，浪蕩、窈窕、望洋等。這裏的韻是押韻的韻，並不等同於韻母。它僅指韻母中的韻腹和韻尾，而不論韻頭。兩個字只要主要元音和韻尾相同就算疊韻。

二、反切

反切指用兩個漢字拼合起來爲一個漢字注音的方法。這是中國傳統的注音方法。單稱“反”或“切”。漢語原先的注音方式是讀如某字。魏晉南北朝時期佛教傳入，爲漢語引入了反切這種新的注音方法。用作反切的兩個字，前一個字叫“反切上字”，簡稱“切上字”或“上字”，後一個字叫“反切下字”，簡稱“切下字”或“下字”。被注音字叫“被反切字”，簡稱“被切字”。反切的基本原理是上字與被切字的聲母相同，下字與被切字的韻母（包括介音）和聲調相同，上下拼合出來的就是被切字的讀音。例如，《廣韻》“冬，都宗切”，就是用“都”的聲母、“宗”的韻母和聲調爲“冬”注音。反切的產生，補救了讀若、直音的注音方法的不足，是漢字注音方法的一大進步。

反切與拼音不同。首先，拼音是用一個或幾個音素符號來表示聲母、韻母的實際音值，而反切所用的每一個漢字都代表一個音節。代表聲母的反切上字不能不帶韻母，代表韻母的反切下字又常帶有聲母。在拼合的時候必須去掉多餘的成分——上字的韻母、下字的聲母。反切上字只取它的聲母，不取它的韻母和聲調；反切下字只取它的韻母和聲調，不取它的聲母。其次，理想的拼音字中的一個聲母或一個韻母，只能用固定的一個或一組字母表示，不應隨意改變；反切上下字則可以選用

NOTE

與被切字聲母、韻母相同的任何字，都不會改變被切字的實際讀音。例如“孤，古胡切”，假如上字不用“古”，而用“過”“姑”“公”等字，下字不用“胡”，而用“乎”“吴”“都”等字，被切字的讀音都不會改變。這是因爲前者聲母都是 [k]，後者韻母都是 [u]。再次，現代漢語拼音除了有雙拼法之外，還有三拼法、四拼法。從書寫形式上看，一個音節可以用 1 ~ 4 個音素字母表示；而反切只能用雙拼，只容許用兩個字。即使是零聲母字，也必須有反切上字。例如，在普通話裏，“愛，烏代切”，被切字“愛”ài 是零聲母。如果是拼音，聲母就可以不必表示了。反切注音法，則必須用一個“烏”字代表零聲母來做反切上字。即使是既有韻頭又有韻尾的韻母，也只能用整個字做反切下字。例如“勸，去願切”，被切字“勸”的韻母是 üɑn，包含 3 個音素，反切注音法只用一個與“勸”韻母相同的“願”字做反切下字。

反切剛剛產生的時候是容易掌握的。後來因爲語音變化，人們用當代音去讀古人造的反切，自然不免隔膜了。從中古到現代，漢語的聲母和韻母都發生了很大變化。語音變化對反切原則的影響很大，但大體上有規律可循。例如，反切的基本要求之一是被切字的聲調與反切下字相同。下字是平聲，被切字也讀平聲。但今音平聲分陰陽，被切字如果是平聲，讀陰平還是讀陽平，則由上字决定。這是因爲中古平聲不分陰陽，今音的陰陽是據中古聲母的清濁變來的。中古清聲母字歸陰，濁聲母字歸陽。例如“刊，苦寒切”，下字“寒”是陽平字，但被切字“刊”讀陰平，這是因爲上字“苦”是中古清聲母字。又如“壇，徒干切”，下字“干”是陰平字，但被切字“壇”讀陽平，這是因爲上字“徒”是中古濁聲母字。又如，反切的基本要求之二是被切字與反切上字的聲母相同。但有一類反切按今音讀，被切字與反切上字的送氣和不送氣不一致。這是因爲中古全濁聲母在今天普通話裏已變成送氣和不送氣兩類清聲母，平聲送氣，仄（上去入）聲不送氣。當上字是全濁聲母時，下字是平聲，被切字今音爲送氣清聲母；下字是仄聲，被切字今音爲不送氣清聲母。例如“權，巨員切”，上字“巨”今讀不送氣聲母，被切字“權”今讀送氣聲母，這是因爲下字“員”是中古平聲字，而上字“巨”又屬中古濁聲母。又如“度，徒故切”，上字“徒”今讀送氣聲母，被切字“度”今讀不送氣聲母，這是因爲下字“故”是仄聲字，而上字“徒”又屬中古濁聲母。類似的語音變化規律還有很多。

用反切注音有很大的局限性，表現在：①反切上下字都含有多餘成分，在拼合時造成一定障礙。②反切上下字可選用的字過多，令人難於掌握。③有些窄韻，不得不偶爾借用其他韻的字作反切下字，造成切音不準確的弊病。正因爲早期反切存在這樣嚴重的缺陷，所以後代人不斷從各方面對反切進行改良。如清代李光地、王蘭生在滿文十二字頭的啟發下，吸取《交泰韻》《類音》等所有改良反切的長處而寫成《音韻闡微》。劉熙載又以《音韻闡微》爲基礎，作《四音定切》，更加精密和嚴謹。解决這個矛盾的最終辦法只有改用一套分析各種音素的符號。

三、三十六字母

NOTE

漢字不同於表音文字，它無法直接表示音節中的音素，只可以表示一個音節。音韻學上把固定用來表示音節中作聲母的音素的漢字就稱爲“字母”。相傳唐代沙門守温制定了三十字母。宋代有人在此基礎上增加了六個字母。這就是後世所説的三十六字母，或稱守温三十六字母。三十六字母大體反映了中古時期漢語聲母系統。以此爲基礎，可以往上追溯上古時期聲母系統，往下探索近現代漢語聲母的發展狀況。見表 5–2。

表 5–2　三十六字母

<table>
<tr><th colspan="3">發音部位</th><th rowspan="2">全清</th><th rowspan="2">次清</th><th rowspan="2">全濁</th><th rowspan="2">次濁</th></tr>
<tr><th>今名</th><th colspan="2">古名</th></tr>
<tr><td>雙唇塞音</td><td rowspan="2">唇音</td><td>重唇音</td><td>幫 [p]</td><td>滂 [p‘]</td><td>并 [b]</td><td>明 [m]</td></tr>
<tr><td>唇齒音</td><td>輕唇音</td><td>非 [f]</td><td>敷 [f‘]</td><td>奉 [v]</td><td>微 [ɱ]</td></tr>
<tr><td>齦塞音</td><td rowspan="2">舌音</td><td>舌頭音</td><td>端 [t]</td><td>透 [t‘]</td><td>定 [d]</td><td>泥 [n]</td></tr>
<tr><td>捲舌塞音</td><td>舌上音</td><td>知 [ʈ]</td><td>徹 [ʈ‘]</td><td>澄 [ɖ]</td><td>娘 [ɳ]</td></tr>
<tr><td rowspan="2">齒擦音</td><td rowspan="4">齒音</td><td rowspan="2">齒頭音</td><td>精 [ts]</td><td>清 [ts‘]</td><td>從 [dz]</td><td></td></tr>
<tr><td>心 [s]</td><td></td><td>邪 [z]</td><td></td></tr>
<tr><td rowspan="2">齦齶擦音</td><td rowspan="2">正齒音</td><td>照 [tɕ]</td><td>穿 [tɕ‘]</td><td>床 [dʑ]</td><td></td></tr>
<tr><td>審 [ɕ]</td><td></td><td>禪 [ʑ]</td><td></td></tr>
<tr><td>軟齶塞音</td><td colspan="2">牙　音</td><td>見 [k]</td><td>溪 [k‘]</td><td>群 [g]</td><td>疑 [ŋ]</td></tr>
<tr><td>聲門塞音</td><td colspan="2" rowspan="3">喉　音</td><td>影 [ʔ]</td><td></td><td></td><td></td></tr>
<tr><td>軟齶擦音</td><td>曉 [x]</td><td></td><td>匣 [ɣ]</td><td></td></tr>
<tr><td>硬齶半元音</td><td></td><td></td><td></td><td>喻 [j]</td></tr>
<tr><td>邊音</td><td colspan="2">半舌音</td><td></td><td></td><td></td><td>來 [l]</td></tr>
<tr><td>齦齶鼻音</td><td colspan="2">半齒音</td><td></td><td></td><td></td><td>日 [ȵ]</td></tr>
</table>

聲母又可分爲“五音”（即喉音、牙音、舌音、齒音、唇音）和“七音”（即五音加上半舌音和半齒音）。

四、等韻

爲了直觀展示中古音的聲韻情況，古人在撰寫韻書之後又專門編制了一種等韻書，這種等韻書大體上相當於現在的聲韻配合表。《韻鏡》就是其中最早并且是最重要的一種書，它與《廣韻》互爲補充，互相參證，是考察中古音的重要材料。《韻鏡》圖中以七音爲經，通過“清、次清、濁、清濁”等術語將七音中所含的聲母區分開來；以 206 韻爲緯，通過四個格子將韻中所含的韻母區分開來。在聲、韻交叉處便是音節代表字。這樣就將中古漢語的聲韻調（韻本身包含聲調）及其配合規律展示出來。《韻鏡》將中古聲母確定爲 38 個，韻母確定爲 139 個。

“等”是對韻母結構的一種分析。等韻學家把《廣韻》的韻歸納爲四個等。其分法如下（舉平聲包括上去入聲）。

一等韻：歌　模　泰　哈　灰　豪　侯　魂　痕　寒　桓　冬　唐　登　覃　談

二等韻：佳　皆　夬　肴　臻　删　山　江　耕　咸　銜

三等韻：微　廢　文　欣　元　嚴　凡

四等韻：齊　蕭　先　青　添　幽

NOTE

一二三四等韻：東

二三四等韻：支　脂　之　魚　虞　真　諄　仙　陽　蒸　尤　侵

二三等韻：庚

三四等韻：鍾　祭　宵　清　鹽

一三等韻：戈

“等”指什麼，清朝人江永説：“一等洪大，二等次大，三、四皆細，而四尤細。”四等的區别就在於聲音的洪細。用現代音理分析，舌位較低較後的元音聽起來響亮一些，就是洪音；舌位較高較前的元音聽起來低沉一些，就是細音。分等的標準主要根據韻母主元音的高低或前後。一等的元音偏低偏後，二、三、四等依次偏高偏前。

“等”是指韻母的洪細，聲母發音沒有洪細之分。但等韻學也談聲母的“等”，這主要有兩方面的原因：一是因爲有些聲母只能與特定“等”的韻配合，比如，照、穿、床、審只能跟二、三等韻相拼，所以它們被認爲只具備二等和三等。二是因爲韻圖製作不科學，於是聲母也就有了“等”。某聲母的幾等就是指能與該聲母相拼的幾等韻的字。比如：照系二等有“總、嵸（sǒng）、腫、樅（cōng）、幒（zhōng）”等字，三等有“送、種、縱、從”等字，我們説的照系二等字指的就是“總、嵸、腫、樅、幒”等字，照系三等字指的就是“送、種、縱、從”等字。

第二節　《廣韻》

古漢語在幾千年的發展歷程中發生了很大變化。依據現有資料大致可以分爲上古時期、中古時期、近代和現代幾個階段。現在所掌握的比較可靠的資料是以《廣韻》爲代表的中古時期的漢語語音狀況。所以對於古代漢語語音的研究基本上以《廣韻》爲切入點，上推上古時期，下連近代和現代音。了解《廣韻》是很重要的基礎性工作。

一、《廣韻》的體例與韻部

《廣韻》全稱《大宋重修廣韻》，共五卷，北宋真宗大中祥符元年（1008）由陳彭年、丘雍等奉旨編修，是我國歷史上保存完整並廣爲流傳的一部韻書。《廣韻》是在《唐韻》基礎上擴充而成的，而《唐韻》又是刊正《切韻》而成，三書音系一脈相承。所以，《切韻》《唐韻》失佚後，人們往往把《廣韻》當作《切韻》《唐韻》研究。如顧炎武的《唐韻正》、陳澧的《切韻考》，其實都是研究《廣韻》的著作。

《廣韻》共收字26194個。所收之字按平、上、去、入分成四部，平聲因字多分上、下兩卷，上、去、入各一卷。全書分206韻，其中包括平聲57韻（上平聲28韻，下平聲29韻）、上聲55韻、去聲60韻、入聲34韻。每韻以開頭一個字作爲該韻的名稱，叫做“韻目”，如平聲的“東”“冬”“鍾”“江”，上聲的“送”“宋”“用”“絳”等。每一韻中按字音聲母或韻頭的不同分組列字；每組收同音字若干，稱爲一個“小韻”，與206個“大韻”相對而言。全書共有3800多個小韻，每個小韻在開頭的字下注明反切，並注明該小韻所收的字數；小韻中的其他字則只作或繁或簡的釋義，不再注音；但有又音的，則注明又切或“又音”，這種“又音”只管這個被注的字本身，與同小韻的其他字無關，這與小韻首字下反切注音的性質不同。《廣韻》的韻目下注有同用、獨用之例，是爲當時作詩選字之用的。“同用”即相近的幾個韻作詩押韻時可以通用，“獨用”則不能。

《廣韻》不僅把同韻字歸在一起，而且進一步把同音字歸在一起，注明反切讀音，有同字異形的又列出异體，辨析正俗，并對每個字的字義做了解釋，有的還引經據典，解釋得十分詳細，所以《廣韻》是韻書，又是字書。《廣韻》一書記録了中古漢語的字音和字義，特别是數以千計的反切注音，爲後人研究這一時期的語音面貌保存了完整而詳細的資料。研究上古音和近代音也可以以《廣韻》作爲橋梁和基礎，再根據其他的材料進行。

《廣韻》有三點需要説明。

1. 四聲相承　《廣韻》206韻，首先按平、上、去、入四聲分成四大類。四聲相承是指韻相同而聲調不同相配而成的一組韻。如平聲一東、上聲一董、去聲一送、入聲一屋就是四聲相承的一組韻。這樣一組韻，通常叫一個韻部，也叫韻類。爲了稱説的方便，常常用平聲韻代表這一組韻，比如説東部，同時包括了董、送、屋三韻，這叫“舉平以賅上去入”。一個韻部并非都是四聲俱全，陽聲韻四聲俱全，陰聲韻只有平上去三聲，沒有入聲，如支、紙、寘韻；有的只有去聲，沒有與之相承的其他聲調韻，如去聲中的祭、泰、夬、廢。

2. 四聲韻數不等　在206韻中，平聲57韻，上聲55韻，去聲60韻，入聲34韻。既然是四聲相承，平聲57韻，上去聲也應該是57韻，實際却不是這樣。其原因是平聲冬、臻兩韻的上聲字太少，沒有單獨立韻，這兩個韻的上聲字分别歸到相近的韻——鐘韻的上聲腫韻、欣韻的上聲隱韻裏去了，這樣上聲就是55韻。去聲祭、泰、夬、廢四韻，沒有與其相承的平聲韻和上聲韻，等於比平聲多出四韻，這樣去聲應該是61韻。由於臻韻的去聲字太少，沒有單獨立韻，把臻韻的去聲字歸到欣韻的去聲焮韻裏去了，這樣去聲就是60韻。如果按四聲相承的原理，《廣韻》共有61個韻類。

3. 陰聲韻、陽聲韻、入聲韻　陰聲韻指沒有韻尾或以元音爲韻尾的韻，陽聲韻指以鼻音[-m][-n][-ŋ]爲韻尾的韻，入聲韻指以塞音[-p][-t][-k]爲韻尾的韻。入聲韻與陽聲韻相承，陽聲收[-m]尾，入聲則爲[-p]尾；陽聲收[-n]尾，入聲則爲[-t]尾；陽聲收[-ŋ]尾，入聲則爲[-k]尾，對應得非常整齊。在《廣韻》61個韻類中，陰聲韻25個，陽聲韻35個，這樣入聲韻也應該是35個。但由於陽聲欣韻的入聲字太少，因此沒有單獨立韻。

清代學者戴震編制了一個《考定廣韻獨用同用四聲表》，用以説明各個韻之間的關係（見其《聲韻考》卷二），其間對《廣韻》一些次第淩亂的地方重行考定安排。見表5-3。

NOTE

表 5-3 《考定廣韻獨用同用四聲表》

上平聲	上聲	去聲	入聲
一東 獨用	一董 獨用	一送 獨用	一屋 獨用
二冬 鍾同用	湩鳩字附見腫韻	二宋 用同用	二沃 燭同用
三鍾	二腫 獨用	三用	三燭
四江 獨用	三講 獨用	四絳 獨用	四覺 獨用
五支 脂之同用	四紙 旨止同用	五寘 至志同用	
六脂	五旨	六至	
七之	六止	七志	
八微 獨用	七尾 獨用	八未 獨用	
九魚 獨用	八語 獨用	九御 獨用	
十虞 模同用	九麌 姥同用	十遇 暮同用	
十一模	十姥	十一暮	
十二齊 獨用	十一薺 獨用	十二霽 祭同用	
		十三祭	
		十四泰 獨用	
十三佳 皆同用	十二蟹 駭同用	十五卦 怪夬同用	
十四皆	十三駭	十六怪	
		十七夬	
十五灰 咍同用	十四賄 海同用	十八隊 代同用	
十六咍	十五海	十九代	
		二十廢 獨用	
十七真 諄臻同用	十六軫 準同用	二十一震 稕同用	五質 術櫛同用
十八諄	十七準	二十二稕	六術
十九臻	䞇齔字附見隱韻	齔字附見焮韻	七櫛
二十文 獨用	十八吻 獨用	二十三問 獨用	八物 獨用
二十一欣 獨用	十九隱 獨用	二十四焮 獨用	九迄 獨用
二十二元 魂痕同用	二十阮 混很同用	二十五願 慁恨同用	十月 沒同用
二十三魂	二十一混	二十六慁	十一沒
二十四痕	二十二很	二十七恨	麧字附見沒韻
二十五寒 桓同用	二十三旱 緩同用	二十八翰 換同用	十二曷 末同用
二十六桓	二十四緩	二十九換	十三末
二十七刪 山同用	二十五潸 產同用	三十諫 襇同用	十四黠 鎋同用
二十八山	二十六產	三十一襇	十五鎋
下平聲			
一先 仙同用	二十七銑 獮同用	三十二霰 線同用	十六屑 薛同用
二仙	二十八獮	三十三線	十七薛
三蕭 宵同用	二十九篠 小同用	三十四嘯 笑同用	
四宵	三十小	三十五笑	
五肴 獨用	三十一巧 獨用	三十六效 獨用	
六豪 獨用	三十二皓 獨用	三十七號 獨用	

NOTE

继表

七歌 戈同用	三十三哿 果同用	三十八箇 過同用	
八戈	三十四果	三十九過	
九麻 獨用	三十五馬 獨用	四十禡 獨用	
十陽 唐同用	三十六養 蕩同用	四十一漾 宕同用	十八藥 鐸同用
十一唐	三十七蕩	四十二宕	十九鐸
十二庚 耕清同用	三十八梗 耿静同用	四十三敬 諍勁同用	二十陌 麥昔同用
十三耕	三十九耿	四十四諍	二十一麥
十四清	四十静	四十五勁	二十二昔
十五青 獨用	四十一迥 獨用	四十六徑 獨用	二十三錫 獨用
十六蒸 登同用	四十二拯 等同用	四十七證 嶝同用	二十四職 德同用
十七登	四十三等	四十八嶝	二十五德
十八尤 侯幽同用	四十四有 厚黝同用	四十九宥 候幼同用	
十九侯	四十五厚	五十候	
二十幽	四十六黝	五十一幼	
二十一侵 獨用	四十七寑 獨用	五十二沁 獨用	二十六緝 獨用
二十二覃 談同用	四十八感 敢同用	五十三勘 闞同用	二十七合 盍同用
二十三談	四十九敢	五十四闞	二十八盍
二十四鹽 添同用	五十琰 忝同用	五十五豔 㮇同用	二十九葉 帖同用
二十五添	五十一忝	五十六㮇	三十帖
二十六咸 銜同用	五十二豏 檻同用	五十七陷 鑑同用	三十一洽 狎同用
二十七銜	五十三檻	五十八鑑	三十二狎
二十八嚴 凡同用	五十四儼 範同用	五十九釅 梵同用	三十三業 乏同用
二十九凡	五十五範	六十梵	三十四乏

《廣韻》所收的每個字都是用反切注音的，中古的各類聲母和韻母自然就都包含在這些反切上下字中。所以通過對這些反切上下字進行研究，就可以得到中古的聲母和韻母。清人陳澧第一個找到了通過《廣韻》反切上下字求得《廣韻》聲母和韻母的方法——系聯法，系聯法的基本依據就是反切的原理，即反切上字與被切字的聲母相同，反切下字與被切字的韻母及聲調相同。陳澧在《切韻考》一書中通過系聯將《廣韻》452 個切上字歸納爲 40 個聲類，將 1195 個切下字歸納爲 311 個韻類。後來的學者又使用同樣方法對《廣韻》的反切上下字進行了進一步的系聯和研究，得出 61 個韻類。多數音韻學家認爲，這 61 韻類並不完全代表當時實際語音。陸法言在自序裏講得很清楚："因論南北是非，古今通塞。"近代國學家章太炎《國故論衡》也指出："《廣韻》所包，兼有古今方國之音。"

《廣韻》兼有古今方國之音，而且從其分而不從其合，結果過於苛細，與當時的實際語音不一致，學子臨文選韻苦其不便。到了南宋淳祐十二年（1252 年，歲次壬子），江北平水劉淵編《壬子新刊禮部韻略》，把《廣韻》的 206 韻中韻目下注出的"同用"的韻索性合並成 107 韻。後來元代陰時夫編《韻府群玉》沿用了劉氏的做法並且又合並了一個韻，最終成爲 106 韻。這 106 韻就稱"平水韻"或"詩韻"。平水

NOTE

韻從宋元以來影響很大。清代一些類書、字書如《佩文韻府》《經籍纂詁》等均依106韻排列。熟悉平水韻的韻部對於查閱工具書會有許多幫助。

二、《廣韻》的聲紐

陳澧在《切韻考·外篇》裏，對照、穿、床、審四個正齒音做了深入而仔細的考證。他發現，這四個正齒音在《廣韻》裏按反切上字是應該分爲兩類的。一類正齒音只出現在二等上，另一類正齒音只出現在三等上。後來爲了稱説方便，人們把照系二等字叫作照二、穿二、床二、審二。又有從陳氏列舉的二等字中取每類的第一個字，直接把照二、穿二、床二、審二分别叫作莊、初、床、山的。同樣道理，照系三等字也可以叫作照三、穿三、床三、審三，或是分别叫作照、穿、神、審。也有的音韻學著作把照系二等分别叫作莊、初、崇、生，把照系三等分别叫作章、昌、船、書。

照系二等和三等，在《廣韻》聲母系統裏，分别得很嚴格，舉例來説，“臻”與“真”，“争”與“征”，都是照母字，但“臻”是二等字，“真”是三等字，它們的反切上字就不相同。“臻，側詵切”，“真，職鄰切”這兩個反切上字不能調換。“争，側莖切”，“征，諸盈切”，“争”是二等字，所以它的反切上字只能使用照二的“側”字;“征”是三等字，所以它的反切上字只能使用照三的“諸”字。這説明把《廣韻》裏的照穿床審分爲二類，是正確的。

陳澧《切韻考》把喻紐分爲兩類也是正確的。在三十六字母裏，喻紐三等字和喻紐四等字沒有區别，都叫喻母。經陳澧考證，喻紐三等字和喻紐四等字各有自己的反切上字，兩者決不相混。例如：

于，俱羽切。喻三。逾，羊朱切。喻四

雨，王矩切。喻三。予，以諸切。喻四

照、穿、床、審四紐分爲兩類，喻紐分爲兩類，陳澧又把明、微合爲一類，與三十六字母相比，增5減1，共爲40聲類。後來，據黄侃所考，明紐與微紐也應分開。中古音的聲類大别爲41類（也有學者分得更細一些，如黄淬伯、白滌洲考定爲47類）。見表5-4。

表5-4 《切韻》41聲類

牙音	見	溪	群	疑	
舌頭音	端	透	定	泥	
舌上音	知	徹	澄	娘	
脣音	幫	滂	並	明	
	非	敷	奉	微	
齒頭音	精	清	從	心	邪
正齒音	莊	初	床	山	
	照	穿	神	審	禪
喉音	影	曉	匣	喻三	喻四
半舌音	來				
半齒音	日				

NOTE

聲類並不完全等於實際聲母系統中的聲紐，因爲反切上字的分類和反切下字有關，有的反切上字雖分爲兩類，但聲母往往相同，經許多學者研究，41 聲類還要作一些合並，即非、敷、奉、微要分别合並到幫、滂、並、明中去，喻母三等合並到匣母中去。從 41 聲類中合並了 5 個聲類，共得 36 個聲母，這就是中古音的聲母系統。見表 5–5。

表 5–5　中古音的聲母系統

牙　音	見	溪	群	疑	
舌頭音	端	透	定	泥	
舌上音	知	徹	澄	娘	
脣　音	幫（非）	滂（敷）	并（奉）	明（微）	
齒頭音	精	清	從	心	邪
正齒音	莊	初	床	山	
	照	穿	神	審	禪
喉　音	影	曉	匣	喻三	喻四
半舌音	來				
半齒音	日				

這 41 聲類，對於研究《切韻》聲母系統並進一步學習上古音都是十分重要的。我們不但要了解它與三十六字母的分合關係，還要熟悉 41 聲類常用反切上字。黄侃指出："反切用字望之紛紜錯雜，而輾轉求音，每聲類多不超過二十餘字（溪母用字至多），少者三四而已（娘母習見不過尼女二字）。"

第三節　上古音的韻部和聲紐

上古音是指以《詩經》《説文解字》爲代表的先秦兩漢時期的語音系統。上古音或稱古音，它是相對隋唐時期的中古音而言的。清代學者研究語音目的主要在於疏通先秦古籍的語義，因此對上古音以後的語音發展不大重視。上古音一般以《詩經》韻脚和諧聲字所反映的語音系統作爲代表。《詩經》并非一時一地的作品，諧聲字是用聲旁表音的字（如"途""除""徐""叙""斜"都用聲旁"余"表音），來源更要複雜一些，但這两種材料反映的語音系統是相當一致的。上古音距今已逾千年，語音資料也較零散，目前只能推測出上古音系的基本輪廓，對其中的細節還有待進一步研究。

一、上古音的韻部

對上古音的系統研究始於宋代的吴棫和鄭庠。前者著有《韻補》一書，書中提出了古韻通轉之説，把古韻分爲九部；後者著有《古音辨》，該書將古韻分爲六部。但是两者的不足之處都在於缺乏語音發展變化的歷史觀念，只是簡單地將中古韻部加以合並來歸納古韻部。直至明末陳第的出現，才使古音學的研究出現了一個革命性的變化。陳第（1541—1617 年）所著《毛詩古音考》影響很大。他認爲，語音不是停滯的，而是在歷史發展過程中有變化的。《毛詩古音考序》中的一段文字，給後來研

NOTE

究古音的人以很大啟發和教益："蓋時有古今，地有南北，字有更革，音有轉移，亦勢所至必也。故以今之音讀古之作，不免乖剌而不入，於是悉委之叶。夫其果出於叶也？作之非一人，采之非一國，何'母'必讀'米'，非韻'杞'韻'止'則韻'祉'韻'喜'矣；'馬'必讀'姥'，非韻'組'韻'黼'則韻'旅'韻'土'矣；'京'必讀'畺'，非韻'堂'韻'將'則韻'常'韻'王'矣；'福'必讀'偪'，非韻'食'韻'翼'則韻'德'韻'億'矣？厥類實繁，難以殫舉。其矩律之嚴，即《唐韻》不啻，此其故何也？又《左》《國》《易》《象》《離騷》《楚辭》、秦碑、漢賦，以至上古歌謠銘贊誦，往往韻與《詩》合，實古音之證也。"陳第研究古音的方法很嚴謹，"列本證、旁證二條。本證者，《詩》自相證也；旁證者，采之他書也。"由於他具有時地的觀念、科學的研究方法和充分的佐證，從而徹底地推翻了叶音説，把古音學研究引上一條正確發展的道路。鑒於當時科學發展水準，陳第使用直音法標音，如説上古"母"讀如"米"，其實這只是基本相近，並不完全同音，同時他也沒有對古韻進行分部，因此，他的古音研究還不像後來清代古音學家那樣成系統。

古韻學研究，到了清代出現了繁榮昌盛的局面，音韻學家輩出，古音著作迭見，古韻部研究達到了很高水準。上古音研究是從古韻開始的。研究上古韻部的材料主要有兩個：一是以《詩經》《楚辭》爲代表的先秦韻文；二是《説文解字》中的諧聲字。研究上古韻部的方法是先通過系聯方法歸納出先秦韻文的韻部，然後通過《説文》中的諧聲字去印證先秦韻文歸納出來的韻部並擴大每一韻部的歸字。清代先後出現古韻學家有二三十家之多，其中最著名的有顧炎武、江永、戴震、段玉裁、孔廣森、王念孫和江有誥等。上古韻部主要就是由他們逐步建立、完善起來的。清代以後研究上古韻部的學者主要有章太炎、黄侃、王力、羅常培、周祖謨等人。顧炎武研究上古韻部的結論是 10 部，江永是 13 部，段玉裁是 17 部，戴震是 25 部，孔廣森是 18 部，王念孫和江有誥都是 21 部，章太炎是 23 部，黄侃是 28 部，王力是 29 部或 30 部，羅常培和周祖謨是 31 部。

顧炎武（1613—1682 年）是古韻學的奠基人。他在音韻學上最重要的著作是《音學五書》。正如錢超塵教授所指出的："欲研究古韻，獲得豐富的感性認識，顧氏《音學五書》是一部必讀之書。"顧炎武將古韻分爲十部，載於《音學五書》之《古音表》中。

第一部東冬鍾江。第二部支脂之微齊佳皆灰咍；去聲祭泰夬廢；入聲質術櫛物迄月沒曷末黠屑薛職德錫，屋半，麥半，昔半，錫半。第三部魚虞模侯，麻半；入聲屋半，沃半，燭，覺半，藥半，鐸半，陌，麥半，昔半。第四部真諄臻文殷元魂痕寒桓删山先仙。第五部蕭宵肴豪，尤半；入聲屋半，沃半，覺半，藥半，鐸半，錫半。第六部歌戈，麻半，支半。第七部陽唐，庚半。第八部耕清青，庚半。第九部蒸登。第十部侵覃談鹽添咸銜嚴凡；入聲緝合盍葉帖洽狎業乏。

從十個韻部的劃分可以看出，第二部、第三部、第五部、第十部四個韻部有入聲。也就是説，顧炎武認爲上古音的入聲韻應該與陰聲韻相配。而在他之前，《廣韻》《集韻》等韻書的入聲韻都是與陽聲韻相配的。清代古韻學家都贊成以入聲韻配陰聲韻。儘管有的古韻學家把入聲獨立出來，作爲一個單獨的韻部，但他們仍認爲，上古音的入聲韻與陰聲韻接近。

NOTE

顧炎武最大的功績是比較精密地離析《唐韻》（實際上就是《廣韻》）。他不再把《唐韻》的每一個韻部看成是不可分割的整體單位，而是仔細審查每一個具體的字，以《詩經》及其他先秦韻文的押韻情況來證明它應該屬於哪一個韻部。離析的工作分爲两步：第一步離析俗韻（平水韻），回到《唐韻》。例如，把尤、侯、幽三分，而不是從俗韻混而爲一。然後知道侯韻應入第三部，幽韻應入第五部，而尤韻則半屬第二，半屬第五。把支、脂、之三分，而不是從俗韻混而爲一。然後知道脂、之两韻應入第二部，而支韻則半屬第二，半屬第六。把庚、耕、清三分，而不是從俗韻混而爲一。然後知道耕、清两韻應入第八部，而庚韻半屬第七，半屬第八。第二步離析《唐韻》，回到古韻。例如析支、麻、庚、尤各爲两半。又如，析屋爲三、析覺爲二等。甚至個别的字重新歸韻。顧氏認爲入聲一般是該配陰聲的。顧氏只承認《廣韻》歌、戈、麻無入聲，侵、覃以下之韻有入聲是對的，其餘入聲則應該獨立。如果要與平上去聲共成韻部的話，顧氏的話是對的。他據《詩經》及其他先秦有韻之文互相押韻的情況，和《廣韻》有關韻目中的字相對照，指出某字當屬於古韻哪一個韻部。比如《廣韻》支韻收480餘字，其中“支”“枝”“卮”“萎”“紙”“觽”“衹”“伎”“疷”“提”“兒”“呪”“疵”“訾”“卑”“紕”“斯”“虒”“雌”“知”“篪”“危”“衰”等字當歸在第二部，而另一部分字如“移、爲、麾、奇、宜”等字當歸在第六部。他雖沒有把這480餘字逐個分開，具體指出哪個字當入第二部，哪個字當歸第六部，但是他確定了一個總的原則，“凡所不載者，即案文字偏旁以類求之”，就可以把“支”韻480餘字劃分爲两個韻部了。因此，顧炎武所舉之例字很多帶有偏旁。江永對這一方法很是讚賞，説：“以字偏旁别聲音，尤得要領。”

顧炎武離析《廣韻》，表明他已認識到《廣韻》兼包古今之音，因此可以離析；既然兼包古今之音，因此可以據《廣韻》上溯古韻，這都是顧氏創造性的見解。可是，顧炎武認爲只有古音是純正之音，因此極力要求恢復古音，則是一種倒退的思想。他在《音學五書叙》中説：“天之未喪斯文，必有聖人復起，舉今日之音而還之淳古者。”江永批評了顧炎武的復古思想：“愚謂此説亦太難，古人之音雖或存方音之中，然今音通行既久，豈能以一隅者概之？”“顧氏《音學五書》與愚之《古韻標準》，皆存古考古之書，非能使之復古也。”（《古韻標準例言》）

顧炎武所定十部，後來成爲定論的有四部，即第六部（多稱歌部）、第七部（多稱陽部）、第八部（多稱耕部）、第九部（多稱蒸部）。其他各部雖嫌分得尚不夠細密，但也粗具規模，爲後來古韻學家更加詳密的研究提供了基礎。

江永（1681—1762年）對顧炎武的古音學進行了繼承和發展。他的《古韻標準》是考證古韻分部的著作，《四聲切韻表》和《音學辨微》是研究等韻和分析《廣韻》聲類和韻類的著作。在古韻方面，江永在顧炎武10部的基礎上分爲13部。他説：“細考《音學五書》，亦多滲漏，蓋過信古人韻緩不煩改字之説，于天、田等字皆無音。古音表分十部，離合處尚有未精，其分配入聲多未當，此亦考古之功多，審音之功淺，每與東原嘆惜之。今分平上去三聲皆十三部，入聲八部，實欲彌縫顧氏之書。”江永的古韻13部與顧炎武10部對照，具有如下特點。

（1）*真元分部*　把真部與元部分爲两部，真部包括真、諄、臻、魂、痕；元部包

NOTE

括元、寒、桓、删、山、仙。析先韻爲二：先、千、天、堅、賢、田、闐、年、巔、淵等字歸真部，肩、前、燕、妍、研、駢、鵑、籩、縣等字歸元部。顧炎武認爲，從《廣韻》的真韻至仙韻一共十四個韻，在上古時期是一個韻部。經由江永分爲真部和元部，趨於細密。

（2）侵談分部　把侵部與談部分爲两部。侵部以侵韻爲主，另收覃韻的驂、南、男、湛、耽、潭、楠，談韻的三，鹽韻的侵、纖、潛，東韻的風、楓。談部則有覃韻的函，談韻的談、錟、甘、藍，鹽韻的詹，嚴韻的嚴，咸韻的讒，銜韻的岩、監。顧炎武認爲，從《廣韻》的侵韻至凡韻一共九個韻，在上古時期是一個韻部。經江永亦分爲侵、談两部。

（3）魚侯分部　魚部包括魚、模，侯則歸入幽部。把虞析爲两韻：虞、娱、吁、盱、夫、膚等字歸入魚部；禺、儒、需、誅、殊、俞、區、軀、朱、符、郛、輸、廚、拘等字歸入幽部。由於侯韻并非獨立分出，只是轉入幽部，所以江氏只比顧氏多了三部。顧炎武認爲《廣韻》的幽、宵爲一類，江永亦分爲两類。這樣共得古韻13部。

（4）入聲分爲八部　顧炎武雖没有把入聲獨立分部，而實際上他的入聲只有四部。這樣，江氏的入聲就比顧氏多了四部。江氏主張數韻共一入，見於他所著的《四聲切韻表》。江永精於等韻之學，他從數韻共一入的搭配來説明上古漢語音的系統性，有很大的參考價值。

段玉裁（1735—1815年）繼承了顧炎武、江永的研究成果，並且加以發展，古韻研究更加細密。他最著名的書是《説文解字注》。書後所附的《六書音均表》（“均”即“韻”字，《説文》無“韻”字）是一部十分重要的古音學著作。他在《六書音均表》第一表裏指出：“（江永十三部）較諸顧氏益密，而仍於《三百篇》有未合者。今既氾濫《毛詩》，理順節解，因其自然，補三家（按“三家”指鄭庠、顧炎武、江永）部分之未備，匣平入相配之未確，定二百六部爲十七部。”段玉裁17部，較諸江永13部又前進了一大步。他關於之、支、脂三部分立的學説得到老師戴震（1723—1777年）很高的評價，認爲解決了“千有餘年莫之或省”的難題（《六書音均表序》）。

段玉裁也没有給韻部立名，只稱部次從第一部至第十七部。這17部根據音理，又可分爲六大類（括號中爲後來對韻部通行的稱法）。第一類第一部（之部）。第二類第二部（宵部）、第三部（幽部）、第四部（侯部）、第五部（魚部）。第三類第六部（蒸部）、第七部（侵部）、第八部（談部）。第四類第九部（東部）、第十部（陽部）、第十一部（耕部）。第五類第十二部（真部）、第十三部（文部）、第十四部（元部）。第六類第十五部（脂部）、第十六部（支部）、第十七部（歌部）。

段玉裁十七部具有如下特點。

（1）之、支、脂分立　段玉裁在《致戴東原書》中説：“支、佳一部也，脂、微、齊、皆、灰一部也，之、咍一部也。漢人猶未嘗淆借通用，晉宋而後乃少有出入。迄乎唐之功令，支注‘脂之同用’，佳注‘皆同用’，灰注‘咍同用’，於是古之截然爲三者罕有知之者。”他認爲，不但《詩》三百篇的之、脂、支三韻分用劃然，“凡群經有韻之文及楚騷諸子秦漢六朝詞章所用，皆分别謹嚴。”

NOTE

（2）真文分部 江永雖然把真文從元中分出，但真文仍爲一韻。段玉裁認爲，這是江永對《詩經》用韻考證未審所致，事實上應該分開。

（3）侯部獨立

《六書音均表》由《今韻古分十七部表》《古十七部諧聲表》《古十七部合用分類表》《詩經韻分十七部表》和《群經韻分十七部表》五個表構成。前四表都有文字論述。

《今韻古分十七部表》先説明古韻分十七部，然後列表標示十七部跟《廣韻》206韻的對應關係，最後闡述古韻分十七部的原則，以及入聲與陰聲（或陽聲）相配的情況。

《古十七部諧聲表》先論述主諧字相同則古音必同部的觀點，然後按十七部分别列出每一部所有的諧聲偏旁。這是古韻學史上的一大創造。他説："六書之有諧聲，文字之所以日滋也。考周秦有韻之文，某聲必在某部，至賾而不可亂。故視其偏旁以何字爲聲，而知其音在某部，易簡而天下之理得也。許叔重作《説文解字》時未有反語，但云某聲某聲，即以爲韻書可也。自音有變轉，同一聲而分散於各部各韻，如一'某'聲，而'某'在厚韻，'媒''腜'在灰韻；一'每'聲，而'悔''晦'在隊韻，'敏'在軫韻，'晦''痗'在厚韻之類，參差不齊，承學多疑之。要其始，則同諧聲者必同部也。《三百篇》及周秦之文備矣。"

《古十七部合用分類表》先説明十七部是按音相近、部次相鄰的原則排列的，然後用表把十七部分成六類列出。最後還論述了合韻的道理。所謂合韻指不同部而屬於同一大類的字互相押韻的情況。

《詩經韻分十七部表》把《詩經》所有韻字按十七部逐一列出。這實際是舉出古韻分十七部的證據。

《群經韻分十七部表》列出《詩經》以外的經書（包括《楚辭》）中的押韻字。

《六書音均表》集中反映了段玉裁對古音學的貢獻。古韻分部至段玉裁十七部已相當成熟。此外，段玉裁提出的"同諧聲者必同部"的理論有重要的貢獻。

孔廣森（1752—1786年）著有《詩聲類》和《詩聲分例》，分古韻爲18部，主要特點是東冬分立。孔廣森以冬聲、眾聲、宗聲、中聲、蟲聲、宮聲、農聲、宋聲等諧聲字獨立成爲冬部。這個冬部所收以冬韻爲主，另收東韻三等大部分的字以及江韻中的降字。這種分法沒有得到段玉裁、王念孫的認可，但是後人一般都同意了。孔廣森還建立了陰陽對轉的理論。所謂陽聲就是以鼻音收尾的韻，所謂陰聲就是以元音收尾的韻。所謂陰陽對轉，指的是陰聲和陽聲主要元音相同，可以互相轉化。他所舉的九類對轉關係，其中如歌元對轉、支耕對轉、脂真對轉、魚陽對轉、侯東對轉、之蒸對轉等六類都有大量事實證明。從《詩經》押韻看，《邶風·北門》押"敦、遺、摧"，是脂真對轉。從諧聲偏旁看，難聲有儺，是歌元對轉；禺聲有喁，是侯東對轉；寺聲有等、乃聲有仍，是之蒸對轉。從一字兩讀看，能讀奴來切，又讀奴登切，是之蒸對轉。從古音通假看，亡字可借爲無，是魚陽對轉。孔廣森陰陽對轉的理論使人們知道各部元音的對應關係，這對古音擬測的貢獻也很大。

王念孫（1744—1832年）分古韻爲21部，特點有四。

NOTE

（1）質部獨立（王氏稱爲至部）。王念孫以爲此部既非脂部之入聲，亦非真部之入聲，而應獨立自成一部。

（2）月部獨立（王氏稱末部）。《廣韻》中的去聲祭、泰、夬、廢四韻不跟平上兩承，却跟入聲月、曷、末、黠、轄、屑等韻相配，所以他提出去入同韻。

（3）緝部獨立。

（4）葉部獨立（王氏稱盍部）。

（5）侯部有入聲。這就解決了段玉裁《六書音均表》中侯部沒有入聲的問題。

江有誥（？—1851 年）分古韻爲 21 部。只是他沒有採用王念孫的質部，而是採用了孔廣森的冬部（改稱中部）。

章太炎（1869—1936 年）把古韻分爲 23 部。他是採用王念孫的 21 部，加上孔廣森的冬部，再加上自己建立的隊部。隊部是從脂部分出來的，本來也收一部分平上聲字如崔嵬等，後來他又認爲崔嵬等字是脂部正音，而隊部只是去入韻了。這樣隊部也就等於一般所謂物部了。隊部從脂部分出後，脂部不再有入聲。

黄侃（1886—1935 年）的音韻學論文，如《音略》《聲韻略説》《聲韻通例》《談添盍貼分四部説》《廣韻聲紐及對轉表》等，收在《黄侃論學雜著》中。《文字聲韻訓詁筆記》一書中有許多論述古音學的内容，可與上述論文相互證發。黄侃的古韻 28 部繼承了戴震、章太炎等古韻分部，都主張入聲獨立，形成陰、陽、入三聲分立的局面。黄侃在章太炎 23 部的基礎上，增加入聲 5 部，構成 28 部。《文字聲韻訓詁筆記》詳細談到古韻 28 部："顧氏繼陳氏之後研究古音，始知就古人文章韻脚以求古韻。於是知今音之分部與古大相逕庭，乃就古人用韻之證而分古韻爲 10 部。雖剖析未精，而略具楷模。至江氏《古韻標準》，始分之爲 13 部。然其病在以聲之洪細弇侈爲準，亦未爲確也。段懋堂《六書音韻表》分古韻爲 17 部，而韻之分部大定矣。然段氏之誤，又在合質於真。東原分鐸、屋、沃、德各爲一部，王懷祖又分泰、至、緝、盍各爲一部，臧鏞堂、劉逢禄復分錫爲一部，章君定爲 23 部，於是古韻之分部幾備矣。今就前人之所發明，證之古韻以分合之，得 28 部。"見表 5–6。

表 5–6　黄侃的古韻 28 部

陰聲	入聲	陽聲
歌	曷	寒
灰	沒	痕
	屑	先
齊	錫	青
模	鐸	唐
侯	屋	東
蕭		
豪	沃	冬
咍	德	登
	合	覃
	帖	添

表中陰、入、陽三聲的搭配是恰當的。郭沫若説：此二十八部"使陰陽二聲之對

轉，陽入二聲之收尾，嚴密就範，可謂集古韻之大成。”（《金文韻讀補遺序》）黄侃主張分出入聲，介在陰陽之間，作爲陰陽對轉的樞紐。合之共得十類二十八部。”（《文字聲韻訓詁筆記》）可惜的是，蕭部本當有入聲而未予列入。

王力早年把古韻分爲 23 部，主張從脂部分出微部來使脂微分立，主張把冬部並入侵部。晚年他分古韻爲 29 部或 30 部。王力在《漢語音韻》一書中說，晚年他主張陰、陽、入三分，把古韻分爲 11 類 29 部，即在早年 23 部的基礎上，增加之、幽、宵、侯、魚、支六部的入聲，即職、覺、藥、屋、鐸、錫六部。見表 5–7。

表 5–7　王力的古韻 29 部

之部 [ə]	職部 [ək]	蒸部 [əŋ]
幽部 [əu]	覺部 [əuk]	
宵部 [ɑu]	藥部 [ɑuk]	
侯部 [o]	屋部 [ok]	東部 [oŋ]
魚部 [ɑ]	鐸部 [ɑk]	陽部 [ɑŋ]
支部 [e]	錫部 [ek]	耕部 [eŋ]
歌部 [ɑi]	月部 [ɑt]	元部 [ɑn]
脂部 [ei]	質部 [et]	真部 [en]
微部 [əi]	物部 [ət]	文部 [ən]
	緝部 [əp]	侵部 [əm]
	葉部 [ɑp]	談部 [ɑm]

“如果從分不從合，把冬、侵分立，陰、陽、入三聲相配可以共有三十部。”（若冬、侵分立，即立一冬部與幽、覺相配）

古韻分 30 部是古韻分部的最後成果。黄侃指出：“古韻分部之學，迄乎近世已盡發精蘊。今之治古韻者，規循前人所分之部，以作禦古之策可也，固不必更斤斤於分部之學也。”（《文字聲韻訓詁筆記》）

二、上古音的聲紐

上古音聲紐系統的研究成就遠遠不能與古韻部相比。原因是研究韻部的材料豐富，而研究上古聲紐的材料相對較少。研究上古聲母主要依據的是先秦兩漢古籍中的異文、聲訓、注音、重文、通假字、聯綿字等材料。關於上古音聲紐的重要結論有古無輕唇音、古無舌上音、娘日二紐歸泥、喻三歸匣、喻四歸定、照二（莊組）歸精、照三（章組）歸端等，這些觀點主要由錢大昕、章太炎、黄侃、曾運乾等人提出。

錢大昕（1728—1804 年）的古聲紐研究成果，載於《十駕齋養新録》卷五。他首先提出古無輕唇音，認爲輕唇音的非、敷、奉、微，當分別歸到重唇音幫、滂、並、明四紐中去。他又提出舌音類隔之説不可信的説法，認爲三十六字母中的舌上音知、徹、澄應該分別歸到舌頭音端、透、定中去。他在古無輕唇音和舌音類隔之説不可信兩條裏，舉出了非常豐富而具有説服力的例子。如古讀負如背、古讀附如部、古讀佛如弼、古讀逢如蓬、古讀文如門等。又如古音陟如得、古音直如特、古音陳如田、古音棖如棠等。錢大昕的結論已爲音韻學家所接受。根據他的研究，我們可以知道，輕唇音非、敷、奉、微一直到《切韻》的時代尚未從上古重唇音中分化出來。進而可知

NOTE

上古只有重唇音幫、滂、並、明。這也是根據上古典籍中大量的通假異文、注音、聲訓材料及諧聲字現象提出來的。

章太炎在《國故論衡》中提出娘日歸泥之説。他通過形聲字和讀若論證這個問題。比如《説文》:“涅，黑土在水中者也。從土日聲。”又如:“昵，黏也。從黍，日聲。”可見在古代日紐歸泥紐。他又舉例説:“任之聲今在日紐。《白虎通德論》《釋名》皆云：男，任也。又曰：南之爲言任也。《淮南·天文訓》曰：南吕者，任包大也。是古音任同男、南，本在泥紐也。”

黄侃在古聲紐的研究上，提出了上古音有十九紐之説（見《黄侃論學雜著》)。黄侃主張照系二等歸精系。從各種材料分析，上古時期“照二”與“精”組、“照三”與“端”組的關係確實很密切。從諧聲偏旁看，“浞”字，徐邈音“在角反”。“棧”字，徐邈音“在間反”。“浞”“棧”屬於“照二”，“在”屬於“精”組。“搜”“溲”用“叟”作聲符，“搜”“溲”屬“照二”，“叟”屬於“精”組。“嗔”“瞋”“填”“闐”用“真”字作聲符，“嗔”“瞋”“真”屬於“照三”，“填”“闐”屬於“端”組。“軫”“診”“疹”“殄”同聲符，“軫”“診”“疹”屬於“照三”，“殄”字屬於“端”組。“雕”“輖”用“周”字作聲符，“雕”“輖”屬於“端”組，“周”屬“照三”。從一字兩讀看，“參”字既讀倉含切，又讀所今切。“數”字既讀所矩切、色句切、所角切，又讀趨玉切。黄侃的古聲十九紐説，與他的古韻二十八部説一樣，在古音學研究上有很大影響。

曾運乾在《喻母古讀考》中，提出了喻三歸匣、喻四歸定的主張。意思是説中古的“喻”母在上古一分爲二，“喻”母三等歸入“匣”母，“喻”母四等歸入“定”母。曾運乾把喻母三等稱爲于母。他的例子是古讀營如環、古讀援如换、古讀圍如回等。曾運乾把喻母四等仍稱爲喻母。他的例子是古讀易如狄、古讀逸如迭、古讀軼如轍等。應該指出，所謂某字古讀如某，不能認爲完全同音。只能認爲在某一方言裏同音，不能認爲在多數方言裏同音。“喻三歸匣”的結論已被大多數人接受。按王力的結論，“喻三”在《切韻》時還沒有從“匣”母分出來。從諧聲材料分析，上古時期“喻四”與“定”母等舌頭音的關係比較密切，其音值應該是舌尖中音的某個音，肯定不是中古的半元音 [j]。“地”字以“也”字作聲符，“地”屬“定”母，“也”屬“喻四”;“移”以“多”字作聲符，“多”屬“端”母，“移”屬“喻四”;“偷”以“俞”字作聲符，“偷”屬“透”母，“俞”屬“喻四”。

王力先生關於古聲紐的意見是，上古存在 33 個聲紐。見表 5–8。

表 5–8　王力的上古 33 個聲紐

唇音	幫（非）	滂（敷）	並（奉）	明（微）			
舌音	端（知）	透（徹）	定（澄）	泥（娘）			來
齒音	精	清	從		心	邪	
	莊	初	崇		山	俟	
	章	昌	船	日	書	禪	喻四
牙音	見	溪	群	疑	曉	匣（喻三）	
喉音	影						

NOTE

三、上古音的通轉

在上古漢語裏，陽聲韻與陰聲韻、陰聲韻與入聲韻、陽聲韻與入聲韻分別存在著一種相配對轉的關係。所謂相配，是具有相同主要元音的韻部構成一類，它們之間有結構上的對應關係，這是上古音系統的一個內部特徵。三類之間的配合關係主要是通過“對轉”而發現的。簡單說來，所謂對轉是相配的韻部之間的讀音能夠互相轉變，陰聲韻字可以變成陽聲韻或入聲韻，陽聲韻字可以變成陰聲韻或入聲韻，入聲韻字可以變成陰聲韻或陽聲韻。韻部之間的對轉關係在上古的押韻、諧聲、一字多音等材料中都有所反映。因爲互相配合的三個或兩個韻部在內部結構上有平行關係，在很多情況下，相配的韻類，如果某一範圍內若干陰聲韻類或陽聲韻類是分爲二部分的，跟它對轉的入聲韻類也是分成兩部分的；反之，如果這些陰聲韻類或陽聲韻類是合爲一部的，那麼對轉的入聲韻類也是合爲一部的。從變化方面來看，相配的韻類如果發生變化，則陰陽入三類都發生平行的變化。例如：中古音的東、冬、鐘、江四韻在上古音分爲兩部，東一、鐘和江的多數合爲一部，東三、冬、江的少數合爲一部，那麼，跟它們相配的入聲韻屋一、燭和覺的多數一定爲一部，屋三、沃、覺的少數爲另外一部。根據這種規律，可以憑藉中古音的韻類，把已發現的某一上古音線索擴大到沒有直接證據的部分，連類而及，解決更多的問題。

從對轉相配關係研究古韻部的分合，要注意整個音系裏的相配關係並非絕對整齊，陰陽入三類相配是有缺口的。在上古音，多數韻部可以形成三類整齊地配合，有的韻部只有兩類相配的，而缺少一個。因此運用此方法時要有客觀的態度，如果一意追求完全的整齊，就可能背離古音的本來系統。

假如兩個韻部的韻即“韻腹＋韻尾”的讀音很接近，那麼這兩部就有可能合韻。孔廣森把顧炎武、江永的第一部分爲東、冬兩部，除了押韻諧聲的證據以外，還有合韻的證據：冬部字跟侵部、蒸部合韻，而東部字不跟侵、蒸部字合韻。研究古代韻部把出自不同時間、不同地點的押韻材料合並考察，韻部界限就容易混淆，也就更需要從多重證據解決分部問題，其中考察合韻是重要方法之一。羅常培、周祖謨的《漢魏晉南北朝韻部演變研究》就多次用到這一方法。合韻的趨向可以作爲分部的參照，但不能單獨用作分部的根據。只有相鄰兩部既有明顯的分用跡象，又互相牽連而界限模糊時，才參考它們與另外的韻部的合韻情形來判斷其分合。

第四節 古音學的運用

古音學的知識不僅可以直接有助於漢語史的研究，而且對古籍的閱讀和整理也具有十分重要的意義。本節試以《黃帝內經》爲例略作提示。

NOTE

一、古音學與文本校讀

依韻校勘例：

《素問·陰陽應象大論》（明顧從德本《黄帝内經素問》，下同）：天地者，萬物之上下也；陰陽者，血氣之男女也；左右者，陰陽之道路也；水火者，陰陽之徵兆也；陰陽者，萬物之能始也。故曰：陰在内，陽之守也；陽在外，陰之使也。

按：“下”“女”“路”均爲魚部字；“始”“使”爲之部字，“守”爲幽部字，之幽合韻相押。江有誥指出，“徵兆”依韻當爲“兆徵”，“徵”爲之部。

《素問·寶命全形論》：凡刺之真，必先治神。五藏已定，九候已備，後乃存鍼。衆脈不見，衆凶弗聞，外内相得，無以形先，可玩往來，乃施於人。人有虚實，五虚勿近，五實勿遠，至其當發，閒不容瞚。手動若務，鍼耀而匀，静意視義，觀適之變；是謂冥冥，莫知其形。

按：“真”“神”“人”同爲真部，“存”“聞”“先”同爲文部，文真合韻。“遠”“變”爲元部，“瞚”“匀”爲真部，元真合韻。“近”爲文韻，“冥”“形”爲耕韻。考明顧從德本爲“九候已備，後乃存鍼”之“鍼”爲侵韻，江有誥依韻理校當作“鍼存”，是。

《素問·征四失論》：謬言爲道，更名自功。

按：錢超塵先生《内經語言研究》：“林億新校正指出：‘《太素》功作巧。’按當依《太素》作‘巧’。‘道’與‘巧’皆屬古韻幽部字，若作‘功’則於韻不協。”

《素問·上古天真論》：上古之人，其知道者，法於陰陽，和於術數，起居有常，不妄作勞，故能形與神俱，而盡終其天年，度百歲乃去。

按：林億在“勞”下校曰：“按全元起本云，飲食有常節，起居有常度，不妄不作。《太素》同。”據全元起本和《太素》本則全段是押韻之文，即數、度、作、俱、去均爲押韻字。

專門研究《内經》用韻的著述，有江有誥《素問韻讀》、王念孫《素問合韻譜》、錢超塵先生《内經語言研究》《黄帝内經太素研究》等可以參看。

二、古音學與文字通假

借助古音學知識辨别通假字例。

《素問·宣明五氣》：邪入於陽則狂，邪入於陰則痹，搏陽則爲巔疾，搏陰則爲瘖。

按：王冰注曰：“邪内搏於陽，則脈流薄疾，故爲上巔之疾。”林億新校正據《難經》《脈經》諸説指出：“巔疾”實爲“癲疾”。顧尚之亦云：“《靈樞·九鍼論》作癲疾。巔與癲通。注以上巔釋之，誤矣。”

《素問·生氣通天論》：高梁之變，足生大丁，受如持虚。

按：王冰注：“高，膏也。梁，粱也”。指出了“高”與“梁”都是通假字，其本字分别是“膏”和“粱”。

《素問·生氣通天論》：味過於辛，筋脈沮弛，精神乃央。

按：王冰注："央，久也。辛性潤澤，散養於筋，故令筋緩脈潤，精神長久。"即認爲"央"是"長久"之義。林億則曰："按此論味過所傷，難作精神長久之解。央乃殃也，古文通用，如膏梁之作高粱，草滋之作草兹之類。蓋古文簡略，字多假借用者也。"

三、古音學與詞義理解

有時注釋者還從聲音上去探求詞的意義，訓詁學稱之爲"聲訓"。

《傷寒論·辨可下病脈證並治》：凡可下者，用湯勝丸散。中病便止，不必盡劑也。

按：該句講用藥時如所治病症需要攻下，那麼用湯劑的作用勝過丸藥與散劑，而且達到預期效果就要停止用藥，不必過量使用。金·成無己注云："湯之爲言蕩也，滌蕩腸胃。"此處用的就是聲訓的方法，即從聲音的線索去探求"湯"有"滌蕩腸胃"的作用。"湯"與"蕩"古音相同。

《難經·二十八難》：督脈者，起於下極之俞。

按：該句論督脈之起止。滑壽《難經本義》注云："督之爲言都也，爲陽脈之海，所以都綱乎陽脈也。""督""都"音近義通，"總領"之義。

NOTE

第六章 訓 詁

訓詁學是綜合運用文字、音韻、詞義、語法、修辭等知識以解釋古代書面語言詞義爲主的一門學問。除解釋詞義外，還包括注釋字音、分析句讀、闡述語法、説明修辭、揭示章旨、校勘訛誤等。

“訓詁”二字連用，最早見於秦漢時期毛亨《毛詩故訓傳》(“故訓”又作“詁訓”)。對其含義的理解有不同的説法：有將二字看作並列關係的，如許慎《説文解字》:“訓，説教也。”“詁，訓故言也。”孔穎達《毛詩故訓傳疏·關雎》:“詁者，古也，古今异言通之使人知也；訓者，道也，道物之形貌以告人也。”“詁訓者，通古今之異詞，辨物之形貌，則解釋之義盡歸於此。”有將二字看作動賓關係的，如段玉裁《説文解字注》:“訓詁者，順釋其故言也。”有將二字看成同義關係的，如王筠《説文句讀》:“訓、詁同義也。”

今人一般將訓詁學分爲狹義和廣義兩類，狹義訓詁學主要研究古籍詞義，與文字學（研究字形結構）、音韻學（研究字音及其變化）相對待；廣義訓詁學則把它看成是古書的注釋，即以解釋古籍詞義爲主的一門學問。本章講的是廣義訓詁學。

現存中醫古籍近萬種，繼承和發揚中醫學，學習研究中醫古籍是很重要的任務。儘管中醫學在不斷發展，但是中醫學的基本理論和前人總結的治病經驗主要還是在古醫籍裏。中醫古籍的學習，可以分爲四個層次：版本目録校勘（文本還原）、文字音韻訓詁（文本解讀）、歷史文化哲學（文化解析）、科學研究應用（繼承發展）。實際上，訓詁學包括了前兩個層次。訓詁學是學習研究中醫古籍的基礎，是繼承和發揚中醫學的橋梁。胡適在《中國哲學史大綱》中説:“校勘是書的本子上的整理，訓詁是書的字義上的整理。沒有校勘，我們定讀誤書；沒有訓詁，我們便不能懂得書的真意義。”説明了掌握訓詁學的重要意義。

訓詁學的發生發展可以分爲七個時期：訓詁學的萌芽——先秦時期、訓詁學的奠基——兩漢時期、訓詁學的發展——魏晉隋唐時期、訓詁學的中衰——宋元明時期、訓詁學的鼎盛——清代、訓詁學的革新——近代、訓詁學的復興——現代。

訓詁在我國具有十分悠久的歷史，先秦古書的正文裏有許多在行文當中解釋詞義的句子，這就是古代最初階段的訓詁萌芽。先秦古書解釋詞義，沒有在正文之外加注的。

由於秦朝對文化進行了一次災難性的破壞，到了西漢，已經有不少人對先秦的書籍看不懂或者理解得不確切，於是訓詁之學在漢初開始興起。從現存最早的注釋書來看，首推毛亨《毛詩故訓傳》。《毛詩故訓傳》爲訓詁學奠定了堅實的基礎，做出了示範。漢代訓詁之學出現了興盛的局面，一方面爲古書做注釋的人很多，另一方面出現

NOTE

了一些重要的訓詁專書，如《爾雅》、揚雄的《方言》、許慎的《説文解字》和劉熙的《釋名》等。

魏晉時期，出現了魏張揖的《廣雅》和晉郭璞的《爾雅注》。唐代訓詁出現了大發展的局面，主要代表是陸德明的《經典釋文》、孔穎達的《五經正義》、顏師古的《漢書注》《急就章注》、李善的《文選注》等。

宋元明時期是傳統訓詁學衰落的時期。理學的發生是對傳統經學的反動，它著重研究微言大義，空衍義理而不注重漢唐注疏之學。明清之際方以智著《通雅》，對於考究名物訓詁，有較大裨益。

清代是訓詁考據學的鼎盛時期，其主要表現在：一是訓詁大師輩出，顧炎武、戴震、段玉裁、王念孫等，在訓詁學方面做出了許多開創性的工作。二是大批專著的問世，如段玉裁的《説文解字注》、王念孫的《廣雅疏證》、郝懿行的《爾雅義疏》、錢繹的《方言箋疏》、朱駿聲的《説文通訓定聲》、王筠的《説文句讀》、桂馥的《説文義證》等。三是提出了許多實用的訓詁學理論。如文字與經義互相參證，戴震提出“以字考經，以經考字”，把《説文解字》的研究與訓詁的研究緊密結合起來，段玉裁《説文解字注》即是一部文字學兼訓詁學巨著；就古音以求古義，王念孫提出“就古音以求古義，引申觸類，不限形體”，段玉裁在《説文解字注》每個字的下面注上該字所在韻部，是爲了“因音而知義”；注意研究詞義的系統及詞義與語言環境的關係，如段玉裁分析了形聲字聲旁與意義的關係、本義與引申義的關係等。

近代是西學東漸的時期，也是訓詁學變革的時期。由於受西方語言學的影響，訓詁學在段、王研究的基礎上發展爲以語言爲主要研究對象，純粹由音義依存關係上推本溯源，歷史地探討語源的新階段。

現代訓詁學出現了新的復興局面，研究範圍廣、材料新、方法科學，既有多學科交叉，又有學科分支研究，訓詁學正在闡釋、發揚中國傳統文化方面發揮越來越大的作用。

中醫古籍的訓詁最早可追溯到《靈樞·小鍼解》，它對《九鍼十二原》“小鍼之要，易陳而難入。粗守形，上守神。神乎神，客在門。未睹其疾，惡知其原”這幾句話做了逐字逐句的解釋：“所謂易陳者，易言也。難入者，難著於人也。粗守形者，守刺法也。上守神者，守人之血氣有餘不足可補瀉也。神、客者，正邪共會也。神者，正氣也；客者，邪氣也。在門者，邪循正氣之所出入也。未睹其疾者，先知邪正何經之疾也。惡知其原者，先知何經之病，所取之處也。”

自茲厥後，中醫訓詁代有其人。齊梁時有全元起《素問訓解》、陶弘景《本草經集注》等。唐有楊上善《黄帝内經太素》、王冰次注《黄帝内經素問》、蘇敬等《新修本草》、梅彪《石藥爾雅》等。宋元明有林億等《素問》新校正、成無己《注解傷寒論》、李時珍《本草綱目》等。而成就最爲卓著者，當推有清一代。一大批通學大儒加入到中醫訓詁行列，他們利用研究儒家經典方面所取得的理論經驗來研究中醫的經典著作，取得了輝煌的成績。如沈彤的《釋骨》、顧尚之的《素問校勘記》《靈樞校勘記》、胡澍的《素問校義》、俞樾的《内經辨言》、孫詒讓的《劄迻·素問十四條》等，都對中醫古籍的訓詁做出了傑出的貢獻。顧炎武的《音學五書》、段玉裁的《説文解

NOTE

字注》、王念孫的《廣雅疏證》、朱駿聲的《説文通訓定聲》等，較爲集中地使用了醫籍的材料。與此同時，一大批醫家在這種學術風氣的影響之下，自覺運用訓詁的方法研究注釋醫經，取得了豐碩的成果，如張志聰著《素問集注》《靈樞經集注》、高世栻著《素問直解》、陳修園著《靈樞集注節要》《神農本草經讀》、黄元禦著《素問懸解》、沈又彰著《醫經讀》、薛雪著《醫經原旨》、周學海著《内經評文》、喻昌著《尚論篇》、柯琴著《傷寒來蘇集》、尤怡著《金匱要略心典》等。

新中國成立後，特别是近30年來，中醫古籍訓詁取得了卓著的成就，主要表現在：一是培養了一批有古代小學修養的整理校注中醫古籍的專門人才；二是出版了一批有相當學術水準的中醫訓詁專著；三是中醫古籍的校注整理蔚然成風，成果不斷湧現。中醫訓詁專著主要有錢超塵的《中醫古籍訓詁研究》《黄帝内經太素研究》《内經語言研究》、陳竹友的《簡明中醫訓詁學》、王築民的《中醫古籍訓詁概論》等；中醫古籍校注整理項目有1983年衛生部中醫司主持的11部重點醫籍校注，包括《素問》《靈樞》《脈經》《難經》《太素》《諸病源候論》《甲乙經》《本草經》《傷寒論》《金匱要略》《中藏經》等，由人民衛生出版社出版（《靈樞》未出版）。

從两漢至清末，中醫古籍的訓詁主要圍繞《内經》《神農本草經》《難經》《傷寒論》這些早期的中醫經典進行，已經形成了一個完整的體系，其特點：一是利用小學和經學的知識，解決醫籍訓詁的問題。二是醫籍訓詁强調“文理”與“醫理”並重，主張通過“文理”去正確解釋“醫理”，以“醫理”核正“文理”。三是中醫古籍的訓詁，不像經學那樣家法森嚴，它可以申説醫經，也可據理力駁；注文多見，而罕有疏證。

第一節　古醫籍訓詁的内容

訓詁旨在解釋古代文獻，其内容十分廣泛，主要有注明字音、解釋字詞、分析文法等，中醫古籍訓詁在内容上還有闡發醫理的特點。

一、注明字音

辨音識字是閲讀古籍首先遇到的問題。前人在注釋古醫籍時對於生僻字常常給以音釋。釋音有的融於注文當中，如《太素》楊上善注、《類經》張介賓注；有的附於每卷的卷末，如《素問》《靈樞》等。有些字雖然不是生僻字，但是有两種以上的讀音，注釋時也常加以注音，以明確它在此處的用法。例如：

《太素·藏府氣液》：“五藏：心藏神，肺藏魄，肝藏魂，脾藏意，腎藏精志。”　楊上善注：“五藏，財浪反。”

“藏”不是生僻字，但是有两讀：用作五藏義時讀zàng，用作收藏義時讀cáng。楊上善爲了説明“五藏”之“藏”與“心藏神”之“藏”讀音不同，特注明“五藏”之“藏”的讀音。

NOTE

古籍注音常用的方法有直音法、反切法。

（一）直音法

直音法即用同音字注音。一般是用同音的常用字給生僻字注音。

《太素·營衛氣行》：“清濁相干，亂於心中，是謂大悗。” 楊上善注：“悗，音悶。”

《素問·藏氣法時論》：“虚則目䀮䀮無所見，耳無所聞，善恐，如人將捕之。” 釋音：“䀮，音荒。”

（二）反切法

反切法創製於直音法之後，即用反切上字的聲母與反切下字的韻母（包括介音）、聲調相拼合，得到被注音字的讀音。常用“某某反”“某某切”“某某翻”等。

《太素·寒熱相移》：“膽移熱於腦，則辛頞鼻淟。” 楊上善注：“淟，他典反，垢濁也。”

《素問·痿論》：“故肺熱葉焦，則皮毛虚弱，急薄著則生痿躄也。” 釋音：“躄，必亦切。”

“淟，他典反”即 t（ā）+（d）iǎn——tiǎn；“躄，必亦切”即 b（ì）+（y）ì——bì。

由於古今語音的變遷，有些反切很難準確地拼出被注音的漢字，因此要想用反切法正確拼讀漢字，還需要掌握一些音韻知識。

二、解釋字詞

解釋字詞是古醫籍訓詁中最基本的内容，主要涉及以下幾個方面。

（一）説明通假、古今、正异關係

古醫籍中通假字、古字、异體字甚多，前人注釋時往往指出其本字、今字、正字。例如：

《素問·生氣通天論》：“高梁之變，足生大丁，受如持虚。” 王冰注：“高，膏也。梁，粱也。”

《素問》這句講的是人如果長期食用肥美的食物，就會發生疔瘡，容易受到病邪的侵害。王冰注“高，膏也。梁，粱也”，指出“高”“梁”都是通假字，本字分别是“膏”“粱”。對於“膏”“粱”的詞義，《國語·晉語》韋昭注：“膏，肉之肥者。粱，食之精者。”

《素問·生氣通天論》：“味過於辛，筋脈沮弛，精神乃央。” 王冰注：“央，久也。辛性潤澤，散養於筋，故令筋緩脈潤，精神長久。”林億等新校正：“按此論味過所傷，難作精神長久之解。央乃殃也，古文通用，如膏粱之作高梁，草滋之作草兹之類，蓋古文簡略，字多假借用者也。”

這句講的是人如果長期過食辛味，就會造成筋脈壞廢、精神耗損的後果。文中“沮弛”作“壞廢”講。有争議的是“央”一詞的訓詁，王冰認爲“央”是“長久”之義；新校正鍼對王冰的解釋，指出“央”是通假字，本字是“殃”，當爲“傷害”之義。以上兩例訓釋溝通的是通假關係。

《素問·骨空論》：“大風汗出，灸譩譆。譩譆在背下俠脊傍三寸所，厭之令人呼譩譆，譩譆應手。” 吴崑注：“厭讀作壓。”

NOTE

“厭”是古字，“壓”是今字，二字是古今字關係。《荀子·彊國》“黭然而雷擊之，如牆厭之。”楊倞注：“厭，讀爲壓。”《説文解字》：“厭，笮也。”段玉裁注：“《竹部》曰：笮者，迫也。此義今人字作壓，乃古今字之殊。”

《靈樞·本輸》：“大腸者，傳道之府。” 張志聰注：“道同導。”

“道”是古字，“導”是今字，二字是古今字關係。以上兩例訓釋溝通的是古今字。

《靈樞·脹論》：“其於脹也，必審其胗，當瀉則瀉，當補則補。” 張志聰注：“胗，之忍切，與胗同。”

“胗”爲“胗”的異體字，見《龍龕手鑒·肉部》。這是訓釋異體關係。“胗”又通“診”，義爲診斷。

（二）訓釋古語雅詞

對於古書中出現的古語雅詞，前人往往以今釋古、以俗釋雅。例如：

《素問·陰陽類論》：“伏鼓不浮，上空志心。” 王冰注：“志心，謂小心也。《刺禁論》曰：‘七節之傍，中有小心。’此之謂也。”

王冰以今語“小”訓古語“志”。王引之《經義述聞》卷十：“志者，微也。”又曰：“古人謂微小爲志也。古字志與職通。《説文解字》曰：‘職，記微也。’義亦同。”可證。

《素問·生氣通天論》：“勞汗當風，寒薄爲皶，鬱乃痤。” 王冰注：“皶，刺長於皮中，形如米，或如鍼，久者上黑，長一分餘，色白黄，而瘦於玄府中，俗曰粉刺，解表已。玄府謂汗空也。”

王冰以“粉刺”訓“皶”，又用“汗空”（即汗孔）訓釋自注中的“玄府”，這都是用俗語釋雅詞。

（三）揭示特定含義

對於原文中某些含義寬泛的詞語，前人往往依據上下文意，注明其特定含義。

《素問·脈要精微論》：“上盛則氣高，下盛則氣脹。” 王冰注：“上，謂寸口；下，謂尺中。”

《素問·生氣通天論》：“陽氣者，大怒則形氣絶，而血菀於上，使人薄厥。” 王冰注：“上，謂心胸也。”

“上”“下”都是抽象概念，因而王冰鍼對不同的語境分别指出了具體的含義。

《素問·刺要論》：“病有浮沉，刺有淺深，各至其理，無過其道。” 王冰注：“道，謂氣所行之道也。”

《素問·四氣調神大論》：“故陰陽四時者，萬物之終始也，死生之本也，逆之則災害生，從之則苛疾不起，是謂得道。” 王冰注：“謂得養生之道也。”

《素問·金匱真言論》：“非其人勿教，非其真勿授，是謂得道。” 王冰注：“是謂得師資教授之道也。”

以上三例中都有“道”字。“道”的本義爲“道路”，引申爲規律、道理等，包含的内容十分廣泛。所以王冰在注釋中分别指明了“道”的具體意義。

NOTE

（四）辨析相關詞義

前人在訓釋詞義時，經常通過辨析同義詞及近義詞之間細微的差别，更準確地説明相關詞各自的含義。

《太素·六氣》："黄帝問：余聞人有精、氣、津、液、血、脈，余意以爲一氣耳。今乃辨爲六名，余不知其所以。願聞何謂津……何謂液？"　楊上善注："通而言之，小便、汗等皆稱津液；今别骨節中汁爲液，故餘名津也。"

津、液都是構成人體的基本物質，但又有所不同。楊上善指出，籠統言之"小便、汗等皆稱津液"，但是根據該篇前文"穀氣满，淖澤注於骨。骨屬屈伸，光澤補益腦髓，皮膚潤澤"的論述，這段話裏的"液"當專指"骨節中汁"，"津"指其他津液。

《太素·七邪》："余私異之，竊内怪之。"　楊上善注："小怪曰異之，大異曰怪之。"

楊注主要是在辨析"異""恠"的細微差别。他認爲"異"表示奇怪的程度輕，而"恠"表示詫異的程度重。

《素問·腹中論》："夫子數言熱中消中，不可服高粱芳草石藥。石藥發瘨，芳草發狂。"　王冰注："多飲數溲謂之熱中，多食數溲謂之消中。多喜曰瘨，多怒曰狂。芳，美味也。"

王冰的注文先是辨析了"熱中""消中"的不同，兩證雖然都有"數溲"的症狀，但"熱中"伴隨的是"多飲"，"消中"伴隨的是"多食"，"多飲""多食"是兩證的根本區别。接著注文又辨析了"瘨""狂"的不同。

（五）指明引申意義

古醫籍用詞往往使用詞語的引申義，因而指明其引申義也是注釋的一項重要内容。

《素問·生氣通天論》："平旦人氣生，日中而陽氣隆，日西而陽氣已虚，氣門乃閉。"　王冰注："隆，猶高也、盛也。"

這句講的是人的陽氣在一天裏的發展變化規律。"隆"本義爲山中高起之處，引申有高、盛義，日正中時人的陽氣達到一天中的最盛，所以王冰用引申義"高""盛"訓釋"隆"。

《素問·長刺節論》："刺家不診，聽病者言在頭，頭疾痛，爲藏鍼之。"　王冰注："藏，猶深也。言深刺之。"

注文中"深"是"藏"的引申義。

（六）揭示命名由來

古人作注時對一些事物的命名由來會進行考證，這種考證工作也稱名物訓詁。古醫籍中的名物訓詁主要涉及臟器、經絡、腧穴、疾病、方藥等名物詞。

《太素·十五絡脈》："足厥陰之别，名曰蠡溝。"　楊上善注："蠡，力灑反，瓢勺也。胻骨之内，上下虚處，有似瓢勺渠溝，此因名曰蠡溝。"

"蠡"本指"瓢勺"，"溝"本指"渠溝"，"蠡溝"作爲腧穴名稱，是因爲這個穴

NOTE

位所在部位的形態像瓢勺渠溝。楊上善揭示了穴位命名的原因，同時也説明了此穴所在的位置。

《素問·調經論》："五藏之道，皆出於經隧，以行血氣。" 王冰注："隧，潛道也。經脈伏行而不見，故謂之經隧也。"

王冰注揭示了"經隧"命名的原因，明代張介賓採納了王冰的説法："隧，潛道也。經脈伏行，深而不見，故曰經隧。"（《類經》卷十四）由於"隧"有"潛道"之義，而經脈循行的特點正是"伏行，深而不見"，與隧道有相似之處，所以稱爲"經隧"。

需要注意的是，像李杲的"湯者蕩也，去大病用之。散者散也，去急病用之。丸者緩也，舒緩而治之也"（《湯液本草·東垣用藥心法》）之類的説法，雖然也用到了聲訓這種解釋命名之由的形式，但只是藉以發揮作者對"湯""散""丸"的功效的認識，與這裏所説的探求名物的得名有本質上的不同。用這種主觀推斷去解釋客觀詞義，結論是不可靠的。

三、分析文法

分析文法是古醫籍訓詁的重要内容。主要涉及以下幾個方面。

（一）講解語法

前人注釋十分重視對語法現象的分析，所涉及的内容包括詞的語法功能、詞類、語序等。雖然我們不能要求古人用今天的概念、術語去分析語法，但是細緻比對正文與注文，理解注文對語法的探討，有助於我們看出正文中的語法現象。

《素問·生氣通天論》："高梁之變，足生大丁，受如持虚。" 王冰注："所以丁生於足者，四支爲諸陽之本也，以其甚費於下，邪毒襲虚故爾。"林億等新校正："按丁生之處，不常於足，蓋謂膏粱之變，饒生大丁，非偏著足也。"

王冰把"足生大丁"之"足"看作名詞，所以在注文中詳細分析了疔瘡爲何常生於足部。對此林億等有不同的見解，新校正指出因過食膏粱厚味所致的疔瘡並不只生在足部，進而以"饒"釋"足"，即把"足"看作副詞而非名詞，當"足够、足以"講。新校正對"足"字的解釋，從語法角度訂正了王冰之誤。

《素問·異法方宜論》："西方者，金玉之域，沙石之處，天地之所收引也，其民陵居而多風。" 王冰注："居室如陵，故曰陵居。"林億等新校正："詳大抵西方地高，民居高陵，故多風也，不必室如陵矣。"

對正文"其民陵居"如何理解，是王注與林校的區别所在。王冰認爲"陵居"的"陵"修飾"居"，即定語與中心詞的關係，因而解作"居室如陵，故曰陵居。"林億等則認爲"陵"是民所居之處，即表處所的狀語，解作"民居高陵"，糾正了王冰之誤。

《素問·評熱病論》："人所以汗出者，皆生於穀，穀生於精。" 王冰注："穀生於精，言穀氣化爲精。"

正文前半句不難理解，難懂的是"穀生於精"，如果按照前半句及通常的用法，把"於"看作介詞，認爲穀氣從精微之中化生，在醫理上講不通。王冰解作"穀氣化

NOTE

爲精”，即把“精”作爲“生”的賓語，而“於”在句中是助詞。原文採用“穀生於精”的四字句，是爲了與前文呼應，讀起來上口。“於”這種用法在《素問》中不乏其例。如《素問·靈蘭秘典論》：“恍惚之數，生於毫氂；毫氂之數，起於度量。”清代顧尚之注：“言積恍惚而生毫氂，積毫氂而起度量也。於，語助詞。”

《素問·徵四失論》：子年少智未及邪？將言以雜合耶？　王冰注：“言謂年少智未及而不得十全耶？爲復且以言而雜合眾人之用耶？帝疑先知而反問也。”

王冰把“言以雜合”解爲“以言而雜合”，反映“言以”是介詞賓語前置的結構。

（二）説明修辭

前人爲了使行文明白暢達、形象生動又富於文采，十分重視修辭。因此注釋説明正文所使用的修辭手法，使讀者準確理解其含義，也是一項重要內容。

《太素·知鍼石》：“形如臨深淵，手如握虎，神無營於眾物。”　楊上善注：“行鍼專務，設二喻以比之：一如臨深淵，更營异物，必有顛墜之禍；亦如握虎，不堅，定招自傷之害。故行鍼調氣，不可不用心也。”

楊注簡潔而明確地指出“如臨深淵”“如握虎”，使用了比喻的修辭手法，目的是讓讀者了解喻意所在，即“行鍼調氣”一定要用心專一。

《素問·通評虛實論》：“實而滑則生，實而逆則死。”　王冰注：“逆，謂澀也。”林億等新校正：“古文簡略，辭多互文。上言滑而下言逆，舉滑則從可知，言逆則澀可見，非謂逆爲澀也。”

王冰由於沒有準確把握經文的修辭方式，注釋出現了錯誤。新校正則説明此處經文用到了“互文”的修辭手段，原文的含義應當理解爲“實而滑則生，實而從則生；實而逆則死，實而澀亦死。”

《素問·長刺節論》：“治腐腫者刺腐上，視癰小大深淺刺。”　王冰注：“癰小者淺刺之，癰大者深刺之。”

根據注釋，我們可以看出王冰對這一修辭方式的理解，即下文的“淺”承受上文的“小”，下文的“深”承受上文的“大”，這屬於修辭中的分承現象。

（三）剖析句讀

“句讀”表示語氣的休止或停頓，是“句”和“讀”的合稱。古書的注釋基本上都是在應該斷句之處加注，因此有注的地方一般都宜句讀。但是由於古籍原文并不是句句都需要解釋，所以常常在幾句話後加注，這幾句話究竟應該如何斷句，古注往往對此加以提示。

古注對句讀的分析，有時通過串講加以説明。

《太素·四時脈診》：“凡治病察其形氣色澤脈之盛衰病之新故乃治之無後其時。”　楊上善注：“形之肥瘦，氣之大小，色之澤夭，脈之盛衰，病之新故，凡療病者，以此五診。診病使當爲合其時，不當爲後其時。”

根據楊注，這句話可以標點爲：“凡治病，察其形、氣、色澤、脈之盛衰、病之新故，乃治之，無後其時。”

古注對句讀的分析，有時通過訓釋詞義加以説明。

NOTE

《太素·邪傳》:“風雨寒熱不得虚邪不能獨傷人。” 楊上善注:“虚邪,即風從虚鄉來,故曰虚邪。風雨寒熱,四時正氣也,不得虚邪之氣,亦不能傷人。”

《太素》這句話的斷句歷來是有分歧的,有的句讀爲“風雨寒熱不得虚,邪不能獨傷人”。楊注通過對“虚邪”的釋義“風從虚鄉來”,説明了他對句讀的分析是“風雨寒熱,不得虚邪,不能獨傷人。”結合此篇下文的“必因虚邪之風,與其身形,兩虚相得,乃客其形”來看,楊上善的標點是正確的。

《素問·瘧論》:“瘧者風寒之氣不常也病極則復至病之發也如火之熱如風雨之不可當也。” 王冰注:“復謂復舊也。言其氣發至極,還復如舊。”

王冰注通過對“復”的釋義,説明此處應加標點,“至”應與下文連讀。所以正確標點應爲:“瘧者,風寒之氣不常也,病極則復。至病之發也,如火之熱,如風雨之不可當也。”

古注對句讀的分析,有時通過校勘加以説明。

《素問·氣厥論》:“大腸移熱於胃,善食而瘦人,謂之食㑊。” 林億等新校正:“按《甲乙經》人作又。王氏注云善食而瘦人也,殊爲無義,不若《甲乙經》作又,讀連下文。”

根據林校,句讀應爲:“大腸移熱於胃,善食而瘦,又謂之食㑊。”

《素問·陰陽應象大論》:“按尺寸,觀浮沈滑澀,而知病所生以治,無過以診,則不失矣。” 林億等新校正:“按《甲乙經》作知病所在,以治則無過。下無過二字,續此爲句。”

根據林校,句讀應爲:“按尺寸,觀浮沈滑澀,而知病所生,以治無過,以診則不失矣。”

(四)串講句意

古注常常通過串講的方式解釋文句的具體含義,使文句意義顯明,便於讀者理解。串講又分爲單純串講和串講與釋詞並行。

1. 單純串講 即只講解句子意義,對其中詞的意義不加解釋。

《素問·四氣調神大論》:“天氣以急,地氣以明。” 王冰注:“天氣以急,風聲切也。地氣以明,物色變也。”

王冰對全句意義進行了串講,指出“天氣以急”是説風聲變得急切,“地氣以明”是説景色變得明淨。

《素問·脈要精微論》:“微妙在脈,不可不察。察之有紀,從陰陽始。” 王冰注:“推陰陽升降,精微妙用,皆在經脈之氣候,是以不可不察,故始以陰陽爲察候之綱紀。”

此句沒有疑難字詞,王冰通過串講,把原文所表達的内容解釋得更加透徹。

2. 串講並釋詞

(1)在串講原文的同時,把疑難詞語單獨列出加以解釋。

《太素·陰陽雜説》:“陰争於内,陽擾於外,魄汗未藏,四逆而起,起則動肺,使人喘喝。” 楊上善注:“五藏爲陰,内邪陰氣,以傷五藏,故

NOTE

曰争内；六府爲陽，外邪陽氣，以侵六府，故曰擾外。皮毛腠理也，肺魄所主，故汗出腠理，名魄汗也。藏，猶閉也。陰陽争擾，汗出腠理未閉，寒氣因入，四支逆冷，内傷於肺，故使喘喝。喝，喘聲，呼割反。"

由於該句經文較長，楊上善在串講前半部分後，認爲有必要對"藏"字加以解釋，所以訓釋作"藏，猶閉也"，然後接續前文進行串講，串講後又對"喝"進行解釋及注音，指出"喝"在文中爲"喘聲"義。

（2）在串講原文的同時，把疑難詞語的意義反映在串講中。這種情况需要讀者讀注時仔細對照原文，準確找到所釋詞語的意義。

《太素·知官能》："余聞九鍼於夫子衆多矣，不可勝數。余推而論之，以爲一紀。"　楊上善注："言道之博大不可勝數。余學之於子，推尋究問其理，十有二載。"

楊上善在串講句意的同時，用"十有二載"解釋了原文的"一紀"。

（3）在串講原文的同時，不僅把疑難詞語的意義反映在串講中，還單獨解釋該詞語。

《太素·五藏脈診》："死心脈來，前曲後居，如操帶鉤，曰心死。"　楊上善注："心脈來時，按之指下覺初曲後直，如操捉帶鉤，前曲後直，曰心死脈。居，直也。"

"居"作"直"講比較少見，因此楊上善不僅在串講中寓含其義，還在串講後單列訓釋。

（五）推求言外之意

有些原文字面上難點不多，但是却飽含深意，因此前人在注釋時，會對文句的内在含義做一些推求和發掘，使讀者加深對文意的理解。

《素問·生氣通天論》："是以聖人陳陰陽，筋脈和同，骨髓堅固，氣血皆從。"　王冰注："從，順也。言循陰陽法，近養生道，則筋脈骨髓，各得其宜，故氣血皆能順時和氣也。"

王冰首先解釋了"從"義爲"順"，然後揭示了"陳陰陽"的目的是要循陰陽之法，得養生之道，如此才能氣血皆順。王冰注通過分析句意，闡釋出了原文隱含的"陰陽法"和"養生道"的因果關係。

《素問·金匱真言論》："陰中有陰，陽中有陽。"　王冰注："言其初起與其王也。"

這條注文揭示了原文的内涵。"陰中有陰"講的是事物初起之微弱，"陽中有陽"講的是事物發展之强盛。聯繫本篇下文"平旦至日中，天之陽，陽中之陽也""合夜至雞鳴，天之陰，陰中之陰"，可以看出王冰對原文的理解準確。

（六）揭示章旨

古注常常通過揭示章旨，説明一段或一章内容的思想要旨。如清·張志聰的《素問集注》，把第一卷《上古天真論》《四氣調神大論》《生氣通天論》《金匱真言論》四篇概括爲"以上四篇，論精神氣血"，這是對這幾篇章旨的揭示，對於我們掌握全卷的思想内容非常重要。

NOTE

《太素·知官能》:“黄帝曰:用鍼之理,必知形氣之所在……用鍼之要,無忘養神。” 楊上善注:“以上四十七章,内經之大總。黄帝受之於岐伯,故誦之以閲所聞也。”

這也是對原文幾章内容的概括。對一書内容的提要,如滑壽在《難經本義》中對《難經》内容的歸納與提示。

今觀一難至二十一難皆言脈,二十二難至二十九難論經絡、流注、始終長短、度數奇經之行及病之吉凶也。其間有云:脈者非謂尺寸之脈,乃經隧之脈也。三十難至四十三難言榮衛三焦藏府腸胃之詳。四十四五難言七沖門乃人身資生之用、八會爲熱病在内之氣穴也。四十六七難言老幼寤寐,以明氣血之盛衰,言人面耐寒以見陰陽之走會。四十八難至六十一難,言診候病能藏府積聚瀉利傷寒雜病之别,而繼之望聞問切,醫之能事畢矣。六十二難至八十一難言藏府榮俞用鍼補瀉之法,又全體之學所不可無者。此記者以類相從,始終之意備矣。

由此可以看出,在揭示章旨時,古注非常靈活。小到對幾句話的分析,大到對幾篇文章甚至對全書的總論。但是不論長短,都起到對原文概括總結的作用。

四、闡發醫理

闡發醫理是古醫籍注釋的重要内容。兩千年來,關於中醫理論與臨床的許多真知灼見,往往就融於古注的字裏行間,這是我們讀注文時要特别用心領悟體會的。

(一)推究立論原委

這類注釋不拘於原文詞語的釋義和句意的串講,而是通過對立論原因的説明,使醫理得到進一步的闡述。

《太素·熱病決》:“其未滿三日者,可汗而已;其滿三日者,可瀉而已。” 楊上善注:“未滿三日,熱在三陽之脈,皮肉之間,故可汗而已。三日以外,熱入藏府之中,可服湯藥瀉而去也。”

楊上善注並未對原文語句作任何解釋,而是推究了“未滿三日者”可用汗法治愈的原因是“熱在三陽之脈,皮肉之間”,“滿三日者”可用瀉法治愈的原因是“熱入藏府之中”。

《太素·尺寸診》:“脈小弱以濇者,謂之久病。” 楊上善注:“小弱以濇,是陰陽虚弱,故是久病。”

脈小弱而濇,爲何是久病呢?楊上善注在二者之間僅僅補入“陰陽虚弱”四字,便使醫理變得顯豁,即脈小弱而濇,反映陰陽虚弱,因是陰陽虚弱,故爲久病。

《注解傷寒論·辨脈法》:“榮氣微者,加燒鍼,則血流不行,更發熱而躁煩也。” 成無己注曰:“衛,陽也;榮,陰也。燒鍼益陽而損陰。榮氣微者,謂陰虚也。《内經》曰:陰虚生内熱。方其内熱,又加燒鍼義補陽,不惟兩熱相合而榮血不行,必更外發熱而内躁煩也。”

成無已注不僅以推溯原委的方式闡述了《傷寒論》此段所涉及的醫理,而且還徵引了《内經》原文加以印證。

（二）據文闡發己見

這類注釋對醫理的闡發十分靈活，在醫籍訓詁中亦十分普遍。或隨句議論，或隨篇發揮，有對學術分歧的辯證，有對自己獨到見解的論述。

《素問·生氣通天論》："陰不勝其陽，則脉流薄疾，並乃狂。"　王冰注："薄疾，謂極虛而急數也。並，謂盛實也。狂，謂狂走或妄攀登也。陽並於四支則狂。《陰陽脈解》曰：四支者，諸陽之本也，陽盛則四支實，實則能登高而歌也。熱盛於身，故棄衣欲走也。夫如是者，皆爲陰不勝其陽也。"

王冰首先解釋了"薄疾""並""狂"三個詞的具體所指，接著説明出現狂證的原因是陽盛實於人的四肢，並引用《陰陽脈解》加以證明，最後總結了"登高而歌""棄衣欲走"皆爲"陰不勝其陽"的表現。不足八十字的注文，分析了病因，列舉了症狀，有醫經的引證，有簡短的小結，内容十分豐富。

《素問·四氣調神大論》："所以聖人春夏養陽，秋冬養陰，以從其根。"　王冰注："陽氣根於陰，陰氣根於陽。無陰則陽無以生，無陽則陰無以化。全陰則陽氣不極，全陽則陰氣不窮。春食涼，夏食寒，以養於陽；秋食温，冬食熱，以養於陰。滋苗者，必固其根；伐下者，必枯其上。故以斯調節，從順其根。二氣常存，蓋由根固。百刻曉暮，食亦宜然。"

這段注文是王冰對《四氣調神大論》最後一段小結的醫理發揮，它完全不受原文的拘束，從"根"一詞推演，提出了"陰陽互根"的學術思想，並以"滋苗""伐下"兩個例子，説明"從順其根"的重要。

第二節　基本訓詁方法

文字是記録語言的符號，要研究古代文獻語言，可以從文字入手，因此訓詁的方法之一是"因形求義"；文字從本質上來説是記録語言的，也就是記録音義的，但文字與音義結合的方式有許多種，極其複雜，比如有的雖爲此形而並非此義（通假），有的形雖不同但音近以致義通（同源字），這些情況都要用到"因聲求義"的訓詁方法。

一、因形求義

"因形求義"是指根據文字的形體解釋字詞的意義。漢字屬於表意文字，構造字形的原則是據義構形，因此，根據保留了原始構形意圖的字形能夠分析得到字的基本含義。特别是對於用象形、指事、會意三種方法所造的字而言，"因形求義"的方法對解釋詞義有較大的幫助。而對於占漢字90%以上的形聲字而言，也可以根據字的形符，推求其意義範疇。

"因形求義"的觀念在先秦時期已經產生，如《左傳·宣公十二年》："夫文止戈爲武。"《昭公元年》："於文皿蟲爲蠱。"《韓非子·五蠹》："自環爲厶（私）""背厶爲

NOTE

公”等。漢代許慎《説文解字》一書的字義解釋和字形結構説明互相印證，揭示了漢字的形義統一的原理，經常用作“因形求義”的文獻證據。例如：

《素問·氣穴論》：“中胎两傍各五，凡十穴。”《素問·標本病傳論》：“三日背胎筋痛，小便閉。”

“胎”即“吕”增加肉旁産生的分化字。“吕”的本義是脊椎骨，《説文解字》：“吕，脊骨也。象形。”段玉裁注：“吕象顆顆相承，中象其系聯也。”根據許慎的注解和段玉裁的分析，“吕”是象形字，象相連的骨頭，字形可以印證脊椎骨這一本義。《素問·氣穴論》所謂“中胎”正指脊椎骨，由於居於一身之中，故名中胎。中胎兩旁各有五穴，兩兩相對。《標本病傳論》中“背胎”之“胎”亦指脊椎骨。《説文解字》同條還提到另一個字形：“膂，篆文吕。”“膂”是在“吕”之後造的從肉旅聲的形聲字。用法上，《詩經》《尚書》皆用“旅”代替“吕”“膂”，如《泰誓》“旅力既愆”，《小雅》“旅力方剛”。“吕”的字形與本義相契合，通過字形的分析可以加深對本義的認識、明確與之相關的字形，而本義的確證也有助於發現並證明通假用法。例如，牛、羊、豬等脊椎骨兩側的嫩肉俗稱“里脊”，“里脊”即爲“吕脊”音近而訛後的俗寫。

《傷寒論·辨太陽病脈證並治上》：“欲自解者，必當先煩，迺有汗而解。”　方有執注：“煩字從火從頁。頁，頭也。然則煩者，熱悶而頭痛之謂也。”

《傷寒論·太陽篇》：“大煩而口噤不能言。”　成無己注：“煩，熱也。”

吴瑭《温病條辨·原病篇》：“煩，從火從頁，謂心氣不寧，而面若火爍也。”

方有執、成無己、吴瑭三家的注釋，雖然對“煩”有不同的表述，但是均以《説文解字》的説法爲依據。《説文解字》：“煩，熱頭痛也，從頁從火。”“煩”是由“火”“頁”兩部分構成的會意字，“頁”的本義爲頭，《説文解字》：“頁，頭也。”“煩”的字形、本義相一致，通過對字形的考察可以更加清晰地認識本義。而對本義的正確分析，對理解文獻中的具體用法有很大的幫助。

“吕”“煩”二字分别是用象形意味較濃的象形、會意的方法造字的，而在漢字中占大多數的形聲字，其形符同樣具有示義的功能。雖然形聲字形符所表示的大都是比較抽象的意義類别，但是也可以在一定程度上輔助詞義的判定。例如，疒部最常用的用法是表示疾病，常見的有疾、病、痛、疽、痔、瘧、疫等；疲、瘦也在疒部，是因爲古人把疲勞和瘦弱都看作病態；瘥、瘉在疒部，則是古人認爲病好了也是疾病發展的一個階段。所以當看到一個不認識的疒部字，我們可以大致判斷它的意義屬於疾病的範疇。

運用“因形求義”的方法，需要特别注意兩點。

1. 要找到保留了原始構形意圖的字形　只有造字時的字形才是與本義相對應的，才可以用於考察字的本義及以本義爲出發點的引申義。如果用變異了的字形去推求字義，結果往往是穿鑿附會。許慎在《説文解字·叙》中所批評的“馬頭人爲長，人持十爲斗，虫者屈中也”，就是漢人根據隸書對在古文字階段産生的字做出的錯誤的字

NOTE

形分析，這樣的分析勢必影響對文字本義的判斷。雖然許慎作《説文解字》意在對字形做出合乎構形理據的分析，但是他所處的時代能見到的篆字以前的文字材料非常有限，所以失誤之處在所難免。如《説文解字》對“爲”字的訓釋：“爲，母猴也，其爲禽好爪，爪，母猴象也；下腹爲母猴形。”許慎依據小篆形體“”認爲“爲”的本義是母猴。而在甲骨文中，“爲”作“”，象以手牽象之形，以此表示作爲之義。可見許慎根據變異了的字形所作的解釋迂曲且錯誤。因此在參考《説文》進行字形分析的時候，我們也要善於分辨《説文》的正誤。

2. 要準確分析文字結構　只有對保留了原始構形意圖的文字做出正確的結構上的拆分，才能夠有效地解釋文字所記録的詞義。由於漢字中形聲字占大多數，很多形聲字的聲符隨着語音的歷史演變變得與整字的聲音不再相同，這就導致在根據字形推求字義時容易把形聲字誤作會意字進行曲解。如明代李念莪《内經知要》對“活”字的解釋：“古人制活字，從水從舌者，言舌水可以活人也。舌字從千從口，言千口水成活也。”其實“活”並不是由水、千、口構成的會意字，而是從水昏聲的形聲字，其中的“舌”是“昏”的訛變，段玉裁《説文解字注》：“凡昏聲字，隸變皆爲舌，如括、刮之類。”在判斷形聲字時，段玉裁所用的這種類比同聲符字的方法經常會見效。

二、因聲求義

根據古音推求古義的訓詁方法叫作“因聲求義”。歷來的注釋家在注疏中都用到因聲求義的訓詁方法。但是把這種方法進行理論上的概括，在實踐中加以純熟的運用却從清代開始，這與當時古音學的發達是密不可分的。當時的學者認爲，如果不明古音，就不能確切地了解古義，不了解古義就談不上讀古書。比較有代表性的觀點如，顧炎武曰：“故愚以爲讀九經自考文始，考文自知音始。”（《音學五書・答李子德書》）段玉裁曰：“學者之考字，因形以得其音，因音以得其義。治經莫重於得義，得義莫切於得音。”（《廣雅疏證序》）王念孫曰：“竊以訓詁之旨，本於聲音……今則就古音以求古義，引申觸類，不限形體。”（《廣雅疏證序》）王念孫之子王引之繼承其學問，指出：“詁訓之指，存乎聲音。字之聲同聲近者，經傳往往假借。學者以聲求義，破其假借之字而讀以本字，則涣然冰釋；如其假借之字而强爲之解，則詰籟爲病矣。”（《經義述聞序》）這些論述都説明了“因聲求義”的重要性。

“因聲求義”的訓詁方法常用來解決通假問題。古文中的通假現象十分普遍，不明通假很難讀懂古書。據古音以求通假，除了樹立推尋本字的觀念外，還要注意必須有充分的例證、足夠的文獻資料證明某字確曾與某字通假。否則，只憑古音相同或相近而濫言通假，就近於遊戲之言了。

馬王堆醫書《五十二病方》：“痓者，傷，風入傷，身信而不詘。”

其中“信”是“伸”的通假字，與“詘”（今作“屈”）相對。信的本義是信用，在“身信而不詘”中用本義講不通，所以要考慮通假的情況。從古音上看，信是心母真部，伸是書母真部，二者韻部相同聲母相近，語音上可以相通。信、伸的通假用法在古文中很常見，如《易・繫辭下》：“往者屈也，來者信也。”陸德明釋文：“信，本又作伸。”《荀子・不苟》：“剛强猛毅，靡所不信，非驕暴也。”楊倞注：“信，讀爲伸。

NOTE

古字通用。”《漢書·司馬遷傳》:“乃欲印首信眉，論列是非。”顔師古注:“信，讀曰伸。”

運用“因聲求義”的訓詁方法，需要學習音韻學的知識，掌握語音演變的規律，這樣才可以通過變化了的聲音，求得語詞的本來面貌，這種方法尤其適用於一些讀音、字形發生了變化的名物詞的訓詁。

《傷寒論·辨太陽病脈證並治中第六》“抵當湯”:“太陽病，六七日表證仍在，脈微而沉，反不結胸；其人發狂者，以熱在下焦，少腹當鞕滿，小便自利者，下血乃愈。所以然者，以太陽隨經，瘀熱在里故也。抵當湯主之……水蛭，熬，虻蟲，去翅足，熬，各三十個，桃仁去皮尖，二十個，大黄，酒洗，三兩。”

成無己《傷寒明理論》:“血蓄於下，非大毒駃劑，則不能抵當其甚邪，故治蓄血曰抵當湯。”

方有執《傷寒論條辨》:“抵當之當，去聲。抵，至也。至當不易之正治也。”

可見，“抵當湯”的主藥是水蛭。爲何以“抵當”命名呢？成無己認爲“抵當”與“抵擋”義同；方有執則把“抵當”理解爲“至當”，即“最爲恰當”之義。但是不論“抵擋”還是“至當”，都可以用來説任何一種方藥的功效，而并沒有反映出“抵當湯”的特點。鍼對這個疑點，錢超塵在《中醫古籍訓詁研究》一書中對“抵當湯”之“抵當”做了詳盡的考證。

考《爾雅·釋蟲》云:“蛭蝚，至掌。”郭璞注:“未詳。”又考《説文》卷十三上蟲部亦訓“蛭蝚，至掌也”，許訓取自《爾雅》。段玉裁注:“《本草經》水蛭味鹹，一名至掌，是《名醫》謂即水蛭也。”案段氏此注至爲精當確切。《爾雅》《説文》之“至掌”即《本草》之“水蛭”，《名醫别録》云，水蛭一名蚑，一名至掌。古音“至”“蛭”的聲母屬於端紐，與“抵”爲雙聲而音近；“掌”的古音在陽韻章紐，“當”的古音在陽韻端紐，端紐與章紐古音均爲舌音雙聲，則“掌”與“當”古音相同。可見，“至掌”即“蛭當”亦即“抵當”，又音轉爲“蚑唐”，均屬一聲之轉，通名“水蛭”，俗名螞蝗。本方有“水蛭”，故名爲“抵當湯”，非“抵擋”“恰當”之意。考諸方劑，訓“抵當”爲“水蛭”，亦完全符合醫理。

這段考證運用“因聲求義”的訓詁方法，根據“古無舌上音”的古音演變規則，説明“抵當”與水蛭的異名“至掌”音近。“抵當湯”之所以以“抵當”爲名，因爲它的主藥是水蛭。文理醫理均安，可謂論證確鑿。

“因聲求義”又不限於破通假，還常用於推求名物之源。傳統訓詁所謂的“聲訓”就是用“因聲求義”的方法推求詞源，如《説文解字·一部》:“天，顛也。至高無上，從一大。”《示部》:“禛，以真受福也。從示眞聲。”《釋名·釋形體》:“皮，被也，被覆體也。”“膚，布也，布在表也。”“骨，滑也，骨堅而滑也。”“肉，柔也。”“血，濊也，出於肉，流而濊濊也。”需要注意的是，這種用音同音近的字推求命名之源的方法，如果尺度把握得不嚴格，往往容易失於隨意。在引用古人的“聲訓”時，也要從

NOTE

中鑒别出合理的成分。

《説文·疒部》:“痛,半枯也。”　　段玉裁注:“痛之言偏也。”

段玉裁“痛之言偏”的訓釋是聲訓,作訓的目的在於推求“痛”的命名之源。“痛”“偏”的聲符皆爲“扁”,古音相同。根據聲音關係及同聲符字,可以推測“痛”的意義與“偏”相關。《素問·生氣通天論》:“汗出偏沮,使人偏枯。”王冰注曰:“夫人之身,常偏汗出而濕潤者,久久偏枯,半身不隨。”可見“偏”有“半”義。古籍中多見訓“偏”爲“半”的訓釋:《左傳·閔公二年》:“衣身之偏。”杜預注:“偏,半也。”《吕氏春秋·士容》:“故火燭一隅,則室偏無光。”高誘注:“偏,半也。”《説文》“半枯”即《素問》“偏枯”,指半身不遂症。古人在給半身不遂症命名時,抓住了它“偏”的特點,因此使用“偏”這個讀音。在使用過程中“偏”分化出“痛”,專指半身不遂症,“偏”“痛”是同源詞。

第三節　常見訓詁術語

古人在注釋書籍時逐漸形成了約定俗成的注釋術語,每個術語都有其適用範圍和特定含義。

一、某,某也

“某,某也”主要用於解釋詞義,有時也用來破通假或求語源。

《素問·生氣通天論》:“味過於甘,心氣喘满,色黑,腎氣不衡。”王冰注:“衡,平也。”

王冰以近義詞“平”解釋被訓釋詞“衡”。

《素問·生氣通天論》:“高梁之變,足生大丁。”　　王冰注:“高,膏也。梁,粱也。”

王冰注中,術語“某,某也”用於聲訓,被訓釋詞和訓釋詞是通假關係,原文的“高”是“膏”的借字,“梁”是“粱”的借字。

滑壽《難經本義》:“鬲者,隔也。凡人心下有鬲膜與脊脅周回相著,所以隔遮濁氣,不使上熏於心肺也。”

滑壽以“隔”訓釋“鬲”,認爲“鬲”的命名源於其“隔遮”的功能,即“鬲”“隔”是同源詞,“鬲者,隔也”是求語源以通其音義的聲訓。

二、曰;爲;謂之

“曰”“爲”“謂之”多用於解釋詞義,並舉時還有辨析同義詞或同類事物之間的細微差别的作用。這些術語在使用時,被訓釋部分在術語之後,訓釋部分在術語之前。

《太素·癰疽》:“陽氣大發,消腦留項,名曰腦鑠。其色不樂,項痛而刺以鍼,煩心者死不治。”　　楊上善注:“腦後曰項。”

NOTE

楊上善注使用術語“曰”爲“項”做了界定。

《素問·腹中論》:“石藥發瘨，芳草發狂。” 王冰注:“多喜曰瘨，多怒曰狂。”

王冰注用並舉術語“曰”的方式，解釋“瘨”“狂”這兩個既有聯繫又相區別的詞。

《素問·氣穴論》:“肉之大會爲谷，小會爲溪。”

這段經文本身就是一則訓詁材料。分别看，它用術語“爲”界定了“谷”“溪”各自的意義；而“爲”的對舉，又揭示了“谷”與“溪”的不同。

《難經·五十八難》:“傷寒有五：有中風，有傷寒，有濕温，有熱病，有温病。其所苦各不同。” 滑壽《難經本義》:“紀氏云：汗出惡風者謂之傷風；無汗惡寒者謂之傷寒；一身盡疼，不可轉側者，謂之濕温；冬傷於寒，至夏而發者，謂之熱病；非其時而有其氣，一歲之中病多相似者，謂之温病。”

同屬“傷寒”，又可細分爲五。滑壽在注釋時使用術語“謂之”，分别界定了五者各自的所指，同時也提示了它們之間的差異。

三、謂

“謂”通常用來明確文句中某詞語的具體意義指向，也常用於串講文意等。

《素問·腹中論》:“帝曰：善。何以知懷子之且生也？岐伯曰：身有病而無邪脈也。” 王冰注:“病，謂經閉也。”

“病”一詞有較高的概括性，此處所説的“病”具體指“經閉”，所以王冰注使用了術語“謂”。

《素問·藏氣法時論》:“毒藥攻邪，五穀爲養，五果爲助，五畜爲益，五菜爲充。” 王冰注:“藥謂金、玉、土、石、草、木、菜、果、蟲、魚、鳥、獸之類”，“(五穀)謂粳米、小豆、麥、大豆、黄黍也”，“(五果)謂桃、李、杏、栗、棗也”，“(五畜)謂牛、羊、豕、犬、雞也”，“(五菜)謂葵、藿、薤、葱、韭也”。

王冰通過術語“謂”，説明了“藥”“五穀”“五果”“五畜”“五菜”的具體所指。

《素問·平人氣象論》:“尺濇脈滑，謂之多汗。” 王冰注:“謂尺膚濇而尺脈滑也。”

注文是對經文“尺濇脈滑”的串講。

漢代人注經，術語“謂”的用法比較嚴格，只有以具體解釋抽象時才用“謂”表示。六朝唐宋以後，注釋家除繼續保留“謂”的上述作用外，在釋詞時也用“謂”，所以《素問》王冰注中的術語“謂”也有一些是用作釋詞的。

《素問·奇病論》:“治之以蘭，除陳氣也。” 王冰注:“除謂去也。陳謂久也。”

《素問·陰陽應象大論》:“寒則厥，厥則腹滿死。” 王冰注:“厥謂氣逆。”

四、貌

“貌”多用於表示人或事物或動作的性質、狀態。

《素問·風論》:“風者，善行而數變。腠理開則灑然寒，閉則熱而悶。” 王冰注曰:“灑然，寒貌。悶，不爽貌。”

《素問·離合真邪論》:“此邪新客，溶溶未有定處也。” 高士宗《素問直解》:“溶溶，流動貌。”

《素問·疏五過論》:“嗚呼遠哉！閔閔乎若視深淵，若迎浮雲……” 吴崑注:“閔閔，玄遠莫測之貌。”

五、猶

“猶”的常見用法有三：一是用近義詞解釋詞義，二是説明詞的引申義，三是溝通音義關係。

《素問·瘧論》:“此榮氣之所舍也。” 王冰注:“舍，猶居也。”

“舍”與“居”是近義詞，用近義詞訓釋，所以使用了術語“猶”。

《素問·生氣通天論》:“平旦人氣生，日中而陽氣隆。” 王冰注:“隆，猶高也、盛也。”

“隆”的本義指山中央高起的地方，引申爲“高”“盛”，故用“猶”字加以解釋。

《難經·四十四難》:“會厭爲吸門。” 滑壽注:“厭，猶掩也，謂當咽物時，合掩喉嚨。”

此例“猶”用於聲訓，滑壽認爲“會厭”之“厭”的語源是“合掩”之“掩”。

六、言

“言”常用於串講文意、闡發言外之意，也用於揭示一些特殊語言結構或修辭手段所表達的意義。

《素問·湯液醪醴論》:“黄帝問曰：爲五穀湯液及醪醴奈何？岐伯對曰：必以稻米，炊之稻薪。稻米者完，稻薪者堅。帝曰：何以然？” 王冰注:“言何以能完堅邪？”

此注術語“言”用於串講“何以然”一句的文意。

《素問·金匱真言論》:“陰中有陰，陽中有陽。” 王冰注:“言其初起與其王也。”

這條注文揭示了原文的内涵。“陰中有陰”講的是事物初起之微弱，“陽中有陽”講的是事物發展之强盛。

《素問·脈要精微論》:“諸癰腫、筋攣、骨痛，此皆安生？” 王冰注:“安，何也。言何以生之。”

“安生”是一個可以有不同解釋的結構。王冰以“言何以生之”，説明“安”在此處是疑問代詞，義爲“怎麽”。

《素問·刺腰痛》:“厥陰之脈令人腰痛，腰中如張弓弩弦。” 王冰注

NOTE

曰："如張弦者，言强急之甚。"

注釋中"言"揭示了經文以比喻修辭手段所要表達的意思。

七、之言；之爲言

"之言""之爲言"這兩個術語一般用於聲訓。聲訓是用音同音近的詞進行追溯語源的訓釋。

《難經·二十八難》："督脈者，起於下極之俞。" 滑壽《難經本義》："督之爲言都也，爲陽脈之海，所以都綱乎陽脈也。"

滑壽用"都"訓"督"是聲訓，他認爲"督脈"的"督"源於"都"的"匯聚""綱領"義，所以使用了術語"之爲言"。

《傷寒論·辨可下病脈證並治》："凡服下藥，用湯勝丸。" 成無己注："湯之爲言蕩也，滌蕩腸胃。"

成無己用"蕩"訓"湯"是聲訓，他認爲"湯"的命名源於其"滌蕩腸胃"的功能。

《廣雅·釋草》："豆角謂之莢。" 王念孫《廣雅疏證》："莢之言夾也，兩旁相夾，豆在中也，豆莢長而端鋭如角然，故又名豆角。"

王念孫用"夾"訓"莢"，認爲"莢"之所以名"莢"，取義於"夾"，豆在當中，兩旁有皮相夾，故名爲"莢"。

八、讀爲；讀曰；讀作

"讀爲""讀曰""讀作"是用於"破讀"的常用術語。"破讀"即用本字改讀通假字。

《素問·痹論》："經絡時疏故不通。" 于鬯《香草續校書·内經素問》："通即讀爲痛。痛、通並諧甬聲，故得假借。《甲乙經·陰受病發痹》篇作痛，正字也。此作通，假字也。不省通爲假字，則既言疏，又言不通，義反背矣。而或遂以通爲誤字，則不然。故不煩改通爲痛。"

于鬯認爲經文此處的"通"並非誤字，而是"痛"的通假字。注釋不僅使用術語"讀爲"指明"通"是"痛"的通假字，還説明了兩字的聲音關係，同時引用《甲乙經》説明"痛"是本字，又就上下文分析了作"通"不確切的原因。

《素問·骨空論》："厭之令人呼噫嘻。" 吴崑注："厭讀作壓。"

"厭"是通假字，"壓"是本字，所以吴崑注使用了術語"讀作"。

九、讀如；讀若

"讀如""讀若"這兩個術語有時用於單純的注音，有時用於説明通假字。

《難經·八十難》："經言有見如入，有見如出者，何謂也？" 滑壽《難經本義》："如讀若而。《孟子》書'望道而未之見'，而讀若如。蓋通用也。"

此例中的"讀如"並非用於單純注音，而且用於破通假，即説明原文"如"是"而"的通假字。"有見如入，有見如出者"應爲"有見而入，有見而出者"。

NOTE

十、當爲；當作

“當爲”“當作”這兩個術語通常用於校勘文字錯訛。

《素問·痿論》：“必下膿血，上則迫胃脘生鬲。” 王冰注：“生當爲出，傳文誤也。”

《太素·五藏痿》：“腎熱者，色黑而齒熇。” 楊上善注：“熇當爲槁，色黑齒枯槁也。”

《類經·論治類》：“嗚呼！窈窈冥冥，熟知其道？” 張介賓注：“熟當作孰。”

第四節 訓詁實例分析

訓詁著作一般可以分爲四類：隨文釋義的訓詁、札記的訓詁、獨立的訓詁、正文的訓詁。隨文釋義的訓詁，即對某一種古籍的隨文解釋，如《黃帝内經素問》王冰注、《太素》楊上善注、成無己《注解傷寒論》等。札記的訓詁是指以札記、隨筆等形式出現的訓詁，如胡澍的《内經素問校義》、俞樾《内經辨言》等。獨立的訓詁指脱離文獻而對詞義訓釋進行的滙編，也就是字典辭書的訓詁，如郭靄春的《黃帝内經詞典》。正文的訓詁，即古籍正文中出現的訓詁，如宋代陳言《三因極一病證方論·勞瘵叙論》：“以疰者，注也，病自上注下，與前人相似，故曰疰。”以下主要介紹相對複雜的隨文釋義的訓詁。札記的訓詁可參看本教材文選部分《〈素問〉校記四則》。字典辭書的訓詁及正文的訓詁從形式上看較爲直白，故不做示例性介紹。

古籍注釋一般採用正文、傳注、箋疏（正義）、釋文（音義）等比次合刊的方式。下面分别以《十三經注疏·春秋左傳正義》《太素》《素問》爲代表，説明古注的體例、注釋的方法、術語的運用等諸方面的内容。從中可以看到古醫籍注釋與一般古籍注釋的同異，並了解古人分析問題的方法。

六氣曰陰陽風雨晦明也分爲四時序爲五節六氣之化分而序之則成四時得五行之節**[疏]**注六氣至之節○正義曰六氣并行無時止息但氣有温暑涼寒分爲四時春夏秋冬也序此四時以爲五行之節計一年有三百六十五日序之爲五行每行得七十二日有餘土無定方分主四季故每季之末有十八日爲土正主日也**過則爲菑陰淫寒疾**寒過則爲冷○菑音災下同**陽淫熱疾**熱過則喘渴○喘昌兖反**風淫末疾**末四支也風爲緩急**雨淫腹疾**雨濕之氣爲洩注○洩息列反下如字**晦淫惑疾**晦夜也爲宴寢過節則心惑亂**明淫心疾**明晝也思慮煩多心勞生疾○思息利反**[疏]**過則至心疾○正義曰上云淫生六疾揔謂氣味聲色此云過則爲菑獨謂六氣過耳過即淫也故歷言六氣之淫各生疾也此六者陰陽風雨有多時有少時晦明則天有常度無多少時也今言淫者謂人受用此氣有過度者也陰過則冷陽過則熱風多則四支緩急雨多則腹腸瀉注此四者雖各以其氣與人爲病若其能自防護受之不多則得無此病也其晦明亦是天氣不以病人但人用晦明過度則

NOTE

人亦爲病晦是夜也夜當安身女以宣氣近女過度則心散亂也明是晝也晝以營務營務當用心思慮煩多則心勞敝也陰陽風雨當受之有節晦明當用之有限無節無限必爲菑害故過則爲菑也○注末四至緩急○正義曰人之身體頭爲元首四支爲末故以末爲四支謂手足也風氣入身則四支有緩急貫逵以末疾爲首疾謂風眩也

這是《春秋左傳正義·昭公元年》的一段經文及注疏。大字是《左傳》原文，緊接著原文的小字是晉代杜預的注釋。“○”是間隔號。間隔號之後的小字是唐代陸德明在《經典釋文》一書中爲一些字做的釋音。“[疏]”之後是唐代孔穎達對《左傳》原文及杜預注所做的解釋。○前是孔穎達做義疏時寫的提示語，説明他下面要解釋内容的起始，如第一個[疏]後小字“注六氣至之節”表明他解釋的是前面的杜預注；第二個[疏]後至○前的小字“過則至心疾”表明他解釋的是原文從“過則爲菑”至“明淫心疾”；在兩個○之間的内容“注末四至緩急”，表明他解釋的是前文杜預注“末，四支也。風爲緩急”。一般來説，如果義疏的内容既有正文又有注文，總是把有關正文的注釋放在前邊，把有關注文的注釋放在後邊。在這兩類内容前都有“正義曰”三個字，指的是孔穎達所作的《春秋左傳正義》。

通過上面的注釋可以看出，注音主要採用兩種方法，一是用同音字，如“菑音災”；一是用反切，如“喘，昌兖反”。釋詞常用的方法是釋字和串講，釋字如杜預注“末，四支也”，“晦，夜也”，“明，晝也”；串講如杜預注對“陰淫寒疾”的訓釋“寒過則爲冷”，以串講的方式解釋了“淫”的意思即“過”。孔穎達的義疏則不僅有釋詞，如“過即淫也”，更有對原文義理的分析及疏通，如“六氣并行無時止息，但氣有温暑涼寒，分爲四時春夏秋冬也，序此四時以爲五行之節”是對“六氣曰陰陽風雨晦明也，分爲四時，序爲五節”的串講，“上云淫生六疾，揔謂氣味聲色，此云過則爲菑，獨謂六氣過耳……故歷言六氣之淫各生疾也”是對前後文意的概括。

相對於一般古籍的注釋，醫籍注釋結構上較爲簡單。在正文與注文之外，有的沒有按語，即使有按語，也側重於解釋正文或指出不同版本之間的異文，而較少對注文加以疏通。因而醫籍注釋大都簡潔明了，緊扣原著，易於把握。

黄帝曰治之奈何岐伯曰春夏先治其標後治其本秋冬先治其本後治其標本謂根與本也標末也方昭反謂枝與葉也春夏之時萬物之氣上升在標秋冬之時萬物之氣下流在本候病所在以行療法故春夏取標秋冬取本也**黄帝曰便其相逆者奈何**謂適於口則害於身違其心而利於體者奈何**岐伯曰便此者食飲衣服亦欲適寒温寒無淒淒暑無出汗食飲者熱毋灼灼寒毋滄滄**滄滄寒也音倉寒無淒等謂調衣服也熱毋灼等謂調食飲也皆逆其所便也**寒温中適故氣將持乃不致邪僻**五臟之中和適則其真氣内守外邪不入病無由生

這是《太素·順養》的一段正文及唐初楊上善的注文。這段文字的注釋集釋詞、釋音及醫理的串講於一體，很能代表醫籍注釋的特色。訓釋詞義方面，楊上善使用了常見的“某，某也”的格式，如“標，末也。”“滄滄，寒也”。釋音方面，使用了反切法如“標，方昭反”，直音法如“滄滄，音倉”。其中術語“謂”以具體解釋抽象，如“本，謂根與本也。標，謂枝與葉也。”“寒無淒等，謂調衣服也。熱毋灼等，謂調飲食也。”但“便其相逆者奈何”句下注文中的“謂”用於串講句意，不屬於這種用法。注文從“春夏之時”至“秋冬取本也”是在闡述醫理，正文“乃不致邪僻”下的注文與此相同。

上古之人其知道者法於陰陽和於術數上古謂玄古也知道謂知修養之道也夫陰陽者天地之常道術數者保生之大倫故修養者必謹先之老子曰萬物負陰而抱陽沖氣以爲和四氣調神大論曰陰陽四時者萬物之終始死生之本逆之則災害生從之則苛疾不起是謂得道此之謂也**食飲有節起居有常不妄作勞**食飲者充虛之滋味起居者動止之綱紀故修養者謹而行之痺論曰飲食自倍腸胃乃傷生氣通天論曰起居如驚神氣乃浮是惡妄動也廣成子曰必静必清無勞汝形無摇汝精乃可以長生故聖人先之也　新校正云按全元起注本云飲食有常節起居有常度不妄不作太素同楊上善云以理而取聲色芳味不妄視聽也循理而動不爲分外之事**故能形與神俱而盡終其天年度百歲乃去**形與神俱同臻壽分謹於修養以奉天真故盡得終其天年去謂去離於形骸也靈樞經曰人百歲五藏皆虚神氣皆去形骸獨居而終矣以其知道故年長壽延年度百歲謂至一百二十歲也尚書洪範曰一曰壽百二十歲也**今時之人不然也**動之死地離於道也**以酒爲漿**溺於飲也**以妄爲常**寡於信也**醉以入房**過於色也**以欲竭其精以耗散其真**樂色曰欲輕用曰耗樂色不節則精竭輕用不止則真散是以聖人愛精重施髓滿骨堅老子曰弱其志强其骨河上公曰有欲者亡身曲禮曰欲不可縱　新校正云按甲乙經耗作好**不知持满不時御神**言輕用而縱欲也老子曰持而盈之不如其已言愛精保神如持盈满之器不慎而動則傾竭天真真誥曰常不能慎事自致百痾豈可怨咎於神明乎此之謂也　新校正云按别本時作解**務快其心逆於生樂**快於心欲之用則逆養生之樂矣老子曰甚愛必大費此之類歟夫甚愛而不能救議道而以爲未然者伐生之大患也**起居無節故半百而衰也**亦耗散而致是也夫道者不可斯須離於道則壽不能終盡於天年矣老子曰物壯則老謂之不道不道早亡此之謂離道也

這是《素問·上古天真論》的一段正文及唐代王冰的注釋、宋代校正醫書局林億等人的新校正。其中緊接著正文的是王冰注，王冰注之後空一格是林億等人的新校正。王冰這部分注釋的特點，就是引用了大量的文史書及醫書來證明正文及自己釋文的正確性。文史書引用了《老子》《廣成子》《尚書》《禮記》《真誥》等，其中有些著作現今已經亡佚，注文就成爲我們輯佚的寶貴資料。醫書主要大量引用了《靈樞》《素問》，從引用情況可以看出王冰對《内經》的熟稔及把握的準確。在王冰的注釋中，術語“謂”與一般的用法有所不同，需要注意。如“上古，謂玄古也”的“謂”是用來解釋詞義的，這是《素問》王冰注特有的習慣用法；“知道，謂知修養之道也”的“謂”則是常見的用法，即以具體内容來解釋抽象或比較寬泛的内容。正文“不知持满，不時禦神”下注文所用的“言”，是用以揭示句子含義的術語，“輕用而縱欲也”是對正文要旨的恰當概括。

林億等人的新校正既鍼對正文，也鍼對王冰的注以及不同版本之間的異同。第一條新校正説明全元起注本與王冰注本在該句文字上的不同，接著以“太素同”來佐證，再引楊上善注串講句意。第二條新校正是對正文“以耗散其真”之“耗”的校勘：“按《甲乙經》耗作好”。新校正雖未對該條校勘做其他説解，但是結合正文上一

NOTE

句“以欲竭其精”來看，此句作“以好散其真”更佳。“欲”與“好”（hào）、“竭”與“散”、“精”與“真”相對爲文，對仗更爲工整，校勘之意不言自明。第三條新校正是對原文“不時禦神”之“時”的校勘，“别本時作解”即其他版本的正文作“不解御神”，這两種解釋都講得通。

通過對以上注釋實例的分析，我們可以看到古籍注釋内容豐富、涉及面廣。古人注釋的方法靈活多樣，隨文施用。在注釋術語的使用上，既遵循常法，又有個人的風格習慣。因此我們在讀古注時要認真分析體會，學會判斷古注的是非得失，從而通過古注更加準確地把握原文。

第七章　辭　書

廣義的辭書包括字書（字形）、訓詁書（意義）、韻書（讀音），是解釋字詞的音、義、用法的工具書。傳統的“辭書”統稱爲“字書”，這是因爲古代漢語中單音節詞居多，字與詞往往不加區分。已經亡佚的《史籀篇》是我國古代最早的字書之一，相傳是周宣王時太史籀所作。秦始皇統一文字時，李斯的《倉頡篇》、趙高的《爰歷篇》、胡毋敬的《博學篇》主要依據《史籀篇》完成。两漢是辭書的奠基時期，出現了《爾雅》《方言》《説文解字》《釋名》等現代意義上的字典、詞典，爲後來辭書的發展打下了堅實的基礎。

《説文解字》是第一部分析字形、探討字體結構源流的字書；《爾雅》是中國第一部分類訓釋同義詞的詞典；《廣韻》是中國現存最完整也是最早的一部歸納字音、兼釋字義的韻書。清代《康熙字典》開始以“字典”命名，當時“字典”就專指《康熙字典》，它是中國古代收字最多的字典，收字近 5 万個。1915 年和 1931 年出版的《辭源》，1936 年出版的《辭海》繼承了傳統字書的的特點，吸收了國外詞典編撰的長處，首次創立了詞條，收録反映科學文化知識的百科詞條。1937 年，黎錦熙主編的《國語詞典》首次按注音字母音序排列。隨着辭書編纂事業的不斷發展，其種類也變得越來越多，除綜合性的字典、詞典外，還出現了專科專書的字典、詞典等。

第一節　辭書的編排與檢索

漢語的辭書按照漢字的形、音、義三要素，主要有三種類型的編排法，即形序編排法，音序編排法，義序編排法。《爾雅》按照詞語意義分類編排，屬於義序編排法，對後世辭書的編纂產生一定的影響，揚雄的《方言》、劉熙的《釋名》等都屬於義序編排法，但是按照意義編排的辭書查檢不便。我國第一部字典《説文解字》按照漢字的部首進行編排，給查檢以極大的方便。部首編排是漢語辭書所特有的編排方法，對字典辭書的編排具有深遠的影響，後世按照部首、筆形、筆畫及四角號碼編排的辭書，都是在它的基礎上改良變化而成的。爲了審音辨韻的需要，隋唐時期出現了按音序編排的辭書《切韻》與《唐韻》，北宋時期的《廣韻》《集韻》延續了這種編排方法。現代的古漢語常用辭書主要採用按部首編排、按音序編排、按筆畫編排、按號碼編排等方法。

一、部首編排法

部首編排法是漢語辭書最常用的編排方法，屬於形序編排法。把那些有一个相同

NOTE

部分的字编在一起，算作一部，即为部首，也稱爲形符或偏旁。部首編排法按照漢字部首的筆畫數的次序編排。

部首編排法由東漢許慎創造，《説文解字》中將所收9353字分爲540部。其後的字典、詞典在此基礎上加以改造，合並爲214部左右，如《字彙》《康熙字典》《辭源》等。使用此法要注意幾個問題。

1. 部首只表示漢字意義的類屬，不表示具體含義 按部首編排漢字，可以從字形上顯現出字義之間的聯繫，即屬於同一個意義範疇。例如芍、芩、苓、藥等屬於草本植物範疇或與草本植物有聯繫，歸艸部；病、瘦、瘵、瘼等都與疾病相關，歸疒部；碩、題、頓、顔都與頭有關，歸頁部；熄、灸、烹、煮都與火有關，歸火部；想、恰、恭、慕都與心有關，歸心部；蛇、蜻、蟹都與虫有關，歸虫部。

2. 分析并確定形聲字的形符 字典、詞典一般都把形符作爲部首。在現行漢字中，形聲字達到90%以上。形符在左邊的，如河、桂、祺、悟；形符在右邊的，如刺、欲、故、郡；形符居上的，如客、管、霧、究；形符處下的，如惑、吾、贄、蟄；形符圍外的，如閭、固、匿、周；形符存内的，如聞、悶；左右合爲形符的，如衢、辦；上下合爲形符的，如衷、衺；形符在左上的，如荆；形符在左下的，如穎、轂；形符在右上的，如望、旭；形符在右下的，如騰、賴。

3. 熟悉部首的變體 所謂部首的變體，是指同一部首因處於漢字的不同部位而發生變化的形體。以《康熙字典》的部首爲例：今、仁、以都屬人部，永、汗都屬水部，灸、然都屬火部，猷、猝都屬犬部，怨、忪、恭都屬心部，腐、肋、育都屬肉部，都、邦、郢、郭屬邑部，陵、防、險屬阜部。

4. 識別其本身就是部首的字 對於這類字不可誤拆。例如“采”不在爪部或木部，“音”不在立部或日部，“香”不在禾部或日部，“麻”不在广部或木部，“鼓”不在士部或支部，“鼻”不在自部或田部，它們都是獨立的部首字。其他如鼠、齒、色、豆、黍、食、高、鬲、黑、鹿等本身自成部首。

使用部首編排法檢字，首先要了解該書有哪些部首，熟悉部首的次序，其次要分析判定所查字的所屬部首，然後按照部首表查檢。各種字典的部首多寡不等，多者如《説文解字》分爲540部，少者如《新華字典》分爲189部，《現代漢語詞典》分爲188部。部首多寡不同，有些字的歸部便有差異。

部首編排法的優點：①主要以偏旁歸屬部首，便於讀者從分析漢字結構的角度來查找與學習漢字。②即使不明字音也可查檢。缺點：①有的部首不易確定。②各種字、詞典的部首分類不統一。

二、音序編排法

古代辭書的音序排列法主要有兩種：一種是按傳統36字母的順序編排的，如清代王引之的《經傳釋詞》等；一種是按《廣韻》的206韻或平水韻106韻的順序編排的，如《佩文韻府》《經籍纂詁》等。近代還有按注音字母的順序排列的，如楊樹達的《詞詮》等。新印古代或近代按音序排列的辭書，一般都附有今人所編的筆畫查字法或今音的音序查字法索引，所以不熟悉古代聲韻也可以查這類辭書。

NOTE

現代常用的音序排列法主要是按《漢語拼音方案》中所制定的26個字母的順序編排的，如《新華字典》《現代漢語詞典》等。一些按部首排列的字典、詞典也往往附有音序檢字法，如新《辭源》《辭海》和《漢語大詞典》等。

音序編排法的優點是檢索簡便快速，容易掌握，也符合國際化原則。缺點是我國方言複雜，語音尚未規範統一，有些字的音素與四聲有時不易分辨，查檢就頗感不便，尤其是只知字形而不明讀音，更是無從查檢。爲了彌補這一不足，用拼音字母編排法編纂的辭書，一般都附有部首、筆畫等輔助檢索方法。

三、筆畫編排法

筆畫編排法是按照漢字筆畫多少、起筆筆形的順序編排字（詞）條的方法。即以該字或詞條首字的筆畫數爲序，筆畫數少的在前、多的在後。同筆畫數的字則以起筆筆形爲序編排，如一（橫）、丨（豎）、丿（撇）、丶（點）、乙（折）。若詞條的首字相同，則按次字的筆畫、筆形排列，以此類推。如《十三經索引》《中國人名大辭典》《中國古今地名大辭典》《中國醫學大辭典》《中藥大辭典》等即按筆畫編排法排列。其他字詞典都有按筆畫編排的索引，如《漢語大字典》《漢語大詞典》《辭海》《辭源》等。

筆畫編排法的優點是克服了讀音不準、部首難分的困難，比較容易掌握。缺點是：①筆畫需一筆筆地數，查找費時。②漢字的手寫體與印刷體的寫法不一，筆畫時有出入。③有些字的起筆與筆順不易確定。使用此法還要注意新舊字形的變化，如“吕”，新字形是六畫，而舊字形是“呂”，两口之間多一撇，是七畫。

四、號碼編排法

新印古籍和辭書習慣採用號碼編排法。號碼法是把漢字的各個部位的筆形規定爲一定的數碼，再把漢字按筆形部位數碼編排起來的一種查字方法。最常見的號碼法是“四角號碼法”。如商務印書館的《新編四角號碼字典》。有些按其他方法檢字的辭書也往往附有“四角號碼檢字”，如新《辭源》《現代漢語詞典》，重印的宋本《集韻》等。這種檢字法是把每個漢字的四角形狀分爲十種形式，分別用0～9十個數碼代表。0代表“亠”，1代表“一”及其變形，2代表“丨”及其變形，3代表“丶”“㇏”，4代表“十”及其變形，5代表“扌”及其變形，6代表“口”，7代表“ㄱ”及其變形，8代表“八”及其變形，9代表“小”及其變形。數碼與筆形的關係可歸納爲四句口訣：“橫一垂二三點捺，點下有橫變零頭，叉四插五方框六，七角八八小是九。”取角的順序是左上、右上、左下、右下，路線略呈Z形。如“漬”，左上“、”筆爲3，右上“扌”筆爲5，左下“ノ”筆爲1，右下“八”筆爲8，四個角合起來是3518。爲區分同號碼的字，再取最後一角的上筆爲附號，用小字附在四個號碼的後邊。“八”的上筆是“丨”，爲2，故“漬”的全號是35182。現在採用四角號碼法編排的索引大都在前面列有檢字法說明，以方便初次使用四角號碼法的讀者。

幾種檢字法各有利弊，加之漢字的新舊字體不同，各書所收資料的內容不同，因此在使用某種辭書的時候，應先讀一讀這部書的編寫説明和凡例，了解並掌握其編排體例和編排方法，以選擇和利用。

NOTE

第二節　常用辭書示例

一、查字形

1.《甲骨文合集》 郭沫若主編，胡厚宣總編輯，中國社會科學院歷史研究所《甲骨文合集》編輯組編纂。1978 ~ 1983 年由中華書局陸續出齊。1999 年中國社會科學出版社又出版了胡厚宣主編的《甲骨文合集釋文》四册，作爲《合集》的配套書籍。另有彭邦炯、謝濟等主編的《甲骨文合集補編》七册，總計收甲骨 13450 片，殷墟以外出土甲骨 316 片。分上編圖版，下編釋文、來源表及索引兩部分。

2.《殷墟甲骨刻辭類纂》 姚孝遂主編，1989 年中華書局出版。該書匯總了《甲骨文合集》《小屯南地甲骨》《英國所藏甲骨集》《懷特氏等收藏甲骨集》等幾部甲骨著録書而編成，體例與《殷墟卜辭綜類》基本相同，但增加了釋文和拼音檢索等項，是甲骨卜辭索引類工具書。

3.《甲骨文字集釋》 臺灣學者李孝定編，1965 年臺北中央研究院歷史語言研究所影印。全書 150 萬字，按《説文》分别部居，分正編 14 卷，卷首、補遺、存疑、待考各 1 卷。

4.《甲骨文字詁林》 于省吾、姚孝遂主編，1996 年中華書局出版。全書四册，500 萬字，大致集録了 1989 年以前 90 年來甲骨文字考釋的主要成果，並對種種説法做了一次比較系統的是非評判，是文字考釋的集大成之作。後有陳偉武作《〈甲骨文字詁林〉補遺》，對該書一些疏漏失録的諸家考釋進行補充。

5.《甲骨文字典》 徐中舒主編，1988 年四川辭書出版社出版。全書分序言、凡例、目録、檢字、本書所引甲骨著録書目和正文幾個部分。正文分字形、解字、釋義三部分。分别收録字形、解説字義並列舉各類有代表性的辭條，以説明所釋各字在殷商時期具體語言環境中的各種詞義。這是專以甲骨文的字形及字義爲檢索内容的工具書。

6.《金文編》 容庚編著，1959 年科學出版社有增訂本。共收金文 1.8 萬餘條，是從歷代出土的 3000 多件殷、周青銅器的拓本或影印本臨摹下來的。其中可識的字大體依《説文》分部排比，《説文》所無而可識的字，則附列於各部之末，每字附注篆文；其有疑義或不可辨認者列爲附録。書後附採用彝器目録、引用書目及筆畫檢字，檢索相當方便。1985 年中華書局又出版該書第四版，採用銘文 3902 件，收正文 2420 字，附録 1352 字，共計 3772 字。這是今日可見金文的總數。容庚另有《金文續編》一書，專收秦漢金文，1935 年商務印書館出版。其共收 951 字，附録 33 字，並收重文 6083 字，書末附採用各器銘文及楷書筆畫檢字。

7.《两周金文辭大系圖録考釋》 郭沫若編著，1957 年科學出版社出版。全書八册，是將《两周金文辭大系》《两周金文辭大系圖録》及《两周金文辭大系考釋》三書合並並修補增訂而成。其中大系部分選録了各家著録中重要的两周有銘青銅器，在考釋部分逐件加以考釋研究，不僅讀釋文字，而且著重闡發與古代社會歷史有關的重

NOTE

要材料；圖録部分包括圖編和録編：圖編專輯器形，263 件；録編專輯銘文，分上、下两卷，上卷收宗周器銘 250 件，下卷收列國器銘 261 件。考釋部分也分上下两編，與録編两卷相應。

8.《殷周金文集成》 中國社會科學院考古研究所編纂，1984 ~ 1994 年由中華書局陸續以珂羅版精印出版。該書收器總數近 1.2 萬件，北宋以來的商周金文著録之作、中外博物館之收藏以及歷年各地出土的商周青銅器銘文中凡重要者幾爲《集成》所囊括。2006 年中華書局又出版了該書的修訂版，增收了近 20 年來國内外出版的金文集録、博物館藏品圖録、考古發掘報告以及有關圖籍、論著共計 50 餘種，並將原編八開十八巨册整合爲十六開八册，又將《殷周金文集成引得》一書釋文加印於器銘之側，既易於二書的配合使用，又便於初學者識讀。

9.《戰國古文字典——戰國文字聲系》 何琳儀主編，中華書局 1998 年第 1 版，2004 年再版。本書將戰國時通行于齊、楚、燕、韓、趙、魏等六國的文字（包括六國金文、貨幣文字、璽印文字、陶文、簡書和帛書等文字）熔爲一爐，間采六國文字所無之秦文字，依照王念孫 21 部的聲系排列，分"正編""補遺""合文""附録"四部，是一部較齊備的戰國文字綜合字典。

10.《古文字詁林》 李圃著，2004 年上海教育出版社出版。本書爲古文字考釋類大型專業工具書，收入古文字考釋資料達 1500 萬字之多，所收考釋資料涵蓋出土古文字（包括甲骨文、金文、戰國秦漢玺印文、戰國貨幣文、陶文、戰國秦漢簡牍文、帛書、石刻文、春秋戰國石盟書等八種文字）和傳世古文字（包括《説文》篆文、或體、古文、籀文、奇字、《三體石經》古文、《汗簡》和《古文四聲韻》古文等），幾乎囊括了古文字的所有門類。本書在每個字頭下把各種古文字的字形都羅列出來，爲我們比較古文字字形提供了方便；收入的各種古文字考釋資料，從漢代的《説文解字》，到當代的有代表性的研究成果，大體上搜羅無遺。其中，有學術界視爲定論的觀點，也有較有影響的不同觀點及其論述。

二、查字音

1.《廣韻》 全稱是《大宋重修廣韻》。北宋陳彭年、邱雍等奉旨根據隋代陸法言的《切韻》、唐人孫愐的《唐韻》而增廣修編成《廣韻》。全書的編排以四聲爲綱，韻目爲緯。全書共五卷，分爲 206 韻，共收 26194 個字。其中平聲 57 韻，上聲 55 韻，去聲 60 韻，入聲 34 韻。每字先釋義，後注音切，然後把同音字排列于後，作爲一組。音有异讀的，個别注明；字有异體的，即附於本字之下。《廣韻》是我國現存第一部完整的韻書，保存了魏晉南北朝至唐宋時期的語言和訓詁資料，反映中古漢語的語音系統和詞義訓詁，可查字的音、義，上溯古音，下推今音，旁及各地方音，是研究漢語音韻學和古文字學的重要參考資料。《廣韻》歷來版本較多，周祖謨根據不同版本校訂异同而成《廣韻校本》，是目前較爲完善的版本。19 世紀 30 年代沈兼士主編的《廣韻聲系》，將《廣韻》收字按諧聲聲符重新編排，十分清楚地展示了《廣韻》的諧聲系統，也是一部對漢語文字、音韻、訓詁研究都很有用的工具書。

2.《集韻》 宋代丁度、宋祁等編。全書十卷，平聲四卷，上、去、入聲各两卷。

NOTE

韻部與《廣韻》數目相同，仍分爲206韻。但韻母名稱和編排次序略有變動，對獨用同用的規定也做了調整，反切很多不同於《廣韻》，反映了宋代的語音情況。收字53525個，其中很多是异體字，對研究古文獻非常有用。《集韻》對字的形音義都很注重，內容常爲後世字書、辭書所引用，是研究文字訓詁和宋代語音的重要資料。然而書中也存在不少錯誤，因而出現多部校本，其中流傳至今、影響最大的是清代方成珪的《集韻考正》十卷，集乾、嘉、道光學者研究《集韻》之大成。1936年陳準著《集韻考正校記》，又對《考正》加以辨正，是研讀《集韻考正》必不可少的參考書。今有上海古籍出版社1985年影印述古堂影宋抄本《集韻》，後附單字索引，檢字方便。趙振鐸的《集韻校本》是今人對《集韻》所做的最爲全面系統的整理工作，可以參考。

3.《古今字音對照手册》 丁聲樹編録，李榮參訂，科學出版社1958年初版，中華書局1981年修訂新版。全書收單字6000左右，字頭排列以普通話讀音爲序，每條同音字後均注出中古音的反切和應歸屬的音類。普通話讀音相同而中古音不同的，分條排列。比如在“pò”這個普通話讀音後有：pò 去破——普過切/果合一去過滂；粕——匹各切/宕開一入鐸滂；迫——博陌切/梗開二入陌幫等，就是説：在去聲pò這個讀音裏，“破”字的《廣韻》音切是“普過切”，中古音系裏屬“果攝”“合口”“一等”“去聲”“過韻”“滂母”。“粕”“迫”二字，普通話裏雖然和“破”同音，但在中古音裏並不完全相同。不過此書沒有標出擬音。

4.《上古音手册》 唐作藩編著，江蘇人民出版社1982年出版。上古音，指東漢以前的漢語語音。全書收漢字8000個，按中文拼音字母順序編排。沒有上古音的擬音。比如查“鮑”字的上古音，按今天的讀法翻到bào這個音下就可以看到：bào 抱鮑——幽·並·上/報——幽·幫·去/暴瀑——藥·並·入/豹爆——藥·幫·入等，就是説：“鮑”字上古音屬“幽部”“並母”“上聲”；同時可知，“抱”“鮑”不但今天同音，上古也同部、同母、同聲調，而“報”“暴”“豹”這些字雖然今天同音，上古音却各有讀法。

5.《漢字古音手册》 郭錫良編，北京大學出版社1986年出版。全書收常用漢字8000多個，每字列出其上古和中古的音韻地位，並加注擬音。

三、查字義、詞義

1.《説文解字》 《説文解字》是我國第一部字典。作者是東漢許慎。全書14篇（加上叙共15篇），分爲540部，收9353個單字，重文1163個。《説文解字》以小篆爲主體，把古文和籀文不同於小篆的列在下面，按照“六書”的原則，分析文字的結構形態，先釋字的本義，次釋字形，有的注出字音。《説文解字》是許慎整理研究當時許多經學家、文字學家的研究成果而編成的一部總結性的著作。它保存了大量先秦時期的字體和漢代以前的文字訓詁，反映了上古漢語辭彙的面貌，是研究古漢語不可缺少的材料；它總結了漢以前的文字理論，系統地提出並解釋了“六書”的理論，創造了部首分類法；它的解説中保存了古代逸聞古俗，使我們能夠從中了解到一些古代政治經濟情況。現在通行的是北宋徐鉉整理的《説文解字》，被称为大徐本，1963年

NOTE

中華書局影印。較好的注本是清代段玉裁的《説文解字注》，簡稱"段注"。它先從原書的體例、後代字書的訓釋和古籍引用《説文解字》三個方面對大徐本、小徐本進行校訂，又用古書上的字義闡明許書的訓釋，並説明一個字的意義及其引申變化，對漢字的研究有較大貢獻。清代研究《説文解字》的著作很多，成就較大的有桂馥的《説文義證》、段玉裁的《説文解字注》、王筠的《説文釋例》《説文句讀》、朱駿聲的《説文通訓定聲》。

2.《説文解字詁林》 丁福保編，1928年出版。《説文解字詁林》彙集182種1036卷注釋和研究《説文》的著作，以許慎原書的次序爲綱，編輯而成。此書檢一字而頃刻即得，得一字而各説咸備，爲研究《説文》提供了便利的捷徑。

3.《爾雅》 《爾雅》是我國第一部詞典。作者尚無定論，大約成書於漢代。《爾雅》編撰的主要目的，是解釋其他的儒學經典著作。書名稱之爲《爾雅》，是把它當作解釋經文最正統、最標準也是最正確的書（爾，近也；雅，正也），是十三經之一。《爾雅》把詞按性質、意義加以分類編纂，既釋單字也釋詞。全書共分19篇，也就是19類。其中前三篇釋詁、釋言、釋訓，解釋一般詞語；其餘釋親、釋宮、釋器、釋樂、釋天、釋地、釋丘、釋山、釋水、釋草、釋木、釋蟲、釋魚、釋鳥、釋獸、釋畜等十六篇，解釋人事、天文、地理、動物、植物等方面專有詞語。《爾雅》保存了周秦時代的語言材料，對了解古代制度、器物、天文、地理等方面的知識也有重要作用。歷代對《爾雅》進行注釋的主要有東晉郭璞注、北宋邢昺疏、清代邵晉涵《爾雅正義》、郝懿行《爾雅義疏》等。

4.《爾雅詁林》 《爾雅詁林》是《爾雅》學資料的集大成著作，全書分正編、叙録兩個部分。正編800餘萬字，影印出版，叙録100餘萬字，排印出版。正編收書94種，共分五類。以《爾雅》條目爲綱，以諸家訓釋爲目，按《爾雅》各個條目，分别排列組合諸家的解説。在排列次序上，各條目之下首列郭注、邢疏，然後按五類次序排列，各類書籍基本以始刊年代爲序，有圖解者均附於每條之末。94種書，基本將歷代較有價值的分條目解釋的《爾雅》研究著作囊括以盡。叙録内容包括《詁林》書目提要144篇，《爾雅》及其研究專著序跋彙編154篇，當代《爾雅研究論文選編》及20世紀40年代以前《爾雅》研究資料輯録。叙録内容是正編的重要補充。

5.《方言》 《方言》全名《輶軒使者絕代語釋别國方言》，漢代揚雄撰。《方言》共13卷，1.2萬字，是我國第一部方言詞典。《方言》既包括長江流域和黄河流域的方言，也包括了部分少數民族的語言。《方言》的編輯體例仿《爾雅》按類編次，先列舉詞條，然後分别説明通行情況。保留了兩漢時期豐富的口語詞彙，對後世的影響很大。後代學者爲《方言》做注疏的著作有多種，其中影響較大的有東晉郭璞注、清代戴震《方言疏證》、錢繹《方言箋疏》等。

6.《釋名》 漢代劉熙撰。全書8卷27篇，即27類，是一部用聲訓方法推求名源的專書，也是我國第一部語源學專書。特點是採用聲訓給字詞下定義，再進一步指出詞的來源，此書對了解漢代語音、方言和詞義都有幫助。明代曾改名爲《逸雅》。

7.《廣雅》 《廣雅》也稱爲《博雅》，三國魏·張揖撰。此書取材廣泛，保存了漢以前字詞的古義，是一部有價值的訓詁詞典，補充了《爾雅》所沒有的内容。《廣

NOTE

雅》原書分上、中、下3卷，總計18150字。清人王念孫在《廣雅疏證序》中評論《廣雅》説："蓋周秦两漢古義之存者，可據以證其得失；其散逸不傳者，可藉以闚其端緒。則其書之爲功於訓詁也大矣。"王念孫的《廣雅疏證》是對《廣雅》最好的注釋著作。

8.《玉篇》 南朝梁·顧野王撰。原書成於543年。現通行本是宋代陳彭年、丘雍等人修訂的，名爲《大廣益會玉篇》，30卷，分542部。《玉篇》原書15.8萬字，收單字1.68萬個，陳增加5000多字，收單字22500多個。《玉篇》比《説文解字》爲詳，但不書篆書，只釋字義和用反切注音，釋義比較簡單，是研究文字和訓詁的重要參考資料。

9.《經典釋文》 唐·陸德明撰。全書30卷，專注《十三經》文字，收羅各家音切注釋，引書爲證，並加上自己的見解，編撰周密，是研究唐以前先秦經書（包括《老子》《莊子》）注釋的專用工具書。又因爲它以釋音爲主，義訓較少，所以又是一部以研究經書釋音爲特徵的工具書。

10.《康熙字典》 清·張玉書、陳廷敬等奉敕編撰。全書收單字47035個，《補遺》一卷收稍偏僻的字，《備考》一卷收不通行之字。是一部收字量大、流行面廣的字典。該書在明代梅膺祚《字彙》、張自烈《正字通》的基礎上編著而成，體例也大體同此二書，於1716年編成，同年印行。《康熙字典》採用部首檢字法，分214部。釋字體例是先音後義，注音用反切，釋義都有例證，收集資料相當豐富，是當時收字最完備的字典，"字典"一詞也創始於此。特點有：收字多，其他字典上查不到的難、僻、怪、異體字，一般都能查到；資料豐富，字書、韻書、經、史、子、集類文獻均有收入，並附有古文、隸書、小篆。由於編寫時疏漏，《康熙字典》錯誤較多。王引之作《字典考證》，糾正了其中錯誤2588條。《康熙字典》儘管有錯誤，但還是查找古字、古義、古音很有價值的工具書。

11.《經籍纂詁》 清·阮元撰。全書106卷，按平水韻106韻編排，每韻一卷。收録了唐代以前主要古籍中的文字訓詁，既釋本義，也説明引申義，此書體例嚴謹，材料豐富。它的缺點是：首先，《經籍纂詁》只是資料的集結，而缺乏對義項的歸納。其次，有些書《經籍纂詁》成書時尚未發現，未及徵引，所以我們引用有關書籍時一定要復核原書。另外此書不注音切，也是其不足。

12.《辭源》 老版《辭源》由陸爾奎等主編，正編1915年出版，續編1931年出版，合印本1939年出版。所收詞語不及《辭海》多，解釋也不及其詳，標點只用圈點，例證不注篇名，但有的詞目《辭海》未收。1958年修訂，根據與《辭海》《現代漢語詞典》分工的原則，將《辭源》修訂爲閱讀古籍用的工具書和古典文史研究工作者的參考書。到1979年，新《辭源》由商務印書館陸續出齊，凡4册。該書删去舊《辭源》中的現代社會科學、自然科學和應用技術方面的詞語，增加古漢語詞語，修改不正確的注釋，抽换並增補較多例證，對出處加注作者、篇名和卷次。全書收詞目10萬條左右，包括古漢語的普通詞彙、成語典故、人物著作、歷史名物、古代地名等等。注音用漢語拼音，並加反切等。釋義注意詞語的來源和演變，凡見於《説文解字》的大都引用，基本以本義、引申義、通假義爲序。該書繁體排印，仍沿用214

NOTE

部部首編排法，各册正文前附有按筆畫編排的《難檢字表》，正文附有《四角號碼索引》，第四册又附有全書的《漢語拼音索引》，便於查檢。新修訂的《辭源》第三版于2015年出版。

13.《辭海》 最早由舒新城主編，1936年中華書局出版。全書收單字1.3萬餘個，各類詞語12萬多條。按部首編排，分214部，用反切和直音注音，繁體字印行，是閱讀古籍的工具書之一。新《辭海》由該書編輯委員會編寫，1979年上海辭書出版社出版，是用現代方法編寫的大型百科性辭書，所收詞目以解决一般讀者在學習、工作中的疑難問題爲主，並兼顧各學科的學術體系，不收古體字和冷僻字，古義的徵引也較少。詞目12萬多條，按部首編排，分250部，漢語拼音注音，簡體字印行。此後《辭海》按照十年一修的方鍼，分别有1989年、1999年、2009年版。

14.《漢語大字典》 徐中舒主編。1986～1990年由四川辭書出版社、湖北辭書出版社出版。全書8卷，約2000萬字，共收楷書單字54678個，繁簡字並收並用。凡古今文獻、圖書資料中出現的漢字，幾乎都可以從中查出。按部首編排，以傳統的214部爲基礎，删8部，並6部，共立200部；單字歸部基本與《康熙字典》同，略加調整。在字形方面，于楷書下列舉反映形體演變關係並有代表性的甲骨文、金文、小篆和隸書的形體，簡説其結構演變；在字音方面，用現代漢語拼音注音，收列中古反切，標注上古韻部；在字義方面，著重羅列常用字的常用義，也注意生僻義和生僻字的義項，並適當收録復音詞的詞素義。《漢語大字典》第二版于2010年出版，收字總數爲60370個，爲9卷本。

15.《漢語大詞典》 羅竹風主編。漢語大詞典編輯委員會編纂，1986年由上海辭書出版社出版。這是一部大型的、歷史性的漢語語文詞典。該書收録漢語的一般語詞，著重從語詞的歷史演變過程加以全面闡述。單字以有文獻例證者爲限，沒有例證的僻字、死字一般不收列。共收詞目約37萬條。單字按部首編排，與《漢語大字典》相同，共立200部。繁體字、簡化字並用，單字條目採用繁體字。全書12卷，另有附録、索引1卷。每卷有《難檢字表》《部首檢字表》。1998年《漢語大詞典》光碟版問世，最新的《漢語大詞典》光碟是2.0版。

16.《故訓匯纂》 宗福邦等主編，2003年商務印書館出版。該書全面匯輯了從先秦至晚清的古籍文獻中的注釋材料，共收字頭近2萬個，引據的訓詁資料50萬條，篇幅達1300萬字。從訓詁史角度來看，此書可説是對清代著名工具書《經籍纂詁》的繼承和發展。

四、查中醫藥名詞

1.《中國醫學大辭典》 謝觀編，1921年商務印書館出版。全書收中醫、中藥名詞術語7萬餘條，包括病名、藥名、方名、身體、醫學、醫書7大類，資料豐富，有一定參考價值。如病名，首先叙述致病原因，再講治療法則，同爲一病，而性質類型不同者，也都分别加以叙述。各種藥品，無論動、植、礦物，皆廣爲收録，先述形態，次述性質、功用，其專長喜惡及制法則以雜論概括。

2.《中醫大辭典》 本辭典是一部集學術性和臨床應用於一體的大型綜合性現代

NOTE

中醫辭書。收載詞目近 9 萬條，選詞面廣，涉及醫史人物、中醫文獻、中醫基礎、中藥、方劑、鍼灸、推拿、氣功、養生、食療以及內科、婦科、兒科、外科、骨傷科、五官科等臨床各科，釋義定義準確、闡釋得當、言簡意明，通俗易懂。各類辭目均注明出處，便于查考。試用本分 8 册，于 1980 年起由人民衛生出版社陸續出版。1979 年出版的《簡明中醫辭典》是《中醫大辭典》的簡編。經李經緯、鄧鐵濤等主編，在原 8 大分册的基礎上進行全面修訂，於 1995 年由人民衛生出版社出版了《中醫大辭典（合編本）》。新一版 2005 年由人民衛生出版社出版。

3.《中國藥學大辭典》 陳存仁等編纂，1935 年出版，1956 年修訂。對常用藥品的詮釋較詳細，首先說明命名的意義，次述處方名稱，並列古籍中的别名和外文名稱，指出產地、形態、種植、性質、效能、成分、主治、用量及歷代記述考證等。

4.《中藥大辭典》 是一部大型中藥專業工具書。南京中醫學院編，1977 年出版，2006 年出版第二版。共選收中藥 6000 餘味。以藥物名的首字筆畫多少爲序，每藥以正名爲辭目，下分異名、基原、原植物、栽培、采集、制法、藥材、成分、藥理、炮制、性味、歸經、功用主治、用法與用量、宜忌、選方、臨床報道及各家論述，較廣泛地搜集了古今中外有關的文獻資料。該書有多種版本，既有簡體大字本與縮印本，又有臺灣、香港地區的繁體字本，並先後經版權輸出，被翻譯成日文本和韓文本出版。

5.《中醫疾病證候辭典》 王雨亭編著，1988 年人民軍醫出版社出版。從 93 部中醫專著中選録中醫證候名和疾病名共 2466 條，其中正名 1693 條，附名 773 條，內容包括中醫內、外、婦、兒、五官等科常見證候名及古病名。各詞條均注明出處，並詳述病因病機、病性、病位和病勢，以及症狀特徵、治則、選方和藥物。

6.《簡明中醫病名辭典》 馬汴梁主編，人民衛生出版社 1997 年出版。從歷代中醫文獻中收録中醫病名詞目 4000 餘條，內容涉及內科、外科、婦產科、兒科、五官科、骨傷科、男科及性病。每條詞目先注明出處、引文，再做注釋。注釋體例依次爲病因病機、症狀表現、與現代醫學病名對照、治則治法、選方、用藥。按詞目首字筆畫順序編排，正文前有筆畫目録。

7.《中醫方劑大辭典》 彭懷仁主編，人民衛生出版社 1993 ~ 1997 年出版。全書分 11 册。從上自秦漢，下迄 1986 年底的 1800 餘種古今醫學文獻中，收録有方名方劑共 9 萬餘條，以 1911 年前的方劑爲收集重點，1911 年後的擇優選録。以方名爲辭目，按方名首字筆畫、筆順爲序排列。辭目又分正、副，同方異名者，一般以最早出現者爲正辭目，其餘爲副辭目。正辭目下設方源、異名、組成、用法、功用、主治、宜忌、加減、方論選録、臨證舉例、現代研究、備考等 12 項。副辭目僅列名稱與出處以及與正辭目的關係。第 1 ~ 10 册爲正編，每册書前均有本册"方名目録"。第 11 册爲附編，有方名索引、主治病證索引（按臨床各科病證分類）等。

8.《新編鍼灸大辭典》 程寶書主編，1995 年華夏出版社出版。共收有關鍼灸詞目 3666 條，插圖 841 幅，較全面地反映了鍼灸學的豐富內容，包括經絡、經穴、奇經、刺灸法、其他鍼灸法、疾病治療、鍼灸歌賦、鍼灸儀器、鍼灸醫家、鍼灸醫籍 10 個方面。穴名著録採用世界衛生組織總部鍼灸穴名國際標準化科學組會議審定通過的

NOTE

《標準鍼灸穴名》和國家技術監督局批準實施的《經穴部位》。按筆畫編排，正文前有筆畫目録，書末附“漢語拼音索引”“人名索引”“分類索引”（分經絡、十四經穴、奇穴、鍼灸法、鍼灸醫籍、疾病治療、鍼灸歌賦7類）“主要參考書目”。

9.《内經詞典》 張登本、武長春主編，1990年人民衛生出版社出版。利用《黄帝内經》計算機資料庫，收録《内經》原文所用全部2286個單字、5560個語詞，以此爲條目，按部首編排。條目分字、詞兩級，每個條目組成包括字目字頻、讀音音韻（包括現代音、中古音、上古音）、詞目詞頻、釋義義項、漢唐及清儒文史訓詁書證、《内經》書證、《内經》注家書證。有的條目還羅列歷代注家的不同見解，以供參考。義項排列以本義、引申義（包括語境義）、假借義、校勘爲序。正文前有按部首編排的“内經詞典字目”，書末附“拼音檢字表”及《素問》篇目、《靈樞》篇目。

10.《黄帝内經詞典》 郭靄春主編，1991年天津科學技術出版社出版。該詞典以人民衛生出版社1963年出版的《素問》《靈樞》爲版本依據，收録其中全部單字和詞語，共計單字2747個（含繁體、異體字608個），詞條7178條（其中單字條2139條，復字條4979條）。注音釋義悉以《内經》中出現的音義爲限。釋義力求簡明扼要，以切合原書具體語境的涵義爲準；一詞多義，予以分項説明；每一義項後酌情援引原書例證一至數條；有訛、衍、倒、脱者，加列校勘項，標注篇名。正文前有“單字筆畫索引”“單字音序索引”“詞目檢索表”，書末附録“黄帝内經書目匯考”“黄帝内經論文索引”，以供研究者參考。

五、查事名

1.《中國人名大辭典》 臧勵龢等編，是我國出版年代最早、使用最爲廣泛的檢索中國古代歷史人物生平事蹟簡況的大型綜合性現代辭書之一。自1921年商務印書館初版以來，重印十餘次之多。此典依據正史，旁及舊聞，歷時六載，收録上古至清末名人44777人，包括少數民族人物，人名下記載人物的字號、籍貫、主要經歷等。按姓氏筆畫排列。一般見於史料上的名人，大都可以從中查得。書前有筆畫檢字表，書末附有四角號碼索引、姓氏考略、異名表和中國歷史紀元表。對人物評價多依“正史”的見解，清代人物收羅不全，是該書欠缺之處。

2.《中醫人名大辭典》 李雲主編，2015年中國中醫藥出版社出版。該書以作者1988年出版之《中醫人名辭典》爲基礎，收載人物由原10.5萬餘人擴充至18.7萬餘人（當代在世醫家未收）。全書按姓氏筆畫排列，逐一介紹歷代中醫人物姓名、字、號、别號、生卒年、籍貫、生平、學術思想、醫德醫風、學術著作、學術傳承等，並注明資料出處，書後附有“别名索引”“書名索引”，便於查找。該書對歷來有争議的醫史人物多有考證，通過正史、地方志等資料對某些佚名人物有所發掘，頗具實用價值。

3.《中醫人物詞典》 李經緯主編，1988年上海辭書出版社出版。收集古今醫家6200餘名。書末附有《人名字号、别名及師徒後裔索引》《中醫書名索引》。

4.《中國古今地名大辭典》 臧勵龢等編，1931年上海商務印書館出版。收録我國古今地名，如省府郡縣、鎮堡山川、名城要塞、鐵路港口、名勝古跡、奇觀亭園等4萬餘條，對其地理位置、古今名稱變化等加以解釋。卷首有筆畫檢字表，卷末有四

NOTE

角號碼地名索引，另附《各縣異名表》，供查古今異名用。該書材料甚豐，解釋頗詳，但由於出版時間較早，有些資料已陳舊過時，需借助有關資料訂正。

5.《中國歷史地名辭典》 魏嵩山主編，江西教育出版社 1988 年出版。收録中國歷史地名約 2.1 萬條。舉凡正史與正史地理志、正史以外的各種史籍地志及歷代詩文中敘及的較重要的地名，均廣爲收録。爲使讀者弄清每一歷史地名的建置沿革與今地所在，編者對大量文獻記載與各種地圖做了深入細緻的研究對照。詞條均按筆畫檢索。書末附“中國歷史年代簡表”“中國歷史年代紀元表”。

6.《中國歷代職官詞典》 沈起煒、徐光烈編著，1992 年上海辭書出版社出版。在《辭海》(中國古代史分册）中“歷代職官”的詞條基礎上擴充修訂而成，共收録詞目 3809 條。包括帝王后妃、宰輔執政、臺諫、尚書各部、九卿寺監、文學侍從、宮廷殿中、軍事、宦官、地方政府、東宮官、散官階官、官秩封爵、科舉銓選、少數民族政權、先秦官制雛形、遼元兩代特殊制度、明清民族事務、清末民國新制等十餘類。按詞目首字筆畫數和起筆筆形順序編排。

第八章　古醫籍

第一節　古醫籍概説

一、古醫籍的數量

中國傳統醫學源遠流長，產生的醫籍浩如煙海。現存的醫籍有多少呢？2010 年出版的《中國古籍總目》著録古籍約 20 萬種，醫家類位居子部，著録醫籍 6685 種，加上叢書部所著録的醫學叢書類及農家類、雜家類等中含醫學内容較多的典籍，種數會有所上浮。2007 年出版的《中國中醫古籍總目》著録 1949 年以前出版的中醫醫籍（不含法醫、獸醫類著作）13455 種，除去約 4600 種民國醫籍，著録古醫籍近 9000 種（含部分外國醫籍）。兩相參照比較，大致可以推斷出：現存古醫籍應不少於 8000 種，占現存古籍的 1/25 多。

1/25 的比例不高，但古籍種類繁多，以《中國古籍總目》爲例，先分以經、史、子、集、叢五部，每部又分類别，僅子部就分 17 類，如此看來，古醫籍在現存各類古籍中所占比例相對來説還是比較大的。這也符合古人的認識。元代和尼赤曾比較過儒書與醫書的數量，其在《活幼心書決證詩賦序》中説：“且吾聞學醫者與學儒無異，儒者求聖賢之心法，以有聖賢之書存焉耳，醫無其書，則軒岐之心法泯焉而不傳久矣，又何由而學之？故醫書之浩衍與儒書相埒，殆又過之。”該序寫於元泰定四年，科舉考試已步入正軌，儒學的重要性不言而喻，但此類書籍仍没有醫書多，説明了醫書的浩瀚。

除了浩如煙海的現存古醫籍，還有很多的醫籍因天災、戰亂等各種原因而散佚消亡。裘沛然的《中國醫籍大辭典》著録亡佚醫籍 4700 多種。實際數字可能遠遠大於此。《隋書・經籍志》著録醫籍 256 部，4500 多卷，現存的只有不足十部數十卷而已。由此可見一斑。在大量的亡佚醫籍中，部分醫籍能根據佚文輯佚成書，如清乾隆年間，四庫館臣就從《永樂大典》裏輯出《脚氣治法總要》《旅舍備要方》等重要醫籍，但更多的亡佚醫籍則永遠無法重現。

二、古醫籍的特點

1. 抄本數量多　據《中國中醫古籍總目》等初步統計，抄本醫籍不下 5000 種，占全部醫籍的 40%左右。這在古籍中是相當顯眼的。這些抄本大多是專科類醫籍。和尼赤《活幼心書決證詩賦序》言：“然板行於天下，人得而有之者，往往大方脈之書爲多。彼爲小兒者每以專科自名，或私得一方，即祖子孫相傳，世享其利，它人萬金不

NOTE

願授也，其肯與天下後世公共之哉？”這裏説的是兒科，其他專科亦然。

抄本流傳是爲了秘不示人。想要刊刻流傳，除非出現特殊的情況。如《重樓玉鑰》，歙縣鄭氏自閩人黄明生處得到此書後珍藏，鄭氏之喉牙科名垂數世，皆得力於此，不想該書爲家僕竊出，從而公開與眾。鄭瀚《重樓玉鑰續編》言：“仰山公攜遺像一幀而歸，供奉於書室中，由是數十年來，活人甚廣。後被僕人私竊其半，貪利而售之於外，遂至更相傳鈔。”到了“民國”時期，中醫日漸衰微，爲了拯救中醫，裘吉生等有識之士竭力打破醫界守秘陋習，公開印刷了很多秘藏抄本。但時至今日，仍有大量的抄本未被刊刻，發揮應有的作用。

2. 醫方著作多 古醫籍的種類眾多，其中醫方著作占據重要位置。《中國中醫古籍總目》著録醫方類著作 2191 種，幾乎占了總醫籍的 1/6，在 12 大類中非常顯眼。

方書數量多的原因很多。相對於其他醫籍，方書的編纂較爲容易。撰寫經典研究類著作需要學養，撰寫醫論醫案類著作需要學驗，編纂方書則可上可下，學養深、經驗豐的作者編的方書質量可能高些，反之，质量差些。甚至只要識字，搜集幾個方子就可以編纂一部方書。而就需求而言，中醫經典闡述道理精妙入神，但精深難懂，一般人畏難，則捨去經典而覽易解之方書，以求速成。就傳播而言，人們一向認爲提供良方爲仁義之事。

方書的繁多曾引起很多醫家反思，明江瓘《名醫類案自序》就感歎：“方書繁而經論廢。”但時至今日，這種現象仍未改變，這從《中國醫籍大辭典》收録的醫籍詞目就能看出。該書收録詞目從先秦醫籍始，下迄 20 世紀末。在 21 個大類中，方書數量最多，幾乎是《内》《難》經類、基礎理論類、傷寒金匱類、診法類之和。

3. 精校古籍少 古醫籍以方書居多，很多方書本身編纂草草，傳刻更加隨意。無識者但知流播方書爲濟人善舉，率意爲之，於原書之美惡，大都以耳爲目，至編輯之體例，更少明了，隨意爲之。實際上不止是方書，幾乎所有的醫籍經過精校的都很少。古醫籍中，抄本甚多。但與文史類古籍多爲名家精抄本不同，古醫籍抄本多是醫家私藏的秘本，歷代相傳，未曾精校。即使官方的抄本也往往對醫籍不甚著意，如清代乾隆年間編纂的《四庫全書》。刊本也不理想，醫籍多爲坊刻。於是出现了“向來醫籍輾轉傳刊，或别標新名，或增刪舊本，或冒名以市重，或竊書稱自撰，歧出多端”的现象。

這種現象引起學者的注意。蕭延平《黄帝内經太素例言》言：“自來校書，苦無善本，醫書尤甚。蓋中國自科舉制興，凡聰明才智之士，多趨重詞章聲律之文，即間有卓犖異才，又或肆力于經史，漢宋諸學於醫學一門，輒鄙爲方技而不屑爲，故自林億等校正醫書後，從事此道者，實不多覯，晦盲否塞，幾近千年，紕繆糾紛，問津無路。”

4. 隱喻性的語言 取象比類是中醫學重要的思維方式之一。這種思維方式上取於天，下取於地，中取於人事，通過類比推理的方式對醫學問題加以解釋和分析。早期典籍的取象比類很明顯，如《素問·金匱真言論》言：“東方青色，人通於肝，開竅于目，藏精於肝，其病發驚駭，其味酸，其類草木，其畜雞，其穀麥，其應四時，上爲歲星，是以春氣在頭也，其音角，其數八，是以知病之在筋也，其臭臊。”這裏方位、

NOTE

顔色、臟腑、味道、聲音等通過聯想類比形成了一種比附關係。

隨着中醫理論體系的建立，取象比類隱入幕後，直接用B事物之名描述A事物，這就是隱喻。如古醫籍中常常説“金水相生”，這裏的金、水都是隱喻，中醫理論以五行配五臟，肺屬金，腎屬水，故這裏的金指的是肺，水指的是腎。按照五行相生的關係，金生水，是爲母子之臟。在生理上，肺與腎互相配合，互相滋生。這就是“金水相生”。這種隱喻性的語言在古醫籍處處可見。

另外，古醫籍除了具有一般古籍所有的歷史文獻價值、文物價值外，還具有實用價值，裏面記載了無數醫家的理論和方法，也記載了他們的經驗和教訓，直至今日，對於中醫臨床與研究還有指導意義。

三、歷代醫學典籍概述

先秦两漢古醫籍的發展經歷了從世代累積到個人創作的過程。古醫籍産生時代較早。早在《黄帝内經》成書之前就已出現了很多醫籍，如馬王堆出土的《足臂十一脈灸經》《陰陽十一脈灸經》(甲、乙本)《脈法》《陰陽脈死候》和《五十二病方》等。這些醫籍原無書名標題，馬王堆漢墓帛書整理小組根據醫書的内容而加書名，且這些醫籍無編著者姓名，内容簡樸，反映了早期醫籍的形態。近年成都老官山也出土了一部分醫書，大都沒有書名。

隨着歷史的發展，《黄帝内經》《難經》《神農本草經》等内容豐富的醫籍大量出現。但這些醫籍仍呈現出“古書不題撰人”“後世乃以人名其書”(余嘉錫《古書通例》)等早期典籍的特徵。這些典籍往往是世代累積型作品，非一人、一時之作，而是歷代醫家遞相增益而成。《黄帝内經》後世簡稱《内經》，18卷，162篇。其中9卷名《素問》，另外9卷無書名，漢、晉時稱《九卷》，因内容主要論及鍼灸經絡，又名《鍼經》，唐代王冰始稱《靈樞》。此後《素問》《靈樞》成爲《内經》的两大組成部分而流傳至今。一般認爲，該書主要部分形成於春秋戰國時期，並在流傳過程中摻入了一些後人補撰的内容。《黄帝内經》内容豐富，建立了中醫學理論體系的結構框架，奠定了中醫學發展的基礎，它也是現存最早的中醫理論經典著作。

繼《内經》後出現的又一部醫學理論典籍是《難經》。該書又名《黄帝八十一難經》《八十一難》，它雖然可能不是世代累積而成，但是作者不詳，相傳是秦越人(扁鵲)所著；成書時代不詳，最後成書大約在秦漢之際，至少也在東漢之前，仍有早期文獻的特點。《難經》以設問答疑的形式解釋了81個“經”文中的難題，絕大部分是《内經》中已經提出而尚有疑點的問題，引用的部分經文見於《内經》，可以説，《難經》是《内經》的延續和解答。它推演了《内經》的微言奥旨，發揮至理，剖析疑義，且有不少獨到見地，如首創獨取寸口及寸關尺及浮中沉三部九候的切脈方法，一直沿用至今。

《神農本草經》，又名《神農本草》《本草經》，是一部熔鑄不同時期醫藥學家勞動成果的集體創作，可能早在先秦時期就已開始收録，直到東漢時期才彙編成書。原書早在唐代初年就已散佚，現今流傳的本子，是後人從《太平御覽》《證類本草》和《本草綱目》等書中輯録出來的。其中清代孫星衍、孫馮翼的合輯本，顧觀光輯本，

NOTE

日本森立之的輯本质量較好，流傳較廣。在前人輯本的基礎上，馬繼興等人重新輯復成《神農本草經輯注》，1995年由人民衛生出版社出版。《神農本草經》共載藥物365種，其中，植物藥物252種、動物藥物67種、礦物藥物46種。《神農本草經》開創了中國古代醫學史上最早的藥物分類方法，即按照藥物的效能和使用目的，將其分爲上、中、下三品。同時對藥物學理論進行了較系統的論述，對後世醫藥學的發展產生了深遠的影響，爲中國古代藥物學的產生奠定了基礎。

東漢末年，張仲景的《傷寒雜病論》問世。這部著作雖是勤求古訓、博采衆方而成，但張仲景以自己的思想重組了前人及時人的醫學經驗，確立了臨床辨證論治的體系。學術界普遍公認這是一部最早的理論聯繫實踐、理法方藥齊備的臨床醫學專著，也是一部闡述外感病及雜病診療規律的開創性和奠基性的大作。張仲景以其學說爲後人樹立了典範，他也被尊爲醫中之聖。從中醫典籍史而言，這部著作也完全跳出了早前典籍著者不清、世代累積而成的特點，具有鮮明的個人著作色彩。

《傷寒雜病論》之後中醫典籍大量出現，猶如雨後春筍，歷朝歷代都曾編著出影響中醫發展的重要醫籍。

魏晉南北朝時期，經典著作整理方面：皇甫謐對《素問》《靈樞》《明堂孔穴鍼灸治要》三書全文重新分類整理而成《鍼灸甲乙經》；全元起歷史上首次爲《素問》作注解；吕廣《黄帝衆難經》，開《難經》注釋之先河；王叔和首次整理修訂了《傷寒雜病論》，傳經有功；陶弘景《名醫别録》爲《神農本草經》的補注本等。個人撰著方面，出現了王叔和的《脈經》、葛洪的《肘後救卒方》、劉涓子的《劉涓子鬼遺方》、陳延之的《小品方》等。特别是《肘後救卒方》經南朝梁陶弘景、金朝楊用道的補録流傳至今，即現存的《肘後備急方》。該書卷三《治寒熱諸瘧方》“青蒿一握，以水二升漬，絞取汁，盡服之”的記載啟發了著名藥學家屠呦呦用低沸點溶劑成功提取青蒿素。屠呦呦據此成爲第一位獲得諾貝爾科學獎項的中國本土科學家、第一位獲得諾貝爾生理學或醫學獎的華人科學家。

隋唐五代時期，出現了多部醫學巨著。隋煬帝敕撰《四海類聚方》，全書卷帙浩瀚，共2600卷。在編修此書的同時，又選録單方成《四海類聚單方》300卷。惜均已失佚。隋煬帝敕撰的《諸病源候論》以其重要的學術價值流傳至今，被歷代視爲證治津梁。隋、唐時楊上善編撰的《黄帝内經太素》是研究《内經》的必讀之作。該書在國内早就散佚，晚清以後從日本訪回。到了唐朝中期，王冰次注《素問》，成書爲《黄帝内經素問注》，對後世影響巨大。唐朝時期，重要的著作還有孫思邈的《備急千金方》《千金翼方》、王燾的《外臺秘要》、蘇敬等人奉敕編撰的《新修本草》、孟詵的《食療本草》等。其中，《備急千金方》《千金翼方》《外臺秘要》均爲綜合性醫學巨著，各科俱全，理法兼備；《新修本草》是第一部由政府官定的國家藥典，其影響遠及海外；《食療本草》是一部内容豐富的古代食療和營養學的重要文獻。

宋代帝王重視醫學，主持編撰了《開寶詳定本草》《開寶重定本草》《嘉祐補注神農本草》《圖經本草》等本草著作和《神醫普救方》《太平聖惠方》《聖濟總録》《太平惠民和劑局方》等方書。帝王的喜好帶動了整個社會，醫籍大量出現，特别是在方書、傷寒、本草及《内經》《難經》整理研究等方面。方書主要有陳自明的《婦人大

NOTE

全良方》、郭思的《千金寶要》、許叔微的《類證普濟本事方》《本事方續集》、洪遵的《洪氏集驗方》、陳言的《三因極一病證方論》、王碩的《易簡方》、嚴用和的《濟生方》等；傷寒學方面主要有龐安時的《傷寒總病論》、朱肱的《南陽活人書》、許叔微的《傷寒百證歌》《傷寒發微論》《傷寒九十論》、郭雍的《傷寒補亡論》等；本草方面的著作有唐慎微的《經史證類備急本草》、寇宗奭的《本草衍義》等；《内經》《難經》整理研究方面有高保衡等校正補注的《重廣補注黄帝内經素問》、李駉的《黄帝八十一難經纂圖句解》等。因研究《内經》，宋人順及探討運氣學説，成一時之風氣，重要的著作有劉温舒的《素問入式運氣論奥》等。

金元時期，新學肇興，醫分門户，最具代表性的是劉完素、張從正、李杲、朱丹溪，史稱金元四大家。各人均有醫籍傳世，劉完素有《醫方精要宣明論》（簡稱《宣明論方》）《素問玄機原病式》（簡稱《原病式》）《素問病機氣宜保命集》（簡稱《保命集》）《三消論》《傷寒直格》《傷寒標本心法類萃》等；張從正有《儒門事親》等；李杲有《内外傷辨惑論》《脾胃論》《醫學發明》《蘭室秘藏》《東垣試效方》等；朱丹溪有《格致餘論》《局方發揮》《金匱鉤玄》《丹溪手鏡》《本草衍義補遺》等。以他們爲中心各自形成一個學派，每個流派也都有其他代表醫家，各有醫籍傳世。其中，李杲所代表的補土派（因其師張元素是易水人，故又稱易水學派），張元素有《醫學啟源》《潔古家珍》《潔古珍珠囊》《黄帝八十一藥注難經》等，王好古有《醫壘元戎》《此事難知》《癍論萃英》《陰證略例》《湯液本草》《伊尹湯液仲景廣爲大法》等，羅天益有《衛生寶鑒》。元代的杜思敬輯録易水學派爲主的著作19種爲《濟生拔萃》，這是我國最早的的醫學叢書之一。劉完素的追隨者薛時平著有《注釋素問玄機原病式》，常德著有《傷寒心鏡》，馬宗素著有《傷寒醫鑒》，鎦洪著有《傷寒心要》等。除了四大家及其學派的著作，金元時期還有很多大家，如滑壽，其傳世著作很多，如《讀素問鈔》《難經本義》《診家樞要》《麻疹全書》《十四經發揮》等。其他重要的醫籍還有成無己的《注解傷寒論》《傷寒明理論》，葛乾孫的《十藥神書》（專治肺癆），王國瑞的《扁鵲神應鍼灸玉龍經》，竇桂芳的《鍼灸四書》，齊德之的《外科精義》，倪維德的《原機啟維》（眼科），忽思慧的《飲膳正要》等。其中，成無己的著作不但開注解《傷寒論》之先河，而且學術價值極高，成無己也被後人視爲《傷寒論》注解第一人；竇桂芳的《鍼灸四書》是較早的鍼灸學叢書，包含《黄帝明堂灸經》《灸膏肓腧穴法》《子午流注鍼經》《鍼灸指南》四種醫籍。

明清出現了很多專門論述外感温熱病及疫病的著作，如張鶴騰的《傷暑全書》，吴又可的《温疫論》，薛雪的《温熱條辨》，吴鞠通的《温病條辨》，雷峰的《時病論》，王孟英的《温熱經緯》《霍亂論》，柳寶怡的《温熱逢源》，周揚俊的《温熱暑疫全書》，戴天章的《廣瘟疫論》，楊璿的《傷寒瘟疫條辨》等，也出現了很多綜合性甚至匯總性的醫籍，如徐春甫的《古今醫統大全》，王肯堂的《證治準繩》《古今醫統正脈全書》，李時珍的《本草綱目》，朱橚的《普濟方》，吴謙等的《醫宗金鑒》，王琦的《醫林指月》，程永培的《六醴齋醫書十種》，周學海的《周氏醫學叢書》，陳夢雷等的《古今圖書集成·醫部全録》，紀曉嵐的《四庫全書·醫家類》等。明清兩朝相比，明人多以己見著書，出現了陶華的《傷寒六書》、張介賓的《景岳全書》、趙獻可的《醫

NOTE

貫》等著作。清人多考古，出現了張志聰的《黄帝内經素問集注》《黄帝内經靈樞集注》《本草崇原》《傷寒論集注》，高士宗的《黄帝素問直解》，姚止庵的《素問經注節解》，汪昂的《素問靈樞類纂約注》，徐大椿的《難經經釋》《神農本草經百種録》《傷寒類方》，葉霖的《難經正義》等著作。

四、中醫類書與中醫叢書

在古醫籍中，類書和叢書具有重要地位，兩者都保存了大量的醫學資料，對於古醫籍的學習與研究具有重要意義。

（一）中醫類書

所謂類書是按照“分類隸事”的原則，把各種書籍中的有關内容分門别類地加以編排而成的工具書。這種書籍的優點是便於尋檢和徵引材料。類書的產生可以追溯到三國魏·王象等撰集的《皇覽》，以後歷代都有編纂。由於不少類書成書於古代，而古籍散佚，十不存一，遺文舊事往往賴此得存。因此，類書又是輯佚、校勘的極好材料。比較通行的醫學類書有宋代趙佶主編的《聖濟總録》，明代徐春甫編的《古今醫統》、張介賓編著的《類經》、朱橚等編的《普濟方》、江瓘等編的《名醫類案》，清代魏之琇編的《續名醫類案》、陳夢雷等編撰的《古今圖書集成·醫部全録》等。國外學者編寫的中國古代醫學類書主要有日本丹波康賴的《醫心方》，朝鮮金禮蒙的《醫方類聚》、許浚的《東醫寶鑒》等。下面簡要介紹幾部中醫類書。

1.《古今圖書集成·醫部全録》 清代陳夢雷等編（原隸《古今圖書集成·博物編·藝術典》），共520卷，900餘萬字，人民衛生出版社分12册排印。全書分8大類：醫經注釋（《素問》《靈樞》《難經》），脈診，外診法，臟腑身形，諸疾（主要爲内科疾病的診治），外科，婦科，兒科以及總論、列傳、藝文、紀事、雜論和外編。收録文獻著作達120餘種，是我國現存最大的一部醫學類書，對學習研究中醫頗具參考價值。

2.《普濟方》 明代朱橚（明太祖朱元璋第五子）等編著，刊於永樂四年（1406年），人民衛生出版社1958年分10册排印出版。書中除廣泛引用明以前各家方書外，兼收其他雜説、傳記以及道藏、佛書中有關資料，共收方61739首，是我國古代最大的一部醫方類書。

3.《名醫類案》 明代江瓘編，全書12卷，按病證分類列爲205門，包括急慢性傳染病、内科雜病，以及外科、五官科、婦科、兒科等各個病種的醫案，主要是採集明以前歷代名醫的臨床驗案，有些資料采自醫書之外的各種著作。對一些重要病案，附有編者按語。

4.《續名醫類案》 清代魏之琇編。全書60卷，主要採擷明代江瓘《名醫類案》一書以後的名醫醫案，以及《名醫類案》中未收但撰者認爲重要的醫案。其編寫體例與《名醫類案》一致。全書將病證分爲345門，其中對温病醫案的記叙更爲豐富，反映了當時温病學説已有很大發展。

NOTE

（二）中醫叢書

叢書與類書不同，它並不打亂原書的體例，只是原封不動地將有關書籍彙集起來冠以總名。其形式早期多爲綜合性的，隨着學術研究的發展，各種專門性叢書相繼出現。由於它彙集了許多種類的著作和罕見的舊本，對保存和利用古籍有很大的作用。叢書中匯輯的每一種（或一類）著作，叫做叢書的子目。對於大型叢書而言，一個子目往往就是一門單獨的學問，如《四庫全書》中的經、史、子、集，其各自統轄若干細目（書）。對於一般的叢書而言，一個子目就是一本或一部完整的書，但有時也會有某種書的摘録本或佚書的輯録本。

醫學專科叢書中，比較著名的有元·杜思敬輯的《濟生拔萃》、明·王肯堂輯的《古今醫統正脈全書》、清·吴謙等編的《醫宗金鑒》、裘慶元輯的《珍本醫書集成》、陳存仁編校的《皇漢醫學叢書》等。1994 年由浙江科學技術出版社出版的一套《近代中醫珍本集》（共 14 個分册），是首部斷代中醫學叢書。此外，還有許多一家或個人的中醫叢書。如李杲等撰的《東垣十書》、明·張介賓著的《景岳全書》、清·徐大椿著的《徐靈胎醫學全書》、清·陳念祖著的《南雅堂醫學全集》等。

1.《古今醫統正脈全書》 明代王肯堂輯，吴勉學校，刊於明萬曆二十九年（1601 年）。吴勉學認爲，“醫有統有脈，得其正脈，而後可以接醫家之統；醫之正統，始於神農、黄帝，而諸賢直溯其脈”，所以輯録自《内經》起，包括《甲乙經》《中藏經》《脈經》《難經》《傷寒論》《金匱要略》，直至《傷寒明理續論》等 44 種醫書，校正合刊。

2.《醫宗金鑒》 清乾隆時吴謙等撰，計 90 卷，包括《訂正仲景全書》《删補名醫方論》《四診心法要訣》《運氣要訣》《傷寒心法要訣》《雜病心法要訣》，以及刺灸和各科心法要訣等 13 種著作，内容簡要，切合實用。刊行 200 多年來，作爲初學中醫的必讀書，流傳頗廣。

3.《中國醫學大成》 近人曹炳章輯。原計劃收輯 365 種醫著，於 1936 年開始刊印，實際出版了 128 種，包括魏晉以來至清代的重要醫著，另有少量日本漢方醫學的著作。分醫經、藥物、診斷、方劑、通治、臨床各科、醫案和雜著等 13 類。每種均經校閲圈點，並列有内容提要，有些醫著還加上歷代醫家評注，對於領會原著要旨有所幫助。

4.《珍本醫書集成》 近人裘慶元輯，1936 年刊行。編者從歷代中醫古籍中，篩選較爲實用、學術價值較高的精本、孤本、抄本、未刊本 90 種，分醫經、本草、脈學、傷寒、通治、内外婦兒各科以及方書、醫案、雜著 12 類。内容豐富，校勘精詳，頗有學術價值。

5.《皇漢醫學叢書》 陳存仁編校，1936 年刊行。編者從日本流行的數百種中國醫藥名著中，以適宜實際、可供參考者爲標準，選出最有價值的書籍，計總類 9 種、内科 19 種、外科 1 種、女科 3 種、兒科 3 種、眼科 1 種、花柳科 1 種、鍼灸 4 種、治療診斷各 1 種、方劑 10 種、醫案醫話 11 種、藥物 8 種及論文 32 篇。

NOTE

第二節 醫籍與目録

古醫籍種數繁多，浩如煙海，面對汪洋學海，要搜集某一方面的文獻資料，要了解某一學術的源流，要問道學習門徑，徵引資料，首先就要善於運用目録。

一、目録的概念與分類

1. 目録的概念 目録是目和録的合稱。目是指篇名或書名。録即内容提要，稱作敘録，也稱序録或書録，後世又稱作提要、解題等，是對書籍的作者、内容、版本等情況的概要介紹。把一批書名或篇名與其説明依次編列在一起就是目録，故又稱書目。

目録之書有三類：①部類之後有小序，書名之下有提要者：如《四庫全書總目》等。②部類之後有小序，書名之下無提要者：如《漢書・藝文志》等。③小序和提要均無，只有書名著録：如《宋史・藝文志》等。書目的基本結構主要有書名、敘録、小序等。小序是爲了“辨章學術”，對某一部類圖書的學術流派、演變和特點加以論述，對於掌握和了解這類圖書可以起到提綱挈領、鳥瞰全域的作用。提要可涵蓋書籍卷帙、撰者狀況、主要内容、學術淵源、版本流傳等諸多方面的文獻信息，是後世考辨古籍、研究古代文獻的重要參考。小序特别是提要對於目録至關重要。很多目録無提要，甚至無小序，只要著録準確也有價值。

提要又可細分爲敘録體、輯録體和傳録體三類。敘録體是綜合目録最重要的體裁，典範是《四庫全書總目》，“每書先列作者之爵里，以論世知人，次考本書之得失，權衆説之異同，以及文字增删，篇帙分合，皆詳爲訂辨，巨細不遺。”（《四庫全書總目・凡例》）故一問世即爲學者所極力推重，被指爲學問之階。張之洞《書目答問》就言：“今爲諸君指一良師，將《四庫全書總目提要》讀一過，即略知學術門徑矣。”中醫專科目録中《三三醫書提要》《珍本醫書集成提要》較多地體現出敘録體的特徵。輯録體是指不由自己編寫，而去鈔輯序跋、史傳、筆記和有關的目録資料以起提要的作用。元代馬端臨在《文獻通考・經籍考》中首創。中醫專科目録的主流是輯録體，由日本學者丹波元胤《醫籍考》發端，建立範式。它的學術價值主要體現在輯録的資料是否豐富上。傳録體强調著録典籍的作者，對作者立一傳記以充當提要。南朝刘宋王俭在《七志》中首创。中醫專科目録中傳録體較少。清代道光、咸豐年間曹禾的《醫學讀書志》較多地體現出傳録體的特徵。這類目録能夠全面考察醫家著述的情況及醫家的師承源流。

2. 目録的分類

（1）從編撰者與目録本身功用的角度分類 可分爲國家藏書目録、史志目録和私家目録。

①國家藏書目録：又稱官修目録，是由政府主持對國家藏書進行整理後編制的一種目録。我國從西漢開始，幾乎每個朝代都有在政府主持下，進行規模較大的圖書

整理和編寫目録工作。這類書如魏晉時的《中經》《中經新簿》，宋時的《崇文總目》，清時《四庫全書總目》等。

②史志目録：史志目録主要是指正史中的《藝文志》《經籍志》而言，二十四史中撰有史志目録共六部，爲《漢書·藝文志》《隋書·經籍志》《舊唐書·經籍志》《新唐書·藝文志》《宋史·藝文志》《明史·藝文志》。

③私家目録：私家目録是由私人編纂，著録對象基本上是私家藏書。此類目録早期較著名的當推宋代晁公武《郡齋讀書志》、陳振孫《直齋書録解題》。至明清時，私家藏書風氣更盛，出現了大量的私家目録，如明朝高儒的《百川書志》，清朝黄虞稷的《千頃堂書目》，錢曾的《讀書敏求記》，孫星衍的《平津館藏書記》，張金吾的《愛日精廬藏書志》，黄丕烈的《士禮居藏書題跋記》《蕘圃藏書題識》等。這些目録大多著録詳細，且多撰有提要、載録題跋，記録藏書的版本情況，對讀書治學都大有幫助。

（2）根據目録書收録古籍的内容範圍分類　可分爲綜合目録、專科目録、特種目録和地方目録等。

①綜合目録：凡著録書籍的學科在兩種以上的目録都屬於綜合目録。例如，以經、史、子、集分類的四部目録，收録的古籍涉及各個知識門類。綜合目録的目的在於反映各門各類書籍總的收藏情況，强調兼收並蓄，綜録各科。

②專科目録：專科目録是把某一專門學科有關書籍編制起來的專目。專科目録的起源很早，第一部專科目録的出現比綜合目録要早，是漢武帝時由楊僕編寫的《兵録》。

③特種目録：記載一些具有獨特性質而又不屬於某一學科的著作，如叢書、善本書，甚至個人著作、婦女著作等的目録爲特種目録。

④地方目録：是著録與某一地區相關的書籍的目録。

二、目録的作用

不管學習什麼知識，首先都要有整體眼光。要想利用古籍，就先要知道這類典籍的整體情況，就要翻閱相關目録書籍。陳垣在《談談我的一些讀書經驗——與北京師大歷史系應屆畢業生談話紀要》説："懂得目録學，則對中國歷史書籍，大體上能心中有數。目録學就是歷史書籍的介紹，它使我們大概知道有什麼書，也就是使我們知道究竟有些什麼文化遺産，看看祖遺的歷史著述倉庫裏有什麼存貨，要調查研究一下，如果連遺産有些什麼全不知道，怎能批判？怎能繼承呢？蕭何入關，先收秦圖籍，爲的是可以了解其關梁厄塞、户口錢糧等。我們做學問也應如此，也要先知道這學問的概況。目録學就好像一個賬本，打開賬本，前人留給我們的歷史著作概況，可以了然，古人有些什麼研究成果，要先摸摸底，到深入鑽研時才能有門徑，找自己所需要的材料，也就可以較容易地找到。經常翻翻目録書，一來在歷史書籍的領域中，可以擴大視野，二來因爲書目熟，用起來得心應手，非常方便，並可以較充分地掌握前人研究成果，對自己的教學和研究工作，都會有幫助。"歷史典籍如此，古醫籍亦然。

了解整體情況後，就要知道何種典籍爲善，何種典籍應該先讀，何種典籍應該後讀，這還需要查閱相關目録書籍。清代張之洞著有《書目答問》一書，是一本很重要

NOTE

的目録學書。該書的《略例》説："諸生好學者來問，應讀何書，書以何本爲善，偏舉既嫌掛漏，志趣學業，亦各不同，因録此以告初學。"又説："讀書不知要領，勞而無功，知某書宜讀，而不得精校精注本，事倍功半。"明確説明了這一點。

知道何種典籍應讀，但怎麼查閲、訪求到這種典籍，仍然需要目録的引導，如要查現存中醫古籍，首先要查《中國中醫古籍總目》和《中國古籍總目》等目録書籍。甚至很多藏書家收藏醫籍也是依靠目録書的引導。如晚清時期，楊守敬在東瀛訪書，主要依靠的是森立之的《經籍訪古志》，他在自撰《年譜》中説："又得森立之《經籍訪古志》，其時立之尚存，乃按目索之，其能購者，不惜重值，遂已十得八九，且有爲立之所不載者數百種。"森立之是日本傑出的醫學家、文獻學家與考據學家，是日本考證醫學的泰斗級人物，故楊氏訪書的一大特點就是醫籍種數多，具體見其《日本訪書志》。

訪到書以後，要進行醫籍的研究，仍然需要相關目録書和目録學的知識。僅以考據而言，余嘉錫《目録學發微》歸納爲六點，即"以目録著録之有無斷書之真僞"，"用目録書考古書篇目之分合"，"以目録書著録之部次定古書之性質"，"因目録訪求闕佚"，"以目録考亡佚之書"，"以目録書所載姓名卷數考古書之真僞"。事實的確如此。"以目録著録之有無斷書之真僞"就是一種很好的方法。四庫館臣很稔熟這種方法，如《四庫全書總目·銀海精微》："舊本題唐孫思邈撰。唐、宋《藝文志》皆不著録。思邈本傳亦不言是書……其爲宋以後書明矣。"《四庫全書總目·瘡瘍經驗全書》："舊本題宋竇漢卿撰……考《宋史·藝文志》不載此書，僅有竇太師《子午流注》一卷，亦不詳竇爲何名，疑其説出於附會。"均運用了此方法。

目録是治學入門的鑰匙，引路的指針。面對浩如煙海的中醫古籍，通過目録可以了解古籍的整體情况；依據目録論列的相關典籍的源流得失，確定自己的取捨及閲讀的先後緩急；依據目録著録的信息，訪書、考書及進行相關典籍的研究。

目録學是治學的門徑，清代歷史學家王鳴盛在《十七史商榷》説："目録之學，學中第一緊要事，必從此問途，方能得其門而入。"又説："凡讀書最切要者，目録之學。目録明，方可讀書；不明，終是亂讀。"他把目録學推崇到很高的地位，他在《蛾術編》的開頭就"説録"，自己治學次第也是先從目録學入手。

三、中醫目録概述

醫學的傳承與發展影響著人類的健康，全面保存、記録人類文化成果的綜合目録幾乎都要留一版塊著録醫學典籍，有時更要設置醫學類。綜合性目録源于西漢末劉向、劉歆父子的《别録》《七略》，但原書早已亡佚。現存最早的目録書是東漢班固的《漢書·藝文志》。其《方技略》著錄了大量醫籍。後代的很多史志目録也都有醫籍的一席之地。至於官修目録如《崇文總目》（王堯臣、歐陽修主持）、《四庫全書總目（提要）》，私家目録如《郡齋讀書志》（晁公武著），《讀書敏求記》（錢曾著）等亦是如此。

由於醫學往往被視爲方伎小術，不加深考，綜合目録著録醫籍多有訛誤。清代程永培言："蓋古人以醫卜爲賤術，作史者志方書，未必詳加考訂。即如劉涓子之《鬼遺

NOTE

方論》,《宋史》作《鬼論》, 脱去‘遺方’二字, 則其他之疏略可知也。”

中醫專科目録學著作, 早在宋代已有《醫經目録》《大宋本草目》两書, 但均已失佚。現存最早的中醫目録專著是明末殷仲春（方叔）所編的《醫藏目録》(又名《醫藏書目》)。清代現存重要的中醫目録專著有改師立的《醫林大觀書目》、曹禾的《醫學讀書志》、淩奂的《醫學薪傳》等。“民國”時期重要的中醫專科目録有裘吉生的《三三醫書提要》《珍本醫書集成提要》, 曹炳章的《中國醫學大成總目提要》等。日本醫家尤其是江户末期醫學考證學派的學者也編撰了不少有價值的醫學書目, 其中著名的是丹波元胤撰於1826年的《中國醫籍考》(又稱《醫籍考》)和其後岡西爲人編撰的《宋以前醫籍考》。

1949年後, 我國出版了一大批中醫目録學專著。其中著名的有《四部總録・醫藥編》(丁福保等編, 上海商務印書館1955年版)、《中醫圖書聯合書目》(中國中醫研究院、北京圖書館編, 北京圖書館1961年版)、《三百種醫籍録》(賈維城編, 黑龍江科學技術出版社1982年版)、《中國分省醫籍考》上下两册（郭靄春主編, 天津科學技術出版社1984年、1987年版)、《中國醫籍提要》上下两册（吉林人民出版社1984年、1988年版)、《中國醫籍通考》(嚴世芸主編, 上海中醫學院出版社1990～1994年版)、《全國中醫圖書聯合目録》(薛清録主編, 中醫古籍出版社1991年版)、《四庫全書總目提要醫家類及續編》(李經緯、孫學威編校, 上海科學技術出版社1992年版)、《中國中醫古籍總目》(薛清録主編, 上海辭書出版社2007年版)、《中國古醫籍書目提要》(王瑞祥主編, 中醫古籍出版社2009年版)、《四庫全書總目子部醫家類匯考》(王育林主編, 學苑出版社2013年版）等。這些目録書旁搜遠紹, 按類編排, 記述作者事蹟、版本源流、内容提要、各家評述、卷數出處、考證資料及有關序跋等, 内容豐富, 查閲方便。此外,《中醫大辭典・醫史文獻分册》收集醫藥學著作的詞目有2258條,《中國醫學大辭典》中也收有這方面的詞條, 都可備查。

四、重要的中醫目録

1.《醫藏目録》 明殷仲春（字方叔, 號東皋子）編。成書於明崇禎年間（1628～1644年)。書成未刊印, 後經其孫觀國在清初補刊《痧子心法》一書後梓行, 是我國現存最早的醫學專科目録, 流傳較少。全書共收載醫書書目500餘種, 並根據釋氏之説分爲《無上函》(多爲醫經)、《正法函》(多爲傷寒)、《理窟函》(脈診)、《生化函》(婦科）等20類, 每函之前冠以小序, 簡明該類劃分之依據。全書包括醫經、傷寒、本草、脈診、鍼灸、方書、各家學説、臨證各科等多種内容。殷仲春認爲, 醫學必須以傳統文化爲基礎, 如《無上函》雖以醫經類醫著爲主, 亦參入《易經》《洪範》(附《班固五行志》等)。該書著録内容可靠, 不轉録, 不臆録, 對研究中醫目録學、分類學具有參考價值。

2.《醫林大觀書目》 清改師立（字蓮洲）編纂, 是我國現存第二早的中醫專科目録。改師立爲《醫宗金鑒》的謄録官, 在參與《醫宗金鑒》編修的過程中, 得以接觸當時編書所需的大量參考書籍, 輯録這些書目並區分門類, 即成《醫林大觀書目》。該書一直以稿本傳世, 被收入北京出版社影印出版《四庫未收書輯刊》第10輯的第4

NOTE

册中，對於研究中醫專科目録及《醫宗金鑒》具有參考意義。

3.《四庫全書總目（提要）》 是清代乾隆年間永瑢、紀昀主編的一部大型目録學專著。從1772年開始，清政府集中大批人力物力，用了10年左右的時間，纂修成著名的《四庫全書》。共收入古籍3470種，稱爲“著録書”；另有6819種未收入，只列書目，稱爲“存目書”。每部書都有一篇提要，説明作者生平、著作内容、著述體例及版本、源流等，彙編成《四庫全書總目（提要）》200卷，分經、史、子、集四大類，可以説我國在清代乾隆年間以前歷代的重要著作，基本都被收録，是内容豐富而又較有系統的研究古典文獻的重要工具書。其中“醫家類”在《總目》中屬於子部，著録、存目醫籍近200種。王育林主編，2013年學苑出版社出版的《四庫全書總目子部醫家類匯考》可供參考，是書收録《四庫全書總目》之提要原文，並做出詳細匯考，包括原文考證、書目著録、序跋、諸家論説、作者傳記等，集各家論述於一書。書末收録楊東方《〈四庫提要·醫家類〉簡論》一文，有助於了解《四庫全書總目》著録醫籍的具體情況。

4.《四部總録·醫藥編》 丁福保、周雲青編，1955年商務印書館出版，3册。該書是《四部總録》中醫藥部分的單行本，收録各種目録學著作中撰有書目提要的現存中醫古書1500多種，每種皆著録卷數、版本、著者姓名、序跋、提要和評語等。該書按類編排，分經脈、專科、雜病、藥學、方劑、醫案、養生和雜録8大類，同類書按著作年代編排。書末附有《現存醫學書目總目》《現存醫學叢書總目》及《書名索引》等。

5.《醫籍考》 日本丹波元胤編撰，在楊守敬、陳垣、宋大仁、范行準等人的努力下傳入中國。陳存仁於1935年排印該書時改訂書名爲《中國醫籍考》，新中國成立後人民衛生出版社1956年出版重排本、臺灣大新書局1975年重印本仍之。2007年學苑出版社出版郭秀梅、岡田研吉整理本，改回《醫籍考》原名。丹波家族世傳醫學，著述相承，丹波元胤之父元簡博覽多識，遍聚古今醫書，欲撰《醫籍考》一編以辨醫學源流，未果而歿。元胤纘述遺志，以成是書，其體例一仿朱彝尊《經義考》，分存、佚、未見三類，備録原書序跋及諸家考論，凡歷代史志、各家藏目，以至別集方志、事涉醫書者，莫不搜載，每有參考異同，訂正訛謬，並附已説於後。所收古今醫書三千數百餘種，分醫經、本草、食治、藏象、診法、明堂經絡、方論、史傳、運氣九門。惜書稿初成，未及校訂，丹波元胤就已早逝（未及四十）。其弟元堅繼續整理校讎，並于續見之本，補録於各門中，最後謄録成書，即爲定稿。元堅之序，述纂輯義例及成書原委甚悉。丹波家族累世傳學，收藏富有，搜訪尤勤，而又長於考訂，元胤父子兄弟合两世之經營，乃成此書，該書對於醫家溯源窮流，辨析派别有獨到之處。

6.《中國醫學大成總目提要》 曹炳章主編，1936年上海大東書局鉛印。《中國醫學大成》爲曹炳章主編的一部叢書，原擬收書365種，分13集予以出版，後因戰事，書未出齊。本書即爲365種醫書的總目提要，作爲預售征訂《中國醫學大成》的宣傳品。全書分13類，每類悉以著作者之年代爲序排列。其中醫經16種，藥物1種，診斷16種，方劑19種，通治60種，外感病43種，内科27種，外科52種，婦科24種，兒科33種，鍼灸16種，醫案16種，外集雜著25種，每書列提要，首述作者行略，次及内容概要等。並附周翰墀“著者事略”一篇。該書提要體例駁雜，水準不一，有些提要立足於校書所得，重點梳理各種版本差異及各自的訛謬，也説明所選版本及所作的整理工作，又對著録醫籍的要旨及價值進行了探討，體現出叙録體提要的特徵。但更多的提要要麼直接抄録《四庫全書總目》，要麼抄録序跋，體現出輯録體的特徵，又未説明出處，較爲駁雜。

7.《宋以前醫籍考》 日本岡西爲人編。“民國”時期，日本在東北成立僞滿洲醫科大學，設立中國醫學研究室，收藏了大量的中國醫藥書籍。岡西爲人根據這些收藏，先協助黑田源次編著《中國醫學書目》和《續中國醫學書目》，後編成《宋以前醫籍考》。本書收輯我國宋以前醫學書目1860多種，按科目分爲内經、難經、五臟、鍼灸、女科、幼科、外科、養生、經方、本草、食經及獸醫等23類。每一書目下分有出典、考證、序跋、版本等項，史料收集頗爲宏富。可以較全面地了解各書之内容梗概和學術特色，每部醫書皆標出處、卷數、存佚或著作人傳略等。全書概括介紹了宋以前醫學文獻的流傳情況，從而能較正確地評估我國宋代之前醫學的早期成就。是中醫史料中頗有影響的一部文獻專著。

8.《中國醫籍通考》 嚴世芸主編，1990 ~ 1994年由上海中醫學院出版社出版。凡四卷，附索引一卷。第一卷分醫經、傷寒、金匱、藏象、診法、本草、運氣、養生八類；第二卷爲温病、鍼灸、推拿、方論；第三卷續方論；第四卷再續方論外，列醫案、醫話、叢書、全書、史傳、書目、法醫、房中、祝由及補編。共收載醫籍達9000餘種，上溯出土文獻，下迄清代醫書，旁及日本、朝鮮的中醫古籍，凡歷代史志和近賢所著的醫書目録，有載必收，有遺則補；並搜録有一般常見中所未見的醫籍序跋，舉凡孤本、珍本、手抄本及日本抄本基本都有收録，對有關醫籍的作者、卷數、存佚情況及現有版本予以介紹，對有異議者加以考證。是我國第一部比較全面的醫籍目録通考專著，也是我國目前比較全面的醫籍目録通考的專著。

9.《中國中醫古籍總目》 薛清録主編，2007年由上海辭書出版社出版。該書共收録全國150個圖書館（博物館）館藏的1949年以前出版的中醫圖書（不含中法醫、中獸醫著作）13455種，分爲醫經、基礎理論、傷寒金匱、診法、鍼灸推拿、本草、方書、臨證各科、養生、醫案醫話醫論、醫史、綜合性著作等12大類。每一種書均介紹作者、卷數、年代、版本及收藏單位代號等項，附索引。這是目前我國收録最全的大型中醫目録書。

第三節 醫籍的校讀

“校讀法”這個名稱的提出還不到一百年。1923年陳鐘凡《古書校讀法》一書出版，第一次從方法論的角度提出“校讀法”。從此，校讀法成爲學術界推崇的一個概念。儘管學術界對這個概念的理解和運用並不一致，但大多數人認爲，校讀法是一種讀書方法，是一種邊校邊讀，校讀結合的讀書法。學術界推崇這種方法，是因爲只有通過校勘正其訛誤，復其真貌，才能順暢閲讀，正確理解。如《傷寒論·辨太陽病脈

NOTE

證並治下》載“甘草瀉心湯方”無人參，與前文“生薑瀉心湯方”後有“本云理中人參黄芩湯”矛盾，讀不通，應該校勘。宋代林億發現了這個問題：“上生薑瀉心湯法，本云理中人參黄芩湯。今詳瀉心以療痞，痞氣因發陰而生，是半夏、生薑、甘草瀉心三方，皆本於理中也，其方必各有人參，今甘草瀉心中無者，脱落之也。又按《千金》並《外臺秘要》治傷寒䘌食，用此方皆有人參，知脱落無疑。”可見，校與讀無法分開，校是基礎，讀是目的。

一、校

校讀法的前提是校。清代學者王鳴盛言：“欲讀書必先精校書。校之未精而遽讀，恐讀亦多誤矣。”這是因爲古書在流傳過程中，由於傳抄、翻刻等原因經常會出現訛誤。這些訛誤一般可歸納爲訛、衍、奪、倒、錯簡五類。校勘常用的方法，據陳垣先生，一般可以歸納爲四種：對校，即用同一部書的不同版本進行對照校勘；本校，即以同書前後文字印證；他校，即用他書（如前人之書或後人引用此書的内容）校勘；理校，即在沒有版本依據的情況下，根據文理、醫理進行校勘。這四種方法可單獨使用，亦常綜合運用。現以所校文字訛誤爲經，校勘方法爲緯，概述古代醫書注釋所涉及的校勘内容。

（一）訛

訛又稱爲訛文，指誤字。例如：

太過則令人善忘，忽忽眩冒而顛疾。（《素問·玉機真藏論》）　王冰注：“忘當爲怒，字之誤也。《靈樞經》曰：肝氣實則怒。肝厥陰脈，自足而上入毛中，又貫鬲布脅肋，循喉嚨之後上入頏顙，上出額，與督脈會於顛。故病如是。”林億等新校正：“按《氣交變大論》云：木太過，甚則忽忽善怒，眩冒顛疾。則忘當作怒。”

王冰用他校法不僅校勘出“忘”爲“怒”的誤字，還從醫理的角度分析改爲“怒”的原由。林億等用本校法，即同書他篇中的論述證明王冰校勘的正確性。在校勘誤字中最常使用的兩個術語，就是王注中的“當爲”與林億等新校正中的“當作”。

腎熱者，色黑而齒熇。（《太素·五藏痿》）　楊上善注：“熇當爲槁，色黑，齒枯槁也。”

楊上善運用理校法，判定“熇”爲“槁”的誤字。

太陽之脈，色榮顴骨，熱病也，榮未交，曰今且得汗，待時而已。（《素問·刺熱論》）　王冰注：“榮一爲誉，字之誤也。”

王冰運用對校法指出别本“誉”爲“榮”的誤字。

（二）衍

衍又稱爲衍文，指誤增的字。例如：

寸口脈沈而弱，曰寒熱及疝瘕少腹痛。（《素問·平人氣象論》）　林億等新校正：“按《甲乙經》無此十五字，況下文已有寸口脈沈而喘曰寒熱，脈急者曰疝瘕少腹痛，此文衍，當去。”

林億等運用他校法，根據《甲乙經》中無此十五字，而斷定其爲衍文，應當去

NOTE

掉。爲了更有説服力，同時運用理校法，依據文理説明，因爲下文已有這十五字所表達的内容，所以更應看作衍文。

不治，法三月若六月，若三日若六日。傳五藏而當死，是順傳所勝之次。（《素問·玉機真藏論》）　林億等新校正："詳上文是順傳所勝之次七字，乃是次前注，誤在此經文之下，不惟無義，兼校之全元起本《素問》及《甲乙經》並無此七字。直去之，慮未達者致疑，今存於注。"

林億等運用對校法與他校法，即參用全元起本《素問》和《甲乙經》二書，看出"是順傳所勝之次"七字混入正文中的注文，本要徑直去掉，又恐不了解的人產生疑問，便保留未删。

（三）奪

奪又稱爲脱或脱文，指誤脱的字。

陽之氣，以天地之疾風名之。（《素問·陰陽應象大論》）　王冰注："陽氣散發，疾風飛揚，故以應之。舊經無名之二字，尋前類例故加之。"

王注運用本校法，依據同篇前文"陽之汗，以天地之雨名之"的類例，指出經文原爲"陽之氣，以天地之疾風"，脱"名之"二字，因而補加。

帝曰：如何而反？岐伯曰：氣虚身熱，此謂反也。（《素問·刺志》）　王冰注："氣虚爲陽氣不足，陽氣不足當身寒，反身熱者，脈氣當盛，脈不盛而身熱，證不相符，故謂反也。"林億等新校正："按《甲乙經》云：氣盛身寒，氣虚身熱，此謂反也。當補此四字。"

林億根據王冰對氣虚身熱的注釋及與《甲乙經》一書的比較，認爲該句脱"氣盛身寒"四字，應據《甲乙經》補上，運用的是他校法。

（四）倒

倒又稱爲倒文，指句中誤倒的文字。

冬傷於寒，春必温病。（《素問·生氣通天論》）　胡澍《素問校義》："'春必温病'，於文不順，寫者倒誤也。當從《陰陽應象大論》作'春必病温'。《金匱真言論》曰：'故藏於精者，春不病温……'《熱論》曰：'先夏至之日者爲病温。'《評熱病論》曰：'有病温者，汗出輒復熱。'皆作'病温'。"

胡澍運用本校法，即依據文例，指出原句的誤倒，而且書證豐富，很有説服力。

天地者，萬物之上下也；陰陽者，血氣之男女也；左右者，陰陽之道路也；水火者，陰陽之徵兆也；陰陽者，萬物之能始也。（《素問·陰陽應象大論》）　胡澍《素問校義》："'陰陽之徵兆也'，本作'陰陽之兆徵也'。上三句下、女、路爲韻……下二句徵、始爲韻。"

胡澍運用理校法，即根據同篇的韻例，推定"徵兆"二字誤倒，並指出"後人狃於習見，蔽所希聞而臆改之，而不知其與韻不合也。凡古書之倒文協韻者，多經後人改易而失其讀"。

（五）錯簡

錯簡指古書中文字、句子甚至段落、篇文的錯亂。

NOTE

帝曰：人有身體髀股䯒皆腫，環齊而痛，是爲何病？岐伯曰：病名伏梁，此風根也。(《素問·腹中論》) 王冰注："此二十六字錯簡在《奇病論》中，若不有此二十六字，則下文無據也。"

王注運用理校法，即依據文意，指出此26字由於錯簡而混入《奇病論》。

所謂揆者，方切求之也，言切求其脈理也。度者，得其病處，以四時度之也。(《素問·病能論》) 王冰注："凡言所謂者，皆言未了義。今此所謂，尋前後經文，悉不與此篇義相接。似今數句少成文義者，終是别釋經文。世本既闕第七二篇，應彼闕經錯簡文也。古文斷裂，繆續於此。"

王注運用理校法，即用詞慣例，分析該處文義與全篇不相吻合，而是解釋别處的經文。

除上述内容外，古代醫書在校勘時，還有分析某一段落從何處移遷至此、某些句子爲何人在注釋中增入、某一篇章原在某本某卷等内容，讀者對此也不能予以忽視。《素問》全元起本原貌的輯復，主要就是依據林億等新校正在王冰注本每篇前與正文中的校語分析歸納出來的。

二、讀

校讀法的目的在於準確掌握古籍的義理。孫德謙《古書讀法略例·書用校讀例》就言："古書而用校讀，要在得全書意旨，斷斷爲字句之辨，所見者淺矣。今人讀書，喜言校勘之法，卒之所尚者字句耳。余亦知字句之不可忽，然古書立言之旨則尤貴探索也。"掌握古籍要義首先要具有閱讀古籍的能力，即要具有文字、音韻、訓詁等各方面的知識，這些知識可以參見其他章節内容。除了這些知識，還需要掌握其他技巧。如全書要旨要注意序跋。清人程應旄就言："案古人作書大旨，多從序中提出。故善讀書者，未讀古人書，先讀古人序，從序法中讀及全書，則微言大義，宛然在目。"不管是一段文字還是全書文字都要善於提取旨意，具體方法很多，列舉一二。

（一）找出共性，撮取旨意

古人行文常常排比鋪陳，旁徵博引。對此，須運用聚合性思維，找出共性，歸攏旨意。

夫九鍼者，小之則無内，大之則無外，深不可爲下，高不可爲蓋，恍惚無窮，流溢無極。(《靈樞·外揣》)

"小之"四句形象地極言九鍼之法的精妙、博大、深奥、高明。後兩句中的"恍惚無窮"與"小之則無内"意思相同，"流溢無極"與"大之則無外"含義相似。歸納起來，這一段文字的旨意是：盛讚九鍼之法微妙高深，變化無窮。

故蜀江濯錦則鮮，濟源烹楮則晶。南陽之潭漸於菊，其人多壽；遼東之澗通於蔘，其人多髮。晉之山產礬石，泉可愈痘；戎之麓伏硫黄，湯可浴癘。揚子宜荈，淮菜（按：當作"萊"）宜醪。滄鹵能鹽，阿井能膠。澡垢以污，茂田以苦。癭消於藻帶之波，痰破於半夏之泓。冰水咽而霍亂息，流水飲而癃閉通。雪水洗目而赤退，鹹水濯肌而瘡乾。(張從正《儒門事親·水解》)

張子和在《水解》一文中强調處方施治要擇水而用。擇水要注意的問題作者沒有直接説明，而是徵引種種“水況”，讓讀者自己領悟。從上文所舉之例看，洗錦緞最鮮亮的蜀江水，煮紙漿最白淨的濟水，宜泡茶的揚子江水，宜釀酒的淮河水，能產鹽的海水，能煮膠的阿井水等，主要是説水源問題；浸泡著野菊花的潭水，帶有人參氣的澗水，靠近礬石的泉水，含有硫黄的温泉水，生有海藻海帶的海水，浸染半夏之氣的積水，洗滌過髒物的污水，灌溉過莊稼的田水，以及鹽水等，都是水質問題；冰涼的水，流動的水，都是水性問題。因此，可以把擇水的要點歸納爲擇水源、擇水質、擇水性。

（二）審度文體，提取旨意

古人行文往往根據撰述目的而採用相應的體裁，因而後人閱讀時要審度文體，了解其寫作意圖，有選擇地對部分關鍵語句進行信息處理，從中提取旨意。

論證須明其所以然，則所當然者不言而喻。茲集務窮其源，故論證詳而繫方略。如《怒》《太息》等篇，並不繫一方，但明其理，則方在其中。如必欲考古人成法，於《準繩》等書檢求可也。（《醫書凡例三則》）

凡例的寫作目的主要是説明撰寫體例，一條凡例只有一個中心，説明與該書有關的一個具體問題。此條凡例中，屬於“撰寫體例”的只有“論證詳而繫方略”一句，故此句即是本條的宗旨所在。此句前是設立該體例的理由，此句是該體例的舉例，最後兩句是對該體例未及之處的彌補。

《續名醫類案》六十卷，國朝魏之琇撰。之琇既校刊江瓘《名醫類案》，病其尚有未備，因續撰此編，雜取近代醫書及史傳、地志、文集、説部之類，分門排纂。大抵明以來事爲多，而古事爲瓘書所遺者，亦間爲補苴，故網羅繁富，細大不捐。如疫門載神人教用香蘇散一條，猶曰存其方也。至脚門載張文定患脚疾，道人與綠豆兩粒而愈一條，是斷非常食之綠豆，豈可録以爲案？又如金瘡門載薛衣道人接已斷之首使人回生一條，無藥無方，徒以語怪，更與醫學無關。如斯之類，往往而是，殊不免蕪雜。又蟲獸傷門於薛立齋蟲入耳中一條，注曰此案耳門亦收之，非重出也，恐患此者不知是蟲，便檢閲耳云云。而腹疾門中載金臺男子誤服乾薑理中丸發狂入井一條，隔五六頁而重出，又是何義例乎？編次尤未免潦草。然采摭既博，變證咸備，實足與江瓘之書互資參考。又所附案語，尤多所發明辨駁，較諸空談醫理，固有實徵虛揣之别焉。（紀昀等《四庫全書總目提要·續名醫類案》）

提要的目的是讓讀者對書籍有個總的了解。若把文中對《續名醫類案》的評介語摘取出來，再加以分類歸納，本提要的旨意便一目了然：魏之琇《續名醫類案》是爲補《名醫類案》之未備而編；資料來源於醫書及文史類古籍，主要收載明以來醫案；全書採用分類編排的方法。該書優點是“網羅繁富，細大不捐”，“變證咸備”，“足與江瓘之書互資參考”，“所附案語尤多所發明辨駁”，有“實徵”；缺點是“語怪”“蕪雜”，編次潦草。

西臺掾蕭君瑞，二月中病傷寒發熱，醫以白虎湯投之，病者面黑如墨，本證不復見，脈沉細，小便不禁。杲初不知用何藥，及診之，曰：“此立夏

NOTE

前誤用白虎湯之過。白虎湯大寒，非行經之藥，止能寒府藏，不善用之，則傷寒本病隱曲於經絡之間。或更以大熱之藥救之，以苦陰邪，則他證必起，非所以救白虎也。有温藥之升陽行經者，吾用之。”有難者曰：“白虎大寒，非大熱何以救？君之治奈何？”杲曰：“病隱於經絡間，陽不升則經不行，經行而本證見矣。本證又何難焉？”果如其言而愈。(《元史·李杲傳》)

醫家傳記中的醫案，目的是表現醫家的醫學造詣，因此，讀傳記中的醫案應注意它著意反映該醫家哪方面的特長、成就。此案著重反映李杲升陽之法的精妙，顯示其明效大驗不止在於脾胃陽虚之證。我們亦可以從中領會李杲升陽理論廣泛的臨床應用價值。

（三）剖析層次，歸納旨意

對於行文層次清楚的篇章，宜剖析層次，抓住各層次的要點，從中歸納提煉全文的旨意。

攻下之法，原因實證俱備，危在旦夕，失此不下，不可復救，故用斬關奪門之法，定難於俄頃之間，仲景所以有急下存陰之訓也。乃後人不明此義，有謂於攻下藥中兼行生津潤導之法，則存陰之力更强。殊不知一用生津滋潤之藥，則互相牽制，而蕩滌之力輕矣！此譬如寇盗當前，恣其焚掠，所過爲墟，一旦聚而殲之，然後人得安居，而元氣可以漸復。是去實可以保陰，乃相因之理，方得“存”字真解。並非謂攻實就是補陰，並可於攻下中寓養陰法也。仲景制大承氣湯，用枳實開上焦，用厚朴通中焦，芒硝理下焦，而以大黄之善走者統帥之，以蕩滌三焦之堅實，正聚寇盡殲之大法。而又恐藥力太猛，非可輕投，故又有欲用大承氣先與小承氣之訓。夫以仲景之神靈，豈尚待於先試？實恐後人審證未確，藉口成法，孟浪輕投，不得不諄諄告誡，此實慎重民命之婆心也。至於三陰多可下之證，三陽惟正陽明可下，少陽必不可下，而陽明中夾有太陽、少陽證者，亦斷不可下，惟太陽證脈緊、惡寒、無汗、腹痛者，乃陰氣凝結營分，亦可用温、用下。細看方書宜下忌下之條，慎重斟酌，始爲得之。(費伯雄《醫方論·大承氣湯》)

上文依次講了三個問題：①大承氣湯是專一攻實之劑，並無補陰養陰之意。②大承氣湯藥力猛，不可輕用。③六經病有宜下忌下，要慎重斟酌。歸納三者，便得出全文的宗旨。

今之學醫者，皆無聊之甚，習此業以爲衣食之計耳。孰知醫之爲道，乃古聖人所以泄天地之秘，奪造化之權，以救人之死。其理精妙入神，非聰明敏哲之人不可學也；黄帝、神農、越人、仲景之書，文詞古雅，披羅廣遠，非淵博通達之人不可學也；凡病情之傳變，在於頃刻，真僞一時難辨，一或執滯，生死立判，非虚懷靈變之人不可學也；病名以千計，病症以萬計，臟腑經絡，内服外治，方藥之書，數年不能竟其説，非勤讀善記之人不可學也；又《内經》以後，支分派别，人自爲師，不無偏駁，更有怪僻之論，鄙俚之説，紛陳錯立，淆惑百端，一或誤信，終身不返，非精鑒確識之人不可學也。故爲此道者，必具過人之資，通人之識，又能摒去俗事，專心數年，更得師之傳授，方能與古聖人之心潛通默契。若今之學醫者，與前數端事事相反，以通儒畢世不能工之事，乃以全無文理之人欲頃刻而能之，宜道之所以日喪而枉死者遍天下也。（徐大椿《醫學源流論·醫非人人可學論》）

這篇論文由引言、論述和結束語組成。論述包含論證和結論兩個部分。論證部分明顯地分爲五個層次，各層的中心觀點是：①非聰明敏哲之人不可學醫。②非淵博通達之人不可學醫。③非虛懷靈變之人不可學醫。④非勤讀善記之人不可學醫。⑤非精鑒確識之人不可學醫。結論部分歸結爲四個方面：資質、學識、心志、師傳。全文的旨意是學醫者必須有聰明靈變善記的資質、勤奮專注的心志、淵博通達精鑒確識的學識，還要有所師承。

（四）略去枝節，突出要點

對於“曲碎論之”者，可以先採用縮略的方法，排除蕪雜，突出要點，然後梳理層次，辨識意義，歸納宗旨。

論曰：流變在乎病，主治在乎物，制用在乎人。三者並明，則可以語七方十劑。宣、通、補、瀉、輕、重、澀、滑、燥、濕，是十劑也。大、小、緩、急、奇、偶、復，是七方也。是以制方之體，欲成七方十劑之用者，必本於氣味生成而成方焉。其寒、熱、温、涼四氣生乎天，酸、苦、辛、鹹、甘、淡六味成乎地，氣、味生成而陰陽造化之機存焉。是以一物之中，氣味兼有；一藥之内，理性不無。故有形者爲之味，無形者爲之氣。若有形以無形之治，喘急昏昧乃生；無形以有形之治，開腸洞泄乃起。《經》所謂“陰味出下竅，陽氣出上竅”，王注曰：“味有質，故下流便瀉之竅；氣無形，故上出呼吸之門。”故陽爲氣，陰爲味；味歸形，形歸氣；氣歸精，精歸化；精食氣，形食味。　王注曰：“氣化則精生，味和則形長。”是以有生之大形，精爲本。故地產養形，形不足，温之以氣；天產養精，精不足，補之以味。形精交養，充實不虧，雖有苛疾，弗能爲害。故温之以氣者，是温之以肺；補之以味者，是補之以腎。是以人爲萬物之靈，備萬物之養，飲和食德，以化津液，以淫筋脈，以行榮衛，故《經》所謂“陰之所生，本在五味”。氣味合而服之，以補精益氣，所以爲全生之術。（劉完素《素問病機氣宜保命集·本草論》）

本段論述四氣六味的基本原理。文中旁徵博引，經、注、論交錯，看似雜亂，實有條理。若略去明徵暗引的經文、注文和一般性論述，保留反映作者觀點的論斷，便可見全段分爲五個層次，從中可以歸納提煉出本段的旨意：藥物氣、味之理就是陰陽相依相對、相互轉化之理，制方要依據藥物的性味陰陽，氣、味配合得宜，便爲補精益氣全生之方，誤用則致害。

人受天地之氣以生，天之陽氣爲氣，地之陰氣爲血，故氣常有餘，血常不足。何以言之？天地爲萬物父母。天，大也，爲陽，而運於地之外；地，居天之中，爲陰，天之大氣舉之。日，實也，亦屬陽，而運於月之外；月，缺也，屬陰，稟日之光以爲明者也。人身之陰氣，其消長視月之盈缺。故人之生也，男子十六歲而精通，女子十四歲而經行，是有形之後，猶有待於乳

NOTE

哺水穀以養，陰氣始成，而可與陽氣爲配，以能成人，而爲人之父母。古人必近三十二十而嫁娶，可見陰氣之難於成，而古人之善於攝養也。《禮記》注曰：惟五十然後養陰者有以加。《内經》曰：年至四十，陰氣自半，而起居衰矣。又曰：男子六十四歲而精絕，女子四十九歲而經斷。夫以陰氣之成，止供給得三十年之視聽言動，已先虧矣。人之情欲無涯，此難成易虧之陰氣，若之何而可以供給也？《經》曰：陽者，天氣也，主外；陰者，地氣也，主内。故陽道實，陰道虚。又曰：至陰虚，天氣絕；至陽盛，地氣不足。觀虚與盛之所在，非吾之過論。主閉藏者，腎也，司疏泄者，肝也，二藏皆有相火，而其繫上屬於心。心，君火也，爲物所感則易動，心動則相火亦動，動則精自走。相火翕然而起，雖不交會，亦暗流而疏泄矣。所以聖賢只是教人收心養心，其旨深矣。天地以五行更迭衰旺而成四時，人之五藏六腑亦應之而衰旺：四月屬巳，五月屬午，爲火大旺，火爲肺金之夫，火旺則金衰；六月屬未，爲土大旺，土爲水之夫，土旺則水衰。況腎水常藉肺金爲母，以補助其不足，故《内經》諄諄於資其化源也。古人於夏必獨宿而淡味，兢兢業業於愛護也，保養金水二藏，正嫌火土之旺爾。《内經》曰：冬不藏精者，春必病温。十月屬亥，十一月屬子，正火氣潛伏閉藏，以養其本然之真，而爲來春發生升動之本。若於此時恣嗜欲以戕賊，至春升之際，下無根本，陽氣輕浮，必有温熱之病。夫夏月火土之旺，冬月火氣之伏，此論一年之虚耳。若上弦前、下弦後，月廓月空，亦爲一月之虚。大風大霧，虹霓飛雹，暴寒暴熱，日月薄蝕，憂愁忿怒，驚恐悲哀，醉飽勞倦，謀慮勤動，又皆爲一日之虚。若病患初退，瘡痍正作，尤不止於一日之虚。今日多有春末夏初患頭痛脚軟，食少體熱，仲景謂春夏劇、秋冬差而脈弦大者，正世俗所謂注夏病。若犯此四者之虚，似難免此。夫當壯年，便有老態，仰事俯育，一切隳壞。興言至此，深可驚懼。古人謂不見所欲，使心不亂。夫以温柔之盛於體，聲音之盛於耳，顔色之盛於目，馨香之盛於鼻，誰是鐵漢，心不爲之動也？善攝生者，於此五個月出居於外。苟值一月之虚，亦宜暫遠帷幕，各自珍重，保全天和，期無負敬身之教，幸甚！（朱震亨《格致餘論·陽有餘陰不足論》）

上文論述迂迴交錯，時而談天説地，時而論人議事，不易把握要點。若把文中的引文、事例和一般性論述略去，保留最能代表作者思想觀點的關鍵語句，便知作者是從天理和人事兩個方面闡述陽有餘而陰不足的道理和相應的養陰之法。再經梳理、分類、歸納、提煉，全文的要點便脱穎而出。天道：天（陽）大地（陰）小，日（陽）常實月（陰）常虧。人體：相火易動易亢，陰氣難成易耗，故須斂心性、遠帷幕，以保陰精；人之陰氣隨四時陰陽和月相盈虧而消長，故要“無犯四虚”，以養天和。篇首“氣（陽）常有餘，血（陰）常不足”與文末“各自珍重，保全天和”，就是全文宗旨所在。

NOTE

單元二　國學經典

導語

現代意義上的“國學”，指以儒學爲主的中華傳統文化與學術及其研究，分爲“蒙學”“小學”“經學”“史學”“子學”“文學”六大類。第一類蒙學，是關於中國傳統文化知識的基礎教育之學。教材有《三字經》《百家姓》《千字文》《千家詩》《弟子規》。第二類小學，指傳統的語言文字之學，包括文字學、音韻學、訓詁學三小類。文字學以研究文字的結構與演變爲主，有《説文解字》等。音韻學以研究古代漢語各個歷史時期聲韻調系統及其發展規律爲主，有《廣韻》等。訓詁學以研究並解釋古籍中的詞義爲主，有《爾雅》等。第三類，經學。經學除“小學”外，爲“十三經”“四書”及一個附從部類“樂類”。十三經指《詩經》《尚書》《易經》等13部經典。四書指《大學》《中庸》《論語》《孟子》。樂類原有《樂經》，已佚。第四類史學，史書外还包括地理類和書目類。史書分正史、編年、紀事本末、别史、雜史、詔令奏議、傳記、史鈔、載記、時令、野史、稗史、職官、政書、史評等。其中正史指《史記》等二十四史。編年體史書如《資治通鑒》。書目類亦屬史部，如《直齋書録解題》《四庫全書總目》等。第五類子學，分儒、道、釋、墨、法、陰陽、農、縱橫、兵、醫、名、雜、藝術、小説和其他共15小類。儒家名著有《荀子》《説苑》《新序》《法言》《二程遺書》《近思録》《傳習録》等。道家典籍有《道德經》《莊子》《列子》《淮南鴻烈》《抱樸子》等。釋家即佛家，尊奉釋迦牟尼世尊的教義。墨家典籍爲《墨子》。法家典籍有《管子》《商君書》《韓非子》等。陰陽家的代表人物是戰國齊鄒衍。農家的代表人物是戰國楚許行。縱横家學派主要言論載於《戰國策》。兵家典籍有《孫子兵法》《孫臏兵法》等。醫家典籍有《黄帝内經》等。名家典籍爲《公孫龍子》。雜家典籍爲《吕氏春秋》。此外还有藝術類、小説家以及其他。第六類，文學。有楚辭、别集類、總集類、詩文評類、詞曲類等。

先秦有百家之學，成爲中國歷史上最爲輝煌的文化和學術的創造時期。兩漢有經學，分爲今文經學和古文經學兩大派。魏晉有玄學，以道家思想爲主、結合儒家思想來研究並解釋宇宙人生。隋唐有佛學，完成了本土化的歷程，形成了天臺宗、淨土宗、華嚴宗和禪宗等八大宗派。始創於東漢的道教、來自西方基督教的一個支派——景教亦風行甚久。宋明有理學。其奠基人是北宋的周敦頤，程頤、程顥、張載、邵雍、司馬光、朱熹、陸九淵、王守仁是其代表人

NOTE

物。清代有樸學。專著有《説文解字注》《古文尚書考》《廣雅疏證》等。

本單元選取《周易》三則、《洪範》《醫師》《秦醫緩和》《盡數》《藝文志》和《四庫提要》五則共七篇作爲課文，引導讀者全面研習有關經典著作，豐富中國語言文化的知識與修養，進而深入研習中醫藥經典。

一、《周易》三則

【題解】 本課三則均選自《周易·繫辭上》，據中華書局1980年影印清阮元校刻《十三經注疏》本排印。《周易》又稱《易經》，簡稱《易》，儒經之一，是建立在太極和陰陽二元論的基礎上，對天地萬物的性質、特點及其規律予以論證和描述的一部中華文化元典。内容分爲“經”“傳”两部分。“經”主要是六十四卦的卦形符號與卦爻辭。“傳”由《彖辭》（上、下）《象辭》（上、下）《繫辭》（上、下）《文言》《説卦》《序卦》《雜卦》七種十篇構成，因其闡發經文大義猶如羽翼，故漢人稱之“十翼”。後世統稱《易傳》。作者舊傳爲伏羲（畫卦）、周文王（演爲六十四卦並作辭）、孔子（作傳），現基本確認爲多時多人共同完成。

第一則，以天人相應爲語境，闡述了天地乾坤在萬事萬物的産生和變化中的作用，旨在“廣明乾坤簡易之德，聖人法之能見天下之理”（唐·孔穎達疏）。第二則，旨在闡明《周易》中聖人之道的四個方面和據此窮盡事物的精微内涵，從而知人、做事並取得良效的道理。第三則，旨在闡述易道由太極而八卦的體系及其可定吉凶的作用，要求欲成大業的人們要像聖人那樣遵從並勤勉而爲。

（一）

天尊地卑，乾坤定矣[1]。卑高以陳[2]，貴賤位矣。動静有常，剛柔斷矣[3]。方以類聚[4]，物以羣分，吉凶生矣。在天爲象[5]，在地成形[6]，變化見矣。是故剛柔相摩，八卦相蕩[7]，鼓之以雷霆，潤之以風雨，日月運行，一寒一暑。乾道成男[8]，坤道成女[9]。乾知大始，坤作成物。乾以易知，坤以簡能。易則易知，簡則易從。易知則有親，易從則有功。有親則可久，有功則可大。可久則賢人之德[10]，可大則賢人之業。易簡而天下之理得矣，天下之理得而成位乎其中矣。(《周易·繫辭上》)

［1］乾坤：乾卦和坤卦。卦象分别爲☰、☷。

［2］以：通“已”。　陳：陳列，羅列。

［3］剛柔：指“剛”（健運）和“柔”（静伏）的特性。下文“剛柔相摩”之“剛柔”，指“剛”性與“柔”性的事物。

NOTE

[4] 方：當作“人”。

[5] 象：指日月星辰、風雨雷電等天象。

[6] 形：指山河湖海、草木蟲魚等有形的事物。

[7] 八卦：名稱、卦象及其所代表的基本物質。爲乾☰，天；坤☷，地；震☳，雷；巽☴，風；坎☵，水；離☲，火；艮☶，山；兑☱，澤。　蕩：推蕩。

[8] 男：指陽性的事物。

[9] 女：指陰性的事物。

[10] 賢：成就。

（二）

《易》有聖人之道四焉：以言者尚其辭[1]，以動者尚其變，以制器者尚其象[2]，以卜筮者尚其占。是以君子將有爲也，將有行也，問焉而以言，其受命也如嚮[3]，無有遠近幽深，遂知來物[4]。非天下之至精，其孰能與於此？參伍以變，錯綜其數[5]，通其變，遂成天下之文；極其數[6]，遂定天下之象。非天下之至變，其孰能與於此？易，無思也，無爲也[7]，寂然不動，感而遂通天下之故[8]。非天下之至神，其孰能與於此？夫易，聖人之所以極深而研幾也[9]。惟深也，故能通天下之志[10]；惟幾也，故能成天下之務；惟神也，故不疾而速，不行而至。子曰“易有聖人之道四焉”者，此之謂也。(《周易·繫辭上》)

[1] 言：指爲施政施教之言。　辭：指爻卦之辭。

[2] 器：包括治國的法度與生活的器用。　象：指爻卦之象。

[3] 嚮：回聲。

[4] 物：事。

[5] 錯綜：謂將多種情況匯總起來進行考求。　數：規律。

[6] 極：窮盡。

[7] “無思也”二句：唐·孔穎達《周易正義》：“任運自然，不關心慮，是無思也；任運自動，不須營造，是無爲也。”

[8] 故：事。

[9] 幾（jī）：精微之理。

[10] 志：志趣，思想。

（三）

是故《易》有太極[1]，是生兩儀[2]，兩儀生四象[3]，四象生八卦，八卦定吉凶，吉凶生大業。是故法象莫大乎天地[4]，變通莫大乎四時，縣象著明莫大乎日月[5]，崇高莫大乎富貴[6]。備物致用，立成器以爲天下利，莫大乎聖人。探賾索隱[7]，鉤深致遠，以定天下之吉凶，成天下之亹亹者[8]，莫大乎蓍龜[9]。是故天生神物[10]，聖人則之。天地變化，

NOTE

聖人效之。天垂象，見吉凶，聖人象之[11]。河出圖，洛出書[12]，聖人則之。(《周易·繫辭上》)

［1］太極：指派生萬事萬物的本源。

［2］两儀：指天地。

［3］四象：唐孔穎達疏："謂金木水火，禀天地而有，故云……土則分王四季，又地中之别，故惟云四象也。"

［4］法象：取法的對象。

［5］縣象：高懸於天的物象。縣，同"懸"。　著明：光明。

［6］崇高莫大乎富貴：孔穎達疏："以王者居九五富貴之位，力能齊一天下之動而道濟萬物，是崇高之極，故云。"

［7］探賾（zé）索隱：探究深奥的道理，搜索隱秘的事情。　賾：幽深玄妙。

［8］亹亹（wěiwěi）：不斷演進的樣子。

［9］蓍龜：指占卜。蓍，蓍草。龜，龜甲，均爲占卜的工具。

［10］神物：指蓍龜。

［11］象：模擬；取象以推演。

［12］"河出圖"二句：相傳伏羲時代，洛陽東北孟津縣境的黄河中浮出龍馬，背負"河圖"，文如八卦。伏羲得之，據以創制八卦。又傳大禹時代，洛陽西洛寧縣洛河中浮出神龜，背馱"洛書"。大禹得之，據以治水成功，將天下劃爲九州，並據此定九章大法，治理天下。

句讀訓練

經曰治病必求於本本之爲言根也源也世未有無源之流無根之木澄其源而流自清灌其根而枝乃茂自然之經也故善爲醫者必責根本而本有先天後天之辨先天之本在腎腎應北方之水水爲天一之源後天之本在脾脾爲中宫之土土爲萬物之母腎何以爲先天之本蓋嬰兒未成先結胞胎其象中空一莖透起形如蓮蕊一莖即臍帶蓮蕊即两腎也而命寓焉水生木而後肝成木生火而後心成火生土而後脾成土生金而後肺成五臟既成六腑隨之四肢乃具百骸乃全仙經曰借問如何是玄牝嬰兒初生先两腎未有此身先有两腎故腎爲臟腑之本十二脈之根呼吸之本三焦之源而人資之以爲始者也故曰先天之本在腎脾何以爲後天之本蓋嬰兒既生一日不再食則飢七日不食則腸胃涸絶而死經云安穀則昌絶穀則亡猶兵家之餉道也餉道一絶萬衆立散胃氣一敗百藥難施一有此身必資穀氣穀入於胃灑陳於六腑而氣至和調於五臟而血生而人資之以爲生者也故曰後天之本在脾上古聖人見腎爲先天之本故著之脈曰人之有尺猶樹之有根枝葉雖枯槁根本將自生見脾胃爲後天之本故著之脈曰有胃氣則生無胃氣則死所以傷寒必診太溪以察腎氣之盛

衰必診沖陽以察胃氣之有無兩脈既在他脈可弗問也治先天根本則有水火之分水不足者用六味丸壯水之主以制陽光火不足者用八味丸益火之源以消陰翳治後天根本則有飲食勞倦之分飲食傷者枳朮丸主之勞倦傷者補中益氣主之每見立齋治症多用前方不知者妄議其偏惟明於求本之説而後可以窺立齋之微耳王應震曰見痰休治痰見血休治血無汗不發汗有熱莫攻熱喘生毋耗氣精遺勿澀泄明得個中趣方是醫中傑此眞知本之言矣（李中梓《醫宗必讀・腎爲先天本脾爲後天本論》）

NOTE

二、洪　範

【題解】 本文選自《尚書》，據阮刻《十三經注疏》本排印。《尚書》又稱《書》《書經》。它是我國現存最早的關於上古典章制度的文獻匯編，保存了商及西周初期的一些重要史料，爲儒家經典之一。以其爲上古之書，故稱“尚書”。《尚書》有《古文尚書》《今文尚書》之别。漢代伏生所傳《尚書》29篇，因用當時的隸書書寫，故稱《今文尚書》。漢武帝時孔安國在孔子故宅壁中發現的《尚書》用蝌蚪文書寫，故稱《古文尚書》，比《今文尚書》多出16篇。但經宋以後學者考證，認爲《古文尚書》係僞書。注本有漢代孔安國傳、唐代孔穎達《尚書正義》、清代孫星衍《尚書今古文注疏》等。

本文相傳爲周滅商後二年，箕子向周武王陳述“天地之大法”的記録，提出了帝王治國安民必須遵守的九種根本大法，即“洪範九疇”，涉及自然、社會、人事等幾個方面。它還保存了古代五行學説的一些片段，對水、火、土、木、金五種物質形態的性質和作用做了概括説明。

惟十有三祀[1]，王訪於箕子[2]。王乃言曰：“嗚呼！箕子，惟天陰騭下民[3]，相協厥居[4]，我不知其彝倫攸叙[5]。”箕子乃言曰：“我聞在昔，鯀陻洪水[6]，汩陳其五行[7]，帝乃震怒，不畀洪範九疇[8]，彝倫攸斁[9]。鯀則殛死[10]。禹乃嗣興[11]。天乃錫禹洪範九疇[12]，彝倫攸叙。初一曰五行，次二曰敬用五事，次三曰農用八政[13]，次四曰協用五紀[14]，次五曰建用皇極[15]，次六曰乂用三德[16]，次七曰明用稽疑[17]，次八曰念用庶徵[18]，次九曰嚮用五福[19]，威用六極[20]。

[1] 惟：語首助詞。　十有三祀：指文王建國後的第十三年，武王即位後的第四年，殷商滅亡後的第三年。祀，年。

[2] 箕子：商紂王的叔父，官拜太師，封於箕（今山西太谷東北），故稱箕子。

[3] 陰騭（zhì）：默默地使安定。孔安國傳：“騭，定也，天不言而默定下民。”

[4] 相：輔助。　協：和諧。　厥：其。指下民。

[5] 彝倫：常道，常理。　攸：所。

[6] 陻（yīn）：同“堙”，堵塞，指用堵法治水。

[7] 汩（gǔ）：亂，擾亂。　陳：列。孔傳：“治水之道，亂陳其五行。”

NOTE

[8] 畀（bì）：與，給予。　洪範：大法。洪，大。範，法。　九疇：九

類。疇，種類。

[9] 斁（dù）：敗，敗壞。

[10] 殛（jí）：誅殺。

[11] 嗣（sì）：繼承。

[12] 錫：通“賜”，賜予。

[13] 農用八政：努力做好八種政務。農，努力。

[14] 協：和協，協調。　　五紀：指歲、月、日、星辰、曆數五種記時法。

[15] 建用皇極：建立使用君王的準則。　　皇：君王。　　極：準則。

[16] 乂（yì）用三德：治理好天下要用三種政德。　　乂：治理。　　三德：指下文之正直、剛、柔。

[17] 明用稽疑：明察地運用考察疑難之事的辦法。孔傳：“明用卜筮考疑之事。”

[18] 念用庶徵：考慮問題要運用多種徵驗。　　念：考慮。　　庶：衆多。

[19] 嚮用五福：指用五福勸導人民。　　嚮：勸導，鼓勵。孔疏：“言天所以嚮望勸勉人用五福。”

[20] 威：通“畏”。畏懼，警戒。　　六極：六種誅罰。極，通“殛”，誅罰。

“一、五行：一曰水，二曰火，三曰木，四曰金，五曰土。水曰潤下，火曰炎上，木曰曲直，金曰從革[1]，土爰稼穡[2]。潤下作鹹[3]，炎上作苦，曲直作酸，從革作辛，稼穡作甘。

“二、五事：一曰貌[4]，二曰言，三曰視，四曰聽，五曰思。貌曰恭，言曰從，視曰明，聽曰聰，思曰睿。恭作肅[5]，從作乂，明作哲，聰作謀，睿作聖。

“三、八政：一曰食[6]，二曰貨[7]，三曰祀，四曰司空[8]，五曰司徒[9]，六曰司寇[10]，七曰賓，八曰師[11]。

“四、五紀：一曰歲，二曰月，三曰日，四曰星辰[12]，五曰厤數[13]。

[1] 從革：順從變革。俞樾《古書疑義舉例》：“《尚書·洪範篇》：‘木曰曲直，金曰從革。’曲直對文，從革亦對文。從，因也。從革，即因革。”

[2] 土爰稼穡：土地可耕種收穫。《經傳釋詞》卷二：“爰，‘曰’與‘爰’皆‘爲’也。互文耳。”稼，耕種。穡，收穫。

[3] 潤下作鹹：水向下滋潤生成鹹味。作，生。

[4] 貌：容貌，儀表。

[5] 作：則，就。　　肅：恭敬。

[6] 食：管理糧食生産的官員。孔穎達疏：“教民使勤農業也。”

[7] 貨：管理物品貿易的官員。孔穎達疏：“教民使求資用也。”

[8] 司空：管理土地民居的官員。

[9] 司徒：管理教育的官員。孔穎達疏：“司徒之官教民以禮儀也。”

NOTE

[10] 司寇：管理治安的官員。

[11] 師：管理軍隊的官員。

[12] 星辰：指二十八宿和十二時辰。

[13] 厤（lì）數：日月運行經歷周天的度數。孔傳："厤數節氣之度以爲厤，敬授民時。"厤，同"曆"。

"五、皇極：皇建其有極。斂時五福[1]，用敷錫厥庶民[2]。惟時厥庶民於汝極[3]，錫汝保極[4]。凡厥庶民，無有淫朋[5]，人無有比德[6]，惟皇作極。凡厥庶民，有猷有爲有守[7]，汝則念之。不協於極[8]，不罹於咎[9]，皇則受之[10]。而康而色[11]，曰：'予攸好德[12]。'汝則錫之福，時人斯其惟皇之極[13]。無虐煢獨而畏高明[14]。人之有能有爲，使羞其行[15]，而邦其昌。凡厥正人，既富方穀[16]。汝弗能使有好於而家，時人斯其辜[17]。於其無好德，汝雖錫之福，其作汝用咎[18]。無偏無陂[19]，遵王之義；無有作好，遵王之道；無有作惡，遵王之路。無偏無黨，王道蕩蕩[20]；無黨無偏，王道平平[21]；無反無側[22]，王道正直。會其有極[23]，歸其有極[24]。曰：皇極之敷言[25]，是彝是訓[26]，於帝其訓[27]。凡厥庶民，極之敷言，是訓是行[28]，以近天子之光。曰：天子作民父母，以爲天下王。

[1] 斂時五福：聚集這五福。斂，聚，集中。時，此，這。

[2] 用：以，用來。　　敷：普遍。

[3] "惟時"句：只有這樣庶民才會遵從你的最高而中正的法則。於，依照，遵從。

[4] 錫汝保極：獻給你遵守最高法則的方法。保，保持，遵守。

[5] 淫朋：邪惡之朋黨。

[6] 比德：結黨營私的行爲。

[7] 猷（yóu）：計謀。　　爲：作爲。　　守：操守。

[8] 不協於極：謂行爲不合於法則。

[9] 不罹於咎：謂行爲不構成犯罪的人。　　罹：遭受，犯。

[10] 受：受容，寬容。

[11] "而康"句：如果有人對您和顏悦色。　　康：和悦。

[12] 予攸好德：我所愛好的是道德。　　攸：所。

[13] "時人"句：這樣人們就會想念最高法則。　　斯：就。　　惟：想。

[14] 無虐煢獨：不要虐待那鰥寡孤獨無依無靠之人。　　煢：無兄弟之人。獨：無子之人。　　畏高明：畏懼顯貴之人。高明，指顯貴。

[15] 羞：貢獻，施展。　　行：才能。

[16] 富：俸禄高。　　方穀：才可責其爲善。方，才。穀，善。

[17] “時人”句：這樣人們就要怪罪他們。 辜：罪，怪罪。

[18] “其作”句：他們就會把災禍帶給你。

[19] 陂（pō）：偏邪，不正。

[20] 蕩蕩：廣大，廣遠。

[21] 平平：治理有序。

[22] 側：不正，邪辟。

[23] 會其有極：意爲團結那些堅持最高法則的人。 會：聚集，團結。

[24] 歸：歸附。

[25] 敷：陳述。 言：言論。

[26] 彝：常，常規。 訓：訓誡。

[27] 訓：通“順”，順從，服從。

[28] 是：這，指敷言。 行：執行。

“六、三德：一曰正直，二曰剛克[1]，三曰柔克[2]。平康正直[3]，彊弗友剛克[4]，燮友柔克[5]。沈潛剛克[6]，高明柔克[7]。惟辟作福[8]，惟辟作威，惟辟玉食。臣無有作福作威玉食。臣之有作福作威玉食，其害於而家，凶於而國。人用側頗僻[9]，民用僭忒[10]。

“七、稽疑[11]：擇建立卜筮人，乃命卜筮。曰雨，曰霽[12]，曰蒙[13]，曰驛[14]，曰克[15]，曰貞[16]，曰悔[17]，凡七。卜五，占用二，衍忒[18]。立時人作卜筮[19]，三人占，則從二人之言。汝則有大疑，謀及乃心[20]，謀及卿士，謀及庶人，謀及卜筮。汝則從，龜從，筮從，卿士從，庶民從，是之謂大同。身其康彊，子孫其逢吉；汝則從，龜從，筮從，卿士逆，庶民逆，吉。卿士從，龜從，筮從，汝則逆，庶民逆，吉。庶民從，龜從，筮從，汝則逆，卿士逆，吉。汝則從，龜從，筮逆，卿士逆，庶民逆，作內吉[21]，作外凶。龜筮共違於人，用靜吉[22]，用作凶。

[1] 剛克：以剛强取勝。 克：勝，治。

[2] 柔克：以柔弱取勝。

[3] 平康正直：平静安康就以正直待之。

[4] “彊弗友”句：强硬不可親近者就以剛治之。 彊：“强”的異體字。友：親近。

[5] 燮：柔和，温和。

[6] 沈潛：指人性深沉柔弱。 沈：同“沉”。

[7] 高明：性情高亢率直。

[8] 辟：君主之稱。

[9] 人：指官吏。 用：以，因此。 側頗僻：偏私邪僻。

NOTE

[10] 僭忒：謂越禮踰制，心懷疑心。 僭：超越本分。 忒：邪惡。

[11] 稽：考察。

[12] 霽：雨過天晴。卜兆之一種。

[13] 蒙：天氣昏暗。卜兆之一種。

[14] 驛（yì）：通“圛”，時隱時現的雲氣。卜兆之一種。

[15] 克：兆體如陰陽之氣，交相侵犯。

[16] 貞：內卦。

[17] 悔：外卦。

[18] 衍忒：推演變化。

[19] 時人：這種人。指卜筮官。時，此，是。

[20] 謀及乃心：謂你自己用心謀慮。

[21] 作內吉：在境內行事就吉利。作，行事。

[22] 用靜吉：謂以寧靜不動就吉利。

“八、庶徵[1]：曰雨，曰暘[2]，曰燠[3]，曰寒，曰風。曰時五者來備[4]，各以其敘，庶草蕃廡[5]。一極備[6]，凶；一極無，凶。曰休徵[7]：曰肅，時雨若[8]；曰乂，時暘若；曰哲[9]，時燠若；曰謀，時寒若；曰聖，時風若。曰咎徵[10]：曰狂，恒雨若；曰僭[11]，恒暘若；曰豫[12]，恒燠若；曰急，恒寒若。曰蒙，恒風若。曰王省惟歲[13]，卿士惟月，師尹惟日。歲月日時無易，百穀用成，乂用明，俊民用章[14]，家用平康。日月歲時既易，百穀用不成，乂用昏不明，俊民用微[15]，家用不寧。庶民惟星，星有好風[16]，星有好雨。日月之行，則有冬有夏。月之從星，則以風雨。

“九、五福：一曰壽，二曰富，三曰康寧，四曰攸好德[17]，五曰考終命[18]。六極：一曰凶短折[19]，二曰疾，三曰憂，四曰貧，五曰惡[20]，六曰弱[21]。”

[1] 庶徵：各種徵兆。

[2] 暘（yáng）：晴天。

[3] 燠（yù）：溫暖。

[4] “曰時”句：如果這五個方面按時到來。 曰：如果。

[5] 蕃廡（wǔ）：茂盛。

[6] 一：猶“一者”。指雨、暘、燠、寒、風五種現象中的一種。 極備：過分充備。

[7] 曰：發語詞。 休徵：美好徵兆。

[8] 若：順。

[9] 哲：明智。

［10］咎徵：不祥徵兆。

［11］僭：差錯，過失。

［12］豫：懈怠，安逸。

［13］“曰王”句：謂如果君王有了過失，就會影響一年。省，通“眚”，過失。

［14］俊民：才智出衆的人。　用：因。　章：同“彰”，顯揚，施展。

［15］微：卑微不顯。

［16］好：喜好，愛好。

［17］攸：句中助詞。　好德：美德。

［18］考：老。　終命：長壽善終。

［19］凶短折：沒到換牙就死去的叫凶，未至冠禮就死去的叫短，沒有結婚就死去的叫折。郑玄云：“未龀曰凶，未冠曰短，未婚曰折。”

［20］惡：醜惡。

［21］弱：怯弱。

句讀訓練

上古之人其知道者法於陰陽和於術數食飲有節起居有常不妄作勞故能形與神俱而盡終其天年度百歲乃去今時之人不然也以酒爲漿以妄爲常醉以入房以欲竭其精以耗散其真不知持滿不時禦神務快其心逆於生樂起居無節故半百而衰也夫上古聖人之教下也皆謂之虛邪賊風避之有時恬惔虛無真氣從之精神内守病安從來是以志閑而少欲心安而不懼形勞而不倦氣從以順各從其欲皆得所願故美其食任其服樂其俗高下不相慕其民故曰樸是以嗜欲不能勞其目淫邪不能惑其心愚智賢不肖不懼於物故合於道所以能年皆度百歲而動作不衰者以其德全不危也（節選自《黄帝内經素問·上古天真論》）

NOTE

三、醫　師

【題解】本文選自《周禮·天官·冢宰》，據中華書局1977年阮刻《十三經注疏》影印本排印。《周禮》，亦稱《周官》《周官經》，全書共分六篇，詳實地記載了周王室的官制、職掌與政令，是研究我國古代社會典章制度的重要文獻。舊傳作者爲周公姬旦，據今人考證爲東周時期作品。

本文具體記載了當時的醫事制度。醫師主掌醫藥政令，一者統領諸醫並將下級醫官分爲四類，即食醫、疾醫、瘍醫、獸醫，分別掌管王室的飲食配膳及邦中百姓内外科疾病與禽獸内外病證的診治；二者建立醫官的年終考核制度，確定其考核標準及等級；三者制定疾病的診治法度，並規定醫官需上報病者死亡的緣由。據此可知，早在兩千多年以前，我國醫藥學已達相當水準，其衛生行政組織亦頗具規模，體系縝密。

醫師掌醫之政令[1]，聚毒藥以共醫事[2]。凡邦之有疾病者、疕瘍者造焉[3]，則使醫分而治之。歲終則稽其醫事[4]，以制其食[5]。十全爲上，十失一次之，十失二次之，十失三次之，十失四爲下。

[1] 醫師：衆醫之長，主管衛生行政。　掌：主管。

[2] 毒藥：泛指藥物。　共：通“供”。供給。

[3] 邦：國家。　疾病：指内科疾病。　疕（bǐ）瘍：泛指瘡瘍外科疾病。疕，頭瘡。又指禿瘡。瘍，癰瘡。又指身體受傷。　造：到……去。

[4] 稽：考核。

[5] 食：俸禄。

食醫掌和王之六食、六飲、六膳、百羞、百醬、八珍之齊[1]。凡食齊眡春時[2]，羹齊眡夏時，醬齊眡秋時，飲齊眡冬時。凡和，春多酸，夏多苦，秋多辛，冬多鹹，調以滑甘[3]。凡會膳食之宜[4]，牛宜稌，羊宜黍，豕宜稷，犬宜粱，鴈宜麥[5]，魚宜苽。凡君子之食恒放焉[6]。

[1] 食醫：掌管調味和配食的醫生，類似於現今的營養師。　和：調配。六食：指稌（tú，粳米）、黍（黍子，黏黄米）、稷（穀子，一説爲高粱）、粱（上等小米）、麥、苽（gū，菰米）等六種製成的食材。　六飲：指水、漿（微酸飲料）、醴（甜酒）、涼（liáng，薄酒）、酏（yí，薄粥）等六種飲料。　六膳：指馬、牛、羊、豕、犬、雞等六種肉類食材。　百羞：指多種美味食材。羞，美味食材。此義後來寫作“饈”。　百醬：指多種精製的醬類食材。　八珍：指淳

熬（用肉汁烹調並澆上油脂的米飯）、淳母（模仿淳熬而製成的黍食）、炮豚（烤豬）、炮牂（zāng，烤母羊）、擣珍（以牛羊等脊側之肉錘搗精製而成的食材）、熬（乾炒製成的穀物食材）、漬（用鮮牛羊肉的薄片浸入酒醋等調味品而製成的食材）、肝膋（liáo，用狗的腸網膜油蒙在狗肝上烤製成的食材）等。　齊：指調配的食物。此義後來寫作“劑”。

［2］眂：同“視”。比擬，仿照。

［3］滑：指堇、荁（huán，堇類，葉稍大）、枌（fén，白榆）等。　甘：指棗、栗、飴、蜜等。

［4］會：合成。

［5］鴈：同“雁”。指鵝。邢昺疏《爾雅·釋鳥》：“李巡曰：野曰雁，家曰鵝。”

［6］君子：春秋、戰國時期指貴族階層。　放：通“仿”。效法。

疾醫掌養萬民之疾病[1]。四時皆有癘疾[2]：春時有痟首疾[3]，夏時有痒疥疾[4]，秋時有瘧寒疾[5]，冬時有漱上氣疾[6]。以五味、五穀、五藥養其病[7]，以五氣、五聲、五色眂其死生[8]。兩之以九竅之變[9]，參之以九藏之動[10]。凡民之有疾病者，分而治之。死終則各書其所以[11]，而入於醫師[12]。

［1］疾醫：相當於現今的内科醫生。　養：指治療、調養。

［2］癘疾：指季節性的流行病。癘，癘疫。

［3］痟（xiāo）首疾：指有酸削感的頭痛病。

［4］痒疥疾：泛指瘡疥等皮膚病。

［5］瘧寒疾：指瘧疾及畏寒發冷的疾病。

［6］漱上氣疾：指咳嗽及氣喘的疾病。漱，通“嗽”。咳嗽。

［7］五味：指酸、苦、甘、辛、鹹。　五穀：指麻、黍、稷、麥、豆。　五藥：指草、木、蟲、石、穀五類藥物。

［8］五氣：指五臟所出之氣。《素問·陰陽應象大論》又指喜、怒、悲、憂、恐。　五聲：指宮、商、角、徵（zhǐ）、羽。《素問·陰陽應象大論》又指呼、笑、歌、哭、呻。　五色：指青、赤、黃、白、黑五種面色。　眂：同“視”。診察。

［9］兩：比照。　九竅：指頭面部耳、目、鼻、口七竅和下部前陰、後陰二竅。

［10］參：參驗。　九藏：指心、肝、脾、肺、腎五臟和六腑中的胃、膀胱、大腸、小腸。　動：指脈的搏動。

［11］死終：夭折曰死，老死曰終。　所以：原因。

［12］入：呈報。

瘍醫掌腫瘍、潰瘍、金瘍、折瘍之祝藥、劀殺之齊[1]。凡療瘍，以五毒攻之[2]，以五氣養之[3]，以五藥療之，以五味節之[4]。凡藥[5]，

NOTE

以酸養骨，以辛養筋，以鹹養脉，以苦養氣，以甘養肉，以滑養竅。凡有瘍者，受其藥焉。

[1] 瘍醫：相當於現今的外科、傷骨科醫生。　腫瘍：指未潰爛無膿血的癰瘡。　潰瘍：指已潰爛有膿血的癰瘡。　金瘍：指由刀箭等金屬利器造成的創傷。　折瘍：指骨折筋傷。　祝：通“注”。外敷。　劀（guā）殺之齊：指拔除膿血和銷蝕腐肉的藥劑。劀，通“刮”。指刮去膿血。殺，指銷蝕惡肉。齊，藥劑。此義後來寫作“劑”。

[2] 五毒：指石膽、丹砂、雄黄、礜（yù）石、磁石等五種有毒藥物。

[3] 氣：據《周禮》鄭注，當作“氣”。

[4] 節：指調節（藥力）。

[5] 藥：名詞活用作動詞，投用藥物。

獸醫掌療獸病，療獸瘍。凡療獸病，灌而行之[1]，以節之[2]，以動其氣[3]，觀其所發而養之[4]。凡療獸瘍，灌而劀之[5]，以發其惡[6]，然後藥之、養之、食之[7]。凡獸之有病者、有瘍者，使療之。死則計其數以進退之[8]。

[1] 灌而行之：以水澆洗病畜軀體並使它蹓行。一説，“灌”指灌藥。

[2] 節之：調節病畜蹓行的速度。一説，指以鞭策畜，使藥力運行。

[3] 氣：指脉氣。

[4] 所發：指表現出來的病情。

[5] 灌：指清洗創傷。

[6] 發：發散。

[7] 食（sì）：飼養。

[8] 進退：指職位的升降和俸禄的增減。

句讀訓練

古之時庸醫殺人今之時庸醫不殺人亦不活人使其人在不死不活之間其病日深而卒至於死夫藥有君臣人有强弱有君臣則用有多少有强弱則劑有半倍多則專專則效速倍則厚厚則其力深今之用藥者大抵雜泛而均停既見之不明而又治之不勇病所以不能愈也而世但以不殺人爲賢豈知古之上醫不能無失周禮醫師歲終稽其醫事以制其食十全爲上十失一次之十失二次之十失三次之十失四爲下是十失三四古人猶用之而淳于意之對孝文尚謂時時失之臣意不能全也易曰裕父之蠱往見吝奈何獨取夫裕蠱者以爲其人雖死而不出於我之爲嗚呼此張禹之所以亡漢李林甫之所以亡唐也唐書許胤宗言古之上醫惟是别脈脈既精别然後識病夫病之與藥有正相當者惟

須單用一味直攻彼病藥力既純病即立愈今人不能別脈莫識病源以情臆度多安藥味譬之於獵未知兔所多發人馬空地遮圍冀有一人獲之術亦疏矣假令一藥偶然當病他味相制氣勢不行所以難差諒由於此後漢書華佗精於方藥處齊不過數種夫師之六五任九二則吉參以三四則凶是故官多則亂將多則敗天下之事亦猶此矣（選自顧炎武《日知録》卷五）

NOTE

四、秦醫緩和

【題解】 本文節選自1980年中華書局《十三經注疏》影印本《左傳》成公十年和昭公元年。《左傳》亦稱《春秋左氏傳》《左氏春秋》，相傳爲魯國人左丘明所作，是一部叙事詳細的編年史。記載了自魯隱公元年（前722年）至魯哀公二十七年（前468年）間的史實，較真實地反映了春秋時代各國的政治、經濟、軍事、文化等方面的事件，具有很高的歷史文獻價值。《左傳》長於描繪戰争，善於鋪叙辭令，爲後代歷史著作和叙事散文之典範。本文所選前一則提到的“膏肓”“二豎”，成爲後世廣泛應用的典故。後一則所述六氣和情志病因説，對中醫理論有一定影響。

晉侯夢大厲[1]，被髮及地[2]，搏膺而踊[3]。曰：“殺余孫，不義。余得請於帝矣！”壞大門及寢門而入[4]。公懼，入于室[5]。又壞户[6]。公覺，召桑田巫[7]。巫言如夢。公曰：“何如？”曰：“不食新矣。”

[1] 晉侯：即晉景公姬獳（nòu），前599～前581年在位。　厲：惡鬼。

[2] 被：同“披”，披散。

[3] 搏：拍打。　膺：胸。　踊：跳。

[4] 大門：宫殿大門。　寢門：寢宫之門。

[5] 室：指寢宫内室。

[6] 户：單扇的門。此指寢宫與内室相通的門。

[7] 桑田：古地名，在今河南靈寶市北，春秋時屬虢國，晉滅虢後，歸並於晉。

公疾病[1]，求醫於秦。秦伯使醫緩爲之[2]。未至，公夢疾爲二豎子[3]。曰：“彼良醫也。懼傷我，焉逃之？”其一曰：“居肓之上，膏之下[4]，若我何？”醫至，曰：“疾不可爲也，在肓之上，膏之下。攻之不可[5]，達之不及[6]，藥不至焉，不可爲也。”公曰：“良醫也。”厚爲之禮而歸之。

[1] 疾病：患重病。病，病重。

[2] 秦伯：指秦桓公，前603～前577年在位。

[3] 二豎子：兩個童子。後世稱疾病爲“二豎”本此。豎，同“竪”。

[4] “肓之上”六字：肓（huāng），膈也。膏，心下。“膏之下，肓之上”即心下膈上，古人認爲這個部位是藥力所不及之處。此即成語“病入膏肓”的語源，常形容病情危重到了不可治療的程度，也比喻事態嚴重，無可挽救。

NOTE

［5］攻：治療。這裏指灸治療法。

［6］達：通也，貫通。這裏指針刺療法。

六月丙午[1]，晉侯欲麥[2]。使甸人獻麥[3]，饋人爲之[4]。召桑田巫，示而殺之。將食，張[5]。如廁[6]，陷而卒。小臣有晨夢負公以登天[7]，及日中，負晉侯出諸廁，遂以爲殉[8]。

［1］六月：指周曆六月，相當於夏曆四月。　丙午：丙午日，即初七日。

［2］麥：用作動詞。嚐新麥。

［3］甸人：官名。負責爲天子諸侯管理藉田（由天子諸侯親自過問耕作的土地），並供給獵獲野物。甸，古時郭（外城）外曰郊，郊外曰甸。

［4］饋（kuì）人：主管宮中飲食的庖人。

［5］張（zhàng）：同“脹”。腹脹。

［6］如：到……去。

［7］小臣：官名，宮中執役的太監。

［8］殉：陪葬。此指陪葬的人。

晉侯求醫於秦[1]，秦伯使醫和視之[2]。曰：“疾不可爲也。是謂近女室，疾如蠱[3]。非鬼非食，惑以喪志。良臣將死，天命不祐。”公曰：“女不可近乎？”對曰：“節之。先王之樂，所以節百事也[4]，故有五節[5]。遲速本末以相及，中聲以降。五降之後，不容彈矣[6]。於是有煩手淫聲[7]，慆堙心耳[8]，乃忘平和[9]，君子弗聽也。物亦如之。至於煩，乃舍也已，無以生疾。君子之近琴瑟[10]，以儀節也[11]，非以慆心也。天有六氣，降生五味，發爲五色，徵爲五聲[12]，淫生六疾。六氣曰陰、陽、風、雨、晦、明也。分爲四時，序爲五節[13]，過則爲菑[14]。陰淫寒疾，陽淫熱疾，風淫末疾[15]，雨淫腹疾，晦淫惑疾[16]，明淫心疾[17]。女，陽物而晦時[18]，淫則生內熱惑蠱之疾。今君不節不時，能無及此乎？”

［1］晉侯：晉平公姬彪。前557～前532年在位。

［2］秦伯：秦景公。前576～前537年在位。

［3］“是謂”二句：謂，通“爲”，因爲。　蠱：蠱疾，指因沉溺女色而導致的心志惑亂之病。清代王念孫認爲“室”爲“生”字之誤，此句應爲“是爲近女，生疾如蠱”，可參。

［4］節：節制。

［5］五節：指宮、商、角、徵、羽五聲之節奏。

［6］“遲速”四句：指奏樂時，或快或慢，自始至終遞相連貫，達到和諧之聲，然後下降，至五聲下降之後，就停止奏樂。　中聲：中正和諧之聲。

NOTE

[7] 煩手：此指手法繁雜混亂。煩，繁雜。　　淫聲：過度的聲音。

[8] 慆（tāo）堙（yīn）心耳：即“慆心堙耳”，使心志惑亂，使耳朵堵塞。

[9] 忘（wáng）：通“亡”。失去。

[10] 琴瑟：古代樂器名。此指音樂，即上文先王之樂。

[11] 儀：禮儀。

[12] 徵：顯現。

[13] 五節：五行之節。古人以五行之木、火、金、水配春、夏、秋、冬，每時72天。另將每季後之18天配屬於土，是謂五節。一説，五節指五聲之節。

[14] 菑（zāi）：同“災”。

[15] 末疾：四肢之病。

[16] 晦淫惑疾：過度昏暗的環境，使人易患心神惑亂之疾。晦，昏暗。

[17] 明淫心疾：過度明亮的環境，使人易患心神勞倦之疾。明，明亮。

[18] 陽物：謂女性是男性的附屬物（從杜預説）。陽，此指男性。

出，告趙孟。趙孟曰：“誰當良臣[1]？”對曰：“主是謂矣[2]。主相晉國[3]，於今八年。晉國無亂，諸侯無闕，可謂良矣。和聞之，國之大臣，榮其寵禄，任其大節。有菑禍興而無改焉，必受其咎。今君至於淫以生疾，將不能圖恤社稷[4]，禍孰大焉？主不能禦[5]，吾是以云也。”趙孟曰：“何謂蠱？”對曰：“淫溺惑亂之所生也。於文，皿蟲爲蠱。穀之飛亦爲蠱[6]。在《周易》，女惑男，風落山謂之蠱[7]。皆同物也。趙孟曰：“良醫也。”厚其禮而歸之。

[1] 當：稱得上。

[2] 主是謂：即“謂主”。賓語前置。

[3] 相（xiàng）：輔佐。

[4] 圖恤：謀劃憂慮。

[5] 禦：制止。

[6] “穀之飛”句：古人將穀物儲藏過久或受濕而生的飛蟲稱爲蠱。

[7] “在《周易》”三句：指在《周易》中，蠱卦的含義是長女迷惑少男，大風吹落樹葉到山下。　　蠱：卦名。下卦爲巽卦，爲長女，爲風；上卦爲艮卦，爲少男，爲山。

句讀訓練

在昔黄帝之御極也以理身緒餘治天下坐於明堂之上臨觀八極考建五常以謂人之生也負陰而抱陽食味而被色外有寒暑之相蕩内有喜怒之交侵夭昏札瘥國家代有將欲斂時五福以敷錫厥庶民乃與岐伯上窮天紀下極地理遠取諸物近取諸身更相問難垂法以福萬世於是雷公之倫授業傳之而内

經作矣歷代寶之未有失墜蒼周之興秦和述六氣之論具明於左史厥後越人得其一二演而述難經西漢倉公傳其舊學東漢仲景撰其遺論晉皇甫謐刺而爲甲乙及隋楊上善纂而爲太素時則有全元起者始爲之訓解缺第七一通迄唐寶應中太僕王冰篤好之得先師所藏之卷大爲次注猶是三皇遺文爛然可觀（宋・林億等《重廣補注黃帝内經素問・序》）

NOTE

五、盡 數

【題解】本文選自《呂氏春秋·季春紀》，據1955年文學古籍刊行社《呂氏春秋集釋》排印。《呂氏春秋》又稱《呂覽》，是戰國末期秦相呂不韋召集諸門客共同編寫的。全書共二十六卷，分爲十二紀、八覽、六論，凡一百六十篇。其内容以儒、道两家思想爲主，兼採名、墨、法、農和陰陽各家之説，保存了有關醫學、農學、天文和曆數等許多有價值的資料。

盡數就是享盡天年的意思。作者認爲終其天年貴在"去害""知本"。順應四時陰陽萬物的變化、安神定志、保養精氣、經常運動、選擇環境、調節飲食，是人體保健之本；而卜筮、禱祠、巫醫、藥物是人體保健之末。人們只有重本，才能盡享天年。指出"流水不腐，户樞不螻"，强調"生命在於運動"的養生理念。

天生陰陽寒暑燥濕，四時之化，萬物之變，莫不爲利，莫不爲害。聖人察陰陽之宜，辨萬物之利以便生[1]，故精神安乎形[2]，而年壽得長焉。長也者，非短而續之也，畢其數也[3]。畢數之務，在乎去害。何謂去害？大甘、大酸、大苦、大辛、大鹹，五者充形[4]，則生害矣。大喜、大怒、大憂、大恐、大哀，五者接神[5]，則生害矣。大寒、大熱、大燥、大濕、大風、大霖、大霧，七者動精[6]，則生害矣。故凡養生，莫若知本，知本則疾無由至矣。

[1] 便：利。

[2] 安：安守，守護。

[3] 畢其數：盡其壽數，即活完自然的壽數。

[4] 充：充塞，充满。

[5] 接：触動。

[6] 動精：擾動體内的精氣。

精氣之集也[1]，必有入也。集於羽鳥與爲飛揚[2]，集於走獸與爲流行[3]，集於珠玉與爲精朗[4]，集於樹木與爲茂長，集於聖人與爲敻明[5]。精氣之來也，因輕而揚之[6]，因走而行之，因美而良之，因長而養之，因智而明之。

[1] 精氣：指形成萬物的原始物質。

NOTE

［2］“集於羽”句：精氣集於羽鳥則與羽鳥相與飛揚。

［3］流行：行走。流，行。

［4］精朗：陳昌齊《呂氏春秋正誤》：“‘精朗’，據下文（因美而良之）當作‘精良’。”

［5］敻（xiòng）明：指聖人的品學淵博而明智。敻，大，遠。

［6］“因輕”句：（精氣）依羽鳥之輕而使之飛揚。因，依，順。揚，使動用法。下文“行”“良”“養”“明”用法同此。

流水不腐，户樞不螻[1]，動也。形氣亦然。形不動則精不流，精不流則氣鬱[2]。鬱處頭則爲腫爲風[3]，處耳則爲挶爲聾[4]，處目則爲䁾爲盲[5]，處鼻則爲鼽爲窒[6]，處腹則爲張爲疛[7]，處足則爲痿爲蹷[8]。輕水所多禿與癭人，重水所多尰與躄人[9]，甘水所多好與美人[10]，辛水所多疽與痤人[11]，苦水所多尪與傴人[12]。

［1］螻：螻蛄，天螻。秦、晉之間謂之“蠹”。此用作動詞，指生蟲蛀蝕。

［2］氣鬱：氣機鬱結。

［3］處：留存。　　腫：頭腫。　　風：面腫。

［4］挶（jū）：耳疾。

［5］䁾（miè）：眼眶紅腫。一説爲眼屎凝目。

［6］鼽（qiú）：鼻塞不通。一説爲鼻流清涕。　　窒：鼻孔堵塞不通。

［7］張：通“脹”，脹満。　　疛（zhǒu）：心腹病。

［8］痿：足痿軟無力，不能行走。　　蹷：下肢逆冷，行走不便的疾病。

［9］尰（zhǒng）：脚腫。　　躄：足不能行。

［10］好：容貌美好。

［11］疽：癰瘡。　　痤（cuó）：痤瘡。

［12］尪（wāng）：胸部凸出，雞胸一類的病。　　傴：脊背彎曲。

凡食無彊厚味[1]，無以烈味重酒，是以謂之疾首[2]。食能以時，身必無災。凡食之道，無飢無飽，是之謂五藏之葆[3]。口必甘味，和精端容[4]，將之以神氣[5]。百節虞歡[6]，咸進受氣。飲必小咽，端直無戾[7]。

［1］彊：同“强”。

［2］疾首：導致疾病的開端。

［3］葆：安。

［4］和精：調和精神。　　端容：端正儀容。

［5］將：養。

［6］虞：通“娛”。

［7］戾：彎曲。

今世上卜筮禱祠[1]，故疾病愈來。譬之若射者，射而不中，反修於招[2]，何益於中？夫以湯止沸[3]，沸愈不止，去其火則止矣。故巫醫毒藥，逐除治之，故古之人賤之也[4]，爲其末也。

［1］上：通“尚”，崇尚。　禱祠：嚮神祈求福謂禱，得福後祭祀謝神謂祠。

［2］招：箭靶。

［3］湯：熱水。

［4］賤：輕視。

句讀訓練

始生之者天也養成之者人也能養天之所生而勿攖之謂之天子天子之動也以全天爲故者也此官之所自立也立官者以全生也今世之惑主多官而反以害生則失所爲立之矣譬之若修兵者以備寇也今修兵而反以自攻則亦失所爲修之矣夫水之性清土者扫之故不得清人之性壽物者扫之故不得壽物也者所以養性也非所以性養也今世之人惑者多以性養物則不知輕重也不知輕重則重者爲輕輕者爲重矣若此則每動無不敗以此爲君悖以此爲臣亂以此爲子狂三者國有一焉無幸必亡今有聲於此耳聽之必慊已聽之則使人聾必弗聽有色於此目視之必慊已視之則使人盲必弗視有味於此口食之必慊已食之則使人瘖必弗食是故聖人之於聲色滋味也利於性則取之害於性則舍之此全性之道也世之貴富者其於聲色滋味也多惑者日夜求幸而得之則遁焉遁焉性惡得不傷萬人操弓共射其一招招無不中萬物章章以害一生生無不傷以便一生生無不長故聖人之制萬物也以全其天也天全則神和矣目明矣耳聰矣鼻臭矣口敏矣三百六十節皆通利矣若此人者不言而信不謀而當不慮而得精通乎天地神覆乎宇宙其於物無不受也無不裹也若天地然上爲天子而不驕下爲匹夫而不惛此之謂全德之人（節選自《呂氏春秋·孟春紀·本生》）

NOTE

六、藝文志

【題解】 本文選自1959年中華書局校點本《漢書·藝文志》的序言和《方技略》。作者班固（32—92年），字孟堅，扶風（今陝西咸陽）人，東漢著名史學家、文學家。他繼承父親班彪的遺願，著述《漢書》，記載了西漢兩百多年的歷史，開創了“包舉一代”的斷代史體例。《漢書·藝文志》在劉向、劉歆父子《别録》和《七略》基礎上編纂而成，是我國現存第一部官修群書目録，共收書38種，596家，13200餘卷。《方技略》著録醫學類著作。

序

昔仲尼沒而微言絕[1]，七十子喪而大義乖[2]。故《春秋》分爲五[3]，《詩》分爲四[4]，《易》有數家之傳[5]。戰國從衡[6]，真僞分爭，諸子之言紛然殽亂。至秦患之[7]，乃燔滅文章[8]，以愚黔首。漢興，改秦之敗[9]，大收篇籍，廣開獻書之路。迄孝武世[10]，書缺簡脱[11]，禮壞樂崩，聖上喟然而稱曰：“朕甚閔焉[12]！”於是建藏書之策[13]，置寫書之官，下及諸子傳説，皆充秘府。至成帝時[14]，以書頗散亡，使謁者陳農求遺書於天下[15]。詔光禄大夫劉向校經傳、諸子、詩賦[16]，步兵校尉任宏校兵書[17]，太史令尹咸校數術[18]，侍醫李柱國校方技。每一書已，向輒條其篇目[19]，撮其指意[20]，録而奏之。會向卒，哀帝復使向子侍中奉車都尉歆卒父業[21]。歆於是總羣書而奏其《七略》[22]，故有《輯略》[23]，有《六藝略》，有《諸子略》，有《詩賦略》，有《兵書略》，有《術數略》，有《方技略》。今删其要[24]，以備篇籍。

［1］沒：死亡。　　微言：含義深遠精要的言論。

［2］“七十子”句：謂孔子門下才德出衆的一部分學生。傳説孔子學生有三千人，其中七十二（一説七十七）人最優秀。七十子係舉其成數而言。　　大義：指有關六經的要義。

［3］“春秋”句：謂傳注《春秋》的有左丘明、公羊高、穀梁赤及鄒氏、夾氏五家，今存前三家。

［4］《詩》分爲四：顏師古注引韋昭曰：“謂毛氏、齊、魯、韓。”毛指毛亨，齊指齊人轅固生，魯指魯人申培，韓指燕人韓嬰。今存毛亨一家，世稱《毛詩》。

［5］“《易》有”句：據《漢志·六藝略》，《易經》有施（仇）、孟（喜）、梁丘（賀）等數家傳注，今皆失佚。

NOTE

［6］從衡：合縱連橫。指戰國七雄之間縱橫錯雜的政治形勢。

［7］患：憂慮。

［8］燔滅文章：《史記·秦始皇本紀》載秦始皇三十四年焚書，“非博士官所職，天下敢有藏《詩》《書》、百家語者，悉詣守尉雜燒之”。但醫藥卜筮農書除外。

［9］敗：弊病。

［10］孝武：漢武帝劉徹。前141～前87年在位。

［11］書：文字。

［12］閔：憂慮。

［13］建：公布。　　策：古代君王發布的教令文書。

［14］成帝：漢成帝劉驁。前32～前7年在位。成帝河平三年（前26年）八月，令陳農向天下求遺書。

［15］謁者：秦漢官名。主管接待賓客事宜。

［16］光禄大夫：官名。掌顧問應對。　　劉向：前77～前6年，字子政，沛人，西漢經學家、文學家及目録學家。奉命校閱群書，著成《别録》，有《新序》《説苑》等書。

［17］步兵校尉：漢代武官官名。管轄宮城衛隊。

［18］數術：又稱“術數”。《數術略》分天文、曆譜、五行、蓍龜、雜占、形法六類。

［19］條：指逐一登録。

［20］指意：内容意義。劉向所著各書叙録匯集後名《别録》，相當於後世的書目解題，已佚。

［21］“侍中”六字：漢代官名，皇帝近侍。掌御乘輿馬，皇帝出巡時要隨從奉侍。　　歆：劉歆（？—23年），字子駿，劉向之子。

［22］七略：我國最早的圖書分類目録，在《别録》的基礎上編成。已佚。

［23］輯略：各略大序的匯集。略，類。

［24］删：選取。

方技略

《黄帝内經》十八卷　　《外經》三十七卷

《扁鵲内經》九卷　　《外經》十二卷

《白氏内經》三十八卷　　《外經》三十六卷

《旁篇》二十五卷

右醫經七家，二百一十六卷[1]。

醫經者，原人血脈、經落、骨髓、陰陽、表裏[2]，以起百病之本[3]，死生之分，而用度箴石湯火所施[4]，調百藥齊和之所宜[5]。至齊之得，猶慈石取鐵[6]，以物相使。拙者失理，以瘉爲劇，以生爲死。

[1] 二百一十六卷：所記爲175卷，少41卷。

[2] 原：推究。　　落：通“絡”。

[3] 起：闡發。

[4] 用：用來。　　度（duó）：揣度。　　火：指灸法。

[5] 齊（jì）和：指藥物的配伍。

[6] 慈石：磁石。慈，通“磁”。

《五藏六府痺十二病方》三十卷
《五藏六府疝十六病方》四十卷
《五藏六府癉十二病方》四十卷[1]
《風寒熱十六病方》二十六卷
《泰始黄帝扁鵲俞拊方》二十三卷
《五藏傷中十一病方》三十一卷
《客疾五藏狂顛病方》十七卷
《金瘡瘲瘛方》三十卷[2]
《婦人嬰兒方》十九卷
《湯液經法》三十二卷
《神農黄帝食禁》七卷
右經方十一家，二百七十四卷[3]。

經方者，本草石之寒温[4]，量疾病之淺深，假藥味之滋[5]，因氣感之宜[6]，辯五苦六辛[7]，致水火之齊[8]，以通閉解結，反之於平。及失其宜者[9]，以熱益熱，以寒增寒，精氣内傷，不見於外，是所獨失也。故諺曰：“有病不治，常得中醫[10]。”

[1] 癉（dān）：顔師古注：“癉，黄病。”

[2] 瘲瘛（zòngchì）：小兒癇病。《傷寒論》又作“瘛瘲”。

[3] 二百七十四卷：所記爲295卷，多21卷。

[4] 本：依據。

[5] 滋：汁液。此指藥物的作用。

[6] “因氣感”句：依據四氣感應的適宜情況。如天熱要慎用熱藥，天寒當慎用寒藥之類。參見《素問·六元正紀大論》。　　因：依據。

[7] 辯：通“辨”。　　五苦六辛：指五臟六腑所適用各種性味的藥物。

[8] 水火之齊：指寒涼與温熱的藥劑。

[9] 及：至於。

[10] 中（zhòng）醫：符合医理。　　中：符合。

《容成陰道》二十六卷[1]
《務成子陰道》三十六卷[2]

NOTE

《堯舜陰道》二十三卷

《湯盤庚陰道》二十卷[3]

《天老雜子陰道》二十五卷[4]

《天一陰道》二十四卷[5]

《黄帝三王養陽方》二十卷

《三家内房有子方》十七卷

右房中八家，百八十六卷[6]。

房中者，情性之極，至道之際。是以聖王制外樂以禁内情[7]，而爲之節文[8]。傳曰[9]："先王之作樂，所以節百事也。"樂而有節，則和平壽考[10]。及迷者弗顧，以生疾而殞性命。

[1] 容成：相傳爲黄帝的大臣，最早發明曆法。　　陰道：古代房中術。

[2] 務成子：務成昭，舜的老師。

[3] 湯盤庚：殷商君主。

[4] 天老：相傳爲黄帝三公之一。

[5] 天一：天乙。成湯之名。成湯是殷王朝的創建者。

[6] 百八十六卷：所記爲191卷，多5卷。

[7] 外樂：指外在的音樂。　　内情：指内在的情欲或情感。

[8] 節文：指制定禮儀，使行之有度。

[9] 傳：指《左傳》。語見《左傳·昭公元年》。

[10] 和平壽考：氣血平和，壽命長久。考，老。

《宓戲雜子道》二十篇[1]

《上聖雜子道》二十六卷

《道要雜子》十八卷

《黄帝雜子步引》十二卷

《黄帝岐伯按摩》十卷

《黄帝雜子芝菌》十八卷

《黄帝雜子十九家方》二十一卷

《泰壹雜子十五家方》二十二卷[2]

《神農雜子技道》二十三卷

《泰壹雜子黄冶》三十一卷[3]

右神僊十家[4]，二百五卷[5]。

神僊者，所以保性命之真，而遊求於其外者也[6]。聊以盪意平心[7]，同死生之域[8]，而無怵惕於胷中[9]。然而或者專以爲務，則誕欺怪迂之文彌以益多[10]，非聖王之所以教也。孔子曰："索隱行怪，後世有述焉，

NOTE

吾不爲之矣[11]。”

［1］宓戲：即伏羲。　雜子道：神仙家修真養性以求長生的方法。

［2］泰壹：即泰一。天神名。

［3］黄冶：冶煉丹砂之法。

［4］神僊：指神仙家養生術。　僊：同“仙”。

［5］二百五卷：所記爲201卷，少4卷。

［6］遊求於其外：向身外大自然廣求養生之道。

［7］盪意平心：净化意念，平定心境。　盪：同“蕩”，洗滌。

［8］“同死生”句：認爲死與生的境界相同。

［9］怵惕：恐懼。

［10］誕欺怪迂：欺詐，怪異。誕、欺義近，怪、迂義近。

［11］“索隱”三句：語見《禮記·中庸》：“索隱行怪，求隱暗之事，行怪異之道。”　述：遵循。

凡方技三十六家，八百六十八卷[1]。

方技者，皆生生之具[2]，王官之一守也[3]。太古有岐伯、俞拊，中世有扁鵲、秦和，蓋論病以及國，原診以知政[4]。漢興有倉公。今其技術晻昧[5]，故論其書，以序方技爲四種[6]。

［1］“凡方技”二句：按四類書籍的實際統計，爲36家，862卷，少6卷。

［2］生生之具：使生命生長不息的工具。

［3］王官：天子之官。　守：職守。

［4］“論病”二句：語本《國語·晉語》及《左傳·昭公元年》。

［5］晻昧：湮沒。　晻：同“暗”。

［6］序：依次排列。

句讀訓練

頃余之舊契讀孟堅漢書藝文志載五苦六辛之説而顔師古輩皆無注解渠特以問余余顧其内經諸書中亦不見其文既相别矣乘蹇且十里外颯然而悟欲復回以告予之舊契已歸且遠乃令載之以示來者夫五者五臟也臟者裏也六者六腑也腑者表也病在裏者屬陰分宜以苦寒之藥涌之泄之病在表者屬陽分宜以辛温之劑發之汗之此五苦六辛之意也顔師古不注蓋闕其疑也乃知學不博而欲爲醫難矣余又徐思五積六聚其用藥亦不外於是夫五積在臟有常形屬裏宜以苦寒之藥涌之泄之六聚在腑無常形屬表宜以辛温之藥發之汗之與前五苦六辛亦合亦有表熱而可用柴胡之涼者猶宜熱而行之裏寒而可用薑附之熱者猶宜寒而行之余恐來者不明内經發表攻裏之旨故並以孟堅五苦六辛之説附於卷末（金·張從正《儒門事親·攻裏發表寒熱殊途箋》）

NOTE

七、《四庫提要》五則

【題解】“提要”，又稱“題解”“書録”“書目提要”等。書目提要發端於西漢劉向、劉歆父子的《别録》《七略》，主旨是“條其篇目，撮其指意”，逐一簡要介紹書籍的有關情況，包括作者、年代、版本、主要内容、編寫體例、學術源流與評價等。古書提要往往内容高度概括，重點突出，簡潔明了。本课五則選自1956年中華書局影印浙江杭州本《四庫全書總目提要》卷一百零三子部十三醫家類一、二。《欽定四庫全書總目提要》，又稱《四庫全書總目》《四庫總目》《四庫提要》，共二百卷，由清代紀昀等編纂的一部大型題解書目，是中國古典目録學的集大成者。紀昀（1724—1805年），字曉嵐，又字春帆，晚年自號石雲，河間（今屬河北）人。乾隆十九年進士，官至禮部尚書、協辦大學士，卒謚文達。由紀昀領導編纂的《四庫全書·子部·醫家類》收書97種（不含附），雖有收録漏失、版本不盡精良等缺憾，但是叢書中收入醫學典籍最多的。他在《濟衆新編·序》中言：“余校録《四庫全書》，子部凡分十四家……而其五爲醫家。農者民命之所關，醫雖一技，亦民命之所關，故升諸他藝術上也。”此編排順序相對於“舊史多歸之末簡”的歷史事實，醫家類地位已經獲得極大提高。第二則提要誤《銅人鍼灸經》與《銅人腧穴鍼灸圖》爲一書，但説明了後者成書的過程，並嘗試描述所鑄鍼灸銅人的様式功用。第三則提要主要概括《產寶諸方》一書的内容及書中方劑對後世的影響。第四則提要説明《湯液本草》的内容及其學術淵源，評其爲簡要實用的醫書。第五則提要説明《格致餘論》得名由來，簡要介紹作者朱丹溪的習醫之路，肯定朱氏學説的合理性。

（一）

《黄帝素問》二十四卷，唐王冰注。《漢書·藝文志》載《黄帝内經》十八篇，無“素問”之名。後漢張機《傷寒論》引之，始稱《素問》。晉皇甫謐《甲乙經·序》稱《鍼經》九卷，《素問》九卷，皆爲《内經》，與《漢志》十八篇之數合。則《素問》之名起於漢晉間矣，故《隋書·經籍志》始著録也。然《隋志》所載衹八卷，全元起所注已闕其第七[1]。冰爲寶應中人，乃自謂得舊藏之本，補足此卷。宋林億等校正，謂《天元紀大論》以下，卷帙獨多，與《素問》餘篇絕不相通[2]，疑即張機《傷寒論·序》所稱《陰陽大論》之文，冰取以補所亡之卷，理或然也[3]。其《刺法論》《本病論》，則冰本亦闕，不能復補矣。冰本頗更其篇次[4]，然每篇之下必注全元起本第幾字，猶可考見其舊第。所注排抉隱奥[5]，多所發明。其稱大熱而甚，寒之不寒，是無水也；大寒而甚，熱之不熱，是無火也。無火者不必去水，宜益火之源，以消陰翳；無水者不必去火，宜壯水之主，以鎮陽光[6]。遂開明代薛己諸人探本命門之一法，其亦深於醫理者矣。冰名見《新唐書·宰相世系表》，稱爲京兆府參軍[7]。林億等引《人物志》謂冰爲太僕令[8]，未知孰是。然醫家皆稱王太僕，習讀億書也。其名晁公武《讀書志》作"王砅"[9]，杜甫集有贈重表侄王砅詩[10]，亦復相合。然唐宋《志》皆作"冰"，而世傳宋槧本亦作"冰"字[11]，或公武因杜詩而誤歟[12]？

[1] 全元起：南朝齊梁時期人，曾任侍郎，注釋《素問》八卷七十篇，失佚於南北宋之交。

[2] 通：同。

[3] 或然：或許可能。

[4] 頗：很，甚。"冰本頗更其篇次"一句应非确指，是對王冰改動全元起本篇序情況的大致概括，實際上王冰對全元起本篇序全部另行编排。

[5] 排：發掘。 抉：擇取。

[6] 其稱大熱……以鎮陽光：語本《素問·至真要大論》王冰的两條注文。

[7] "冰名"二句：《新唐書》卷七十二在王氏任職系列中有"冰京兆府參軍"六字，蓋爲同名之人，並非注《素問》的王冰。世系，家族世代相承的系統。京兆，指京畿（jī）一帶，今陝西西安以東至華縣之間。參軍，官名，即參謀軍務，隋唐時兼爲郡官。

[8] "林億"句：林億等在今本王冰《黄帝内經素問·序》篇題下云："按唐《人物志》，冰仕唐爲太僕令，年八十餘，以壽終。"考唐代並無以"人物志"爲名的書籍存世。今存《人物志》，爲三國魏劉劭撰。太僕令，官名，掌輿馬畜牧之事。

[9] 晁公武：宋代著名藏書家，澶州清豐（今山東巨野）人，字子止。所撰《郡齋讀書志》私家藏書目録，按經、史、子、集四部分爲四十多類。 砅：音pīng。

[10] "杜甫"句：指杜甫所作《送重表侄王砅评事使南海》一诗。

[11] 槧（qiàn）本：刻本。

[12] 因：沿襲。

（二）

《铜人鍼灸經》[1]，七卷。不著撰人名氏。按晁公武《讀書後志》曰:《銅人腧穴鍼灸圖》三卷[2]，皇朝王惟德撰[3]。仁宗嘗詔惟德考次鍼灸之法[4]，鑄銅人爲式，分臟腑十二經，旁注腧穴所會[5]，刻題其名，並爲圖法及主療之術，刻版傳於世。王應麟《玉海》曰[6]：天聖五年十月壬辰，醫官院上所鑄腧穴銅人式二。詔一置醫官院，一置大相國寺仁

NOTE

濟殿。先是，上以鍼砭之法傳述不同，命尚藥奉御王惟一考明堂氣穴經絡之會，鑄銅人式。又纂集舊問，訂正訛謬，爲《銅人腧穴鍼灸圖經》三卷，至是上之，摹印頒行。翰林學士夏竦序所言與晁氏略同[7]，惟王惟德作惟一，人名小異耳。此本卷數不符，而大致與二家所言合。疑或天聖之舊本而後人析爲七卷歟？周密《齊東野語》曰：嘗聞舅氏章叔恭云[8]，昔倅襄州日[9]，嘗獲試鍼銅人全像，以精銅爲之，腑臟無一不具。其外腧穴則錯金書穴名於旁，凡背面二器相合，則渾然全身。蓋舊都用此以試醫者。其法外塗黄蠟，中實以水，俾醫工以分折寸[10]，案穴試鍼。中穴則鍼入而水出，稍差則鍼不可入矣。亦奇巧之器也。後趙南仲歸之内府[11]，叔恭嘗寫二圖[12]，刻梓以傳焉[13]。今宋銅人及章氏圖皆不傳，惟此書存其梗概爾。

［1］《銅人鍼灸經》：此係元代書商抄録《太平聖惠方》卷九十九《鍼經》全文，析爲六卷，另附鍼灸禁忌一卷而成。原書成於唐代，作者已不可考。書中記載了一些常用要穴的位置、鍼治經驗，並附十二幅腧穴圖。從内容上看集合了《内經》《難經》《明堂經》《甲乙經》等與鍼灸相關的典籍，並結合了宋代王惟一所做《銅人腧穴鍼灸圖》的文字。

［2］《銅人腧穴鍼灸圖》：北宋王惟一撰。成書於天聖四年（1206年），後人因稱《天聖鍼經》，即下文的"天聖之舊本"。次年，王惟一又鑄成"銅人"二座，與書配合，故全稱《新鑄銅人腧穴鍼灸圖經》，簡稱《銅人經》《銅人腧穴鍼灸圖經》《銅人腧穴鍼灸圖》。

［3］王惟德：即王惟一（987—1067年），集宋以前鍼灸學之大成，北宋著名醫家。

［4］考次：考校編次。

［5］會：集。

［6］王應麟：字伯厚（1223—1296年），號深甯居士。南宋經史學者。慶元府鄞縣（今浙江寧波）人。爲學宗朱熹，涉獵經史百家、天文地理，熟悉掌故制度，長於考證。一生著述頗富，所撰《玉海》兩百卷，囊括各類知識。

［7］夏竦：字子僑，北宋古文字學家、文學家，初謚"文正"，後改謚"文莊"。夏竦以文學起家，自經史、百家、陰陽、律曆至佛老之書，無不通曉。曾爲國史編修官，也曾任多地官員。

［8］周密：字公謹，自號草窗。其家世代爲官，入元不仕，所著《齊東野語》共20卷。該書考證古義，甚爲典核。所記多南宋舊事，可補史傳之闕失。

［9］倅（cuì）：副的。此处指任副職。

［10］俾（bǐ）：使。

［11］内府：此處指皇宫中的府庫。

［12］寫：畫。

［13］梓：此處指雕刻印書的木板。

NOTE

（三）

《産寶諸方》一卷。不著撰人名氏。《宋史·藝文志》不載，惟陳振孫《書録解題》有之[1]。自明以來諸家書目，亦罕有著録者。今檢《永樂大典》所載，尚得七十餘方。又有十二月産圖一篇，與振孫所記併合，蓋即宋時之原本。又別有序論一首，王卿月序一首[2]，文皆殘闕，當亦原書之佚簡也。其方於保産之法頗爲賅備[3]，而原第爲《永樂大典》所亂[4]，已不可復考。謹詳加厘訂[5]，以類分排。首調經養血，次安胎，次胎中諸病，次催生，次産後，次雜病，仍爲一卷。其中所引各方，多爲後人所承用。如人參飲子一方，與朱震亨所制達生散[6]，雖品味多寡不同，而以大腹皮爲君，人參爲輔，命意無異，知震亨實本此而增損之。又如張元素以枳殼、白术爲束胎丸，後人以爲不宜於藜藿之軀[7]，易以白术、黄芩，相沿至今，爲便産良方。不知亦本是書所載之枳殼湯[8]。又今時治産後血風，有所謂舉卿古拜者[9]，核其所用，惟荆芥一味，即此書之青金散。蓋荆芥主治風，《素問》東方主風，而肝屬於木，平肝木即所以助肺金，故以青金爲名。後人竊用其方，而又翻切荆芥字音[10]，詭名以炫俗耳。凡此之類皆可以證古今傳授之由。惟所用多降氣破血之品，辛熱震動之劑，則古人稟厚[11]，可受攻伐，有未可概施於後來者。此則神而明之，存乎其人矣[12]。

［1］陳振孫：曾名瑗（約1183—約1262年），字伯玉，號直齋，浙江安吉縣梅溪鎮人。南宋藏書家、目録學家。他仿晁公武《郡齋讀書志》，編成《直齋書録解題》，二者被譽爲古代私家書目的“雙璧”。《直齋書録解題》創立了書目使用解題和記載版本資料的先例。

［2］王卿月：字清叔，臨海（今浙江台州）人。乾道五年（1169年）進士。

［3］賅（gāi）備：完備，完全。

［4］第：次序。

［5］厘訂：整理修訂。

［6］朱震亨：字彦修（1281—1358年），婺州義烏（今浙江義烏）人。“金元四大家”之一。受業於劉完素的再傳弟子羅知悌，爲“滋陰派”的創始人。

［7］藜藿：指一般百姓所食用的野菜。此處借指百姓。

［8］是：這。

［9］舉卿古拜：指舉卿舉敗散，別名愈風湯、舉卿古拜散、舉卿古拜飲。主治婦人新産血虚痙者，汗後中風發搐。

［10］翻切：反切，古漢語注音方法。“翻切荆芥字音”指以“舉卿”爲“荆”字注音，“古拜”爲“芥”字注音。

［11］則：連詞，表相反或對照。

NOTE

［12］“神而”二句：出自《易·繫辭上》：“紀而裁之，存乎變。推而行之，存乎通。神而明之，存乎其人。”指要真正明白某一事物的奥秘，在於個人的體悟。

（四）

《湯液本草》三卷[1]，元王好古撰[2]。曰湯液者，取《漢志》湯液經方義也[3]。上卷載東垣《藥類法象》《用藥心法》[4]，附以五宜五傷七方十劑。中下二卷以本草諸藥配合三陽三陰十二經絡，仍以主病者爲首[5]，臣佐使應次之。每藥之下，先氣次味，次入某經。所謂象云者，《藥類法象》也。心云者，《用藥心法》也。珍云者，潔古《珍珠囊》也[6]。其餘各家雖有採輯，然好古受業於潔古，而講肄於東垣[7]，故於二家用藥尤多徵引焉。考《本草》藥味不過三品[8]，三百六十五名。陶弘景《别録》以下[9]，遞有增加。往往有名未用。即《本經》所云主治，亦或古今性異，不盡可從。如黄連今惟用以清火解毒，而經云厚腸胃，醫家有敢遵之者哉？好古此書所列，皆從名醫試驗而來。雖爲數無多，而條例分明，簡而有要，亦可云適乎實用之書矣。

［1］《湯液本草》：王好古認爲本草、湯液（即經方）爲醫家正學，故以之命名。

［2］王好古：字進之（1200—1264年），號海藏，元代趙州（今河北趙縣）人。曾與李杲一起學醫於張元素，後又從師於李杲，盡傳李氏之學。著作有《醫壘元戎》《陰證略例》《湯液本草》《此事難知》等。

［3］漢志：《漢書·藝文志》的簡稱。　湯液經方：《漢書·藝文志·方技略》中所載《湯液經法》32卷。

［4］李東垣：名杲（1180—1251年），字明之，真定（今河北正定）人，晚年自號東垣老人。“金元四大家”之一，强調脾胃在人身的重要作用，其學説被稱作“補土派”。著作有《脾胃論》《活法機要》《東垣試效方》等。　《藥類法象》《用藥心法》：應是李東垣著作《用藥法象》（一卷）的主要組成部分。《用藥法象》已佚。據《本草綱目·序例》稱，《用藥法象》在《珍珠囊》的基礎上，增加了用藥凡例、諸經嚮導及綱要治法等内容。

［5］主病者：指君藥。

［6］潔古：名元素，易州（今河北易縣）人，金代醫學家。重臟腑辨證，認爲治病不應拘泥古方，並創“藥物歸經”及“藥性氣味厚薄、升降浮沉”等理論。所著有《珍珠囊》《醫學啓源》等。　《珍珠囊》：一卷，收藥100味。對藥物的氣味、升降浮沉、歸經、補瀉，均有所述，李時珍對其評價甚高。惜原書久已散佚，於《本草綱目》《濟生拔萃》等書中尚可見其内容，王好古的《湯液本草》也深受其影響。

［7］講肄：學習，練習。同義連用。

［8］《本草》：《神農本草經》，下文《本經》同。

NOTE

［9］陶弘景：字通明（456—536年），南朝宋齊梁時丹陽秣陵（今江蘇南京）人，號隱居先生、華陽隱居。著名的醫藥家、煉丹家、文學家。作品有《本草經集注》《集金丹黄白方》《華陽陶隱居集》等。　《别録》：此處指三卷本藥學著作《名醫别録》。約成書於漢末，原書早佚。由秦漢醫家在《神農本草經》基礎上，廣爲補充而成。由於係歷代醫家陸續匯集，故稱《名醫别録》。陶弘景撰《本草經集注》，收載《神農本草經》的同時，又輯入本書365種藥物，基本保存本書内容。其佚文主要見《證類本草》《本草綱目》等書。

（五）

《格致餘論》一卷[1]，元朱震亨撰[2]。震亨字彦修，金華人。受業於羅知悌[3]，得劉守真之傳[4]。其説謂陽易動陰易虧，獨重滋陰降火，創爲“陽常有餘，陰常不足”之論，張介賓等攻之不遺餘力[5]。然震亨意主補益，故諄諄以飲食色欲爲箴[6]。所立補陰諸丸，亦多奇效。孫一奎《醫旨緒餘》云[7]：“丹溪生當承平，見人多酗酒縱欲，精竭火熾，復用剛劑，以至於斃，因爲此救時之説。後人不察，遂以寒涼殺人，此不善學丹溪者也。”其説可謂平允矣[8]。是編前有序云：“古人以醫爲吾儒格物致知之一事[9]，故特以是名書。”蓋震亨本儒者，受業於許謙之門[10]，學醫特其餘事[11]，乃性之所近，竟不以儒名而以醫名。然究較方技者流[12]，爲能明其理，故其言如是。戴良《九靈山房集》有《丹溪翁傳》[13]，敘其始末甚詳云。

［1］《格致餘論》：成書於1347年，涉及内容相當廣泛，篇次没有規律，頗似隨筆。該書共收朱丹溪醫論44篇，涵括其主要醫學學説。朱氏認爲陰精難成而易虧，提出著名的“陽有餘陰不足論”；在病因病機方面，朱氏重視濕熱、相火，特撰“相火論”；在治療上，朱氏注重滋陰、養血、清熱，反對濫用温補及盲目攻邪。

［2］朱震亨：見本篇第三則提要注釋［6］。

［3］羅知悌：字子敬（約1243—1327年），一説字敬夫，號太無。宋末元初醫學家，錢塘（今浙江杭州）人。醫學宗劉完素，旁通張從正、李東垣之説。有弟子整理的《羅太無先生口授三法》一卷，共載中風至産後諸疾七十六症，各述其證、因、脈、藥，明瞭扼要。

［4］劉守真：名完素（約1110—1200年），號河間居士，河間（今屬河北）人。與李東垣、朱丹溪、張子和並稱“金元四大家”而居其首。倡火熱論，創“寒涼派”，爲後世温病學説的形成奠定了基礎。著作有《素問玄機原病式》《治病心印》《素問原機氣宜保命集》《傷寒心鏡》等。

［5］張介賓：字會卿（1563—1640年），號景岳，别號通一子。原籍四川綿竹，後徙居浙江會稽（今紹興）。明代醫學家，對《素問》《靈樞》有深入精研，經三十載而著成《類經》三十二卷，將《内經》加以分門别類，詳加闡釋。至晚年將其畢生醫療經驗撰成《景岳全書》，爲温補學派主要代表人物。

NOTE

［6］箴（zhēn）：規勸，告誡。

［7］孫一奎：字文垣（1522—1619年），號東宿，安徽休寧人。明代著名醫家，著作有《赤水玄珠》《醫旨緒餘》等。　　《醫旨緒餘》：二卷，撰於萬曆年間。本書匯集作者學醫體會與見解，並擇要節録部分《内經》原文。對命門、相火的闡述發前人所未發，對多種病證的診療方法頗可取。

［8］平允：公平適當。

［9］格物致知：語本《禮記·大學》："欲誠其意者，先致其知。致知在格物，物格而後知至。"格，推究。致，求得。格物致知意指探究事物道理，從而獲得認知。

［10］許謙：字益之（1269—1337年），號白雲山人，東陽縣（今浙江東陽）人。元代理學家。著作有《白雲集》《觀史治忽幾微》等，卒謚"文懿"。

［11］特：衹，衹是。

［12］究較：探求考察。

［13］戴良：字叔能（1317—1383年），號九靈山人，元代著名詩人。浦江建溪（今浙江諸暨）人。曾學醫於朱丹溪，博通經史，旁及諸子百家。詩文並負盛名。著作有《春秋經傳考》《和陶詩》《九靈山房集》等。　　《丹溪翁傳》：見本書第三單元第十三篇。

句讀訓練

證治準繩一百二十卷明王肯堂撰肯堂有尚書要旨已著録是編據肯堂自序稱先撰證治準繩八册專論雜證分十三門附以類方八册皆成於丁酉戊戌間其書採摭繁富而參驗脈證辨别異同條理分明具有端委故博而不雜詳而有要於寒温攻補無所偏主視繆希雍之餘派虛實不問但談石膏之功張介賓之末流診候未施先定人參之見者亦爲能得其平其諸傷門内附載傳屍勞諸蟲之形雖似涉乎語怪然觀北齊徐之才以死人枕療鬼疰則專門授受當有所傳未可概疑以荒誕也其傷寒準繩八册瘍醫準繩六册則成於甲辰幼科準繩九册女科準繩五册則成於丁未皆以補前書所未備故仍以證治準繩爲總名惟其方皆附各證之下與雜證體例稍殊耳史稱肯堂好讀書尤精於醫所著證治準繩該博精詳世競傳之其所著鬱岡齋筆塵論方藥者十之三四蓋於此一藝用力至深宜其爲醫家之圭臬矣（清·紀昀《四庫全書總目提要》卷一百零四子部十四醫家類二）

單元三　人物傳記

導語

人物傳記是指專門記載人物生平事迹的文章，是一種重要的歷史性文體。古代人物傳記大抵分爲两大類，一是史傳，二是通行傳記。史傳是由史官編寫的載入正史中的人物傳記，凡二十四史中的人物傳記均屬此類。一般認爲人物傳記創始於漢代司馬遷的《史記》。《史記》開創了我國紀傳體的史學，同時也開創了我國的傳記文學，魯迅稱贊其爲“史家之絕唱，無韻之離騷”。“以传代史”是司馬遷以降史書的一大特征。大多數人物傳記都是研究當時政治、軍事、經濟和文化的重要史料。傳記在形式上多仿效《史記》，並形成了一定的模式。司馬遷以本紀、世家、列傳三種體例寫人物傳記，成爲後世人物傳記在體裁上的範例，後世正史都保留紀和傳這两種體裁。人物傳記在篇章結構上有一個相對固定的叙述模式。一般開頭寫傳主的姓字籍貫，再叙其生平事迹，最後寫到傳主的死及其子孫的情況。篇末另有一段作者的話，或就傳主一生發表評論，或補充一些有關材料。這段話《史記》稱“太史公曰”，《漢書》用“贊曰”，《後漢書》先有“論曰”，或“贊曰”，《三國志》則叫“評曰”。

史傳之外的通行傳記包括别傳和自傳。别傳是文人士大夫所寫的未載入史册的一般人物的傳記。這些傳記的立傳對象主要是工匠、農夫、牧童、老嫗、藝從等社會下層人。其目的是褒揚他們的品德情操和奇節異行，補史之缺。自傳是作者自叙生平事迹的傳記。此外，還有一些文章雖不以傳记名篇，但實際上也應屬於傳記之列，如行狀、碑傳、誄文之類，它們都要記述死者的世系、名字、爵里、行治、壽年，都具有傳記性質。一般行狀是爲死去的人向朝廷請求謚號之用，也可爲寫碑志和史官寫史傳提供素材。碑傳包括碑文和墓志，是記載死者生前事迹的文章，主要是爲了稱頌死者的功業德行，或表達敬仰之情或同情之心。誄文也是寫死者生平事迹的文章。一般是累列死者生前行迹，以表功绩並确定谥号，但要受禮節约束，只能上對下、尊對卑、长對幼。誄文一般用韻文寫成，而且要求“榮始而哀終”。

醫家傳記資料見於正史、地方志、筆記、詩文集、族譜、類書等書籍中。正史中醫家傳記名稱不一，諸如《方術傳》《藝術傳》《方技傳》《處士傳》《隱逸傳》等。民間醫家多見諸方志、文集、族譜或類書中。醫家傳記主要記述的是醫家的生平和其醫學成就两個方面，其内容廣泛，涉及社會家庭背景、蒙童求學、個性、喜惡、特長、遊歷、醫德和醫學成就等，並且都把醫家的醫學成就、醫術傳承和有價值的醫案放在突出的位置，以此來反映醫學史的發展，介紹醫學流派的形成，評述個人對推動醫學發展所起的作用，確立醫家在醫學史上的地位。

八、扁鵲倉公列傳

【題解】 本文節選自1959年中華書局校點本《史記·扁鵲倉公列傳》。作者司馬遷（前145—前86年？），字子長，漢朝夏陽（今陝西韓城）人，杰出的史學家和文學家。《史記》原名《太史公書》，是我國第一部紀傳體通史，記述了上自黄帝下至漢武帝時長達三千多年的歷史，共一百三十篇，包括十二本紀、十表、八書、三十世家、七十列傳，不僅是歷史巨著，也是文學名著。本篇是一篇合傳，在扁鵲傳中，作者綜合歷代傳聞，塑造了一位頗具傳奇色彩的古代名醫扁鵲的形象。倉公傳記載了西漢名醫淳于意一生重要的醫事活動，着重記録其診病的醫案（診籍），這是我國最早的醫案，也是研究醫史的珍貴資料。

扁鵲者[1]，勃海郡鄭人也[2]。姓秦氏[3]，名越人。少時爲人舍長。舍客長桑君過，扁鵲獨奇之，常謹遇之[4]。長桑君亦知扁鵲非常人也。出入十餘年，乃呼扁鵲私坐，閒與語曰[5]：“我有禁方，年老，欲傳與公，公毋泄。”扁鵲曰：“敬諾[6]。”乃出其懷中藥予扁鵲：“飲是以上池之水三十日[7]，當知物矣。”乃悉取其禁方書盡與扁鵲。忽然不見，殆非人也。扁鵲以其言飲藥三十日，視見垣一方人[8]。以此視病，盡見五藏癥結，特以診脈爲名耳。爲醫或在齊，或在趙。在趙者名扁鵲。

［1］扁鵲：傳説爲黄帝時名醫。後世尊稱良醫爲扁鵲。此指秦越人。

［2］勃海郡：古代郡名，今魯西北與冀東南一帶。　鄭：地名。

［3］姓秦氏：姓秦。氏族部落時期，姓爲族號，氏爲分支。秦以後姓氏合二爲一，氏即是姓。

［4］謹遇：恭敬地接待。

［5］閒（jiàn）：私下。

［6］諾：應答辭。表示認可、遵從。

［7］上池之水：舊指未沾及地面的水，如露水及竹木上的水。

［8］垣（yuán）：矮牆。　一方：另一面。

當晉昭公時[1]，諸大夫彊而公族弱[2]。趙簡子爲大夫[3]，專國事[4]。簡子疾，五日不知人。大夫皆懼。於是召扁鵲。扁鵲入，視病[5]，出。董安于問扁鵲[6]。扁鵲曰："血脈治也[7]，而何怪？昔秦穆公嘗如此，七日而寤。今主君之病與之同，不出三日必閒[8]。"居二日半，簡子寤。

［1］晉昭公：春秋時晉國國君姬夷，前531～前526年在位。

［2］公族：指國君的家族。

［3］趙簡子：即趙鞅（？—前475年），姓嬴，氏趙，又名趙孟，謚號簡子。春秋後期晉國六卿之一。

［4］專：獨掌。

［5］"扁鵲入"二句：扁鵲診趙簡子疾，又見《史記·趙世家》《淮南子·齊俗訓》高誘注。時爲晉定公十一年，即前501年。

［6］董安于：又作"董安閼"。趙簡子的家臣。

［7］治：安定，正常。

［8］閒（jiàn）：病愈。

其後扁鵲過虢[1]。虢太子死。扁鵲至虢宮門下，問中庶子喜方者曰[2]："太子何病，國中治穰過於衆事[3]？"中庶子曰："太子病血氣不時，交錯而不得泄。暴發於外，則爲中害。精神不能止邪氣，邪氣畜積而不得泄，是以陽緩而陰急[4]，故暴蹷而死[5]。"扁鵲曰："其死何如時？"曰："雞鳴至今[6]。"曰："收乎[7]？"曰："未也，其死未能半日也。""言臣齊勃海秦越人也，家在於鄭，未嘗得望精光[8]，侍謁於前也。聞太子不幸而死，臣能生之。"中庶子曰："先生得無誕之乎[9]？何以言太子可生也？臣聞上古之時，醫有俞跗[10]，治病不以湯液醴灑[11]、鑱石撟引[12]、案扤毒熨[13]。一撥見病之應[14]，因五藏之輸[15]，乃割皮解肌，訣脈結筋[16]，搦髓腦[17]，揲荒爪幕[18]，湔浣腸胃[19]，漱滌五藏，練精易形。先生之方能若是，則太子可生也。不能若是，而欲生之，曾不可以告咳嬰之兒[20]。"終日[21]，扁鵲仰天歎曰："夫子之爲方也，若以管窺天，以郄視文。越人之爲方也，不待切脈、望色、聽聲、寫形[22]，言病之所在。聞病之陽，論得其陰。聞病之陰，論得其陽。病應見於大表[23]，不出千里，決者至衆，不可曲止也。子以吾言爲不誠，試入診太子，當聞其耳鳴而鼻張。循其兩股，以至於陰，當尚溫也。"中庶子聞扁鵲言，目眩然而不瞚[24]，舌撟然而不下[25]，乃以扁鵲言入報虢君。

［1］虢：古國名。前655年爲晉所滅。

［2］中庶子：官名，主管諸侯卿大夫的庶子的教育，漢代以後爲太子屬官。

NOTE

[3] 治穰（ráng）：舉行除惡祛邪的祭祀。　穰：通“禳”。

[4] 陽緩而陰急：陽氣衰微，陰邪熾盛。

[5] 蹷（jué）：倒下。通“厥”。

[6] 雞鳴：古代時辰代稱，即丑時，相當於淩晨1～3時。

[7] 收：收殮，裝棺。

[8] 精光：儀容神采。

[9] 誕：欺騙。

[10] 俞跗（fū）：黄帝時的名醫。又寫作俞拊、俞柎、榆柎、臾跗等。

[11] 醴灑（shī）：指酒劑。醴，甜酒。灑，通“釃”，濾過的酒。

[12] 鑱（chán）石：石鍼。　撟（jiǎo）引：導引。

[13] 案扤（wù）：按摩。案，通“按”。扤，搖動。　毒熨（wèi）：指用藥物加熱熨貼。

[14] 撥：治。指診察。

[15] 輸：通“腧（shù）”。腧穴。

[16] 訣：通“決”，疏通。

[17] 搦（nuò）：按壓。

[18] 揲（shé）荒爪幕：荒，通“肓”。爪，同“抓”，梳理。幕，通“膜”。

[19] 湔（jiān）浣：清洗。

[20] 咳（hái）嬰：剛會笑的嬰兒。　咳：嬰兒笑。又作“孩”。

[21] 終日：許久，良久。

[22] 寫形：指觀察身體。寫，摹寫。

[23] 大表：體表。

[24] 眩然：眼睛昏花的樣子。　瞚：同“瞬”，眨眼。

[25] 撟然：舉起貌。

虢君聞之大驚，出見扁鵲於中闕[1]。曰：“竊聞高義之日久矣，然未嘗得拜謁於前也。先生過小國，幸而舉之，偏國寡臣幸甚。有先生則活，無先生則棄捐填溝壑[2]，長終而不得反[3]。”言末卒，因嘘唏服臆[4]，魂精泄横[5]，流涕長潸[6]，忽忽承睞，悲不能自止，容貌變更。扁鵲曰：“若太子病，所謂尸蹷者也[7]。太子未死也。”扁鵲乃使弟子子陽厲鍼砥石[8]，以取外三陽五會[9]。有閒，太子蘇。乃使子豹爲五分之熨[10]，以八減之齊和煮之[11]，以更熨兩脅下。太子起坐。更適陰陽，但服湯二旬而復故。故天下盡以扁鵲爲能生死人。扁鵲曰：“越人非能生死人也，此自當生者，越人能使之起耳。”

[1] 中闕（què）：即“闕中”。指宫門下。闕，宫門前兩側對稱的門樓。

[2] 棄捐填溝壑：“死”的婉稱。壑，山溝。

[3] 反：同“返”。

［4］服（bì）臆：又作愊臆，即哽咽。

［5］魂精：精神。

［6］涕：泪。　　潸（shān）：流泪。

［7］尸蹷：古病名。突然昏倒，其狀如尸。

［8］厲鍼砥石：打磨鍼石。厲，同“礪”。礪、砥，皆爲磨刀石，此爲“磨”義。

［9］三陽五會：百會穴。

［10］五分之熨：使藥力深入人體五分的熨法。

［11］八減之齊：古方名。齊，同“劑”。

扁鵲過齊，齊桓侯客之[1]。入朝見，曰：“君有疾在腠理[2]，不治將深。”桓侯曰：“寡人無疾。”扁鵲出，桓侯謂左右曰：“醫之好利也，欲以不疾者爲功。”後五日，扁鵲復見，曰：“君有疾在血脈，不治恐深。”桓侯曰：“寡人無疾。”扁鵲出，桓侯不悦。後五日，扁鵲復見，曰：“君有疾在腸胃閒，不治將深。”桓侯不應。扁鵲出，桓侯不悦。後五日，扁鵲復見，望見桓侯而退走。桓侯使人問其故。扁鵲曰：“疾之居腠理也，湯熨之所及也；在血脈，鍼石之所及也；其在腸胃，酒醪之所及也；其在骨髓，雖司命無奈之何[3]。今在骨髓，臣是以無請也。”後五日，桓侯體病，使人召扁鵲，扁鵲已逃去。桓侯遂死。

［1］齊桓侯：據裴駰《集解》認爲是戰國時的齊桓公田午，前375～前367年在位。但上距趙簡子已一百餘年，距虢太子時間更長，疑記載有誤。《韓非子·喻老》作蔡桓公。　　客之：以之爲客。

［2］腠理：皮膚、脏腑的紋理。

［3］司命：傳説中掌管生命的神。

使聖人預知微，能使良醫得蚤從事[1]，則疾可已，身可活也。人之所病，病疾多；而醫之所病，病道少。故病有六不治：驕恣不論於理，一不治也；輕身重財，二不治也；衣食不能適，三不治也；陰陽併[2]，藏氣不定，四不治也；形羸不能服藥[3]，五不治也；信巫不信醫，六不治也。有此一者，則重難治也。

扁鵲名聞天下。過邯鄲，聞貴婦人，即爲帶下醫[4]；過雒陽[5]，聞周人愛老人，即爲耳目痹醫；來入咸陽，聞秦人愛小兒，即爲小兒醫，隨俗爲變。秦太醫令李醯自知伎不如扁鵲也，使人刺殺之。至今天下言脈者，由扁鵲也[6]。

［1］蚤：通“早”。

［2］陰陽併：指血氣不和。併，通“屏”，屏斥，排斥。《素問·調經論》：“血氣未併，五藏安定。”

NOTE

[3] 羸（léi）：瘦弱。

[4] 帶下醫：婦科醫生。婦科經血帶產諸病多在帶脈之下，故名。

[5] 雒陽：即洛陽。東周王都所在地，故下文言“周人”。

[6] 由：遵從。

太倉公者，齊太倉長[1]，臨菑人也，姓淳于氏，名意。少而喜醫方術。高后八年[2]，更受師同郡元里公乘陽慶[3]。慶年七十餘，無子。使意盡去其故方，更悉以禁方予之。傳黄帝、扁鵲之脈書，五色診病，知人死生，決嫌疑，定可治，及藥論，甚精。受之三年，爲人治病，決死生多驗。然左右行游諸侯，不以家爲家，或不爲人治病，病家多怨之者。

文帝四年中[4]，人上書言意，以刑罪當傳西之長安[5]。意有五女，隨而泣。意怒，罵曰：“生子不生男，緩急無可使者[6]！”於是少女緹縈傷父之言，乃隨父西。上書曰：“妾父爲吏，齊中稱其廉平，今坐法當刑[7]。妾切痛死者不可復生而刑者不可復續，雖欲改過自新，其道莫由，終不可得。妾願入身爲官婢，以贖父刑罪，使得改行自新也。”書聞，上悲其意，此歲中亦除肉刑法[8]。

[1] 太倉：國家儲糧的大倉。

[2] 高后：漢高祖劉邦之妻呂雉。高后八年即前180年。

[3] 元里：地名。　公乘（shèng）：複姓。

[4] 文帝四年：前176年。

[5] 傳（chuán）：遞解。

[6] 緩急：指急。偏義復合詞。

[7] 坐法當刑：犯法而判處肉刑。

[8] 肉刑：指傷殘肉體的刑罰，如墨、劓（yì）、剕（fèi）、宫、大辟（pì）等。

意家居，詔召問所爲治病死生驗者幾何人也，主名爲誰[1]。臣意對曰：齊郎中令循病，衆醫皆以爲蹷入中而刺之[2]。臣意診之，曰：“湧疝也[3]，令人不得前後溲。”循曰：“不得前後溲三日矣。”臣意飲以火齊湯[4]，一飲得前溲，再飲大溲，三飲而疾愈。病得之内[5]。所以知循病者，切其脈時，右口氣急[6]，脈無五藏氣，右口脈大而數。數者中下熱而湧，左爲下，右爲上，皆無五藏應，故曰湧疝。中熱，故溺赤也。

陽虚侯相趙章病，召臣意。衆醫皆以爲寒中，臣意診其脈曰：“迥風[7]。”迥風者，飲食下嗌而輒出不留[8]。法曰“五日死”，而後十日乃死。病得之酒。所以知趙章之病者，臣意切其脈，脈來滑，是内風氣也[9]。飲食下嗌而輒出不留者，法五日死，皆爲前分界法。後十日乃死，所以過期者，其人嗜粥，故中藏實，中藏實故過期。師言曰："安穀者過期，不安穀者不及期。"

[1] 主名：指當事人。

[2] 蹷：通"厥"，逆氣。

[3] 湧疝（shàn）：病名。當即"冲疝"。參見《素問·骨空論》。

[4] 火齊（jì）湯：一種主清火的湯藥。

[5] 内：指房事。

[6] 口：指寸口。

[7] 迵（dòng）風：風邪遍入五臟之病。迵，透過。

[8] 嗌（yì）：咽喉。

[9] 内（nà）：同"納"。受納。

齊中大夫病齲齒，臣意灸其左大陽明脈[1]，即爲苦參湯，日嗽三升[2]，出入五六日，病已。得之風及臥開口，食而不嗽。

菑川王美人懷子而不乳[3]，來召臣意。臣意往，飲以莨礍藥一撮[4]，以酒飲之，旋乳[5]。臣意復診其脈，而脈躁。躁者有餘病，即飲以消石一齊[6]，出血，血如豆比五六枚[7]。

[1] 左大陽明脈：即左手陽明經，經齒中。

[2] 嗽：通"漱"。

[3] 美人：漢代嬪妃的稱號。　不乳：難產。乳，產子。

[4] 莨礍（làngdàng）：藥名，有解痙鎮静作用。

[5] 旋：立刻。

[6] 消石：即火硝。有破瘀通滯作用。

[7] 豆比：即豆粒。《顔氏家訓·勉學篇》作"豆逼"。參徐復《通假字質疑》。

齊王黄姬兄黄長卿家有酒召客，召臣意。諸客坐，未上食。臣意望見王后弟宋建，告曰："君有病，往四五日，君要脅痛不可俛仰[1]，又不得小溲。不亟治，病即入濡腎[2]。及其未舍五藏[3]，急治之。病方今客腎濡[4]，此所謂'腎痺'也[5]。"宋建曰："然，建故有要脊痛[6]。往四五日，天雨，黄氏諸倩見建家京下方石[7]，即弄之。建亦欲效之，效之不能起，即復置之。暮，要脊痛，不得溺，至今不愈。"建病得之好持重。所以知建病者，臣意見其色，太陽色乾[8]，腎部上及界要以下者枯四分所，故以往四五日知其發也。臣意即爲柔湯使服之[9]，十八日所而病愈。

NOTE

[1] 要：同“腰”。　脅：同“脇”。　俛：同“俯”。

[2] 濡（rú）：浸染。

[3] 舍：居。

[4] 客腎濡：指病邪自外侵入腎。

[5] 腎痺：病名。指腎氣閉塞不通。參見《素問·五藏生成篇》。

[6] 故：通“固”。確實。

[7] 倩（qìng）：女婿。　京：穀倉。

[8] 太陽：指足太陽膀胱經。

[9] 柔湯：指藥性温和的湯劑。與“剛劑”相對。

臣意曰：他所診期決死生及所治已病衆多，久頗忘之，不能盡識[1]，不敢以對。

問臣意：“所診治病，病名多同而診異，或死或不死，何也？”對曰：“病名多相類，不可知，故古聖人爲之脈法，以起度量，立規矩，縣權衡[2]，案繩墨[3]，調陰陽[4]，别人之脈各名之，與天地相應，參合於人[5]。故乃别百病以異之，有數者能異之[6]，無數者同之。然脈法不可勝驗，診疾人以度異之，乃可别同名，命病主在所居。今臣意所診者，皆有診籍[7]。所以别之者，臣意所受師方適成，師死，以故表籍所診[8]，期決死生，觀所失所得者合脈法，以故至今知之。”

太史公曰：女無美惡，居宫見妒；士無賢不肖，入朝見疑。故扁鵲以其伎見殃，倉公乃匿迹自隱而當刑。緹縈通尺牘[9]，父得以後寧。故老子曰：美好者不祥之器[10]，豈謂扁鵲等邪？若倉公者，可謂近之矣。

[1] 識（zhì）：記住。

[2] 縣（xuán）權衡：指公佈標準。縣，同“懸”。

[3] 案繩墨：指設立準繩。案，通“按”。

[4] 調（diào）陰陽：指辨察陰陽的屬性。調，測度、辨察。

[5] 參：檢驗，驗證。

[6] 數：技術。

[7] 診籍：診病的記録，類似今之醫案。

[8] 表籍：記載。籍，記。

[9] 尺牘（dú）：書信。本指長一尺一寸的木板，用以書寫。

[10] “美好”句：語本《老子·三十一章》。

句讀訓練

扁鵲過趙趙王太子暴疾而死鵲造宫門曰吾聞國中卒有壤土之事得無有急乎中庶子之好方者應之曰然王太子暴疾而死扁鵲曰人言鄭醫秦越人

能活太子中庶子難之曰吾聞上古之爲醫者曰苗父苗父之爲醫也以菅爲席以芻爲狗北面而祝發十言耳諸扶而來者轝而來者皆平復如故子之方能如此乎扁鵲曰不能又曰吾聞中古之爲醫者曰俞柎俞柎之爲醫也搦腦髓束肓莫炊灼九竅而定經絡死人復爲生人故曰俞柎子之方能若是乎扁鵲曰不能中庶子曰子之方如此譬若以管窺天以錐刺地所窺者甚大所見者甚少鈞若子之方豈足以變駭童子哉扁鵲曰不然物故有昧揥而中蛟頭掩目而別白黑者太子之疾所謂尸厥者也以爲不然入診之太子股陰當温耳中焦焦如有嘯者聲然者皆可治也中庶子入報趙王趙王跣而趨出門曰先生遠辱幸臨寡人先生幸而有之則糞土之息得蒙天履地而長爲人矣先生不有之則先犬馬填溝壑矣言未已涕泣沾襟扁鵲遂爲診之先造軒光之竈八成之湯砥鍼礪石取三陽五輸子容擣藥子明吹耳陽儀反神子越扶形子游矯摩太子遂得復生天下聞之皆曰扁鵲能生死人鵲辭曰予非能生死人也特使夫當生者活耳夫死者猶不可藥而生也悲夫亂君之治不可藥而息也詩曰多將熇熇不可救藥甚之之辭也（漢・劉向《說苑・辨物》）

NOTE

九、華佗傳

【題解】本文選自1959年中華書局校點本《三國志·魏志·華佗傳》。作者陳壽（233—297年），字承祚，巴西安漢（今四川南充）人。曾在蜀漢和晉初擔任觀閣令史和著作郎，撰有《三國志》。《三國志》反映漢末魏蜀吳三國鼎立的錯綜複雜的政治形勢，是一部紀傳體的分國史，也是一部著名的歷史散文著作。後有南朝宋人裴松之爲《三國志》作注，援引魏晉之際的有關著作達兩百餘種，注文超過原文數倍。本文記載東漢末年傑出醫學家華佗的醫學成就。華佗發明的“麻沸散”早於歐洲使用麻醉劑1600年，在養生學方面創造了“五禽戲”。

華佗字元化，沛國譙人也[1]，一名旉[2]。游學徐土[3]，兼通數經[4]。沛相陳珪舉孝廉[5]，太尉黄琬辟[6]，皆不就[7]。曉養性之術[8]，時人以爲年且百歲而貌有壯容[9]。又精方藥，其療疾，合湯不過數種，心解分劑[10]，不復稱量，煑熟便飲，語其節度[11]，舍去輒愈。若當灸，不過一兩處，每處不過七八壯[12]，病亦應除[13]。若當針，亦不過一兩處，下針言“當引某許[14]，若至，語人”，病者言“已到”，應便拔針，病亦行差[15]。若病結積在内，針藥所不能及，當須刳割者，便飲其麻沸散，須臾便如醉死無所知，因破取。病若在腸中，便斷腸湔洗，縫腹膏摩，四五日差，不痛，人亦不自寤，一月之間卽平復矣。

[1] 沛國：漢代分封的一個王國，在今安徽、江蘇、河南三省交界地區，以宿州市爲中心。　譙（qiáo）：沛國縣名。今安徽亳（bó）州市譙城區。

[2] 旉（fū）：後來寫作“敷”。

[3] 游學：離開本鄉到外地求學。　徐土：今徐州一帶。

[4] 數經：多種經書。經，指《易》《書》《詩》《禮》《春秋》等儒家經典著作。

[5] 沛相：沛國的最高行政長官。漢景帝平定吴、楚等“七國之亂”後，改封國的丞相爲相，由中央直接委派，掌握實權。　孝廉：漢代選舉人才的科目。孝指孝子，廉指廉潔之士，後合稱孝廉。

[6] 太尉：官名。漢代掌握軍權的最高長官。　辟（bì）：徵召。

[7] 就：就職，就任。

[8] 養性：養生。

[9] 且：將。

NOTE

［10］心解分劑：掌握合湯的藥物分量和藥物配伍比例。

［11］節度：服藥的方法和注意事項。

［12］壯：量詞。一灸爲一壯。

［13］應：立即。

［14］引某許：謂鍼感循經絡延引到某處。　許：處所。

［15］行：輒；即。　差（chài）：病愈。這個意義後來寫作“瘥”。

故甘陵相夫人有娠六月[1]，腹痛不安。佗視脈，曰：“胎已死矣。”使人手摸知所在，在左則男，在右則女。人云“在左”，於是爲湯下之，果下男形，即愈。

府吏兒尋、李延共止[2]，俱頭痛身熱，所苦正同。佗曰：“尋當下之，延當發汗。”或難其異[3]。佗曰：“尋外實，延内實[4]，故治之宜殊。”即各與藥，明旦並起。

鹽瀆嚴昕與數人共候佗[5]，適至。佗謂昕曰：“君身中佳否？”昕曰：“自如常[6]。”佗曰：“君有急病見於面，莫多飲酒。”坐畢歸，行數里，昕卒頭眩墮車[7]。人扶將還，載歸家，中宿死[8]。

故督郵頓子獻得病已差[9]，詣佗視脈。曰：“尚虚，未得復，勿爲勞事[10]，御内即死。臨死，當吐舌數寸。”其妻聞其病除，從百餘里來省之。止宿交接，中間三日發病[11]，一如佗言。

彭城夫人夜之廁[12]，蠆螫其手[13]，呻呼無賴[14]。佗令温湯近熱，漬手其中，卒可得寐，但旁人數爲易湯，湯令煖之[15]。其旦即愈。

軍吏梅平得病，除名還家[16]。家居廣陵[17]。未至二百里，止親人舍。有頃，佗偶至主人許[18]。主人令佗視平。佗謂平曰：“君早見我，可不至此。今疾已結，促去可得與家相見[19]，五日卒。”應時歸，如佗所刻[20]。

［1］故：過去；從前。　甘陵：縣名。故址在今山東臨清東。

［2］兒（ní）：姓。　止：來到。

［3］難（nàn）：質問。

［4］“尋外實”二句：據文義及《太平御覽》引文，當作“尋内實，延外實”。

［5］鹽瀆：縣名。故址在今江蘇鹽城西北。

［6］自如常：猶自如、自若。像原來一樣。

［7］卒（cù）：通“猝”，突然。

［8］中宿：夜間。

［9］督郵：官名。漢置。爲郡守佐吏，掌督察糾舉所領縣違法之事。

［10］勞事：勞倦之事。包括下文“禦内”“交接”之事。

［11］間：間隔。

NOTE

［12］彭城：縣名。故址在今江蘇銅山境内。

［13］蠆（chài）：蝎類毒蟲。　螫（shì）：刺。

［14］無賴：無奈。

［15］煖：同“暖”。

［16］除名：除去名籍，取消原有身份。

［17］廣陵：郡名。即今江蘇揚州。

［18］許：處所。

［19］促：速；趕快。

［20］刻：限定。

佗行道，見一人病咽塞，嗜食而不得下，家人車載欲往就醫。佗聞其呻吟，駐車往視，語之曰：“向來道邊有賣餅家[1]，蒜齏大酢[2]，從取三升飲之，病自當去。”即如佗言，立吐虵一枚[3]，縣車邊[4]，欲造佗[5]。佗尚未還，小兒戲門前，逆見[6]，自相謂曰：“似逢我公，車邊病是也[7]。”疾者前入坐，見佗北壁縣此虵輩約以十數。

又有一郡守病，佗以爲其人盛怒則差，乃多受其貨而不加治，無何棄去[8]，留書駡之。郡守果大怒，令人追捉殺佗。郡守子知之，屬使勿逐[9]。守瞋恚即甚[10]，吐黑血數升而愈。

又有一士大夫不快[11]。佗云：“君病深，當破腹取。然君壽亦不過十年，病不能殺君，忍病十歲，壽俱當盡，不足故自刳裂[12]。”士大夫不耐痛癢[13]，必欲除之。佗遂下手，所患尋差[14]，十年竟死[15]。

廣陵太守陳登得病，胸中煩懣，面赤不食。佗脈之曰：“府君胃中有蟲數升，欲成内疽，食腥物所爲也。”即作湯二升，先服一升，斯須盡服之。食頃[16]，吐出三升許蟲，赤頭皆動，半身是生魚膾也[17]，所苦便愈。佗曰：“此病後三期當發[18]，遇良醫乃可濟救。”依期果發動，時佗不在，如言而死。

太祖聞而召佗[19]，佗常在左右。太祖苦頭風，每發，心亂目眩。佗針鬲[20]，隨手而差。

李將軍妻病甚，呼佗視脈。曰：“傷娠而胎不去[21]。”將軍言：“聞實傷娠，胎已去矣。”佗曰：“案脈[22]，胎未去也。”將軍以爲不然。佗舍去，婦稍小差[23]。百餘日復動，更呼佗。佗曰：“此脈故事有胎[24]。前當生两兒，一兒先出，血出甚多，後兒不及生。母不自覺，旁人亦不寤，不復迎，遂不得生。胎死，血脈不復歸，必燥著母脊，故使多脊痛。今當與湯，並針一處，此死胎必出。”湯針既加，婦痛急如欲生者。佗曰：“此死胎久枯，不能自出，宜使人探之。”果得一死男，手足完具，色黑，

NOTE

長可尺所[25]。

佗之絕技，凡此類也。

[1] 向：剛才。　　餅：麵食的統稱。

[2] 蒜齏：蒜泥。　　酢（cù）：酸。這個意義後來寫作“醋”。

[3] 虵：同“蛇”。此指寄生蟲。

[4] 縣：懸掛。

[5] 造：到；往。

[6] 逆：迎面。

[7] 車邊病：指車邊懸掛物反映的病。

[8] 無何：不久。

[9] 屬（zhǔ）：囑咐。這個意義後來寫作“囑”。

[10] 瞋恚（chēnhuì）：憤怒。

[11] 不快：指身體不适。

[12] “不足”句：不值得特地剖腹手術。　　故：特地。

[13] 痛癢：義偏於“痛”。

[14] 尋：隨即。

[15] 竟：終於。

[16] 食頃：吃一頓飯時間。

[17] 膾（kuài）：切細的肉絲。

[18] 期（jī）：同“朞”。1周年。

[19] 太祖：指曹操。曹丕稱帝後，追尊曹操爲武皇帝，其孫子曹叡又定曹操的廟號爲太祖。

[20] 鬲（gé）：膈俞穴。這個意義後來寫作“膈”。

[21] 傷娠：傷胎。

[22] 案：依據。

[23] 稍：逐漸，漸漸。

[24] 故事：謂按照先例。

[25] 可：大約。　　所：左右。表示約數。

然本作士人，以醫見業[1]，意常自悔。後太祖親理[2]，得病篤重，使佗專視。佗曰：“此近難濟，恒事攻治，可延歲月。”佗久遠家思歸，因曰：“當得家書[3]，方欲暫還耳[4]。”到家，辭以妻病，數乞期不反[5]。太祖累書呼，又敕郡縣發遣[6]。佗恃能厭食事[7]，猶不上道。太祖大怒，使人往檢。若妻信病[8]，賜小豆四十斛[9]，寬假限日；若其虛詐，便收送之[10]。於是傳付許獄[11]，考驗首服[12]。荀彧請曰[13]：“佗術實工，人命所縣[14]，宜含宥之[15]。”太祖曰：“不憂，天下當無此鼠

NOTE

輩耶[16]？”遂考竟佗[17]。佗臨死，出一卷書與獄吏，曰：“此可以活人。”吏畏法不受，佗亦不彊，索火燒之。佗死後，太祖頭風未除。太祖曰：“佗能愈此。小人養吾病，欲以自重，然吾不殺此子，亦終當不爲我斷此根原耳。”及後愛子倉舒病困，太祖歎曰：“吾悔殺華佗，令此兒彊死也[18]。”

初，軍吏李成苦欬嗽，晝夜不寤[19]，時吐膿血，以問佗。佗言：“君病腸臃[20]，欬之所吐，非從肺來也。與君散两錢[21]，當吐二升餘膿血訖，快[22]，自養，一月可小起，好自將愛[23]，一年便健。十八歲當一小發，服此散，亦行復差。若不得此藥，故當死[24]。”復與两錢散，成得藥去。五六歲，親中人有病如成者，謂成曰：“卿今彊健，我欲死，何忍無急去藥以待不祥[25]？先持貸我，我差，爲卿從華佗更索。”成與之。已故到譙[26]，適值佗見收，怱怱不忍從求[27]。後十八歲，成病竟發，無藥可服，以至於死。

[1] “以醫”句：謂把從事醫療當成職業。

[2] 親理：親自處理國事。

[3] 當：方才，剛剛。

[4] 暫：短期。

[5] 數（shuò）：多次。

[6] 敕（chì）：皇帝命令。

[7] 食事：等於説爲事。指侍奉曹操之事。

[8] 信：確實。

[9] 斛（hú）：宋以前以十斗爲一斛。

[10] 收：拘捕。

[11] 傳：遞解；遞送。　許：許昌。漢獻帝建安元年（196年），曹操將東漢都城由洛陽遷至許昌。

[12] 考驗：審訊驗實。　首服：同“首伏”。猶言坦白。

[13] 荀彧（yù）：曹操的謀士。字文若。

[14] 縣：維繫。後來寫作“懸”。

[15] 含宥：寬恕。

[16] 鼠輩：對他人的蔑稱。

[17] 考竟：刑訊致死。《釋名·釋喪制》：“獄死曰考竟。考得其情，竟其命於獄也。”

[18] 彊死：同“强死”。謂死於非命。

[19] 寤：當爲“寐”。入睡。《後漢書·方術列傳》作“寐”，是。

[20] 臃：同“癰”。毒瘡。

[21] 錢：指錢匕。古代量取藥末的器具。用漢代的五銖錢量取藥末至不散落爲

一錢匕，約今2克餘。

［22］快：舒暢。

［23］將愛：保養。

［24］故：通“固”。必定。

［25］去（jǔ）：藏。這個意義後作“弆”。

［26］已：隨後，隨即。　　故：特地。

［27］怱怱：匆促。

廣陵吴普、彭城樊阿皆從佗學。普依準佗治[1]，多所全濟。佗語普曰：“人體欲得勞動[2]，但不當使極爾[3]。動摇則穀氣得消，血脈流通，病不得生，譬猶户樞不朽是也。是以古之仙者爲導引之事，熊頸鴟顧[4]，引輓腰體[5]，動諸關節，以求難老。吾有一術，名五禽之戲[6]：一曰虎，二曰鹿，三曰熊，四曰猨[7]，五曰鳥。亦以除疾，並利蹄足，以當導引。體中不快，起作一禽之戲，沾濡汗出，因上著粉[8]，身體輕便，腹中欲食。”普施行之，年九十餘，耳目聰明，齒牙完堅。阿善針術。凡醫咸言背及胸藏之間不可妄針，針之不過四分，而阿針背入一二寸，巨闕胸藏針下五六寸[9]，而病輒皆瘳。阿從佗求可服食益於人者，佗授以漆葉青黏散[10]。漆葉屑一升，青黏屑十四兩，以是爲率[11]。言久服去三蟲[12]，利五藏，輕體，使人頭不白。阿從其言，壽百餘歲。漆葉處所而有[13]，青黏生於豐、沛、彭城及朝歌云[14]。

［1］依準：依照。

［2］勞動：運動，活動。

［3］極：疲憊。

［4］熊頸鴟（chī）顧：像熊那樣直立，像鴟鳥那樣左右回顧。《後漢書·方術列傳》作“經”。

［5］引輓：伸展。輓，同“挽”。

［6］五禽之戲：華佗模仿五種動物的動作而創造的保健體操。禽，鳥獸總稱。

［7］猨：同“猿”。

［8］因：就，於是。　　上：體表。

［9］巨闕：穴位名。在臍上6寸。

［10］黏：同“粘”。

［11］率（lǜ）：比例。

［12］三蟲：多種寄生蟲。

［13］處所：處處。

［14］豐：今江蘇豐縣。　　沛：漢代縣名。今江蘇沛縣東。　　朝（zhāo）歌：漢代縣名。今河南淇縣。　　云：文末語氣詞。

NOTE

句讀訓練

史稱華佗以恃能厭事爲曹公所怒荀文若請曰佗術實工人命係焉宜議能以宥曹公曰憂天下無此鼠輩邪遂考竟佗至倉舒病且死見醫不能生始有悔之之歎嗟乎以操之明略見幾然猶輕殺材能如是文若之智力地望以的然之理攻之然猶不能返其恚執柄者之恚真可畏諸亦可慎諸原夫史氏之書於册也是使後之人寬能者之刑納賢者之諭而懲暴者之輕殺故自恃能至有悔悉書焉後之惑者復用是爲口實悲哉夫賢能不能無過苟置之理矣或必有寬之之請彼壬人皆曰憂天下無材邪曾不知悔之日方痛材之不可多也或必有惜之之歎彼壬人皆曰譬彼死矣將若何曾不知悔之日方痛生之不可再也可不謂大哀乎（唐·劉禹錫《劉賓客文集·華佗論》）

NOTE

一〇、郭玉費長房傳

【題解】 本文選自1965年中華書局校點本《後漢書·方術列傳》。作者范曄（398—445年），字蔚宗，順陽（今河南淅川）人，南朝宋時著名史學家。《後漢書》凡一百二十卷，分紀、志和列傳三部分，記載了上自漢光武帝劉秀、下迄漢獻帝劉協196年的歷史。《郭玉傳》記述了東漢名醫郭玉的醫學淵源及其在鍼術和脈學方面的成就。《費長房傳》記述了神話人物費長房學藝的神奇經歷。

郭玉者，廣漢雒人也[1]。初，有老父不知何出[2]，常漁釣於涪水[3]，因號涪翁[4]。乞食人閒，見有疾者，時下針石，輒應時而效。乃著《針經》《診脉法》，傳於世。弟子程高尋求積年，翁乃授之。高亦隱跡不仕。玉少師事高，學方診六微之技[5]、陰陽隱側之術。和帝時[6]，爲太醫丞[7]，多有效應。帝奇之，仍試令嬖臣美手腕者[8]，與女子雜處帷中，使玉各診一手，問所疾苦。玉曰："左陽右陰，脉有男女，狀若異人。臣疑其故。"帝歎息稱善。

［1］廣漢：郡名，漢高祖置。治所在乘鄉（一作"繩鄉"，今四川金堂東），東漢移治雒縣。　雒：東漢縣名，今四川廣漢市北。

［2］老父：對男性老者的尊稱。

［3］涪（fú）水：即四川涪江，源出於四川松潘縣東北雪欄山，至合川入嘉陵江。

［4］涪翁：約爲光武時人，其姓名已不可考。精於鍼術。

［5］方診六微：處方、診斷和三陰三陽脈候。

［6］和帝：指東漢和帝，漢章帝之子，名肇。於89年即位，卒於105年。

［7］太醫丞：太醫令的下屬醫官，協助太醫令掌管醫事。

［8］嬖（bì）臣：皇帝寵幸的近臣。

玉仁愛不矜[1]，雖貧賤厮養[2]，必盡其心力，而醫療貴人，時或不愈。帝乃令貴人羸服變處[3]，一針即差。召玉詰問其狀，對曰："醫之爲言意也。腠理至微，隨氣用巧[4]。針石之閒，毫芒即乖[5]。神存於心手之際，可得解而不可得言也。夫貴者處尊高以臨臣，臣懷怖懾以承之。其爲療也，有四難焉：自用意而不任臣[6]，一難也；將身不謹[7]，二難

NOTE

也；骨節不彊，不能使藥，三難也；好逸惡勞，四難也。針有分寸，時有破漏[8]；重以恐懼之心，加以裁慎之志[9]，臣意且猶不盡，何有於病哉？此其所爲不愈也。”帝善其對。年老卒官。

[1] 矜：驕傲，自負。

[2] 厮養：干粗雜活的仆役。

[3] 羸服：穿貧賤人的衣服。　　變處：改變其居處。

[4] 巧：指鍼刺技巧。

[5] 乖：差錯。

[6] 任：信任。

[7] 將：養，調養。

[8] 破漏：指用鍼之時日有禁忌，不可衝破。漏，古代滴水計時的用具。

[9] 裁慎：決斷病情小心謹慎。裁，裁斷。

費長房者，汝南人也[1]。曾爲市掾[2]。市中有老翁賣藥，懸一壺於肆頭[3]。及市罷，輒跳入壺中。市人莫之見，唯長房於樓上覩之，異焉，因往再拜奉酒脯[4]。翁知長房之意其神也[5]，謂之曰："子明日可更來。"長房旦日復詣翁，翁乃與俱入壺中。惟見玉堂嚴麗[6]，旨酒甘肴[7]，盈衍其中，共飲畢而出。翁約不聽與人言之[8]。後乃就樓上候長房曰："我神仙之人，以過見責，今事畢當去，子寧能相隨乎？樓下有少酒，與卿爲别。"長房使人取之，不能勝。又令十人扛之，猶不舉。翁聞，笑而下樓，以一指提之而上。視器如一升許，而二人飲之終日不盡。

[1] 汝南：河南省駐馬店市東部，古属豫州。

[2] 市掾（yuàn）：管理市場的小官。

[3] 肆：市集贸易之处。

[4] 酒脯：酒肉。脯，乾肉。

[5] 意：認爲。

[6] 嚴麗：莊嚴華麗。

[7] 旨酒甘肴：美味佳餚。旨，味美。

[8] 聽：聽任。此處指允許、同意。

長房遂欲求道，而顧家人爲憂。翁乃斷一青竹，度與長房身齊，使懸之舍後。家人見之，即長房形也。以爲縊死，大小驚號，遂殯葬之。長房立其傍[1]，而莫之見也。於是遂隨從入深山，踐荆棘於羣虎之中[2]，留使獨處，長房不恐。又臥於空室，以朽索懸萬斤石於心上，衆蛇競來齧索且斷，長房亦不移。翁還，撫之曰："子可教也。"復使食糞，糞中有三蟲，臭穢特甚，長房意惡之。翁曰："子幾得道，恨於此不成[3]，

NOTE

如何！”

[1] 傍：通“旁”。

[2] 蹍：踩，踏。

[3] 恨：遺憾。

長房辭歸，翁與一竹杖，曰：“騎此任所之，則自至矣。既至，可以杖投葛陂中也[1]。”又爲作一符，曰：“以此主地上鬼神。”長房乘杖，須臾來歸[2]，自謂去家適經旬日，而已十餘年矣。即以杖投陂，顧視則龍也。家人謂其久死，不信之。長房曰：“往日所葬，但竹杖耳。”乃發冢剖棺[3]，杖猶存焉。遂能醫療衆病，鞭笞百鬼，及驅使社公[4]。或在它坐，獨自恚怒[5]。人問其故，曰：“吾責鬼魅之犯法者耳。”

[1] 葛陂（bēi）：古湖泊名，在今河南新蔡北。

[2] 須臾：片刻。

[3] 發冢：挖開墳墓。

[4] 社公：土地神。

[5] 恚：怒。

句讀訓練

范曄字蔚宗順陽人車騎將軍泰少子也母如廁產之額爲磚所傷故以磚爲小字出繼從伯弘之襲封武興縣五等侯少好學博涉經史善爲文章能隸書曉音律年十七州辟主簿不就高祖相國掾彭城王義康冠軍參軍隨府轉右軍參軍入補尚書外兵郎出爲荊州別駕從事史尋召爲秘書丞父憂去職服終爲征南大將軍檀道濟司馬領新蔡太守道濟北征曄憚行辭以脚疾上不許使由水道統載器仗部伍軍還爲司徒從事中郎頃之遷尚書吏部郎元嘉九年冬彭城太妃薨將葬祖夕僚故並集東府曄弟廣淵時爲司徒祭酒其日在直曄與司徒左西屬王深宿廣淵許夜中酣飲開北牖聽挽歌爲樂義康大怒左遷曄宣城太守不得志乃删衆家後漢書爲一家之作在郡數年遷長沙王義欣鎮軍長史加寧朔將軍兄暠爲宜都太守嫡母隨暠在官十六年母亡報之以疾曄不時奔赴及行又攜妓妾自隨爲禦史中丞劉損所奏太祖愛其才不罪也服闋爲始興王濬後軍長史領南下邳太守及濬爲揚州未親政事悉以委曄尋遷左衛將軍太子詹事曄長不滿七尺肥黑禿眉須善彈琵琶能爲新聲上欲聞之屢諷以微旨曄僞若不曉終不肯爲上彈上嘗宴飲歡適謂曄曰我欲歌卿可彈曄乃奉旨上歌既畢曄亦止弦（《宋書・范曄傳》）

NOTE

一一、皇甫謐傳

【題解】 本文節選自1974年中華書局校點本《晉書·皇甫謐傳》。《晉書》爲唐代房玄齡等人編撰，凡130卷，記載了兩晉封建王朝的興亡史。本文記述了魏晉時期醫學家和文史學家皇甫謐的生平事迹。他將《素問》《鍼經》《明堂孔穴鍼灸治要》三書分類合編，撰成《鍼灸甲乙經》一書，是我國現存最早、内容較完整的一部鍼灸學專著。

皇甫謐，字士安，幼名静，安定朝那人[1]，漢太尉嵩之曾孫也[2]。出後叔父[3]，徙居新安[4]。年二十，不好學，游蕩無度，或以爲癡。嘗得瓜果，輒進所後叔母任氏。任氏曰："《孝經》云：'三牲之養，猶爲不孝[5]。'汝今年餘二十，目不存教[6]，心不入道，無以慰我。"因歎曰："昔孟母三徙以成仁[7]，曾父烹豕以存教[8]，豈我居不卜鄰[9]，教有所闕[10]？何爾魯鈍之甚也！修身篤學，自汝得之，於我何有！"因對之流涕。謐乃感激[11]，就鄉人席坦受書，勤力不怠。居貧，躬自稼穡，帶經而農，遂博綜典籍百家之言。沈静寡欲，始有高尚之志[12]，以著述爲務，自號玄晏先生。著《禮樂》《聖真》之論[13]。後得風痹疾，猶手不輟卷。

[1] 安定朝（zhū）那：安定郡朝那縣。朝那，古縣名，在今甘肅平涼市西北。

[2] 漢太尉嵩：皇甫嵩。東漢靈帝時爲北地太守，以破黄巾功，領冀州牧，拜太尉。

[3] 出後：出繼，過繼給他人爲後代。

[4] 新安：古郡名，在今浙江淳安西。

[5] "三牲"二句：即使天天用三牲美味佳餚奉養，還是不孝之子。見《孝經·紀孝行章》："事親者，居上不驕，爲下不亂，在醜不争。居上而驕則亡，爲下而亂則刑，在醜而争則兵。三者不除，雖日用三牲之養，猶爲不孝也。"醜，衆。三牲，牛、羊、豕。舊俗一牛、一羊、一豕稱爲"太牢"，是最高等級的宴會或祭祀的標準。

[6] 存：留意、關注。

[7] 孟母三徙：相傳孟軻幼年時，孟母爲選擇良好的環境來教育他，多次遷居。事見西漢·劉向《列女傳·母儀傳》和東漢·趙岐《孟子題辭》。

[8] 曾父烹豕：曾參妻欲往集市，其子隨之啼哭，其妻哄子讓其回去，説等自己

回來後殺豬給他吃。等她自集市歸來，曾參欲殺豬，其妻説與兒戲言，曾參認爲不能失信於子，終殺豬以取信。事見《韓非子·外儲説左上》。

［9］卜：選擇。

［10］闕：缺誤，疏失。

［11］感激：内心受到感動與激發。

［12］高尚之志：志守高潔，不願曲節求仕。《易·蠱》："不事王侯，高尚其事。"

［13］禮樂、聖真：皇甫謐早年著作，已佚。清·吴士鑒《補晉書·經籍志》有載。

或勸謐修名廣交[1]，謐以爲非聖人孰能兼存出處[2]，居田里之中亦可以樂堯舜之道，何必崇接世利[3]，事官鞅掌[4]，然後爲名乎？作《玄守論》以答之。曰："或謂謐曰：'富貴人之所欲，貧賤人之所惡，何故委形待於窮而不變乎[5]？且道之所貴者，理世也[6]；人之所美者，及時也[7]。先生年邁齒變，飢寒不贍[8]，轉死溝壑[9]，其誰知乎？'"謐曰："人之所至惜者，命也；道之所必全者，形也；性形所不可犯者，疾病也。若擾全道以損性命[10]，安得去貧賤存所欲哉？吾聞食人之禄者懷人之憂，形强猶不堪，況吾之弱疾乎！且貧者士之常[11]，賤者道之實[12]，處常得實，没齒不憂[13]，孰與富貴擾神耗精者乎[14]？又生爲人所不知，死爲人所不惜，至矣！喑聾之徒[15]，天下之有道者也。夫一人死而天下號者，以爲損也；一人生而四海笑者，以爲益也。然則號笑非益死損生也。是以至道不損，至德不益。何哉？體足也[16]。如迴天下之念以追損生之禍[17]，運四海之心以廣非益之病，豈道德之至乎！夫惟無損，則至堅矣；夫惟無益，則至厚矣。堅故終不損，厚故終不薄。苟能體堅厚之實，居不薄之眞，立乎損益之外，游乎形骸之表[18]，則我道全矣。"

遂不仕。耽翫典籍[19]，忘寢與食，時人謂之"書淫"。或有箴其過篤，將損耗精神。謐曰："朝聞道，夕死可矣，況命之修短分定懸天乎[20]！"

叔父有子既冠，謐年四十喪所生後母，遂還本宗。

［1］修名：追求名譽。

［2］出處：謂出仕和隱退。

［3］崇接世利：崇尚追求功名利禄。

［4］鞅掌：謂職事紛擾繁忙。

［5］委形：置身。

［6］理世：治理天下。

［7］及時：逢時，謂得到有利時機。

［8］贍：富足。

［9］轉死溝壑：謂棄屍於山溝水渠。

NOTE

[10] 擾全道：擾亂保全身體之道。

[11] 常：指固定不變的狀態。

[12] 實：本真，實情。

[13] 沒齒：終身。

[14] 孰與：與……相比，哪一種更好？　　秏：同“耗”。消耗。

[15] 喑（yīn）聾之徒：啞巴和聾子。喻對事物不聞不問、閉目塞聽之人。

[16] 體：本體，本性。

[17] 迴：運轉。下句“運”義同。

[18] 表：外。

[19] 耽翫：專心研習。翫，同“玩”。

[20] 分（fèn）定：命定。

城陽太守梁柳，謐從姑子也[1]。當之官[2]，人勸謐餞之。謐曰：“柳爲布衣時過吾，吾送迎不出門，食不過鹽菜[3]，貧者不以酒肉爲禮。今作郡而送之[4]，是貴城陽太守而賤梁柳，豈中古人之道[5]，是非吾心所安也。”

[1] 從姑：父親的堂姊妹。

[2] 之官：上任，前往任所。

[3] 鹽菜：鹽漬的蔬菜。

[4] 作郡：指擔任一郡長官。

[5] 中（zhòng）：符合。

其後武帝頻下詔敦逼不已[1]，謐上疏自稱草莽臣，曰：“臣以尪弊[2]，迷於道趣[3]，因疾抽簪[4]，散髮林皐，人綱不閑[5]，鳥獸爲羣。陛下披榛採蘭[6]，並收蒿艾[7]。是以皐陶振褐，不仁者遠[8]。臣惟頑蒙[9]，備食晉粟，猶識唐人擊壤之樂[10]，宜赴京城，稱壽闕外。而小人無良，致災速禍[11]，久嬰篤疾[12]，軀半不仁，右脚偏小[13]，十有九載。又服寒食藥，違錯節度，辛苦荼毒[14]，於今七年。隆冬裸袒食冰，當暑煩悶，加以欬逆，或若温瘧，或類傷寒，浮氣流腫，四肢酸重。於今困劣，救命呼噏[15]，父兄見出[16]，妻息長訣。仰迫天威，扶輿就道，所苦加焉，不任進路，委身待罪，伏枕歎息。臣聞韶衛不並奏，雅鄭不兼御，故郤子入周，禍延王叔[17]；虞丘稱賢，樊姬掩口[18]。君子小人，禮不同器，況臣穅𪍿[19]，糅之彫胡[20]？庸夫錦衣，不稱其服也。竊聞同命之士[21]，咸以畢到，惟臣疾疢，抱釁牀蓐[22]，雖貪明時，懼斃命路隅。設臣不疾，已遭堯舜之世，執志箕山[23]，猶當容之。臣聞上有明聖之主，下有輸實之臣[24]；上有在寬之政，下有委情之人。惟陛下留神垂恕，更旌瓌俊[25]，索隱於傅巖[26]，收釣於渭濱[27]，無令泥滓久濁清流。”謐辭切言至，遂見聽許。

太康三年卒，時年六十八。謐所著詩賦誄頌論難甚多，又撰《帝王世紀》《年曆》《高士》《逸士》《列女》等傳，《玄晏春秋》，並重於世。門人摯虞、張軌、牛綜、席純，皆爲晉名臣。

[1] 敦逼：敦促逼迫。

[2] 尩（wāng）弊：衰病疲困。尩，同“尫”。羸弱。

[3] 道趣（qù）：道路趨向。

[4] 抽簪：謂棄官引退。古時官員須束髮整冠，用簪連冠於髮，故稱引退爲“抽簪”。

[5] 閑：通“嫻”。熟悉。

[6] 披榛採蘭：喻選拔人才。

[7] 蒿艾：此處指草野之士。

[8] “臯陶（gāoyáo）”二句：意指選拔仁者爲官，不仁者就會遠離。臯陶，傳説爲舜之臣，掌刑獄之事。臯，同“皋”。振褐，即“振於褐”，得以從社會底層起用。振，舉拔，起用。褐，卑賤的人。語見《論語·顏淵》：“舜有天下，選於衆，舉皋陶，不仁者遠矣。湯有天下，選於衆，舉伊尹，不仁者遠矣。”

[9] 惟：雖然。

[10] 擊壤之樂：相傳唐堯時老人擊壤歌詠於道，是當時太平盛世的表現。擊壤，古代的一種游戲。把一塊鞋狀的木片當靶子，在一段距離之外用另一塊木片去投擲它，擊中的就算得勝。漢·王充《論衡·藝增》：“傳曰：有年五十擊壤於路者。”《藝文類聚》卷11引晉·皇甫謐《帝王世紀》：“（帝堯之世）天下大和，百姓無事，有五十老人擊壤於道。”後因以“擊壤”爲頌太平盛世的典故。

[11] 速：招致。

[12] 嬰：遭受。

[13] 偏小：謂偏癱萎縮。

[14] 辛苦荼毒：謂身體因遭受寒食散的毒害而痛苦難受。

[15] 呼噏（xī）：形容時間極其短暫，指情勢危急。噏，同“吸”。

[16] 見出：謂離棄我。

[17] “郤子”二句：魯成公十六年（前575年）晉師在鄢陵大敗楚軍。晉厲公委派郤至入周報功。郤至歸功於己，並重賂周大夫王叔簡公。王叔即唆使在朝公卿上言簡王擢升郤至爲上卿。郤至返晉，即於次年被晉厲公處死。王叔因此而受到牽累。事見《國語·周語中》。

[18] “虞丘”二句：春秋虞丘子任楚相十餘年，從未舉賢良斥不肖，楚莊王卻稱其爲賢相，遂遭致夫人樊姬嘲笑。事見西漢·劉向《列女傳·賢明傳·楚莊樊姬》。

[19] 穅麳（kuàng）：指粗劣的食糧。此用作自謙之辭。穅，同“糠”。麳，

NOTE

麥麩。

［20］糅：混雜。　　彫胡：菰米。古代六穀之一。

［21］同命：一同受命。

［22］抱釁（xìn）：負罪。釁，罪。

［23］箕（jī）山：相傳堯欲讓天下於許由，許由不受而避隱於箕山。後遂以箕山爲退隱不仕的典故。

［24］輸實：竭盡忠誠。

［25］旌（jīng）：識别，辨明。　　瓌俊：指才俊之士。瓌，同“瑰”。

［26］“索隱”句：到傅巖訪求隱士。傅巖，古地名，在今山西省平陸縣東。相傳商王武丁的大臣傅説爲奴隸時曾從事版築於此，後世常用來指賢者隱遁之處。

［27］“收釣”句：到渭河之濱訪求釣者。傳説姜子牙曾垂釣於渭濱，周文王訪賢得之。

句讀訓練

按七略藝文志黄帝内經十八卷今有鍼經九卷素問九卷二九十八卷即内經也亦有所亡失其論遐遠然稱述多而切事少有不編次比按倉公傳其學皆出於素問論病精微九卷是原本經脉其義深奥不易覽也又有明堂孔穴鍼灸治要皆黄帝岐伯遺事也三部同歸文多重複錯互非一甘露中吾病風加苦聾百日方治要皆淺近乃撰集三部使事類相從删其浮辭除其重複論其精要至爲十二卷易曰觀其所聚而天地之情事見矣況物理乎事類相從聚之義也夫受先人之體有八尺之軀而不知醫事此所謂遊魂耳若不精通於醫道雖有忠孝之心仁慈之性君父危困赤子塗地無以濟之此固聖賢所以精思極論盡其理也由此言之焉可忽乎其本論其文有理雖不切於近事不甚删也若必精要俟其閑暇當撰覈以爲教經云爾（節選自文淵閣四庫全書本皇甫謐《鍼灸甲乙經·序》）

一二、錢仲陽傳

【題解】 本文選自清康熙起秀堂影宋刻本《錢氏小兒藥證直訣》，並參校清光緒十七年内閣中書周學海刻本。作者劉跂（qǐ），字斯立，號學易老人，河北東光人。宋神宗元豐二年進士，宋徽宗政和末年卒。著有《學易集》八卷。錢乙《小兒藥證直訣》一書，爲其弟子閻季忠（又作孝忠）整理編纂而成，爲幼科專書。本文記述錢乙的身世，以諸多病案説明他不僅有豐富的臨床經驗，而且在辨證施治理論上多有創見。

錢乙，字仲陽。上世錢塘人，與吴越王有屬[1]。俶納土[2]，曾祖贇隨以北，因家於鄆[3]。父顥，善鍼醫，然嗜酒喜遊。一旦匿姓名[4]，東遊海上，不復返。乙時三歲，母前亡，父同產嫁醫呂氏[5]，哀其孤，收養爲子。稍長讀書，從呂君問醫。呂將歿[6]，乃告以家世。乙號泣，請往跡父[7]。凡五六返，乃得所在。又積數歲，乃迎以歸。是時乙年三十餘。鄉人驚嘆，感槩爲泣下[8]，多賦詩詠其事。後七年，父以壽終，喪葬如禮。其事呂君，猶事父。呂君歿，無嗣，爲之收葬行服[9]，嫁其孤女，歲時祭享[10]，皆與親等。

[1] 吴越王：指錢鏐（liú）。吴越，五代十國之一，在今浙江及江蘇西南部，福建東北部。唐末，鎮海軍節度使錢鏐被封爲吴越王。　有屬：有宗屬關係。

[2] 俶（chù）：錢俶。錢鏐之孫，是吴越第五個國王。　納土：獻出土地。指宋平江南時，錢俶獻出所管十三州地方歸宋。

[3] 鄆（yùn）：鄆州。今山東東平。

[4] 一旦：有一天。

[5] 父同產：與父親同父母所生。指錢乙的姑母。《宋史·錢乙傳》："姑嫁呂氏。"

[6] 呂將歿：姑母將死。呂，當指姑母，非指呂君。《聚珍本》作"姑將歿"。

[7] 跡：同"迹"。追蹤。

[8] 槩：通"慨"。感慨。

[9] 行服：服喪，守孝。

[10] 祭享：陳列祭品祀神供祖。

NOTE

乙始以顱顖方著山東[1]。元豐中[2]，長公主女有疾，召使視之，有功，奏授翰林醫學[3]，賜緋[4]。明年，皇子儀國公病瘈瘲[5]，國醫未能治。長公主朝，因言錢乙起草野，有異能，立召入，進黄土湯而愈[6]。神宗皇帝召見褒諭[7]，且問黄土所以愈疾狀。乙對曰："以土勝水，木得其平，則風自止[8]。且諸醫所治垂愈[9]，小臣適當其愈[10]。"天子悦其對，擢太醫丞[11]，賜紫衣金魚[12]。自是戚里貴室[13]，逮士庶之家，願致之[14]，無虚日。其論醫，諸老宿莫能持難[15]。俄以病免[16]。哲宗皇帝復召宿直禁中[17]。久之，復辭疾賜告[18]，遂不復起。

[1] 顱顖（xìn）方：小兒方。顱顖，指嬰兒頭頂骨未合縫的地方。後用以稱與小兒相關的事物，如顱顖經、顱顖醫等。

[2] 元豐：宋神宗趙頊（xū）年號（1078—1085年）。

[3] 翰林醫學：宋代醫官職稱。隸屬於翰林醫官院，官階從九品。

[4] 賜緋（fēi）：賜給赤色絲帛官服。神宗時，官至六品才能服緋，因錢乙未至六品，特賜緋服。

[5] 瘈瘲：證名。指手足伸縮交替抽動不已。

[6] 黄土湯：《金匱要略》方。功能温陽健脾，養陰止血。

[7] 褒諭：誇獎並告知衆人。

[8] "以土"三句：瘈瘲病多屬風，須平肝木。黄土湯補脾陽，脾屬土，土旺則制水，水受制，則肝木自平而風止。

[9] 垂：將近，將及。

[10] 適當：恰逢。

[11] 擢（zhuó）：提拔。

[12] 紫衣：官服之一種。宋制，官至四品始服紫衣，不及者則賜紫。　金魚：金飾的魚符。又稱金魚袋，又名魚符。

[13] 戚里：帝王外戚聚居之處，此借指帝王外戚。

[14] 致：邀請。

[15] 老宿（sù）：指老成有名望的人。　持難（nàn）：自持己見而問難。

[16] 俄：不久。

[17] 宿直：輪流值宿。　禁中：指帝王所居宫内。

[18] 賜告：賜予續假。告，古代官吏休假。

乙本有羸疾，性簡易[1]，嗜酒，疾屢攻，自以意治之，輒愈。最後得疾，憊甚，乃嘆曰："此所謂周痹也[2]，周痹入藏者死，吾其已夫！"已而曰："吾能移之，使病在末[3]。"因自製藥，日夜飲之，人莫見其方。居亡何[4]，左手足攣不能用，乃喜曰："可矣！"又使所親登東山，視菟絲所生，秉火燭其下，火滅處斸之[5]，果得茯苓，其大如斗，因以法噉之[6]，閱月而盡[7]。繇此雖偏廢[8]，而氣骨堅悍，如無疾者。退居里舍，杜門不冠屨[9]，坐卧一榻上，時時閱史書雜説。客至，酌酒劇談[10]。意欲之適，則使二僕夫輿之[11]，出沒閭巷。人或邀致之，不肯往也。病者日造門，或扶携襁負，纍纍滿前[12]。近自隣井，遠或百數十里，皆授之藥，致謝而去。

[1] 簡易：直率。

[2] 周痹：病名。症見周身疼痛，上下遊行，或沉重麻木，項背拘急，脈濡澀等。

[3] 末：四肢。

[4] 居亡何：過了不久。

[5] 斸（zhú）：掘，挖。

[6] 噉：同“啖”。吃。

[7] 閱月：經過一個月。閱，經歷。

[8] 繇：通“由”。從。

[9] 杜門：閉門。　不冠屨（jù）：不戴帽不穿鞋。

[10] 劇談：暢談。

[11] 輿：抬。

[12] 纍纍：連續不斷貌。

初，長公主女病泄利，將殆。乙方醉，曰：“當發疹而愈。”駙馬都尉以爲不然[1]，怒責之，不對而退。明日，疹果出，尉喜，以詩謝之。

廣親宗室子病[2]，診之曰：“此可無藥而愈。”顧其幼，曰：“此兒旦夕暴病驚人，後三日過午無恙。”其家恚曰：“幼何疾？醫貪利動人乃如此！”明日果發癇甚急，復召乙治之，三日愈。問何以無疾而知。曰：“火急直視[3]，心與肝俱受邪。過午者，心與肝所用時當更也[4]。”

宗室王子病嘔泄，醫以藥温之，加喘。乙曰：“病本中熱，脾且傷，奈何以剛劑燥之？將不得前後溲。”與石膏湯[5]。王與醫皆不信，謝罷。乙曰：“毋庸，復召我[6]！”後二日，果來召，適有故不時往[7]。王疑且怒，使人十數輩趣之至[8]。曰：“固石膏湯證也。”竟如言而效。

[1] 駙馬都尉：官名。魏晉以後，凡與公主婚配的人，皆拜駙馬都尉。

[2] “廣親”五字：指《小兒藥證直訣》一書中所載廣親宅二大王的兒子七太尉。廣親，宅名，宋代皇親秦王德芳子孫的府第，見《續資治通鑑長編》卷一百六十一。宗室，皇族。

[3] 火急：指面部所現赤色甚重。心屬火，此係心受邪。　直視：謂兩眼發直，

NOTE

不能正常轉動。肝主目，此係肝受邪。

[4]“過午者”二句：過午以後，肝心旺盛之時已經推移，病勢即可漸退。所用時，指寅卯屬木，巳午屬火，故自寅至午，皆肝心所用時。

[5]石膏湯：《外臺秘要》引《深師方》方，又名三黄石膏湯。功用清熱瀉火，發汗解表。

[6]庸，用。

[7]故：緣故。

[8]趣（cù）：通“促”。催促。

有士人病欬，面青而光，其氣哽哽[1]。乙曰：“肝乘肺，此逆候[2]。若秋得之可治，今春不可治[3]。”其家祈哀，彊之與藥。明日，曰：“吾藥再瀉肝而不少却[4]，三補肺而益虚，又加唇白，法當三日死。然安穀者過期，不安穀者不及期。今尚能粥，居五日而絕。”

有妊婦得疾，醫言胎且墮。乙曰：“娠者五藏傳養，率六旬乃更[5]，誠能候其月，偏補之[6]，何必墮？”已而子母皆得全。

又乳婦因大恐而病，病雖愈，目張不得瞑。人不能曉，以問乙。乙曰：“煮郁李酒飲之，使醉則愈。所以然者，目系内連肝膽，恐則氣結，膽衡不下[7]，惟郁李去結，隨酒入膽，結去膽下，目則能瞑矣。”如言而效。

一日過所善翁，聞兒啼[8]，愕曰：“何等兒聲？”翁曰：“吾家孿生二男子。”乙曰：“謹視之，過百日乃可保。”翁不懌[9]。居月餘，皆斃。

[1]哽哽：呼吸阻塞不暢貌。

[2]“肝乘肺”二句：肝乘肺，是木侮金，故稱逆候。乘，欺凌。

[3]“若秋得之”二句：肺屬金，旺於秋，肺金能克肝木，故“若秋得之可治”；肝屬木，旺於春，肝木侮肺金，使金更虚，故言“春不可治”。

[4]再：两次。　　却：減退。

[5]“娠者”二句：謂胎兒在母腹，由母親的五臟遞相滋養，大抵六十天更换一臟。説見孫思邈《千金要方》引徐之才《逐月養胎方》。　　率（shuài）：大抵。

[6]偏補之：按胎兒月數和五臟傳養次序，偏補母體某一臟。

[7]膽衡不下：膽氣偏盛，横逆不下。衡，通“横”。

[8]啼：同“啼”。

[9]懌（yì）：高興。

乙爲方博達，不名一師[1]，所治種種皆通，非但小兒醫也，於書無不闚[2]。他人靳靳守古[3]，獨度越縱舍[4]，卒與法合。尤邃本草[5]，

NOTE

多識物理，辨正闕誤。人或得異藥，或持疑事問之，必爲言出生本末，物色名貌，退而考之，皆中。末年攣痹浸劇[6]，其嗜酒喜寒食，皆不肯禁。自診知不可爲，召親戚訣別，易衣待盡，享年八十二，終於家。所著書有《傷寒論指微》五卷，《嬰孺論》百篇。一子早世[7]，二孫今見爲醫。

［1］名：專占。指專守。

［2］闚：同“窺”。看。

［3］靳靳（jìnjìn）：固執。

［4］度越縱舍：謂治病超越或舍棄古人的成法。

［5］邃（suì）：精通。

［6］浸（jìn）：逐漸。

［7］世：“死”的婉言。

劉跂曰：乙非獨其醫可稱也，其篤行似儒[1]，其奇節似俠[2]，術盛行而身隱約，又類夫有道者[3]。數謂余言：“曩學六元五運[4]，夜宿東平王冢巔觀氣象[5]，至逾月不寐。今老且死，事誠有不在書者，肯以三十日暇從我，當相授。”余笑謝弗能，是後遂不復言。嗚呼！斯人也，如欲復得之，難哉！沒後，余聞其所治驗尤衆，東州人人能言之，剟其章章者著之篇[6]，異時史家序方術之士[7]，其將有考焉。

［1］篤行：行爲惇厚。

［2］奇節：奇特的節操。

［3］隱約：潛藏。指不願爲官顯名。

［4］曩（nǎng）：從前。　　六元五運：五運六氣學說。

［5］東平王：漢光武帝第八子劉蒼封爲東平王。

［6］剟（duō）：摘取。　　章章：顯著貌。

［7］序：爲……作傳。

句讀訓練

醫之爲藝誠難矣而治小兒爲尤難自六歲以下黄帝不載其説始有顱顖經以占壽夭死生之候則小兒之病雖黄帝猶難之其難一也脉法雖曰八至爲和平十至爲有病然小兒脈微難見醫爲持脈又多驚啼而不得其審其難二也脈既難憑必資外證而其骨氣未成形聲未正悲啼喜笑變態不常其難三也問而知之醫之工也而小兒多未能言言亦未足取信其難四也臟腑柔弱易虚易實易寒易熱又所用多犀珠龍麝醫苟難辨何以已疾其難五也種種隱奥其難固多余嘗致思於此又目見庸醫妄施方藥而殺之者十常四五良可哀也蓋小

兒治法散在諸書又多出於近世臆説汗漫難據求其要妙豈易得哉太醫丞錢乙字仲陽汶上人其治小兒該括古今又多自得著名於時其法簡易精審如指諸掌（宋·閻孝忠《小兒藥證直訣·原序》）

NOTE

一三、丹溪翁傳

【題解】 本文節選自四部叢刊初編縮印本《九靈山房集》卷十。作者戴良（1317—1383年），字叔能，號九靈山人，浦江（今屬浙江，與義烏相鄰）人，元代學者。他的《九靈山房集》載有醫學著作多篇。本文全面記述朱丹溪的生平事蹟和醫學理論，詳細介紹他拜師學醫，繼承和發展劉完素、張從正、李杲三家學説的經過，並提出“相火論”和“陽常有餘，陰常不足”的滋陰學派觀點。文章還讚揚他尊崇倫理道德、誨人不倦等品質。

丹溪翁者，婺之義烏人也[1]，姓朱氏，諱震亨，字彦修，學者尊之曰丹溪翁。翁自幼好學，日記千言。稍長，從鄉先生治經，爲舉子業。後聞許文懿公得朱子四傳之學[2]，講道八華山，復往拜焉。益聞道德性命之説[3]，宏深粹密，遂爲專門。一日，文懿謂曰：“吾臥病久，非精於醫者，不能以起之。子聰明異常人[4]，其肎遊藝於醫乎[5]？”翁以母病脾，於醫亦粗習，及聞文懿之言，即慨然曰：“士苟精一藝，以推及物之仁[6]，雖不仕於時，猶仕也。”乃悉焚棄向所習舉子業，一於醫致力焉[7]。

[1] 婺（wù）：婺州。今浙江金華地區。　　義烏：金華所轄市。

[2] 許文懿：元代理學家許謙，金華人，自號白雲山人，著有《讀書叢説》《白雲集》等。　　朱子四傳之學：朱子指宋代理學家朱熹。他的學説初傳其婿黄幹，再傳於何基，三傳於王柏，四傳於金履祥。許文懿雖爲金履祥的學生，亦曾受業於王柏，故云。

[3] 益：逐漸。　　道德性命之説：指朱熹的“性理之學”。認爲人與物之性都是天生的，人性是天道在人身上的體現。

[4] 聦：同“聰”。

[5] 遊藝：指從事於某種技藝。語見《論語·述而》。　　肎：同“肯”。

[6] “以推及”句：把愛己的仁愛之心推及衆人。及物，即“推己及物”的省稱，今通作“推己及人”。物，此指衆人。

[7] 一：專一。

時方盛行陳師文、裴宗元所定大觀二百九十七方[1]，翁窮晝夜是習。既而悟曰：“掾古方以治今病[2]，其勢不能以盡合。苟將起度量，立規矩，稱權衡[3]，必也《素》《難》諸經乎！然吾鄉諸醫鮮克知之者[4]。"遂治裝出遊，求他師而叩之。乃渡浙河[5]，走吴中[6]，出宛陵[7]，抵南徐[8]，達建業，皆無所遇。及還武林[9]，忽有以其郡羅氏告者。羅名知悌，字子敬，世稱太無先生，宋理宗朝寺人[10]，學精於醫，得金劉完素之再傳[11]，而旁通張從正、李杲二家之説[12]。然性褊甚[13]，恃能厭事，難得意。翁往謁焉，凡數往返，不與接。已而求見愈篤，羅乃進之，曰："子非朱彦修乎？"時翁已有醫名，羅故知之。翁既得見，遂北面再拜以謁，受其所教。羅遇翁亦甚歡，即授以劉、張、李諸書，爲之敷揚三家之旨[14]，而一斷於經[15]，且曰："盡去而舊學，非是也[16]。"翁聞其言，涣焉無少凝滯於胸臆[17]。居無何，盡得其學以歸。

[1]"大觀"八字：指《校正太平惠民和劑局方》，簡稱《局方》。北宋徽宗大觀年間，由太醫陳師文、裴宗元等將當時太醫局熟藥所的處方校正補充而成。

[2]摻：同"操"。

[3]"起度量"三句：謂確立診治疾病之法度規矩，準則。語見《史記·扁鵲倉公列傳》。

[4]鮮（xiǎn）：少。　克：能。

[5]浙河：錢塘江。又名之江、江。

[6]吴中：今江蘇省蘇州市吴中區。春秋時爲吴國都城，故稱吴中。

[7]宛陵：今安徽宣城。

[8]南徐：今江蘇鎮江。

[9]武林：山名。即今浙江靈隱、天竺諸山。指稱杭州。

[10]宋理宗：南宋皇帝趙昀，1224～1264年在位。　寺人：宫中近侍。

[11]再傳：羅知悌從荆山浮屠學醫，荆山浮屠又從劉完素學醫，故云。

[12]旁：廣泛。

[13]褊（biǎn）：謂心胸狹隘。

[14]敷揚：陳述其義並發揮之。

[15]一：完全。

[16]"盡去"二句：全部抛棄你過去所學，因爲那些是不正確的。

[17]涣焉：消散貌。　凝滯：猶困阻。指疑難。

鄉之諸醫泥陳、裴之學者，聞翁言，即大驚而笑且排，獨文懿喜曰："吾疾其遂瘳矣乎！"文懿得末疾，醫不能療者十餘年，翁以其法治之，良驗。於是諸醫之笑且排者，始皆心服口譽。數年之間，聲聞頓著[1]。翁不自滿足，益以三家之説推廣之。謂劉、張之學，其論臟腑氣化有六[2]，而於濕熱相火三氣致病爲最多，遂以推陳致新瀉火之法療之，此固高出前代矣。然有陰虚火動，或陰陽兩虚濕熱自盛者，又當消息而用

NOTE

之[3]。謂李之論飲食勞倦，内傷脾胃，則胃脘之陽不能以升舉，並及心肺之氣，陷入中焦，而用補中益氣之劑治之，此亦前人之所無也。然天不足於西北，地不滿於東南[4]。天，陽也；地，陰也。西北之人，陽氣易於降；東南之人，陰火易於升。苟不知此，而徒守其法，則氣之降者固可愈，而於其升者亦從而用之，吾恐反增其病矣。乃以三家之論，去其短而用其長，又復參之以太極之理[5]，《易》《禮記》《通書》《正蒙》諸書之義[6]，貫穿《内經》之言，以尋其指歸[7]。而謂《内經》之言火，蓋與太極動而生陽、五性感動之説有合[8]；其言陰道虛[9]，則又與《禮記》之養陰意同。因作《相火》及《陽有餘陰不足》二論，以發揮之。

［1］聲聞（wèn）：聲譽。

［2］“其論”句：劉完素、張從正論述臟腑感受致病之氣，有風、寒、暑、濕、燥、火六種。

［3］消息：斟酌。

［4］“天不足”十二字：古人以天爲陽，地爲陰。西北地方氣候寒冷，陰盛而陽不足；東南地區氣候温熱，陽盛而陰不足。語見《素問·陰陽應象大論》。

［5］太極：指衍生萬物之本原。

［6］通書：北宋周敦頤所著《周子通書》。闡發《太極圖説》的理論。朱熹有注。　正蒙：書名。北宋張載所著。認爲宇宙萬物皆源於氣。朱熹有注。

［7］尋：探求。　指歸：主旨。

［8］五性感動：語出周敦頤《太極圖説》。原意指五行各有一性，變化而生萬物。丹溪引用爲人的五臟之性，認爲凡動皆屬火。

［9］陰道虛：指内傷所致陰氣不足。語見《素問·太陰陽明論》。

於是，翁之醫益聞。四方以病來迎者，遂輻湊於道[1]，翁咸往赴之。其所治病凡幾[2]，病之狀何如，施何良方，飲何藥而愈，自前至今，驗者何人，何縣里，主名，得諸見聞，班班可紀[3]。

浦江鄭義士病滯下，一夕忽昏仆，目上視，溲注而汗泄。翁診之，脈大無倫[4]，即告曰：“此陰虛而陽暴絶也，蓋得之病後酒且内[5]，然吾能愈之。”即命治人參膏，而且促灸其氣海。頃之手動，又頃而唇動。及參膏成，三飲之甦矣。其後服參膏盡數斤，病已。

天台周進士病惡寒[6]，雖暑亦必以綿蒙其首，服附子數百[7]，增劇。翁診之，脈滑而數，即告曰：“此熱甚而反寒也。”乃以辛涼之劑，吐痰一升許，而蒙首之綿減半；仍用防風通聖飲之[8]，愈。周固喜甚，翁曰：“病愈須淡食以養胃，内觀以養神[9]，則水可生，火可降；否則，

NOTE

附毒必發，殆不可救。”彼不能然，後告疽發背死。

一男子病小便不通，醫治以利藥，益甚。翁診之，右寸頗弦滑，曰：“此積痰病也，積痰在肺。肺爲上焦，而膀胱爲下焦，上焦閉則下焦塞，辟如滴水之器[10]，必上竅通而後下竅之水出焉。”乃以法大吐之，吐已，病如失。

一婦人產後有物不上如衣裾[11]，醫不能喻。翁曰：“此子宮也，氣血虚，故隨子而下。”即與黄芪當歸之劑，而加升麻舉之，仍用皮工之法[12]，以五倍子作湯洗濯，皺其皮[13]。少選[14]，子宮上。翁慰之曰：“三年後可再生兒，無憂也。”如之。

一貧婦寡居病癩，翁見之惻然，乃曰：“是疾世號難治者，不守禁忌耳。是婦貧而無厚味，寡而無欲，庶幾可療也。”即自具藥療之，病愈。後復投四物湯數百[15]，遂不發動。

翁之爲醫，皆此類也。

[1] 輻湊：亦作“輻輳”。車輻集中於轴心。喻聚集。

[2] 凡幾：共計多少。

[3] 班班：明顯貌。　紀：通“記”，記載。

[4] 倫：次序。

[5] 内：謂行房事。

[6] 天台：縣名。屬浙江。

[7] 百：“日”之訛字。

[8] 仍：乃。於是。　防風通聖：劉完素《宣明論方》方。功用爲清熱解毒，通裏解表。

[9] 内觀：即内視。謂意念集中於體内臟腑。此指排除干擾，静心修養。

[10] 辟：通“譬”，譬喻。　滴水之器：注水以供磨墨用的文具。亦稱水注。

[11] 衣裾（jū）：衣服的大襟。

[12] 皮工之法：制革工匠的方法。

[13] 皺其皮：使子宫收縮。

[14] 少選：一會兒。

[15] 四物湯：《太平惠民和劑局方》方。功用爲補血、和氣、調經。　百：“日”之訛字。

蓋其遇病施治，不膠於古方，而所療則中；然於諸家方論，則靡所不通。他人靳靳守古[1]，翁則操縱取捨，而卒與古合。一時學者咸聲隨影附，翁教之亹亹忘疲[2]。

翁春秋既高，乃徇張翼等所請[3]，而著《格致餘論》《局方發揮》

《傷寒辨疑》《本草衍義補遺》《外科精要新論》諸書，學者多誦習而取則焉。

翁簡慤貞良[4]，剛嚴介特[5]，執心以正，立身以誠，而孝友之行，實本乎天質。奉時祀也[6]，訂其禮文而敬泣之[7]。事母夫人也，時其節宣以忠養之[8]。寧歉於己，而必致豐於兄弟。寧薄於己子，而必施厚於兄弟之子。非其友不友[9]，非其道不道。好論古今得失，慨然有天下之憂。世之名公卿多折節下之[10]，翁爲直陳治道，無所顧忌。然但語及榮利事，則拂衣而起[11]。與人交，一以三綱五紀爲去就[12]。嘗曰："天下有道，則行有枝葉；天下無道，則辭有枝葉[13]。夫行，本也；辭，從而生者也。"苟見枝葉之辭，去本而末是務，輒怒溢顔面，若將浼焉[14]。翁之卓卓如是[15]，則醫特一事而已。然翁講學行事之大方[16]，已具吾友宋太史濂所爲翁墓誌[17]，茲故不録，而竊録其醫之可傳者爲翁傳，庶使後之君子得以互考焉。

[1] 靳靳（jìnjìn）：固执、拘泥貌。

[2] 亹亹（wěiwěi）：勤奮不倦貌。

[3] 徇：順從。

[4] 慤（què）：謹慎。

[5] 介特：介立特行，即特立獨行。

[6] 時祀：四時的祭祀。

[7] 訂：效法。　禮文：指禮樂儀制。

[8] 時：指按時（調節）。　節宣：此指生活起居。

[9] "非其友"句：不是那種可做朋友的人不結交。語見《孟子·公孫丑上》。

[10] 折節：屈身。　下：指謙恭對待。

[11] 拂衣：猶拂袖。表示憤怒。

[12] 三綱五紀：三綱五常，封建社會的倫理道德準則。君臣、父子、夫婦爲三綱，仁、義、禮、智、信爲五常。

[13] "天下"四句：意爲天下行正道時，人們的行爲美好；天下不行正道時，人們的言辭虛華。語見《禮記·表記》。

[14] 浼（měi）：玷污。

[15] 卓卓：超群不凡貌。

[16] 大方：猶大略。

[17] 宋太史濂：宋濂，元明之際著名文學家。曾任編修《元史》總裁，故稱宋太史。生平與丹溪友善，作墓誌《故丹溪先生朱公石表辭》。

論曰：昔漢嚴君平[1]，博學無不通，賣卜成都。人有邪惡非正之問，則依蓍龜爲陳其利害[2]。與人子言，依於孝。與人弟言，依於順。與人

NOTE

臣言，依於忠。史稱其風聲氣節[3]，足以激貪而厲俗[4]。翁在婺得道學之源委[5]，而混迹於醫。或以醫來見者，未嘗不以葆精毓神開其心[6]。至於一語一默，一出一處[7]，凡有關於倫理者，尤諄諄訓誨，使人奮迅感慨激厲之不暇[8]。左丘明有云："仁人之言，其利溥哉[9]！"信矣。若翁者，殆古所謂直諒多聞之益友[10]，又可以醫師少之哉[11]？

［1］嚴君平：西漢蜀郡（今成都）人。賣卜於成都街頭，以忠孝信義教人，終身不仕。下文所述事迹，見《漢書·王吉等傳序》。

［2］利害：義偏於"害"。禍害。

［3］風聲：聲望。

［4］"激貪"五字：謂刺激貪婪的人（使之不再貪婪），觸動俗惡的習氣（使之轉向高尚）。厲，同"礪"，磨礪。

［5］源委：指水的發源與歸宿。引申爲事情的本末。

［6］葆精毓神：保全精氣，養育神氣。葆，通"保"。毓，養育。

［7］"一語"八字：語見《周易·繫辭上》："君子之道，或出或處，或默或語。"一，義同"或"。

［8］激厲：奮發努力。厲，通"勵"，勉力。

［9］"仁人"二句：仁德之人的教誨，它的益處廣大呀！語見《左傳·昭公三年》。溥，廣大之義。

［10］"直諒"七字：正直、誠信、博學的良師益友。語見《論語·季氏》。

［11］少（shǎo）：輕視。

句讀訓練

素問載道之書也詞簡而義深去古漸遠衍文錯簡仍或有之故非吾儒不能讀學者以易心求之宜其茫若望洋淡如嚼蠟遂直以爲古書不宜於今厭而棄之相率以爲局方之學間有讀者又以濟其方技漫不之省醫道隱晦職此之由可歎也震亨三十歲時因母之患脾疼衆工束手由是有志於醫遂取素問讀之三年似有所得又二年母氏之疾以藥而安因追念先子之内傷伯考之瞀悶叔考之鼻衄幼弟之腿痛室人之積痰一皆歿於藥之誤也心膽摧裂痛不可追然猶慮學之未明至四十歲復取而讀之顧以質鈍遂朝夕鑽研缺其所可疑通其所可通又四年而得羅太無諱知悌者爲之師因見河間戴人東垣海藏諸書始悟濕熱相火爲病甚多又知醫之爲書非素問無以立論非本草無以立方有方無論無以識病有論無方何以模仿夫假説問答仲景之書也而詳於外感明著性味東垣之書也而詳於内傷醫之爲書至是始備醫之爲道至是始明由是不能不致疑於局方也局方流行自宋迄今罔間南北翕然而成俗豈無其故哉徐而思之濕熱相火自王太僕注文已成湮沒至張李諸老始有發明人之一身

陰不足而陽有餘雖諄諄然見於素問而諸老猶未表章是宜局方之盛行也震亨不揣荒陋陳於編册並述金匱之治法以證局方之未備間以己意附之於後古人以醫爲吾儒格物致知之一事故目其篇曰格致餘論未知其果是否耶後之君子幸改而正諸（元・朱震亨《格致餘論・序》）

NOTE

單元四　醫籍序文

導語

序，又稱敘，一般可分爲分書序和贈序兩種。書序是對一篇文章或一部著作内容的介紹和評述，可分爲自序和他序兩种。序的内容涉及著作作者意趣、寫作緣由、創作意圖、編寫體例、資料來源和作者情況，也可以包括對作家作品的評論，或者對其中有關問題的研究和闡發。“自序”一般多介紹作者寫書的目的及成書經過，“他序”多側重評論該書的思想内容、藝術特色等内容。蕭統《昭明文選》將序跋單獨列爲一種文類，與賦、詩並列。序文在書中的位置，東漢以前常常置於文後。如《史記·太史公自序》《漢書·敘傳》《説文解字·叙》等都是在書的後面。到了南北朝時期，蕭統編《昭明文選》，“文選序”已經移到書文之首了。本教材節選了六部重要醫學典籍的序文，旨在通過閱讀序文了解這些醫學著作的寫作背景、原因、成書的經過，以及在中國醫學史上所起的重要作用。

一四、傷寒雜病論序

【題解】 本文選自明趙開美本《傷寒論》。作者張機（約150—219年），字仲景，南陽郡涅陽（今河南南陽鄧州市）人，東漢末年著名醫學家。相傳曾任長沙太守，世稱“張長沙”。《傷寒雜病論》奠定了中醫學辨證論治的原則，後世尊奉爲“方書之祖”。序文批評當世讀書人輕醫重利的錯誤傾向，説明自己撰寫《傷寒雜病論》的原因、經過和願望。

余每覽越人入虢之診、望齊侯之色，未嘗不慨然歎其才秀也[1]。怪當今居世之士，曾不留神醫藥，精究方術[2]，上以療君親之疾，下以救貧賤之厄[3]，中以保身長全，以養其生。但競逐榮勢，企踵權豪[4]，孜孜汲汲[5]，惟名利是務，崇飾其末，忽棄其本，華其外而悴其内。皮之不存，毛將安附焉[6]？卒然遭邪風之氣[7]，嬰非常之疾，患及禍至，而方震慄。降志屈節，欽望巫祝[8]，告窮歸天，束手受敗。賫百年之壽命[9]，持至貴之重器，委付凡醫，恣其所措。咄嗟嗚呼！厥身已斃，神明消滅，變爲異物，幽潛重泉，徒爲啼泣。痛夫！舉世昏迷，莫能覺悟，不惜其命，若是輕生，彼何榮勢之云哉？而進不能愛人知人，退不能愛身知己。遇災值禍，身居厄地，蒙蒙昧昧，惷若遊魂[10]。哀乎！趨世之士，馳競浮華，不固根本，忘軀徇物[11]，危若冰谷[12]，至於是也！

[1] 秀：才能出衆，優秀。

[2] 方術：醫、卜、星、相之術。此指醫術。

[3] 厄：窮困，災難。此指病困。

[4] 企踵：踮起脚跟。形容急切仰望。

[5] 孜孜：勤勉，不懈怠。　汲汲：急切貌。

[6] “皮之不存”二句：語出《左傳·僖公十四年》。

[7] 卒然：突然。卒，通“猝”。

[8] 巫祝：古代從事占卜祭祀的人。

[9] 賫（jī）：持。

[10] 惷（chōng）：愚笨。

[11] 徇物：謀求身外之物。

[12] 冰谷：薄冰和深谷。喻險境。語出《詩·小雅·小宛》。

余宗族素多，向餘二百。建安紀年以來[1]，猶未十稔[2]，其死亡者，三分有二，傷寒十居其七。感往昔之淪喪，傷橫夭之莫救[3]，乃勤求古訓[4]，博採衆方，撰用《素問》《九卷》《八十一難》《陰陽大論》《胎臚藥録》[5]，並平脉辨證[6]，爲《傷寒雜病論》，合十六卷。雖未能盡愈諸病，庶可以見病知源。若能尋余所集，思過半矣[7]。

[1] 建安：漢獻帝劉協的年號（196—219年）。

[2] 稔（rěn）：年。

[3] 橫夭：意外地早死。

[4] 古訓：古代留傳的典籍。

[5] 撰：通“選”。　《九卷》：指《靈樞》，又稱《鍼經》。　《八十一難》：指《黄帝八十一難經》。　《陰陽大論》：古醫書名，已佚。　《胎臚藥録》：古醫書名，已佚。

[6] 平：通“辨”。

[7] 思過半：謂收益多。語出《周易·繫辭下》。

夫天布五行，以運萬類。人禀五常[1]，以有五藏。經絡府俞[2]，陰陽會通，玄冥幽微，變化難極。自非才高識妙[3]，豈能探其理致哉[4]？

上古有神農、黄帝、岐伯、伯高、雷公、少俞、少師、仲文[5]。中世有長桑、扁鵲，漢有公乘陽慶及倉公。下此以往，未之聞也。觀今之醫，不念思求經旨，以演其所知[6]，各承家技，終始順舊。省疾問病，務在口給[7]，相對斯須，便處湯藥。按寸不及尺，握手不及足；人迎趺陽[8]，三部不參[9]；動數發息，不滿五十[10]。短期未知决診[11]，九候曾無髣髴[12]。明堂、闕、庭[13]，盡不見察。所謂窺管而已。夫欲視死别生[14]，實爲難矣！

孔子云：生而知之者上，學則亞之[15]。多聞博識，知之次也[16]。余宿尚方術，請事斯語。

[1] 五常：五行。

[2] 府俞：腧穴。俞，通“腧”。

[3] 自非：如果不是。

[4] 理致：義理情致。

[5] “上古”句：岐伯等六人，相傳皆爲黄帝論醫之臣。

[6] 演：推衍。

[7] 口給（jǐ）：口辭敏捷。

[8] 人迎：切脈部位名。位於喉結两旁頸動脈搏動的部位。　趺陽：切脈部位名。位於足背脛前動脈搏動處。

[9] 三部：古代脈診方法之一。全身遍診法，指人體頭部、上肢、下肢三部。寸口診法，指寸、關、尺三部。

[10] “動數”二句：謂醫生診脈時依據自己的均勻呼吸以測定病人脈搏跳動次數，不滿五十動。古代認爲診脈不滿五十動爲失診。參見《靈樞·根結》。

[11] 短期：病危將死之期。

[12] 九候：古代脈診方法之一。全身遍診法，以頭部、上肢、下肢各分天、地、人三部，合爲九候；寸口診法，以寸、關、尺三部各分浮、中、沉，合爲九候。　髣髴：亦作彷彿、仿佛。謂模糊印象。

[13] 明堂：指鼻子。　闕：两眉間。　庭：前額。

[14] 視：辨别。

[15] “生而”二句：語出《論語·季氏》。

[16] “多聞”二句：語出《論語·述而》。　識（zhì）：記。

句讀訓練

夫傷於寒有即病者焉有不即病者焉即病者發於所感之時不即病者過時而發於春夏也即病謂之傷寒不即病謂之温與暑夫傷寒温暑其類雖殊其所受之原則不殊也由其原之不殊故一以傷寒而爲稱由其類之殊故施治不得以相混以所稱而混其治宜乎貽禍後人以歸咎於仲景之法而委廢其太半

NOTE

也吁使仲景之法果贻禍於後人傷寒論不作可也使仲景之法果不貽禍於後人傷寒論其可一日缺乎後人乃不歸咎於己見之未至而趋歸咎於立法之大賢可謂溺井怨伯益失火怨燧人矣夫仲景法之祖也後人雖移易無窮終莫能越其矩度由莫能越而觀之則其法其方果可委廢太半哉雖然立言垂訓之士猶不免失於此彼碌碌者固無足誚矣夫惟立言垂訓之士有形乎著述之間其碌碌者當趦趄猶預之餘得不靡然從命争先快覩而簡略之地乎夫其法其方委廢太半而不知返日惟簡便是趍此民生所以無籍而仲景之心之所以不能別白矣鳴呼法也方也仲景專爲即病之傷寒設不兼爲不即病之温暑設也後人能知仲景之書本爲即病者設不爲不即病者設則尚恨其法散落所存不多而莫能禦夫粗工妄治之萬變果可憚煩而或廢之乎是知委廢太半而不覺其非者由乎不能得其所以立法之意故也（元·王履《醫經溯洄集·張仲景傷寒立法考》）

NOTE

一五、新修本草序

【題解】 本文選自1981年安徽科學技術出版社輯復本《新修本草》。作者孔志約，唐初人，曾任禮部郎中兼弘文館學士，參加《新修本草》的編纂工作，並著有《本草音義》20卷，已佚。《新修本草》又稱《唐本草》，唐高宗於顯慶二年（657年）詔蘇敬等20多人，歷時兩年編成。全書54卷，包括藥圖、圖經、本草三部分，共收藥850種，是我國第一部藥典，也是世界上最早的國家藥典。至北宋時漸散佚，但基本內容保存於宋代唐慎微的《證類本草》中。序言簡述藥物學的起源、發展及其重要作用，闡明重修的意義，説明本書的編寫原則及其過程。

蓋聞天地之大德曰生[1]，運陰陽以播物[2]；含靈之所保曰命，資亭育以盡年[3]。蟄穴棲巢[4]，感物之情蓋寡[5]；範金揉木[6]，逐欲之道方滋。而五味或爽[7]，時昧甘辛之節；六氣斯沴[8]，易愆寒燠之宜[9]。中外交侵[10]，形神分戰。飲食伺釁[11]，成腸胃之眚[12]；風溼候隙，遘手足之災[13]。幾纏膚腠[14]，莫知救止；漸固膏肓[15]，期於夭折。暨炎暉紀物[16]，識藥石之功；雲瑞名官[17]，窮診候之術。草木咸得其性，鬼神無所遁情。刳麝剸犀[18]，驅泄邪惡；飛丹煉石[19]，引納清和。大庇蒼生，普濟黔首。功侔造化[20]，恩邁財成[21]。日用不知，於今是賴。岐、和、彭、緩[22]，騰絕軌於前[23]；李、華、張、吴[24]，振英聲於後。昔秦政煨燔，兹經不預[25]，永嘉喪亂[26]，斯道尚存。

[1] 天地”七字：語見《周易·繫辭下》。　生：化生萬物。

[2] 播物：化育萬物。

[3] 亭育：養育。　年：指人的自然壽數。

[4] 蟄穴棲巢：指上古時期。　蟄穴：指穴居。　棲巢：巢居。

[5] 感物之情：謂對物質生活的需求。

[6] 範金揉木：指中古時期。　範金：熔化金屬注入模型以鑄造器皿。範，鑄造金屬器皿的模子。　揉木：使木材彎曲以製造耕具。

[7] 五味或爽：謂飲食失節。　或：語氣助詞。　爽：敗壞。

[8] 六氣斯沴（lì）：“六沴”，謂六氣不和。斯，語氣助詞。沴，氣不和而相傷。

[9] 愆（qiān）：喪失。

[10] 中外：指内邪和外邪。

NOTE

［11］釁：間隙。

［12］眚（shěng）：疾苦。

［13］遘：通“構”。造成。

［14］幾：微。

［15］漸：劇。　　固：凝結。

［16］暨：及。　　炎暉：神農氏。　　紀物：記録藥物。紀，通“記”。

［17］雲瑞名官：相傳黄帝出，有祥雲相應，遂以雲命名百官。語見《左傳·昭公十七年》及《史記·五帝本紀》。雲瑞，指黄帝。

［18］刳麝剸（tuán）犀：割取麝香，截斷犀角。泛指收集、炮製藥物。剸，截斷。

［19］飛丹煉石：水飛丹砂，火煉金石。泛指炮製藥物。煉石，炮製藥石。

［20］侔（móu）：等同。　　造化：指創造化育萬物的自然界。

［21］邁：超越。　　財成：裁成。謂裁度以成之。指籌謀成就萬物的帝王。語見《易·泰卦》。財，通“裁”。

［22］彭：指傳説中的神醫巫彭。相傳他曾創製丸藥。

［23］騰：傳播。　　絕軌：猶遠迹。先賢的事迹。

［24］李：疑指東漢蜀醫李助，通經方本草。　　華：指華佗。　　張：指張仲景。　　吴：指吴普。

［25］預：牽涉。

［26］永嘉：西晉懷帝司馬熾的年號。永嘉五年（311年）匈奴貴族劉聰、石勒等舉兵攻破晉都洛陽，俘懷帝，燒掠宫殿和圖籍，史稱“永嘉之亂”。

梁陶宏景雅好攝生[1]，研精藥術。以爲《本草經》者，神農之所作，不刊之書也[2]。惜其年代浸遠，簡編殘蠹，與桐、雷衆記[3]，頗或踳駁[4]。興言撰緝[5]，勒成一家[6]，亦以雕琢經方，潤色醫業。然而時鍾鼎峙[7]，聞見闕於殊方[8]；事非僉議[9]，詮釋拘於獨學[10]。至如重建平之防己[11]，弃槐里之半夏[12]。秋採榆人[13]，冬收雲實[14]。謬粱米之黄、白[15]，混荆子之牡、蔓[16]。異繁縷於雞腸[17]，合由跋於鳶尾[18]。防葵、狼毒，妄曰同根[19]；鉤吻、黄精，引爲連類[20]。鉛錫莫辨，橙柚不分。凡此比例[21]，蓋亦多矣。自時厥後[22]，以迄於今，雖方技分鑣[23]，名醫繼軌，更相祖述[24]，罕能釐正[25]。乃復採杜蘅於及己[26]，求忍冬於絡石[27]；捨陟釐而取莂藤[28]，退飛廉而用馬薊[29]。承疑行妄，曾無有覺，疾瘵多殆，良深慨嘆。

［1］雅好：平素愛好。

［2］不刊：不容改動。刊，削去。

［3］桐雷衆記：指桐君、雷公等人的著述。相傳桐、雷兩人均爲黄帝時醫官，著有《桐君藥録》《雷公藥對》，實爲後人託名，書已失佚。

NOTE

［4］或：有。　　踳（chǔn）駁：錯誤雜亂。

［5］興言：立言。　　緝：補綴。

［6］勒：編纂。

［7］鍾：當，遇到。　　鼎峙：指南北朝時天下不統一，南朝的梁和北朝的東魏、西魏，有如鼎足三分峙立。

［8］殊方：異域。當時陶弘景處江南，不諳北方的藥物。

［9］僉（qiān）議：共同商議。僉，衆人。

［10］獨學：指個人有限的學識。語出《禮记·學记》："独學無友，則孤陋而難成。"

［11］重：推崇。　　建平：郡名。今四川巫山。　　防己：藥名。有漢防己、木防己之分。此指木防己。因陶氏未見產於漢中郡的防己。

［12］槐里：地名。今陝西興平東南。

［13］楡人：楡樹的果實楡仁。楡實三月成熟即墜落，陶氏誤爲八月採實。人，通"仁"。

［14］雲實：豆科植物。晚秋採摘，陶氏誤爲冬收。

［15］"謬粱米"句：弄錯黃粱與白粱。黃粱米食之香美，人稱竹根黃，而陶氏誤將襄陽竹根黃認作白粱米。

［16］"混荆子"句：牡荆實和蔓荆實的功效不同，而陶氏誤認爲牡荆子即小的蔓荆子。

［17］"異繁縷"句：繁縷又名雞腸草，即鵝兒不食草，民間通謂雞腸，而文士總稱繁蔞。陶氏誤分爲两種。縷，一作"蔞"。

［18］"合由跋"句：意謂把天南星科的由跋，混入鳶尾科的鳶尾。

［19］"防葵"二句：把傘形科的防葵和瑞香科的狼毒胡亂説成同根。又説置水中沉者爲狼毒，浮者是防葵。

［20］"鉤吻"二句：把百合科的黄精和馬錢科的鉤吻説成同類。二者初生時葉子、莖、花都不同。

［21］比例：近似的事例。

［22］時：通"是"。此。

［23］方技分鑣（biāo）：此謂醫學與本草學的研究分頭進行。

［24］祖述：效法前人加以陳述。

［25］釐正：訂正。釐，同"厘"。

［26］杜蘅：屬馬兜鈴科植物，别名馬蹄香。　　及己：是金粟蘭科植物。《新修本草》指出二者差異。

［27］忍冬：即金銀花藤。　　絡石：指夾竹桃科藤本植物絡石藤。二者科屬、性能不同，而當時混用。

［28］陟釐：蕨類植物，生水中，又名石髪，可止痢。　　蒴藤：不詳。

［29］飛廉：菊科植物，形似薊。一名漏蘆。　　馬薊（jì）：今又名大薊。

NOTE

既而朝議郎行右監門府長史騎都尉臣蘇敬[1]，摭陶氏之乖違，辨俗用之紕紊，遂表請修定[2]，深副聖懷[3]。乃詔太尉揚州都督監修國史上柱國趙國公臣無忌、太中大夫行尚藥奉御臣許孝崇等二十二人[4]，與蘇敬詳撰。竊以動植形生[5]，因方舛性[6]；春秋節變，感氣殊功[7]。離其本土，則質同而效異；乖於採摘，乃物是而時非。名實既爽，寒温多謬。用之凡庶[8]，其欺已甚；施之君父，逆莫大焉。於是上禀神規[9]，下詢衆議，普頒天下，營求藥物。羽、毛、鱗、介[10]，無遠不臻；根、莖、花、實，有名咸萃。遂乃詳探秘要，博綜方術。《本經》雖闕，有驗必書;《别録》雖存，無稽必正。考其同異，擇其去取。鉛翰昭章[11]，定羣言之得失；丹青綺煥[12]，備庶物之形容[13]。撰本草並圖經、目録等，凡成五十四卷。庶以網羅今古，開滌耳目，盡醫方之妙極，拯生靈之性命，傳萬祀而無昧，懸百王而不朽[14]。

［1］朝議郎：唐代官名，正六品上。　行：唐代官制，凡官員身份級别高於其職事品級時，在官名前加“行”字，反之則加“守”字。　右監門府長史：唐代官名。從七品上。協助管理宫殿門衛等事務。　騎都尉：唐代第八等的軍功勳號。　蘇敬：唐代藥物學家。宋代因避宋太祖趙匡胤家諱，改稱“蘇恭”。

［2］表：上表。給皇帝呈上奏章。

［3］聖懷：皇帝的心意。

［4］太尉：官名。唐代優禮大臣的最高官銜。　都督：官名。唐初掌管州内兵馬等的官吏。　監修國史：領銜編修史書，實際上不參與具體編寫。　上柱國：唐代第一等功勳的稱號。　趙國公：唐代開國大臣長孫無忌的封爵。後因反對高宗立武則天爲皇后，被放逐黔州（今四川黔江一帶），旋又賜死。　太中大夫：唐代從四品下的文官。　尚藥奉御：唐代中央官署殿中省下尚藥局設尚藥奉御二人（正五品下），主管御醫。　許孝崇：唐代醫藥學家，著有《篋中方》三卷，已佚。

［5］形生：形態禀性。生，通“性”。

［6］方：地方。指産地。

［7］感氣：感受不同氣候。

［8］凡庶：百姓。

［9］神規：指皇帝的意圖。

［10］羽毛鱗介：分别指鳥類、獸類、魚類、甲蟲類。

［11］鉛翰：筆墨。此指文字。鉛，鉛粉，古人以鉛粉書字。翰，毛筆。

［12］丹青：古代繪畫所用颜料。此指所繪藥物的彩色圖譜。　綺煥：美好鮮明。

［13］庶物：萬物。此指衆多藥物。

［14］懸：傳布。　百王：百世。

句讀訓練

隱居先生在乎茅山岩嶺之上以吐納餘暇頗遊意方技覽本草藥性以爲盡聖人之心故撰而論之舊說皆稱神農本經余以爲信然昔神農氏之王天下也畫八卦以通鬼神之情造耕種以省殺生之弊宣藥療疾以拯夭傷之命此三道者歷衆聖而滋彰文王孔子彖象繇辭幽贊人天后稷伊尹播厥百穀惠被群生岐黄彭扁振揚輔導恩流含氣並歲逾三千民到於今賴之但軒轅以前文字未傳如六爻指垂畫象稼穡即事成迹至於藥性所主當以識識相因不爾何由得聞至於桐雷乃著在編簡此書應與素問同類但後人多更修飾之爾秦皇所焚醫方卜術不預故猶得全録而遭漢獻遷徙晉懷奔迸文籍焚靡千不遺一今之所存有此四卷是其本經所出郡縣乃後漢時制疑仲景元化等所記又云有桐君採藥録說其花葉形色藥對四卷論其佐使相須魏晉已來吴普李當之等更復損益或五百九十五或四百四十一或三百一十九或三品混糅冷熱舛錯草石不分蟲獸無辨且所主疗互有得失醫家不能備見則認智有淺深今輒苞綜諸經研括煩省以神農本經三品合三百六十五爲主又進名醫副品亦三百六十五合七百三十種精粗皆取無復遺落分别科條區畛物類兼注銘時用土地所出及仙經道術所須並此序録合爲七卷雖未足追踵前良蓋亦一家撰制吾去世之後可貽諸知音爾（梁・陶弘景《本草經集注・序》）

NOTE

一六、外臺秘要序

【題解】《外臺秘要》是唐代醫學家王燾撰寫的一部綜合性醫書。本文選自1955年人民衛生出版社影印崇禎十三年新安程衍道重刊本。又名《外臺秘要方》。40卷。全書共1104門，載方近七千首。撰成於天寶十一載（752年）。所收資料，上自先秦，下迄唐代，使得許多亡佚的文獻得以保存。是繼孫思邈《千金方》後，匯集歷代驗方的巨著。作者王燾（約670—755年），郿（今陝西郿縣）人，唐代醫學家。出身仕宦，愛好醫學，曾在臺閣供職二十餘年。“外臺”意謂作者撰成此書時“出守在外，非任京官”。“秘要”是秘密樞要之義也。本序文爲作者自序，説明了編撰《外臺秘要》的原因、經過及愿望。

昔者農皇之治天下也，嘗百藥，立九候，以正陰陽之變沴[1]，以救性命之昬札[2]，俾厥土宇用能康寧[3]，廣矣哉！洎周之王[4]，亦有冢卿[5]，格於醫道[6]，掌其政令，聚毒藥以供其事焉。歲終稽考而制其食，十全爲上，失四下之[7]。我國家率由茲典[8]，動取厥中[9]，置醫學，頒良方，亦所以極元氣之和也[10]。夫聖人之德，又何以加於此乎[11]？故三代常道[12]，百王不易，又所從來者遠矣。自雷、岐、倉、緩之作，彭、扁、華、張之起，迨茲厥後[13]，仁賢間出，歲且數千，方逾萬卷，專車之不受[14]，廣廈之不容。然而載祀綿遠[15]，簡編虧替[16]，所詳者雖廣，所略者或深。討簡則功倍力煩[17]，取捨則論甘忌苦[18]。永言筆削[19]，未暇尸之[20]。

［1］正：糾正。　　沴：天地四時陰陽之氣反常而引起的破壞和危害作用。

［2］昬札：夭折。昬，同“昏”。

［3］土宇：領土。　　用：由此。

［4］洎（jì）：等到。　　王（wàng）：成就王業。

［5］冢卿：指冢宰。周代官名，爲六卿（冢宰、司徒、宗伯、司馬、司寇、司空）之首。

［6］格：探究。

［7］“掌其政令”五句：語本《周禮·天官·冢宰》。　　食：俸禄。

［8］率由：遵循。

［9］動：常常。

［10］極：使……達到最佳境界。

［11］加：超過。

［12］三代：指夏、商、周三个朝代。

［13］迨茲厥後：從此以後。

［14］專車：满載一車。《國語·魯語下》："昔禹致羣神於會稽之山，防風氏後至，禹殺而戮之，其骨節專车。"防風氏是中國上古時期漢族神話傳説中人物，他是巨人族，有三丈三尺高。　受：容納。與下文"容"對舉。

［15］載祀：年代。《爾雅·釋天》："載，歲也。夏曰歲，商曰祀，周曰年，唐虞曰載。"

［16］虧替：殘缺不全。替，廢棄。

［17］討簡：探求簡册。

［18］論：選擇。通"掄"。《國語·齊語》："權節其用，論比协材。"　忌：顧忌。比喻左右爲難。

［19］筆削：在竹簡木劄上書寫時，遇有訛誤則以刀削去再用筆改正。此指整理訂正古籍。

［20］尸：主持。

余幼多疾病，長好醫術，遭逢有道[1]，遂躡亨衢[2]。七登南宫[3]，两拜東掖[4]，便繁臺閣二十餘載[5]，久知弘文館圖籍方書等[6]。繇是覩奥升堂[7]，皆探其秘要。以婚姻之故，貶守房陵[8]，量移大寧郡[9]，提攜江上[10]，冒犯蒸暑，自南徂北[11]，既僻且陋，染瘴嬰痾[12]，十有六七。死生契闊[13]，不可問天，賴有經方，僅得存者[14]。神功妙用，固難稱述，遂發憤刊削，庶幾一隅[15]。凡古方纂得五六十家，新撰者向數千百卷[16]，皆研其總領[17]，覈其指歸[18]。近代釋僧深、崔尚書、孫處士、張文仲、孟同州、許仁則、吴昇等十數家[19]，皆有編録，並行於代。美則美矣，而未盡善。何者？各擅風流[20]，遞相矛盾。或篇目重雜，或商較繁蕪[21]。今並味精英[22]，鈐其要妙[23]，俾夜作晝，經之營之[24]。捐衆賢之砂礫[25]，掇群才之翠羽[26]，皆出入再三，伏念旬歲。上自炎昊[27]，迄於聖唐，括囊遺闕，稽考隱秘，不愧盡心焉。

［1］有道：指政治清明。

［2］躡：登。　亨衢：四通八達的大道。此喻官運亨通。

［3］南宫：尚書省的别稱。尚書省負責執行國家的重要政令。

［4］拜：授官。　東掖：門下省的别稱。掖，两旁。唐時門下、中書两省在宫中左右掖（即東西两旁），故稱門下省爲東掖。

［5］便（pián）繁：屢次。　臺閣：尚書省的别稱。此指尚書、門下两省。

［6］知：主持，執掌。　弘文館：歸屬門下省，又稱"修文館"。設置學士，掌管校正圖書、教授生徒，並参議朝廷制度禮儀的沿革。

［7］覩奥升堂：即升堂睹奥。登堂入室之意。此喻深入了解醫書的奥理。　覩：同“睹”。　奥：室的西南隅。

［8］貶守房陵：貶任房陵太守。　房陵：今湖北房縣。

［9］量移：唐宋時被貶謫遠方的官吏，遇赦酌情移近安置稱“量移”。　大寧郡：今屬山西。

［10］提攜：牽扶。指扶老攜幼。

［11］徂（cú）：至，到。

［12］痾：同“疴”。重病。

［13］契闊：聚散。偏指離散。與“死生”相對。

［14］僅：才。

［15］一隅：一個角落。此即舉一反三。語本《論語·述而》。

［16］向：接近。

［17］總領：主旨。

［18］覈：查對。古籍或借用“核”字。

［19］釋僧深：僧名。即深師。南朝宋齊間人，善醫，著《僧深藥方》30卷，已佚。　崔尚書：指崔知悌。唐高宗時官至户部尚書，著有《産圖》《纂要方》《骨蒸病灸方》等，均佚。　孫處士：即孫思邈。因多次不接受隋唐王朝的任命，故稱孫處士。　張文仲：武后時御醫，著有《隨身備急方》等。　孟同州：即唐代醫家孟詵（shēn），曾任同州刺史，著有《食療本草》《必效方》等，均佚。　許仁則：唐代醫家，著有《子母秘録》，已佚。　吴昇：唐代醫家，著有《新修鍾乳論》等，已佚。

［20］擅：独占。　風流：特異的風采。

［21］商較：研究比較。

［22］並味：一總研究。

［23］鈐（qián）：此处引申爲囊括。　玅：同“妙”。

［24］經之營之：量度，籌劃。語見《詩·大雅·靈臺》。此謂對各家文獻進行分析、整理和编纂。

［25］捐：舍棄。　砂礫：細碎的石子。喻無用之物。

［26］掇：選取。　翠羽：翠色的鳥羽。喻精華。

［27］炎昊：炎帝和太昊。即神農氏和伏羲氏。

客有見余此方曰：“嘻，博哉！學乃至於此邪！”余答之曰：“吾所好者，壽也，豈進於學哉[1]！至於遁天倍情[2]，懸解先覺[3]，吾常聞之矣[4]。投藥治疾，庶幾有瘳乎！”又謂余曰：“禀生受形，咸有定分[5]，藥石其如命何？”吾甚非之。請論其目：“夫喜怒不節，飢飽失常，嗜慾攻中，寒温傷外，如此之患，豈由天乎？夫爲人臣，爲人子，自家刑國[6]，由近兼遠，何談之容易哉？則聖人不合啓金縢，賢者曷爲條玉版[7]？斯言之玷，竊爲吾子羞之[8]。”客曰：“唯唯[9]。”

[1]“豈進”句：或許比學問更進一步吧。　豈：表揣度語氣。

[2]遁天倍情：違背天性與真情。　遁、倍：違反。語出《莊子·養生主》

[3]懸解：古代道家語，原作“縣解”。謂哀樂得失無動於心。　先覺：指認識事物比一般人較早的人。

[4]常：通“嘗”。曾經。

[5]定分：一定的氣數。

[6]刑：通“形”。比照，對照。

[7]“則聖人”二句：如果聖人（周成王）不該打開金縢，那麼賢者（周公）爲何把祝文刻在玉版上呢？此寓後人定會閱讀《外臺秘要》之意。《尚書·金縢》記載武王患重病，周公作册書向先王祈禱，願以身代死。史官把册書放在金匱中。武王死，成王繼位，周公攝政。因管叔、蔡叔流言，周公不得不避居東都。後來成王打開金匱，看到祝文，知道了周公的忠心，遂出郊親迎周公。　則：如果。　合：應該。　金縢（téng）：金屬緘封的匣子。　玉版：刊刻重要文字的白石板。

[8]吾子：對人表示親愛的稱呼。

[9]唯唯（wěiwěi）：恭敬而順從的應答詞。

嗚呼！齊梁之間，不明醫術者，不得爲孝子。曾閔之行，宜其用心[1]。若不能精究病源，深探方論，雖百醫守疾，衆藥聚門，適足多疑[2]，而不能一愈之也。主上尊賢重道[3]，養壽祈年。故張、王、李等數先生繼入[4]，皆欽風請益[5]，貴而遵之，故鴻寶金匱、青囊緑帙[6]，往往而有，則知日月所照者遠，聖人所感者深[7]。至於嗇神養和、休老補病者[8]，可得聞見也。余敢採而録之，則古所未有，今並繕緝，而能事畢矣。若乃分天地至數[9]，別陰陽至候[10]，氣有餘則和其經渠以安之[11]，志不足則補其復溜以養之[12]，溶溶液液[13]，調上調下，吾聞其語矣，未遇其人也[14]。不誣方將[15]，請俟來哲。其方凡四十卷，名曰《外臺秘要方》。非敢傳之都邑，且欲施於後賢。如或詢謀，亦所不隱。

是歲天寶十一載[16]，歲在執徐月之哉生明者也[17]。

[1]“曾閔”二句，曾參、閔損雖是有孝行之人，也須用心於醫術。曾參和閔損都是孔子弟子，均以孝行著稱。

[2]適（chì）：通“啻”，只是。

[3]主上：指唐玄宗李隆基。

[4]張、王、李：具體所指不詳。因玄宗尚老莊，疑指當時的方士。　入：指入朝。

[5]欽風請益：謂仰慕其風範而請教。　請益：泛指向人請教。語出《禮記·曲禮》。

NOTE

［6］“鴻寶”八字：泛指養生、醫術之書。　鴻寶：也作“洪寶”，道術書篇名，語出《漢書·劉向傳》，後泛指道經。　青囊：本爲卜筮人盛書之囊，此借指醫術之書。　金匱：以金屬製成的藏書匱。　綠帙（zhì）：綠色的書套，皆用以藏珍貴圖書。

［7］“聖人”句：謂皇上的“尊賢重道”對人們的感化作用是深遠的。

［8］休老補病：謂養老治病。

［9］天地至數：指天地運行的根本規律。

［10］陰陽至候：陰陽變化的極細微的徵象。

［11］氣有餘：指肺邪有餘的實證。　經渠：手太陰肺經穴位名。

［12］志不足：指腎氣不足的虛證。因腎藏志，故云。　復溜：足少陰腎經穴位名。

［13］溶溶液液：本指水流動變化的樣子。此處比喻經絡氣血變化的狀況。

［14］其人：指用鍼刺方法治愈病人的高明醫生。

［15］誣：欺騙。　方將：指將有所爲的人。此話就《外臺秘要》中未收鍼刺法而言。

［16］天寶：唐玄宗年號。

［17］執徐：古時以天干、地支紀年，天干在辰稱“執徐”。752年爲壬辰年。又《説文·辰部》：“辰，震也。三月陽氣動，雷電振，民農時也，物皆生。”當指壬辰年三月。一説“執徐月”應爲“執徐涂月”，“涂”字脱，“涂月”指十二月。　哉生明：指初三日。夏曆每月初三，月亮開始有光。哉，通“才”。

句讀訓練

余沐休林下習程公敬通公之里先玠有公者成進士於軒岐之術靡不精公尤博學補諸生以餘閑從事於養生家言遂抉其奥得禁方參伍而用之活人甚衆業擅一時四方造廬而請者車填咽門公以次按行東之西怨南之北怨病者望之如望歲焉間與余論方技言人秉陰陽既薄蝕於寒暑風霾又侵奪於飢飽嗜欲復戕伐於喜怒女謁身非木石何得不病巨室力易於致醫若甕牖繩樞之子與逆旅遷客不幸惹恙於時倉皇則簡之笥中而醫師自足是方書重矣外臺秘要已驗之良法不下於肘後百一欲廣布之海内藉余弁首而行余謂病之需良醫猶治之待良相美哉越人之言曰上醫醫國其次醫家其次醫身夫和静則壽域戾擾則亡徵藥有養命者有養性者察其虚實審其寒熱時其補泄能防於未然導養得理性命自盡何夭枉之有觀於身而知國未有不均於哲士而僨於庸人者公妙於上池而推重司馬之書因知秘要蓋方略之善者也推端見委證治較然卓越群識與素問靈樞合轍推公之志欲使人人得以盡年其仁心爲質乎雖然神而明之存乎其人有不拘於秘要也者斯善讀秘要者也（《外臺秘要》明·吴士奇序）

NOTE

一七、黄帝内經素問序

【題解】 本文選自1956年人民衛生出版社影印明代顧從德翻刻宋本《黄帝内經素問》。作者王冰，號啓玄子，唐代中期醫學家，生平不詳。據宋代林億等新校正引《唐人物志》云："冰仕唐爲太僕令，年八十餘以壽終。"後世尊稱"王太僕"。王冰用十二年時間，多方搜集整理，注釋編排，撰成《重廣補注黄帝内經素問》，共24卷，81篇。這是繼南朝全元起後對《素問》進行的又一次重要整理注釋，成爲流傳至今的定型本。序文盛讚《内經》的價值及作用，説明整理《素問》的過程、目的、方法。

夫釋縛脱艱，全真導氣，拯黎元於仁壽[1]，濟羸劣以獲安者[2]，非三聖道，則不能致之矣。孔安國序《尚書》曰[3]："伏羲、神農、黄帝之書，謂之三墳[4]，言大道也。"班固《漢書·藝文志》曰："《黄帝内經》十八卷。"《素問》即其經之九卷也，兼《靈樞》九卷，迺其數焉[5]。雖復年移代革[6]，而授學猶存。懼非其人[7]，而時有所隱，故第七一卷，師氏藏之[8]，今之奉行，惟八卷爾。然而其文簡，其意博，其理奥，其趣深。天地之象分，陰陽之候列[9]，變化之由表，死生之兆彰。不謀而遐邇自同[10]，勿約而幽明斯契[11]。稽其言有徵，驗之事不忒[12]。誠可謂至道之宗[13]，奉生之始矣[14]。

[1] 黎元：百姓。　　仁壽：長壽。語見《論語·雍也》。

[2] 羸劣：瘦弱多病。

[3] 孔安國：西漢經學家，孔子後裔，以研究《尚書》而爲漢武帝時博士。　　序：爲……作序。

[4] 三墳：泛指古代典籍。

[5] 迺：同"乃"。

[6] 革：更改。

[7] 其人：指適合的人。語見司馬迁《报任安書》。

[8] 師氏：《周禮》官名，掌管貴族子弟的教育。

[9] 候：徵兆。此指陰陽變化的徵兆。

[10] 遐邇：遠近。此指遠近的事物。

[11] 幽明：此指無形的事物和有形的事物。　　契：符合。

[12] 之：其。　　忒（tè）：差誤。

[13] 宗：本。

NOTE

[14] 奉生：養生。

假若天機迅發[1]，妙識玄通，蒇謀雖屬乎生知[2]，標格亦資於詁訓[3]，未嘗有行不由逕[4]，出不由户者也。然刻意研精[5]，探微索隱，或識契眞要，則目牛無全[6]。故動則有成，猶鬼神幽贊，而命丗奇傑[7]，時時閒出焉。則周有秦公，漢有淳于公，魏有張公、華公，皆得斯妙道者也。咸日新其用，大濟蒸人[8]，華葉遞榮，聲實相副。蓋教之著矣[9]，亦天之假也[10]。

[1] 天機：謂天賦靈機。

[2] 蒇（chǎn）謀："㳚謀"的讹字。高明的计謀。㳚，善。　　生知："生而知之"的省称。

[3] 標格：樹立風範，即大有成就。　　詁訓：古訓。古人的教導。詁，通"古"。

[4] 行不由逕：語見《論語·雍也》。逕，同"徑"。

[5] 刻意：謂專心。刻，深入。

[6] 目牛無全：意思是説，看到的不再是渾然整體的牛，而是解剖結構分明的牛。語見《莊子·養生主》："始臣之解牛之時，所見無非牛者。三年之後，未嘗見全牛也……依乎天理，批大郤（同'隙'），道大窾（kuǎn，空隙），因其固然。"這裏比喻技藝精熟。

[7] 命丗：聞名於世。丗：同"世"。　　竒：同"奇"。

[8] 蒸人：民衆。蒸，通"烝"，衆。

[9] 教：指《素問》對歷代醫家的哺育教化。

[10] 天之假：憑藉天意。假，借助。

冰弱齡慕道[1]，夙好養生，幸遇眞經，式爲龜鏡[2]。而丗本紕繆[3]，篇目重疊，前後不倫，文義懸隔，施行不易，披會亦難[4]。歲月既淹[5]，襲以成弊。或一篇重出，而別立二名；或兩論並吞，而都爲一目；或問答未已，别樹篇題；或脱簡不書，而云丗闕。重《合經》而冠《鍼服》，並《方宜》而爲《欬篇》；隔《虛實》而爲《逆從》，合《經絡》而爲《論要》；節《皮部》爲《經絡》，退《至教》以先《鍼》。諸如此流，不可勝數。且將升岱嶽[6]，非逕奚爲？欲詣扶桑[7]，無舟莫適。乃精勤博訪，而并有其人。歷十二年，方臻理要，詢謀得失[8]，深遂夙心。時於先生郭子齋堂[9]，受得先師張公秘本，文字昭晰，義理環周，一以參詳，群疑冰釋。恐散於末學，絕彼師資[10]，因而撰注，用傳不朽。兼舊藏之卷，合八十一篇，二十四卷，勒成一部。冀乎究尾明首，尋注會經，開發童蒙[11]，宣揚至理而已。

［1］弱齡：即未加冠之前。《禮記》："男子二十冠而字。"鄭玄注："成人矣。"

［2］式：用。　龜鏡：也作"龜鑒"，喻借鑒。古人卜龜甲以占吉凶，照鏡子以見美醜。

［3］紕（pī）繆：錯誤。繆，通"謬"。

［4］披會：翻閱領會。

［5］淹：久。

［6］岱嶽：泰山的别稱。嶽，同"岳"。

［7］扶桑：古代神話中海上日出之處。

［8］得失：義偏於"得"。收穫。

［9］齋堂：書房。

［10］師資：此指授學的依據。

［11］童蒙：此指初學醫的人。

其中脱簡文斷，義不相接者，搜求經論所有，遷移以補其處；篇目墜缺，指事不明者，量其意趣，加字以昭其義；篇論吞並，義不相涉，闕漏名目者，區分事類，别目以冠篇首[1]；君臣請問，禮儀乖失者，考校尊卑，增益以光其意；錯簡碎文[2]，前後重疊者，詳其指趣，削去繁雜，以存其要；辭理秘密，難粗論述者，别撰《玄珠》[3]，以陳其道。凡所加字，皆朱書其文[4]，使今古必分，字不雜糅。庶厥昭彰聖旨，敷暢玄言[5]，有如列宿高懸[6]，奎張不亂[7]，深泉淨瀅，鱗介咸分。君臣無夭枉之期，夷夏有延齡之望[8]。俾工徒勿誤[9]，學者惟明，至道流行，徽音累屬[10]，千載之後，方知大聖之慈惠無窮。

時大唐寶應元年歲次壬寅序[11]。

［1］别目：另立篇名。

［2］錯簡：書簡次第錯亂。　碎文：文字殘缺不全。

［3］玄珠：指《玄珠密語》。王冰撰，已佚。今之傳本《玄珠密語》十卷爲後人托名之作。

［4］朱書：用紅色書寫。

［5］玄言：指《素問》中深奥的理論。

［6］列宿（xiù）：衆星宿。此指二十八宿。

［7］奎張：二十八宿中的奎宿和張宿。奎，俗作"魁"，由十六顆小星組成。張，又稱鶉尾，由六顆小星組成。

［8］夷夏：泛指各族人。夷，古代指東方的少數民族。夏，古代漢民族自稱，也稱華夏。

［9］工徒：指醫生。

［10］徽音：德音。徽，美。　　累屬（zhǔ）：連續承接。屬，連接。

［11］寶應元年：762年。寶應，唐肅宗李亨的年號。

句讀訓練

昔黄帝作内經十八卷靈樞九卷素問九卷迺其數焉世所奉行惟素問耳越人得其一二而述難經皇甫謐次而爲甲乙諸家之説悉自此始其間或有得失未可爲後世法則謂如南陽活人書稱欬逆者噦也謹按靈樞經曰新穀氣入於胃與故寒氣相争故曰噦舉而並之則理可斷矣又如難經第六十五篇是越人標指靈樞本輸之大略世或以爲流注謹按靈樞經曰所言節者神氣之所遊行出入也非皮肉筋骨也又曰神氣者正氣也神氣之所行出入者流注也井滎輸經合者本輸也舉而並之則知相去不啻天壤之異但恨靈樞不傳久矣世莫能究夫爲醫者在讀醫書耳讀而不能爲醫者有矣未有不讀而能爲醫者也不讀醫書又非世業殺人尤毒於梃刃是故古人有言曰爲人子而不讀醫書猶爲不孝也僕本庸昧自髫迄壯潛心斯道頗涉其理輒不自揣參對諸書再行校正家藏舊本靈樞九卷共八十一篇增修音釋附於卷末勒爲二十四卷庶使好生之人開卷易明了無差别除已具狀經所屬申明外準使府指揮依蓧申轉運司官詳定具書送秘書省國子監今崧專訪名醫更乞參詳免誤將來利益無窮功實有自宋紹興乙亥仲夏望日錦官史崧題（《靈樞》南宋·史崧序）

一八、本草綱目序

【題解】 本文選自人民衛生出版社1982年校點本《本草綱目》。作者王世貞（1529—1593年），字元美，號鳳洲，又號弇州山人，太倉（今屬江蘇）人。明代著名文學家、戲曲理論家，官至南京刑部尚書。著有《弇州山人四部稿》174卷、《弇州山人四部續稿》207卷、《弇山堂別集》100卷、《藝苑卮言》12卷等。序文説明《本草綱目》的寫作動機、過程和概貌，高度讚揚其價值。

紀稱：望龍光知古劍[1]，覘寶氣辨明珠[2]。故萍實商羊[3]，非天明莫洞[4]；厥後博物稱華[5]，辨字稱康[6]，析寶玉稱倚頓[7]，亦僅僅晨星耳[8]。

［1］“望龍光”句：據《晉書·張華傳》載：張華望見牛斗二星間常有紫氣，雷煥認爲是豫章豐城之劍氣上通於天的緣故。後果從豐城監獄地基中掘得石匣，内有龍泉、太阿雙劍。龍光，寶劍的光芒。

［2］“覘（chān）寶氣”句：據唐代蘇鶚《杜陽雜編》卷上載：唐肅宗李亨即位後，國庫中出現神異的光氣，肅宗認爲是自己兒時玄宗所賜上清珠發出的，檢出果然。　覘：觀察。

［3］萍實：水萍的果實。此物直觸楚昭王所乘之船，惟孔子可識。事見《藝文類聚·草部下》引《孔子家語》。　商羊：傳説中的鳥名。常在大雨前屈一足起舞。事見《孔子家語·辯政》。

［4］天明：天賦智慧。　洞：洞察。

［5］華：指西晉張華。著有《博物志》十卷，《晉書》本傳稱其“博物洽聞，世無與比”。

［6］辨字稱康：善於辨别字義要首推嵇康。事見《藝文類聚》卷七十八引《神仙傳》。

［7］倚頓：亦作“猗頓”。春秋時魯國富豪，以能識别珠寶著稱。載《淮南子·氾論訓》。

［8］晨星：喻稀少。此喻人才稀少。

楚蘄陽李君東璧[1]，一日過予弇山園謁予[2]，留飲數日。予窺其人，晬然貌也[3]，癯然身也[4]，津津然譚議也[5]，真北斗以南一人[6]。解其裝，無長物[7]，有《本草綱目》數十卷。謂予曰：“時珍，荆楚

NOTE

鄙人也[8]。幼多羸疾，質成鈍椎[9]，長耽典籍，若啖蔗飴。遂漁獵羣書[10]，搜羅百氏，凡子、史、經、傳、聲韻、農圃、醫卜、星相、樂府諸家，稍有得處，輒著數言。古有《本草》一書，自炎皇及漢、梁、唐、宋，下迨國朝，注解羣氏舊矣。第其中舛謬差訛遺漏，不可枚數。乃敢奮編摩之志[11]，僭纂述之權[12]。歲歷三十稔，書考八百餘家，稿凡三易。複者芟之，闕者緝之，訛者繩之。舊本一千五百一十八種，今增藥三百七十四種[13]，分爲一十六部，著成五十二卷。雖非集成，亦粗大備，僭名曰《本草綱目》。願乞一言，以托不朽。”

[1] 楚：指湖北。湖北爲古代楚地，故稱。　蘄（qí）陽：今蘄春縣。

[2] 弇（yǎn）山園：園名。爲王世貞所築，在江蘇太倉隆福寺西。

[3] 晬（suì）然：潤澤貌。

[4] 臞（qú）然：清瘦貌。

[5] 津津然：興味濃厚貌。　譚：通“談”。

[6] 北斗以南：指普天之下。

[7] 長（zhàng）物：多餘的東西。語出南朝宋劉義慶《世説新語·德行》。

[8] 荆楚：楚國。此指楚地。荆，楚國的别稱，因楚國原建於荆山（今湖北南章西）一帶，故名。

[9] 鈍椎（chuí）：愚鈍。

[10] 漁獵：喻泛覽博涉。

[11] 編摩：猶編集。

[12] 僭（jiàn）：超越。

[13] “三百”六字：據人民衛生出版社劉衡如校勘本，實有377種。

予開卷細玩[1]，每藥標正名爲綱，附釋名爲目，正始也；次以集解、辨疑、正誤，詳其土產形狀也；次以氣味、主治、附方，著其體用也[2]。上自墳典，下及傳奇[3]，凡有相關，靡不備採。如入金谷之園[4]，種色奪目[5]；如登龍君之宫，寶藏悉陳；如對冰壺玉鑒[6]，毛髮可指數也。博而不繁，詳而有要，綜核究竟，直窺淵海[7]。兹豈僅以醫書覯哉[8]？實性理之精微[9]，格物之通典[10]，帝王之秘籙[11]，臣民之重寶也。李君用心嘉惠何勤哉[12]！噫！碔玉莫剖[13]，朱紫相傾[14]，弊也久矣。故辨專車之骨，必俟魯儒[15]；博支機之石，必訪賣卜[16]。予方著《弇州卮言》，恚博古如《丹鉛卮言》後乏人也[17]，何幸覯兹集哉！兹集也，藏之深山石室無當，盍鍥之[18]，以共天下後世味《太玄》如子雲者[19]？

時萬曆歲庚寅春上元日[20]，弇州山人鳳洲王世貞拜撰。

NOTE

［1］玩：研讀。

［2］體用：指藥物的性質和功用。

［3］傳奇：古代短篇小説。此指一般的文藝作品。

［4］金谷之園：晉代富豪石崇在洛陽所築園名。

［5］種色：品種。色，種類。

［6］冰壺玉鑒：均喻清明透徹，洞察無遺。

［7］淵海：喻内容深廣。

［8］覯（gòu）：看見。此謂看待。

［9］性理：指宋儒的性理之學。

［10］通典：普遍的法則。

［11］秘籙（lù）：秘籍。

［12］嘉惠：指施予他人恩惠。

［13］碔（wǔ）：似玉之石。　剖：分辨。

［14］朱紫相傾：謂紫色排斥朱色。喻以邪亂正，真僞混淆。古代以朱爲正色，紫爲雜色。傾，排斥。

［15］“故辨”二句：因此要辨别占滿一車的巨骨，必定要等待孔子。事見《國語·魯語下》。專車之骨，獨占一車的巨骨。魯儒，指孔子。

［16］“博支機”二句：要通曉織女的支機石，必定要詢問賣卜的嚴君平。事見《太平御覽》卷八引劉義慶《集林》。博，通曉。支機之石，指織女墊織機的石塊。賣卜，指漢代嚴君平。

［17］恚（huì）：怨恨。此謂遺憾。　丹鉛巵言：指明代楊慎所著《丹鉛餘録》《丹鉛續録》《丹鉛摘録》等考據學著作，其門人將此三書删輯爲《丹鉛總録》。

［18］盍：何不。　鍥：用刀刻。此謂刻版印刷。

［19］共：供給。這個意義後來寫作“供”。　太玄：西漢學者揚雄（字子雲）模仿《周易》所作的《太玄經》。

［20］“萬曆”五字：1590年。萬曆，明神宗朱翊鈞的年號。　上元日：農曆正月十五。

句讀訓練

牽牛治水氣在肺喘滿腫脹下焦鬱遏腰背脹重及大腸風祕氣祕卓有殊功但病在血分及脾胃虚弱而痞滿者則不可取快一時及常服暗傷元氣也一宗室夫人年幾六十平生苦腸結病旬日一行甚於生産服養血潤燥藥則泥隔不快服消黄通利藥則若罔知如此三十餘年矣時珍診其人體肥膏粱而多憂鬱日吐酸痰盌許乃寬又多火病此乃三焦之氣壅滞有升無降津液皆化爲痰飲不能下滋腸腑非血燥比也潤劑留滞消黄徒入血分不能通氣俱爲痰阻故無效也乃用牽牛末皂莢膏丸與服即便通利自是但覺腸結一服就順亦不妨

NOTE

食且復精爽蓋牽牛能走氣分通三焦氣順則痰逐飲消上下通快矣（明·李時珍《本草綱目》卷十八《牽牛子》“發明”）

一九、類經序

【題解】本文選自《四庫全書》本《類經》。作者張介賓（1563—1640年），字會卿，號景岳，山陰（今浙江紹興）人，明代著名醫學家，温補學派的代表人物之一。代表作有《景岳全書》及《類經》《類經圖翼》等。《類經》是張氏歷時三十年整理編著而成的。全書共三十二卷，將《素問》與《靈樞》两書的原文根據内容依類編輯，分爲十二大類，各立標題，詳加注釋闡述。序文高度讚揚《内經》的價值，指出歷代醫家注釋《内經》的得失，闡明編撰《類經》的指導思想和緣起經過，詳述分類方法，説明編著目的。

《内經》者，三墳之一。蓋自軒轅帝同岐伯、鬼臾區等六臣互相討論，發明至理，以遺教後世。其文義高古淵微，上極天文，下窮地紀，中悉人事。大而陰陽變化[1]，小而草木昆蟲、音律象數之肇端、藏府經絡之曲折[2]，靡不縷指而臚列焉[3]。大哉至哉！垂不朽之仁慈，開生民之壽域。其爲德也，與天地同，與日月並，豈直規規治疾方術已哉[4]？

[1] 而：猶若也。　陰：同“陰”。

[2] 音律：指音樂的律呂、宫調等。　象數：指卜筮。　肇端：起始。　曲折：詳細情況。

[3] 縷指：一一指出。　臚（lú）列：羅列。

[4] 直：只，僅僅。　規規：原爲細小貌。這裏形容有限。

按晉皇甫士安《甲乙經·叙》曰[1]：“《黄帝内經》十八卷。今《鍼經》九卷，《素問》九卷，即《内經》也。”而或者謂《素問》《鍼經》《明堂》三書，非黄帝書，似出於戰國。夫戰國之文能是乎？宋臣高保衡等叙[2]，業已闢之[3]。此其億度無稽[4]，固不足深辨。而又有目醫爲小道，並是書且弁髦置之者[5]，是豈巨慧明眼人歟？觀坡僊《楞伽經》跋云[6]：“經之有《難經》，句句皆理，字字皆法。”亦豈知《難經》出自《内經》，而僅得其什一[7]。《難經》而然，《内經》可知矣。夫《内經》之生全民命，豈殺於《十三經》之啓植民心[8]？故玄晏先生曰：“人受先人之體，有八尺之軀，而不知醫事，此所謂遊魂耳！雖有忠孝之心，慈惠之性，君父危困，赤子塗地[9]，無以濟之。此聖賢所以精思極論盡其

NOTE

理也。”由此言之，儒其可不盡心是書乎？奈何今之業醫者，亦置《靈》《素》於罔聞，昧性命之玄要，盛盛虚虚，而遺人夭殃[10]，致邪失正，而絕人長命。所謂業擅專門者，如是哉！此其故，正以經文奥衍[11]，研閱誠難。其於至道未明而欲冀夫通神運微，仰大聖上智於千古之邈[12]，斷乎不能矣。

[1] 叙：也通假作“序”。

[2] 高保衡：宋代醫家，宋熙寧年間爲朝奉郎國子博士。他和林億等奉詔校正《素問》。　叙：叙述，述説。

[3] 闢（pì）：駁斥。

[4] 億：通“臆”。

[5] 弁（biàn）髦：喻無用之物。弁，黑色布帽。髦，古代童子的垂髮。古代男子行加冠之禮，三次加冠後，即棄弁不用，並剃去垂髦。因喻。

[6] 坡僊：指蘇軾。僊，同“仙”。　楞伽（qié）經：佛經名。全稱《楞伽阿跋多羅寶經》。

[7] 什（shí）一：十分之一。

[8] 殺（shài）：減少。　十三經：從先秦到南宋逐漸形成的十三部儒家經典總稱，分别是《詩經》《尚書》《禮記》《周易》《左傳》《公羊傳》《穀梁傳》《周禮》《儀禮》《論語》《孝經》《爾雅》《孟子》。

[9] 赤子：百姓。　塗地：喻灾難。

[10] 夭殃：灾禍。

[11] 奥衍：謂文章内容精深博大。

[12] 邈：遙遠。

自唐以來，雖賴有啓玄子之注，其發明玄秘儘多，而遺漏亦復不少。蓋有遇難而默者，有於義未始合者，有互見深藏而不便檢閲者[1]。凡其闡揚未盡，《靈樞》未注，皆不能無遺憾焉。及乎近代諸家，尤不過順文敷演[2]，而難者仍未能明，精處仍不能發，其何裨之與有？

初余究心是書，嘗爲摘要，將以自資。繼而繹之久[3]，久則言言金石[4]，字字珠璣[5]，竟不知孰可摘而孰可遺。因奮然鼓念，冀有以發隱就明，轉難爲易，盡啓其秘而公之於人。務俾後學了然，見便得趣，由堂入室[6]，具悉本源，斯不致誤已誤人，咸臻至善。於是乎詳求其法，則惟有盡易舊制，顛倒一番，從類分門，然後附意闡發，庶晰其韞[7]。然懼擅動聖經，猶未敢也。

粤稽往古[8]，則周有扁鵲之摘《難》，晉有玄晏先生之類分，唐有王太僕之補削，元有滑攖寧之撮鈔[9]，鑒此四君子而後意决。且此非《十三經》之比，蓋彼無須類，而此欲醒瞶指迷[10]，則不容不類，以求便也。由是偏索兩經，先求難易，反復更秋[11]，稍得其緒[12]。然後合兩爲一，命曰《類經》。“類”之者，以《靈樞》啓《素問》之微，《素問》發《靈樞》之秘，相爲表裏，通其義也。

［1］互見深藏：謂相關論述散見各處，閱讀時需要相互參見。

［2］敷演：叙述引申。

［3］繹：探究。

［4］金石：鐘鼎玉石，可以鑄文刻字以傳之久遠。這裏形容文章之寶貴。

［5］珠璣：珠子，形容文章之寶貴。璣，珠之不圓者。

［6］由堂入室：喻學問逐步深入。語出《論語・先進》：“由也升堂矣，未入於室也。”。

［7］韞（yùn）：指含義。

［8］粵：語首助詞，無義。

［9］滑攖寧：元末明初醫家滑壽，字伯仁，號攖寧生。著有《讀素問鈔》等。

［10］醒瞶（wèi）指迷：讓昏憒者醒悟，爲迷惑者指路。瞶，“聵（kuì）”的訛字，指昏憒。

［11］更：經歷。　　秋：指代年。

［12］稍：逐漸。　　緒：頭緒。

兩經既合，廼分爲十二類[1]：夫人之大事，莫若死生，能葆其真[2]，合乎天矣，故首曰攝生類。生成之道，兩儀主之[3]，陰陽既立，三才位矣[4]，故二曰陰陽類。人之有生，藏氣爲本，五内洞然[5]，三垣治矣[6]，故三曰藏象類。欲知其内，須察其外，脉色通神，吉凶判矣，故四曰脉色類。藏府治内[7]，經絡治外，能明終始，四大安矣[8]，故五曰經絡類。萬事萬殊，必有本末，知所先後，握其要矣，故六曰標本類。人之所賴，藥食爲天，氣味得宜，五宫强矣[9]，故七曰氣味類。駒隙百年[10]，誰保無恙？治之弗失，危者安矣，故八曰論治類。疾之中人，變態莫測，明能燭幽，二豎遁矣[11]，故九曰疾病類。藥餌不及，古有鍼砭，九法搜玄，道超凡矣，故十曰鍼刺類。至若天道茫茫，運行今古，苞無窮[12]，協惟一[13]，推之以理，指諸掌矣[14]，故十一曰運氣類[15]。又若經文連屬[16]，難以强分，或附見於别門，欲求之而不得，分條索隱，血脉貫矣，故十二曰會通類。彙分三十二卷。此外復附著《圖翼》十五卷。蓋以義有深邃，而言不能該者[17]，不拾以圖，其精莫聚；圖象雖顯，而意有未達者，不翼以説[18]，其奥難窺。自是而條理分，綱目舉，晦者明，隱者見，巨細通融，岐貳畢徹[19]，一展卷而重門洞開，秋毫在目[20]。不惟廣裨乎來學，即凡志切尊生者[21]，欲求兹妙，無不信手可拈矣[22]。

NOTE

［1］迺：同“乃”。

［2］葆：通“保”。

［3］两儀：此指陰陽。

［4］三才：指天、地、人。語本《易·説卦》。

［5］五内：指五臟。　洞然：清楚明了貌。

［6］三垣：我國古代將天體恒星分爲三垣、二十八宿等。即太微垣、紫薇垣、天市垣。此指人體上、中、下三焦。

［7］治：司，主管。

［8］四大：此指身體。佛教以地、水、火、風爲四大。認爲四者分别包含堅、濕、暖、動四種性能，人體即有此構成。故代稱人體。

［9］五宫：指五臟。

［10］駒隙百年：謂人生短暫如同白駒過隙。語本《莊子·知北遊》。此謂人的一生。

［11］二豎：指病。語見本教材《秦醫緩和》。

［12］苞：通“包”。

［13］協：和諧。　惟：語中助詞。　一：指天地自然。

［14］指諸掌：喻事情非常明了。

［15］運氣：五運六氣。古代的醫家根據五行的運行和六氣的流轉，以推斷氣候變化和疾病發生的關係。

［16］連屬（zhǔ）：連接，連續。

［17］該：通”賅”。包括。

［18］翼：輔助。

［19］岐貳：也作“歧貳”，分歧。

［20］秋毫在目：喻極細微的含義亦可察知。秋毫，謂鳥獸之毛，至秋更生，細而末鋭。常謂事物之細微者。語本《孟子·梁惠王上》。

［21］志切（qiè）：有志於。切，貼近。

［22］信手：隨手。　拈：拿。

是役也[1]，余誠以前代諸賢注有未備，間多舛錯，掩質埋光，俾至道不盡明於世者，迨四千餘禩矣[2]。因敢忘陋效矉[3]，勉圖蚊負[4]，固非敢弄斧班門，然不屑沿街持鉢[5]。故凡遇駁正之處，每多不諱。誠知非雅，第以人心積習既久，訛以傳訛，即决長波猶虞難滌[6]，使辨之不力，將終無救正日矣。此余之所以載思而不敢避也[7]。

吁！余何人斯，敢妄正先賢之訓？言之未竟，知必有闞余之謬而隨議其後者[8]。其是其非[9]，此不在余，而在乎後之明哲矣。雖然，他山之石，可以攻玉[10]；斷流之水，可以鑑形[11]；即壁影螢光[12]，能資志士；竹頭木屑[13]，曾利兵家。是編者倘亦有千慮之一得[14]，將見擇於

NOTE

聖人矣，何幸如之！獨以應策多門[15]，操觚隻手[16]。一言一字，偷隙毫端[17]。凡歷歲者三旬，易稿者數四，方就其業。所謂河海一流，泰山一壤[18]，蓋亦欲共掖其高深耳[19]。後世有子雲其憫余勞而錫之斤正焉[20]，豈非幸中又幸？而相成之德，謂孰非後進之吾師云。

時大明天啓四年[21]，歲次甲子黄鍾之吉[22]，景岳子自序於通一齋。

［1］役：事。

［2］迨：到。　禩：同“祀”，年。《爾雅·釋天》：“夏曰歲，商曰祀，周曰年。”

［3］效矉：喻不善模仿，弄巧成拙。語見《莊子·天運》。矉，同“顰”，皺眉。

［4］蚊負：蚊子負山。此喻擔任不堪勝任的使命。語見《莊子·應帝王》。

［5］沿街持鉢：拿着飯鉢沿街乞討。此謂一味依賴他人。鉢，僧尼的食器。

［6］虞：憂慮。

［7］載：通“再”。

［8］闞（kàn）：視，望。　其：指作者自己。

［9］其是其非：是對還是錯。其……其……，是……還是……，表示選擇。

［10］“他山”二句：喻人可借助外力完善自己。語見《詩經·小雅·鶴鳴》。攻，治。

［11］“斷流”二句：斷流的水面也可以照見形體。鑑，同“鑒”，照。

［12］壁影：《西京雜記》卷二：“匡衡字稚圭，勤學而無燭，鄰舍有燭而不逮。衡乃穿壁引其光，以書映光而讀之。”　螢光：典出《晉書·車胤傳》：“車胤家貧不常得油，夏月則練囊盛數十螢火以照書，以夜繼日焉。”

［13］竹頭木屑：喻尚可利用的廢置之材。《世説新語·政事》：“（陶公）作荆州時，敕船官悉録鋸木屑……值積雪始晴，聽事前除雪後猶濕，於是悉用木屑覆之……官用竹皆令録厚頭，積之如山，後桓宣武伐蜀裝船，悉以作釘。”

［14］千慮之一得：謙稱自己的見解。語本《晏子春秋·雜下》：“愚人千慮，必有一得。”

［15］應策：猶“對策”。古代科舉考試時就政事、經義等設問，由應試者對答，稱爲對策。這裏指需要解決的問題。

［16］操觚（gū）：執簡。謂寫作。

［17］偷隙毫端：謂偷空寫作。毫，指筆。

［18］“河海”八字：語本李斯《諫逐客書》：“是以泰山不讓土壤，故能成其大；河海不擇細流，故能就其深。”

［19］掖（yè）：助成。

［20］錫：通“賜”。　斤正：請人修改詩文的敬辭。語本《莊子·徐無鬼》。

［21］天啓四年：1624年。天啓，明熹宗朱由校的年號。

［22］黄鍾：農曆十一月。　吉：每月初一。

NOTE

句讀訓練

景岳名介賓别號通一子越之山陰人也其父爲定西侯客介賓年十四即從遊於京師天下承平奇才異士集於侯門介賓幼而濬齊遂徧交其長者是時金夢石工醫術介賓從之學盡得其傳以爲凡人陰陽但以血氣臟腑寒熱爲言此特後天之有形者非先天之無形者也病者多以後天及戕先天治病者但知有形邪氣不顧無形元氣自劉河間以暑火立論專用寒涼其害已甚賴東垣論脾胃之火必務温養救正實多丹溪出立陰虚火動之論寒涼之弊又復盛行故其注本草獨詳參附之用又慨世之醫者茫無定見勉爲雜應之術假兼備以倖中借和平以藏拙虚而補之又恐補之爲害複制之以消實而消之又恐消之爲害複制之以補若此者以藥治藥尚未遑又安望其及於病耶幸而偶愈亦不知其補之之力攻之之力耶及其不愈亦不知其補之爲害消之爲害耶是以爲人治病沈思病原單方重劑莫不應手霍然一時謁病者輻輳其門沿邊大帥皆遣金幣致之（明・黄宗羲《南雷文定前集・張景岳傳》）

NOTE

二〇、温病條辨序

【題解】 本文選自清同治庚午（1870年）六安求我齋重刻本《温病條辨》。作者汪廷珍（1757—1827年），字瑟庵，山陽（今江蘇淮安）人，乾隆五十四年進士，官至禮部尚書，卒謚文端，著有《實事求是齋詩文集》。《温病條辨》的作者吴瑭（1758—1836年），字鞠通，淮陰（今屬江蘇）人，清代著名温病學家。《温病條辨》在“卷首”之後，分爲六卷，完稿於1798年，由於“藏諸笥者久之”，直到1813年方才出版。該書採集前人有關温病的論述，結合個人的臨證經驗，按照三焦立論，分列上焦、中焦、下焦疾病的辨證和治法，同時兼顧葉天士的衛氣營血學説。方藥除來自《臨證指南醫案》等書外，多爲自己創設，敘述亦較分明。敘文分析温病“病多而方少”的原因，概述歷代“以傷寒之法療六氣之疴”所造成“輕者以重，重者以死”的嚴重後果，贊揚吴瑭“嗜學不厭，研理務精”的鑽研精神。

昔淳于公有言[1]：人之所病，病病多；醫之所病，病方少。夫病多而方少，未有甚於温病者矣。何也？六氣之中[2]，君相二火無論已[3]，風濕與燥無不兼温，惟寒水與温相反，然傷寒者必病熱。天下之病孰有多於温病者乎？方書始於仲景。仲景之書專論傷寒，此六氣中之一氣耳。其中有兼言風者，亦有兼言温者，然所謂風者，寒中之風，所謂温者，寒中之温。以其書本論傷寒也。其餘五氣，概未之及，是以後世無傳焉。雖然，作者謂聖，述者謂明[4]。學者誠能究其文，通其義，化而裁之，推而行之[5]，以治六氣可也，以治内傷可也。亡如世鮮知十之才士[6]，以闕如爲恥[7]，不能舉一反三，惟務按圖索驥。

［1］淳于公：即淳于意。西漢醫家。參見本教材《扁鵲倉公列傳》。

［2］六氣：此指五運六氣之六氣，即太陽寒水、陽明燥金、少陽相火、太陰濕土、少陰君火、厥陰風木。

［3］已：表確定語氣。相當於“了”。

［4］“作者”二句：語見《禮記·樂記》。創作的人稱聖人（指張仲景），闡述的人稱賢明的人（指注釋張仲景著作的人）。

［5］“化而裁之”二句：意爲加以變通。《周易·繫辭上》有“化而裁之謂之變，推而行之謂之通”句。

［6］亡如：無奈。亡，通“無”。　知十：“聞一以知十”的略語。語見《論語·公冶長》。意爲觸類旁通。

NOTE

[7] 闕（quē）如：謂存疑不言。語見《論語·子路》。

葢自叔和而下，大約皆以傷寒之法療六氣之疴，禦風以絺[1]，指鹿爲馬，迨試而輒困[2]，亦知其術之疎也。因而沿習故方，略變藥味，沖和、解肌諸湯紛然著録[3]。至陶氏之書出[4]，遂居然以杜撰之傷寒，治天下之六氣。不獨仲景之書所未言者不能發明，竝仲景已定之書盡遭竄易。世俗樂其淺近，相與宗之，而生民之禍亟矣[5]。又有吴又可者，著《温疫論》。其方本治一時之時疫[6]，而世誤以治常候之温熱[7]。最後若方中行、喻嘉言諸子，雖列温病於傷寒之外，而治法則終未離乎傷寒之中。惟金源劉河間守真氏者[8]，獨知熱病，超出諸家，所著六書[9]，分三焦論治，而不墨守六經，庶幾幽室一鐙[10]，中流一柱[11]。惜其人樸而少文，其論簡而未暢，其方時亦雜而不精。承其後者又不能闡明其意，裨補其疎。而下士聞道若張景岳之徒[12]，方且怪而訾之。於是其學不明，其説不行。而世之俗醫遇温熱之病，無不首先發表，雜以消導，繼則峻投攻下，或妄用温補，輕者以重，重者以死。倖免則自謂己功，致死則不言己過，即病者亦但知膏肓難挽，而不悟藥石殺人。父以授子，師以傳弟，舉世同風，牢不可破。肺腑無語，寃鬼夜嘷，二千餘年，略同一轍，可勝慨哉！

[1] 絺（chī）：細葛布。

[2] 迨：等到。　　困：窘迫。

[3] 沖和：方劑名。指加減沖和湯。爲明代陶華在金朝張元素九味羌活湯的基礎上加減而成。　　解肌：方劑名。即柴葛解肌湯，又名乾葛解肌湯。陶華《傷寒六書·殺車搥法》方。

[4] 陶氏之書：指陶華所著《傷寒六書》，又名《陶氏傷寒全書》。

[5] 亟（jí）：通“極”。

[6] “一時”五字：某一時期的流行性疫病。

[7] 常候：常年的季候。

[8] 金源：金朝的别稱。

[9] 六書：指《河間六書》。包括劉完素所撰《黄帝素問宣明論方》《素問玄機原病式》《素問病機氣宜保命集》《傷寒直格論方》《傷寒標本心法類萃》及馬宗素所撰《傷寒醫鑒》。

[10] 鐙：同“燈”。油燈。

[11] 中流一柱：即中流砥柱。河南三門峡東有一石島，屹立於黄河激流中。比喻能擔當大事、支撑危局的人。語出《晏子春秋·内篇諫下》。

[12] 下士聞道：謂下愚之人聽了高明的理論。語見《老子》第四十一章。

NOTE

我朝治洽學明，名賢輩出，咸知泝原《靈》《素》[1]，問道長沙。自吴人葉天士氏《温病論》《温病續論》出[2]，然後當名辨物[3]。好學之士，咸知向方[4]；而貪常習故之流，猶且各是師説[5]，惡聞至論；其粗工則又略知疏節，未達精旨，施之於用，罕得十全。吾友鞠通吴子，懷救世之心，秉超悟之哲[6]，嗜學不厭[7]，研理務精，抗志以希古人[8]，虚心而師百氏。病斯世之貿貿也[9]，述先賢之格言，攄生平之心得[10]，窮源竟委，作爲是書。然猶未敢自信，且懼世之未信之也，藏諸笥者久之[11]。予謂學者之心，固無自信時也。然以天下至多之病，而竟無應病之方。幸而得之，亟宜出而公之[12]。譬如拯溺救焚，豈待整冠束髮？況乎心理無異，大道不孤，是書一出，子雲其人必當旦暮遇之，且將有闡明其意，裨補其疎，使夭札之民咸登仁壽者[13]。此天下後世之幸，亦吴子之幸也。若夫《折楊》《皇荂》[14]，听然而笑[15]，《陽春》《白雪》，和僅數人，自古如斯。知我罪我[16]，一任當世，豈不善乎？吴子以爲然，遂相與評騭而授之梓[17]。

嘉慶十有七年壯月既望[18]，同里愚弟汪廷珍謹序。

[1] 泝：同“溯”。

[2] “自吴人”句：《温病論》《温病續論》，未詳。有葉桂門人顧景文記録整理而成的《温熱論》行世。

[3] 當名辨物：指名實相符。語見《周易·繫辭下》。

[4] 向方：遵循正確方向。

[5] 是：認爲正確。

[6] 秉：通“稟”。承受。　超悟：徹悟。　哲：明智。

[7] 厭：满足。

[8] 抗志；高尚其志。通“亢”，高。　希：仰慕。

[9] 貿貿（móumóu）：目不明貌。引申爲蒙昧。

[10] 攄（shū）：抒發。

[11] 笥（sì）：方形竹器。

[12] 亟（jí）：急切。

[13] 夭札：遭疫病而早死。

[14] 若夫：至於。　折楊、皇荂：皆古代通俗樂曲名。語見《莊子·天地》。荂，同“華”。

[15] 听（yǐn）然：笑貌。語見《史記·司馬相如列傳上》。

[16] 知我罪我：語本《孟子·滕文公下》。罪，責怪。

[17] 評騭（zhì）：評定。同義詞複用。　梓：雕書印刷的木板。

[18] “嘉慶”六字：1812年。　壯月：農曆八月的别稱。

NOTE

句讀訓練

夫立德立功立言聖賢事也瑭何人斯敢以自任緣瑭十九歲時父病年餘至於不起瑭愧恨難名哀痛欲絕以爲父病不知醫尚復何顏立天地間遂購方書伏讀於苫塊之餘至張長沙外逐榮勢内忘身命之論因慨然棄舉子業專事方術越四載猶子巧官病温初起喉痹外科吹以冰硼散喉遂閉又徧延諸時醫治之大抵不越雙解散人參敗毒散之外其於温病治法茫乎未之聞也後至發黄而死瑭以初學未敢妄贊一詞然於是證亦未得其要領蓋張長沙悲宗族之死作玉函經爲後世醫學之祖奈玉函中之卒病論亡於兵火後世學者無從倣效遂至各起異説得不償失又越三載來遊京師檢校四庫全書得明季吳又可温疫論觀其議論宏闊實有發前人所未發遂專心學步焉細察其法亦不免支離駁雜大抵功過兩不相掩蓋用心良苦而學術未精也又徧考晉唐以來諸賢議論非不珠璧琳琅求一美備者蓋不可得其何以傳信於來茲瑭進與病謀退與心謀十閲春秋然後有得然未敢輕治一人癸丑歲都下温役大行諸友强起瑭治之大抵已成壞病倖存活數十人其死於世俗之手者不可勝數嗚呼生民何辜不死於病而死於醫是有醫不若無醫也學醫不精不若不學醫也因有志採輯歷代名賢著述去其駁雜取其精微間附己意以及考驗合成一書名曰温病條辨然未敢輕易落筆又歷六年至於戊午吾鄉汪瑟庵先生促瑭曰來歲己未濕土正化二氣中温厲大行子盍速成是書或者有益於民生乎瑭愧不敏未敢自信恐以救人之心獲欺人之罪轉相倣效至於無窮罪何自贖哉然是書不出其得失終未可見因不揣固陋黽勉成章就正海内名賢指其疵謬歷爲駁正將萬世賴之無窮期也淮陰吳瑭自序（清・吴瑭《温病條辨・自序》）

NOTE

單元五　中醫經典

導語

學習中醫經典，是中醫藥專業人才培養與成長的必由之路。中醫的學術特性，決定了傳承與創新是中醫學術發展不可或缺的兩大支柱。因此，在大學本科的專業學習中，中醫經典的學習尤顯重要。中醫四大經典，無論是指《黄帝内經》《傷寒雜病論》《難經》《神農本草經》，還是指《黄帝内經》《傷寒論》《金匱要略》《温病條辨》，皆文辭古奥，旨趣深繁，均需借助古漢語語言學的理論與方法予以逐字逐句、原汁原味的現代闡釋，這是領悟中醫經典學術内涵、思辨歷代名家學術要義、扎實自身專業學術基礎的不二之選。尤其是其中的《黄帝内經》，作爲中醫四大經典之首，“醫家之宗”，全面闡述了“陰陽五行”“藏象”“經絡”“病因病機”“病證”“診法”“論治”“養生”等學説，確立了中醫學的獨特理論體系，對後世中醫學術的發展與創新産生了深遠而持續的影響，理應字斟句酌，考釋推衍。然因“其文簡，其意博，其理奥，其趣深”，且傳抄日久，錯衍難免，兼歷代校注、發揮紛繁，故非有厚實的古文功底和學術造詣，實難研讀、領悟，化裁、應用。

本單元所選六文，四文選自《黄帝内經》原作，兩文選自後代名家校釋、衍義與考據。《内經》原文，文理、醫理皆屬深奥，學習此類文選，需在熟讀基礎上，借助教材注釋，精思細繹，文理、醫理互爲觀照，以期詞句準確理解，義理無所偏差；《内經》注文，重在醫理闡釋，學習此類文選，亦需熟讀，然重點應是領會文中所示對經文意藴的思辨；《内經》校記，重在校勘上的釋義，學習此類文選，應重點把握中醫經典研習中的各類訓詁、校勘原則和方法。六篇文選，僅作範例，以示學習、研讀門徑。

二一、四氣調神大論

【題解】 本文選自1992年人民衛生出版社出版、郭靄春主編的《黄帝内經素問校注》。《黄帝内經》是我國中醫四大經典之首，構建了中醫學的理論體系，爲中醫學

NOTE

的發展奠定了厚實基礎。《素問》是《黄帝内經》的一部分，是以黄帝與岐伯等上古醫家問答形式撰寫的綜合性中醫經典文獻。《素問》並非出自一時一人之手，對於其成編年代歷來多有争議，迄今尚無定論。除了古代部分學者認爲其成編於遠古黄帝時期之外，大都認爲成編於春秋戰國或者秦漢時期。該書以天人相應、陰陽學説、五行學説、藏象學説、經絡學説爲主綫，論述了攝生、臟腑、經絡、病因、病機、治則、藥物及養生防病等各方面内容。本篇名爲“四氣調神”，着重論述如何順應四季氣候變化以調攝精神，從而達到養生防病之效。

春三月[1]，此謂發陳[2]。天地俱生，萬物以榮。夜卧早起，廣步於庭[3]，被髮緩形[4]，以使志生，生而勿殺，予而勿奪，賞而勿罰[5]。此春氣之應，養生之道也。逆之則傷肝，夏爲寒變[6]，奉長者少[7]。

[1] 春三月：從立春起至立夏止，包括立春、雨水、驚蟄、春分、清明、穀雨六個節氣。

[2] 發陳：生發敷陳。王冰：“春陽上升，氣潛發散，生育庶物，陳其姿容，故曰發陳也。所謂春三月者，皆因節候而命之，夏、秋、冬亦然。”一説，推陳出新。孙詒讓：“陳，久也。發陳，謂啓發久故，更生新者也。”

[3] 廣步：緩步。廣，寬緩，緩慢。

[4] “被髮”句：將頭髮散開，使形體舒缓。被，披散。此義後來寫作“披”。周慎齋：“被髮緩形，使陽升而氣舒也。”

[5] “生而”三句：“生”“予”“賞”皆指人體活動順應春陽生發之氣，“殺”“奪”“罰”皆指人體活動違逆春陽生發之氣。

[6] 寒變：當爲病名，夏月因伏寒所生。喻昌：“寒變者，夏月得病之總名。緣肝木弗榮，不能生其心火，至夏心火當旺反衰，得食則飽悶，遇事則狐疑，下利奔迫，慘然不樂。甚者，戰慄如喪神守。”

[7] “奉長（zhǎng）”句：（春氣）對夏氣的供養不足。這句是説明上文“夏爲寒變”的原因，夏長以春生爲基礎，若春季生養不好，供給夏長之氣則不足，故易發生寒變之病。

夏三月[1]，此謂蕃秀[2]。天地氣交，萬物華實。夜卧早起，無厭於日[3]，使志無怒，使華英成秀[4]，使氣得泄，若所愛在外[5]。此夏氣之應，養長之道也。逆之則傷心，秋爲痎瘧[6]，奉收者少，冬至重病[7]。

[1] 夏三月：從立夏起至立秋止，包括立夏、小满、芒種、夏至、小暑、大暑六個節氣。

[2] 蕃秀：茂盛，繁盛。蕃，秀，皆指草木繁茂滋盛。

[3] 厭：满足。此義後來寫作“饜”。一説，厭，厭惡。吴師機：“無厭者，謂無日長生厭也。”

[4] 華英：同義複詞，指人之容色。

[5]“若所愛”句：形容體内陽氣宣發於外，好像是“所愛在外”。夏季陽盛發散於外，人与之相應，亦應如此。

[6]痎（jiē）瘧：瘧疾的總稱。張介賓：“心傷則暑氣乘之，至秋而金收斂，暑邪内鬱，於是陰欲入而陽拒之，故爲寒；火欲出而陰束之，故爲熱，金火相争，故寒熱往來而爲痎瘧。”

[7]冬至重病：依照上下文例，此四字疑衍。

秋三月[1]，此謂容平[2]。天氣以急，地氣以明。早卧早起，與雞俱興[3]，使志安寧，以緩秋刑[4]，收斂神氣，使秋氣平，無外其志，使肺氣清。此秋氣之應，養收之道也。逆之則傷肺，冬爲飧泄[5]，奉藏者少。

[1]秋三月：從立秋起至立冬止，包括立秋、處暑、白露、秋分、寒露、霜降六個節氣。

[2]容平：從容而平定。楊上善：“夏氣盛長，至秋也不盛不長，以結其實，故曰容平也。”

[3]興：起身，起來。一説，“與雞俱興”藴含“與雞俱卧”之意在内，乃早卧早起之義。高世栻：“與雞俱興者，雞卧則卧，雞起則起也。”

[4]秋刑：指秋日肅殺之氣的摧折。

[5]飧（sūn）泄：指大便泄瀉清稀，並有不消化的食物殘渣。多因肝鬱脾虚，清氣不升所致。張志聰：“秋收而後冬藏，陽藏於陰，而爲中焦釜底之燃，以腐化水穀。秋失其收，則奉藏者少，至冬寒水用事，陽氣下虚，則水穀不化而爲飧泄矣。”

冬三月[1]，此謂閉藏。水冰地坼[2]，無擾乎陽。早卧晚起，必待日光，使志若伏若匿[3]，若有私意，若已有得，去寒就温，無泄皮膚，使氣亟奪[4]。此冬氣之應。養藏之道也。逆之則傷腎，春爲痿厥[5]，奉生者少。

[1]冬三月：從立冬起至立春止，包括立冬、小雪、大雪、冬至、小寒、大寒六個節氣。

[2]坼（chè）：裂開。

[3]若匿：依上下文句，“若”字疑衍，《太素》《諸病源候論》《醫心方》俱無。伏匿，伏，静。張志聰：“若伏若匿，使志無外也；若有私意、若已有得，神氣内藏也。”

[4]“使氣”句：指使體中陽氣很快耗竭。亟（jí），疾速。奪，脱失，失去。

[5]痿厥：病名。四肢枯痿，軟弱不舉。

天氣，清淨光明者也，藏德不止[1]，故不下也。天明[2]，則日月

NOTE

不明，邪害空竅，陽氣者閉塞，地氣者冒明[3]。雲霧不精[4]，則上應白露不下，交通不表[5]，萬物命故不施。不施，則名木多死[6]。惡氣不發[7]，風雨不節，白露不下，則菀槀不榮[8]。賊風數至[9]，暴雨數起，天地四時不相保，與道相失，則未央絕滅[10]。惟聖人從之，故身無奇病[11]，萬物不失，生氣不竭。

[1] 藏德不止：天行健，萬物因之生化不息，有此大德，却潜而不露，故云。張介賓："天德不露，故曰藏德。健運不息，故曰不止。"德，指化育萬物的德行。

[2] 天明：指天不藏德。一説，當作"天不明"，言天氣不清明則日月失其光輝。

[3] 冒：覆蔽，蔽障掩蓋。

[4] 精：清朗，清明。

[5] 交通：天之陽氣與地之陰氣交合融通。

[6] 名：大。

[7] 惡氣不發：指濁氣不散。

[8] "菀（yùn）槀"句：指四時之氣不行，則草木枯槁而不榮。菀，通"蘊"。蘊積，鬱結。槀，同"槁"，枯槁。

[9] 數（shuò）：屢屢，頻繁。

[10] 未央：不得盡其天年。央，盡，終。一説，央，久遠。

[11] 奇病：重病，病之異於尋常者。一説，奇，當作"苛"，形似而誤。

逆春氣，則少陽不生[1]，肝氣内變[2]。逆夏氣，則太陽不長，心氣内洞[3]。逆秋氣，則太陰[4]不收，肺氣焦满[5]。逆冬氣，則少陰不藏，腎氣獨沉[6]。

夫四時陰陽者，萬物之根本也，所以聖人春夏養陽，秋冬養陰，以從其根，故與萬物沉浮於生長之門。逆其根，則伐其本，壞其真矣。故陰陽四時者，萬物之終始也，死生之本也，逆之則災害生，從之則苛疾不起[7]，是謂得道。道者，聖人行之，愚者佩之[8]。從陰陽則生，逆之則死，從之則治，逆之則亂，反順爲逆，是謂内格[9]。是故聖人不治已病治未病，不治已亂治未亂，此之謂也。夫病已成而後藥之，亂已成而後治之，譬猶渴而穿井，鬬而鑄錐[10]，不亦晚乎。

[1] 少陽：指肝。《漢書·律曆志》："太陰者北方，於時爲冬；太陽者南方，於時爲夏；少陰者西方，於時爲秋；少陽者東方，於時爲春。"《靈樞·陰陽繫日月》："心爲陽中之太陽，肺爲陽中之少陰，肝爲陰中之少陽，脾爲陰中之至陰，腎爲陰中之太陰。"此言五藏之應四時、五節，與十二經脈之太少陰陽無涉。下文"太陽""太陰""少陰"則分别指心、腎、肺。

[2] 内變：謂肝氣不發生而内鬱爲變也。

[3] 心氣内洞：指心氣内虚爲病。《外臺秘要》引《删繁論》作"内消"。

[4] 太陰：據上下文意，此處“太陰”與下文“少陰”應爲誤倒。

[5] 焦满：謂肺氣焦枯煩懣。焦，“肺熱葉焦”之謂。满，悶塞不暢。

[6] 獨沉：當作“濁沉”。《甲乙經》卷一《五藏變腧》《太素》卷二《順養》並作“濁沉”。

[7] 苛疾：犹疾病。另，《太素》卷二《順養》作“奇”。

[8] 佩：通“背”。違背，違逆。

[9] 内格：指人體内部臟腑氣血活動與自然界的陰陽變化格拒而不相協調。楊上善：“不順四時之養身，内有關格之病。”

[10] 錐：古代兵器。《太素》卷二《順養》作“兵”。兵，兵械，武器。

句讀訓練

故善用鍼者從陰引陽從陽引陰以右治左以左治右以我知彼以表知裏以觀過與不及之理見微得過用之不殆善診者察色按脉先别陰陽審清濁而知部分視喘息聽音聲而知所苦觀權衡規矩而知病所主按尺寸觀浮沈滑濇而知病所生以治無過以診則不失矣故曰病之始起也可刺而已其盛可待衰而已故因其輕而揚之因其重而減之因其衰而彰之形不足者温之以氣精不足者補之以味其高者因而越之其下者引而竭之中满者寫之於内其有邪者漬形以爲汗其在皮者汗而發之其慓悍者按而收之其實者散而寫之審其陰陽以别柔剛陽病治陰陰病治陽定其血氣各守其鄉血實宜決之氣虚宜掣引之（節選自《黄帝内經素問·陰陽應象大論》）

NOTE

二二、寶命全形論

【題解】本文選自1992年人民衛生出版社出版、郭靄春主編的《黄帝内經素問校注》。《黄帝内經素問》之簡介，參見上文《四氣調神大論》之“題解”。本文題名“寶命全形”，意謂“珍重生命，保全形體”。文章着重論述以下三大内容：一者天地之間，萬物之中，惟人至貴；二者人體虛實，應合天地陰陽，五行生克，鍼道亦然；三者鍼刺之真，當先治神，虛實候氣，慎守勿失。

黄帝問曰：“天覆地載，萬物悉備，莫貴於人。人以天地之氣生，四時之法成。君王衆庶，盡欲全形[1]。形之疾病，莫知其情。留淫日深，著於骨髓，心私慮之。余欲鍼除其疾病，爲之奈何？”岐伯對曰：“夫鹽之味鹹者，其氣令器津泄[2]；絃絕者，其音嘶敗[3]；木敷者[4]，其葉發[5]。病深者，其聲噦[6]。人有此三者，是謂壞府，毒藥無治，短鍼無取[7]。此皆絕皮傷肉[8]，血氣争黑[9]。”

[1] 全形：保全身體。

[2] 津泄：水液滲漏。津，物體内的水液。

[3] 敗：毁壞，破損。

[4] 敷：《太素·知鍼石》作“陳”。陳，陳舊。

[5] 發：通“廢”。草木枝葉凋落。《左傳·定公三年》：“邾子自投於牀，廢於爐炭。”《注》：“廢，墮也。”

[6] 噦（yuě）：呃逆。

[7] 短鍼：泛指鍼具。　取：刺取。

[8] 絕皮：此謂皮膚損傷。

[9] 血氣争黑：血氣交瘁，膚色晦暗。

帝曰：“余念其痛，心爲之亂惑，反甚其病，不可更代。百姓聞之，以爲殘賊[1]。爲之奈何？”岐伯曰：“夫人生於地，懸命於天，天地合氣，命之曰人。人能應四時者，天地爲之父母。知萬物者，謂之天子。天有陰陽，人有十二節[2]；天有寒暑，人有虛實。能經天地陰陽之化者[3]，不失四時[4]；知十二節之理者，聖智不能欺也。能存八動之變[5]，五勝更立[6]，能達虛實之數者[7]，獨出獨入[8]，呿吟至微，秋毫在目[9]。”

［1］殘賊：残害，伤害。

［2］“天有陰陽”二句：高士宗説：“人有十二節者，人身手足十二骨節之氣，開合運行，一如天晝開夜闔之陰陽也。”十二節，指人體左右两側肩、肘、腕、髖、膝、踝十二處大關節。

［3］經：效法，遵循。

［4］不失四時：不会錯失四時之氣的滋養。

［5］存：省察。　　八動：八節之風變動。《靈樞·九鍼論》云：“八者，風也。風者，人之股肱八節也，八正之虛風。八風傷人，内舍於骨解腰脊節腠理之間，爲深痹也。”

［6］五勝更立：五行之氣相勝，或旺或衰，循環更替主時。五勝，謂五行之氣相勝。

［7］數：理。

［8］獨出獨入：此喻運用自如。

［9］“呿（qū）吟”二句：此指人體細微的病情變化和病機虛實，都能一一明察。張志聰集注：“言其呿吟之至微，而虛實之秋毫，皆在吾目矣。”呿，張口貌。吟，呻吟。

帝曰：“人生有形，不離陰陽。天地合氣，别爲九野[1]，分爲四時，月有小大，日有短長，萬物並至，不可勝量。虛實呿吟，敢問其方[2]。”岐伯曰：“木得金而伐，火得水而滅，土得木而達[3]，金得火而缺，水得土而絕，萬物盡然，不可勝竭。故鍼有懸布天下者五，黔首共餘食[4]，莫知之也。一曰治神，二曰知養身，三曰知毒藥爲真[5]，四曰制砭石小大，五曰知府藏血氣之診。五法俱立，各有所先[6]。今末世之刺也[7]，虛者實之，滿者泄之，此皆衆工所共知也。若夫法天則地，隨應而動，和之者若響[8]，隨之者若影。道無鬼神，獨來獨往[9]。”

［1］九野：九州地域。據《尚書·禹貢》所載，中國古代設置冀、豫、雍、揚、兖、徐、梁、青、荆九個州。後泛指中國。

［2］方：道。

［3］達：貫穿。與上文“伐”“滅”，下文“缺”“絕”同義。

［4］餘食：飽食。“餘”爲“飽”的訛字。從章太炎説。

［5］爲：通“僞”。

［6］“五法”二句：意爲五種方法確立，選擇運用時，還應當根據需要分清先後，分别採用。

［7］末世：指近世。

［8］響：回聲。

［9］“道無”二句：意爲醫道並不神秘，只要掌握規律，就能得心應手，運用自如。

NOTE

帝曰："願聞其道。"岐伯曰："凡刺之真[1]，必先治神。五藏已定，九候已備，後乃存鍼[2]。衆脈不見，衆凶弗聞[3]，外内相得，無以形先[4]，可玩往來，乃施於人。人有虚實，五虚勿近，五實勿遠[5]，至其當發[6]，間不容瞚。手動若務[7]，鍼耀而匀[8]，静意視義，觀適之變[9]，是謂冥冥[10]，莫知其形。見其烏烏，見其稷稷[11]，從見其飛，不知其誰[12]。伏如横弩，起如發機[13]。"

[1] 真：此指真切的要領。

[2] 存鍼：存意於鍼刺之法。江有誥説，"存鍼"當作"鍼存"。真、神、存、聞、先、人六字押韻。可參。

[3] "衆脈"二句：意爲醫者進鍼須全神貫注，即使周圍衆目審視而如不見，衆口喧鬧而如無聞。脈（mò），通"眽"，審視。凶，通"詾"，喧鬧。

[4] "外内"二句：意爲心手相應，不使形體動作即鍼刺手法在"治神"前先行。

[5] "五虚"二句：意爲虚證多爲慢性，治勿求急，實證多爲急性；治宜忌緩。五虚，泛指虚證。五實，泛指實證。

[6] 發：謂施行鍼刺。

[7] 務：專一，专力。

[8] 鍼耀而匀：鍼具光潔，用力匀稳。

[9] "静意"二句：意爲平心静氣地觀察進鍼後病人經氣的適應情況。義，合宜的表現。

[10] 冥冥：渺茫貌。此言血氣變化之不可見。

[11] "見其"二句：意爲鍼刺得氣後，醫者手下會感覺到經氣之來。烏烏、稷稷，皆形容其氣有如飛鳥之往來。王冰注："烏烏，歎其氣至；稷稷，嗟其已應。"

[12] "從見"二句：意爲醫者縱然感覺到經氣在鍼下如鳥之飛，却看不到具體的樣子。與前文"是謂冥冥，莫知其形"意同。從，同"縱"。縱然。

[13] "伏如"二句：意爲留鍼候氣時，當如彎弓待發；行鍼得氣時，則如撥機發箭。横弩，當作"彍（guō）弩"，拉满的弓弩。機，弓弩上的機括。

帝曰："何如而虚？何如而實？"岐伯曰："刺虚者須其實，刺實者須其虚[1]。經氣已至，慎守勿失，深淺在志，遠近若一[2]。如臨深淵，手如握虎，神無營於衆物[3]。"

[1] "刺虚"二句：意爲鍼刺虚證，須待陽氣隆至、正氣盛實乃可去鍼；鍼刺實證，必待陰氣隆至、邪氣消除乃可去鍼。須，待。

[2] "深淺"二句：意爲無論深刺淺刺、急取慢取，都要用心把握體會，而運鍼候氣的道理是不變的。此"遠""近"義與前文同。

[3] 營：謀求。

NOTE

句讀訓練

問曰病人有氣色見於面部願聞其説師曰鼻頭色青腹中痛苦冷者死鼻頭色微黑者有水氣色黃者胸上有寒色白者亡血也設微赤非時者死其目正圓者痙不治又色青爲痛色黑爲勞色赤爲風色黃者便難色鮮明者有留飲師曰病人語聲寂然喜驚呼者骨節間病語聲喑喑然不徹者心膈間病語聲啾啾然細而長者頭中病師曰息摇肩者心中堅息引胸中上氣者咳息張口短氣者肺痿唾沫師曰吸而微數其病在中焦實也當下之即愈虚者不治在上焦者其吸促在下焦者其吸遠此皆難治呼吸動摇振振者不治師曰寸口脈動者因其旺時而動假令肝旺色青四時各隨其色肝色青而反色白非其時色脈皆當病

（節選自張仲景《金匱要略・臟腑經絡先後病脉證第一》）

NOTE

二三、師 傳

【**題解**】本文選自2015年7月人民衛生出版社影印明趙府居敬堂刊本《黄帝内經靈樞》。《黄帝内經靈樞》，最早稱爲《九卷》，見於張仲景《傷寒論·序》、王叔和《脈經·序》。至皇甫謐《甲乙經》又稱《鍼經》。《靈樞》之名始見於唐王冰《黄帝内經素問·序》。約成書於西漢時期。現在通行的《靈樞》，爲南宋史崧家藏舊本。本文之主體内容有二：一者闡述了通過問診等方法以測知病人之情、治病需順應病人之情的原則；一者闡述了通過觀察外部形體變化以測知藏府盛衰常變的方法。

黄帝曰：余聞先師，有所心藏，弗著於方[1]。余願聞而藏之，則而行之[2]，上以治民，下以治身，使百姓無病，上下和親，德澤下流[3]，子孫無憂，傳於後世，無有終時，可得聞乎？歧伯曰[4]：遠乎哉問也！夫治民與自治，治彼與治此，治小與治大，治國與治家，未有逆而能治之也，夫惟順而已矣。順者，非獨陰陽脈論氣之逆順也[5]，百姓人民[6]，皆欲順其志也。

［1］方：古時書寫用的木板。

［2］則：效法。

［3］澤：惠及。　　下流：子孫後輩。

［4］歧伯：也寫作“岐伯”。

［5］“非獨”句：不僅是五藏六府、陰陽、脈氣、营卫的順逆。楊上善注云：“非獨陰陽之道、十二經脈、營衛之氣有逆有順，百姓之情皆不可逆。”

［6］百姓：百官。《書·堯典》：“平章百姓。”孔安國傳：“百姓，百官。”

黄帝曰：順之奈何？歧伯曰：入國問俗，入家問諱[1]，上堂問禮，臨病人問所便[2]。黄帝曰：便病人奈何？歧伯曰：夫中熱消癉則便寒[3]，寒中之屬則便熱。胃中熱則消穀，令人懸心善飢[4]，臍以上皮熱；腸中熱則出黄如糜[5]，臍以下皮寒[6]。胃中寒則腹脹，腸中寒則腸鳴飧泄[7]。胃中寒，腸中熱，則脹而且泄；胃中熱，腸中寒，則疾飢，小腹痛脹。

［1］諱：隱晦或避忌之事。

［2］便：適宜。

NOTE

[3] 消癉：內熱消食之病。　　便寒：宜寒調。

[4] 懸心：因飢餓而感覺心中空虛貌。　　善：易。

[5] 糜：爛粥。

[6] 寒：據文義當作"熱"。

[7] 飧（sūn）泄：穀物不化之泄痢。

黄帝曰：胃欲寒飲[1]，腸欲熱飲，兩者相逆，便之奈何？且夫王公大人，血食之君[2]，驕恣從欲輕人[3]，而無能禁之。禁之則逆其志，順之則加其病，便之奈何？治之何先？岐伯曰：人之情，莫不惡死而樂生，告之以其敗，語之以其善，導之以其所便[4]，開之以其所苦，雖有無道之人，惡有不聽者乎？黄帝曰：治之奈何？岐伯曰：春夏先治其標，後治其本；秋冬先治其本，後治其標[5]。黄帝曰：便其相逆者奈何？岐伯曰：便此者，食飲衣服，亦欲適寒温，寒無悽愴[6]，暑無出汗；食飲者，熱毋灼灼[7]，寒毋滄滄[8]。寒温中適，故氣將持，乃不致邪僻也[9]。

[1] 飲：原作"飢"，據《黄帝内經太素》改。

[2] 血食：謂吃魚肉等葷腥食物。

[3] 從：通"縱"，放縱。　　輕：輕視。

[4] 所便：適宜做的事情。

[5] 先治其本，後治其標：楊上善注云："春夏之時，萬物之氣上升，在標；秋冬之時，萬物之氣下流，在本。候病所在，以行療法，故春夏取標，秋冬取本也。"

[6] 悽愴：寒甚徹骨貌。

[7] 灼灼：熱如燒灼貌。

[8] 滄滄：滄涼寒冷貌。

[9] 邪僻：邪氣。《集韻·昔韻》："僻，邪也。"

黄帝曰：《本藏》以身形肢節䐃肉[1]，候五藏六府之大小焉。今夫王公大人、臨朝即位之君而問焉，誰可捫循之而後答乎[2]？岐伯曰：身形肢節者，藏府之蓋也，非面部之閲也。黄帝曰：五藏之氣閲於面者，余已知之矣，以肢節知而閲之奈何？岐伯曰：五藏六府者，肺爲之蓋，巨肩陷咽[3]，候見其外。黄帝曰：善。岐伯曰：五藏六府，心爲之主，缺盆爲之道，骷骨有餘[4]，以候髃骬[5]。黄帝曰：善。岐伯曰：肝者，主爲將，使之候外，欲知堅固，視目小大。黄帝曰：善。岐伯曰：脾者，主爲衛，使之迎糧，視唇舌好惡，以知吉凶[6]。黄帝曰：善。岐伯曰：腎者，主爲外，使之遠聽，視耳好惡，以知其性[7]。黄帝曰：善。願聞六府之候。岐伯曰：六府者，胃爲之海，廣骸、大頸、張胸，五穀乃容。鼻隧以長[8]，以候大腸。唇厚、人中長，以候小腸。

NOTE

目下果大[9]，其膽乃横。鼻孔在外，膀胱漏泄。鼻柱中央起，三焦乃約[10]。此所以候六府者也。上下三等[11]，藏安且良矣。

［1］䐃（jùn）：肌肉的凸起部分。《素問·玉機真藏論》王冰注："謂肘膝後肉如塊者。"

［2］捫循：按循，撫摸。

［3］巨肩陷咽：謂肩脱下垂於咽。

［4］骺（kuò）骨：清·沈彤《釋骨》："此骺骨乃謂缺盆骨两旁之端，即肩端骨也。"

［5］髑骭（héyū）：胸骨下劍突部位，俗稱蔽心骨。

［6］"脾者"句：五藏六府皆禀氣於胃納水谷，但必因於脾乃得禀。脾爲倉廩之官，故曰"使之迎糧"。　迎：接也。胃爲脾之府，化生營衛之氣，故"主爲衛"。張介賓《類經》："脾主運化水穀以長肌肉，五臟六腑皆賴其養，故脾主爲衛。衛者，臟腑之護衛也。"

［7］"腎者"句：張介賓《類經》："腎爲作强之官，伎巧所出，故主成形而髮露於外。其竅爲耳，故試使遠聽及耳之善惡，則腎藏之象可因而知之矣。"

［8］鼻隧：鼻道。

［9］目下果：下眼胞。

［10］約：固密。

［11］三：三停。人體及面部各分三部，稱上、中、下三停，三停齊等爲福相。等，齊等。

句讀訓練

黄帝曰余聞人有精氣津液血脈余意以爲一氣耳今乃辨爲六名余不知其所以願聞何謂精歧伯曰两神相薄合而成形常先身生是謂精何謂氣歧伯曰上焦開發宣五穀味熏膚熏肉充身澤毛若霧露之溉是謂氣何謂津歧伯曰腠理發洩汗出腠理是謂津何謂液歧伯曰穀氣满淖澤注於骨骨屬屈伸光澤補益腦髓皮膚潤澤是謂液何謂血歧伯曰中焦受血於汁變化而赤是謂血何謂脈歧伯曰壅遏營氣令毋所避是謂脈（節選自《黄帝内經太素·六氣》）

NOTE

二四、百病始生

【題解】本文選自2015年7月人民衛生出版社影印明趙府居敬堂刊本《黄帝内經靈樞》。《黄帝内經靈樞》之簡介，參見上文《師傳》之“題解”。本文主體論述疾病發生、傳變及治療的原則：疾病發生之原由，雖有風雨寒暑、清濕喜怒之不同，然其根本原因，則是人體正氣之虛衰。邪氣侵襲人體，滯留不去，則由淺入深，由表及裏，而成不同之積。同時亦述及五藏遭受損傷之發病特徵，並提出治療疾病之原則，應是“當補則補，當瀉則瀉”，還要“毋逆天時”。

黄帝問於歧伯曰：“夫百病之始生也，皆生於風雨、寒暑、清濕、喜怒[1]。喜怒不節則傷藏[2]，風雨則傷上，清濕則傷下。三部之氣，所傷異類，願聞其會[3]。”歧伯曰：“三部之氣各不同，或起於陰，或起於陽[4]，請言其方。喜怒不節則傷藏，藏傷則病起於陰也。清濕襲虛，則病起於下。風雨襲虛，則病起於上。是謂三部。至於其淫泆[5]，不可勝數。”

[1] 清：通“凊”。凊冷，寒涼。

[2] 傷藏：五臟精舍五神，神傷則臟傷。五臟法地在内爲陰，故下文言“藏傷則病起於陰”。

[3] 會：會通。

[4] “或起”二句：賊風邪氣頭背受之，頭背在上爲陽；寒濕邪氣脚尻受之，脚尻在下爲陰；飲食喜怒不節傷於内，内爲陰。

[5] 淫泆（yì）：侵淫蔓延。泆，水奔突溢出。

黄帝曰：“余固不能數[1]，故問先師，願卒聞其道[2]。”歧伯曰：“風雨寒熱不得虛[3]，邪不能獨傷人。卒然逢疾風暴雨而不病者，蓋無虛，故邪不能獨傷人。此必因虛邪之風與其身形[4]，兩虛相得[5]，乃客其形[6]。兩實相逢，衆人肉堅[7]。其中於虛邪也，因於天時與其身形，參以虛實[8]，大病乃成。氣有定舍[9]，因處爲名[10]，上下中外，分爲三員[11]。

[1] 固：確實。

[2] 卒：全部。

[3] 虛：虛體；虛人。

NOTE

［4］虚邪之風：邪風。

［5］得：遇。

［6］客：侵犯。

［7］“两實”二句：風雨寒暑乃四時正氣，爲實風；肉堅體强爲形實。實風不遇虚體則不爲病。

［8］参以虚實：體虚邪實相合。参，雜合。虚實，體虚邪實。

［9］氣：指邪氣。

［10］處：邪氣客舍之處，即因所處而施以病名，如舍頭爲頭眩等。

［11］“上下”二句：賊風邪氣三陽受之，爲上爲外；清濕寒涼自足尻入之，爲下爲外；飲食七情内傷於中，爲内爲中。員，《説文·員部》：“物數也。”三員，即三處。

“是故虚邪之中人也，始於皮膚，皮膚緩則腠理開，開則邪從毛髮入，入則抵深，深則毛髮立，毛髮立則淅然[1]，故皮膚痛。留而不去，則傳舍於絡脈，在絡之時，痛於肌肉，其痛之時息[2]，大經乃代[3]。留而不去，傳舍於經，在經之時，灑淅喜驚[4]。留而不去，傳舍於輸[5]，在輸之時，六經不通[6]，四肢則肢節痛[7]，腰脊乃强[8]。留而不去，傳舍於伏衝之脈，在伏衝之時，體重身痛[9]。留而不去，傳舍於腸胃，在腸胃之時，賁響腹脹[10]，多寒則腸鳴飧泄，食不化，多熱則溏出糜。留而不去，傳舍於腸胃之外，募原之間[11]，留著於脈，稽留而不去，息而成積。或著孫脈，或著絡脈，或著經脈，或著輸脈，或著於伏衝之脈，或著於膂筋[12]，或著於腸胃之募原，上連於緩筋[13]。邪氣淫泆，不可勝論。”

［1］淅然：寒慄貌。

［2］息：《太素》卷二十七《邪傳》無此字。

［3］大經乃代：大的經絡之氣就會流動滯澀不暢。代，《説文·人部》：“更也。”《素問·脈要精微論》：“代則氣衰，細則氣少。”王冰注：“代脈者，動而中止，不能自還。”邪傳於絡，致肌痛脈不通，大經之氣流動滯澀不暢。

［4］灑（xiǎn）淅：寒顫貌。　喜驚：善驚，易驚。經脈連於五藏，五藏爲邪氣所動，故善驚。

［5］輸：通“腧”。此指五臟二十五腧，六腑三十六腧。

［6］六經不通：三陰經發五臟氣，其腧二十五；三陽經發六腑氣，其腧三十六。邪留於腧，故三陰三陽六經爲之不通。

［7］四肢則肢節痛：《太素》作“四支節痛”。

［8］强（jiàng）：拘急僵硬。足太陽及督脈在腰脊，邪氣循之，故腰肌僵硬。

［9］“傳舍於伏衝之脈”句：衝脈爲十二經脈及諸絡脈之海，邪至伏衝之脈則體

NOTE

重身痛。

［10］賁（bēn）響：腸鳴聲。賊風邪氣陽受之，陽受之入六腑。多寒則飧泄，完穀不化；多熱則溏泄出糜。

［11］募原：按楊上善説，五臟六腑皆有募原，爲經絡起止之處。寒邪客於脈中，羈留不去而爲積。《説文·稽部》："稽，留止也。"一説，指膈間及腸胃之外脂膜。募，亦作"膜"。《素問·舉痛論》："寒氣客於腸胃之間，膜原之下。"王冰注："膜，謂鬲間之膜；原，謂鬲肓之原。"

［12］膂（lǚ）筋：脊膂之筋。

［13］緩筋：指足陽明經脈。從楊上善説。

黄帝曰："願盡聞其所由然。"岐伯曰："其著孫絡之脈而成積者，其積往來上下。臂手孫絡之居也[1]，浮而緩，不能句積而止之[2]，故往來移行腸胃之間，水湊滲注灌，濯濯有音。有寒則䐜䐜满雷引，故時切痛[3]。其著於陽明之經，則挾臍而居[4]，飽食則益大，飢則益小。其著於緩筋也，似陽明之積，飽食則痛，飢則安。其著於腸胃之募原也，痛而外連於緩筋，飽食則安，飢則痛。其著於伏衝之脈者，揣之應手而動，發手則熱氣下於两股[5]，如湯沃之狀。其著於膂筋，在腸後者，飢則積見，飽則積不見，按之不得。其著於輸之脈者，閉塞不通，津液不下，孔竅乾壅。此邪氣之從外入内，從上下也。"

［1］臂手孫絡之居也：著於手臂孫絡的邪氣。手三陽内屬六腑之大小腸、三焦，故邪不能止，則移行腸胃間，濯濯有聲。

［2］"浮而緩"句：謂手三陽之孫絡浮於腠理之表且弱軟。句（gōu），《太素》作"勾"，《甲乙經》作"拘"。句、勾、拘三字互通。句積，牽引聚集。

［3］䐜䐜（chēn）满：腹部脹满貌。　雷引：雷動，形容腸鳴。引，通"殷"，雷聲。切痛，急劇疼痛。切，急迫。

［4］挾：《太素》作"俠"。挾、俠通。《正字通·人部》："俠，傍也。"

［5］發手：舉手。

黄帝曰："積之始生，至其已成，奈何？"岐伯曰："積之始生，得寒乃生，厥乃成積也[1]。"黄帝曰："其成積奈何？"岐伯曰："厥氣生足悗[2]，悗生脛寒，脛寒則血脈凝澀[3]，血脈凝澀則寒氣上入於腸胃，入於腸胃則䐜脹，䐜脹則腸外之汁沫迫聚不得散，日以成積。卒然多食飲，則腸满。起居不節，用力過度，則絡脈傷。陽絡傷則血外溢，血外溢則衄血。陰絡傷則血内溢，血内溢則後血[4]。腸胃之絡傷，則血溢於腸外。腸外有寒，汁沫與血相搏，則併合凝聚不得散，而積成矣。卒然外中於寒，若内傷於憂怒[5]，則氣上逆；氣上逆，則六輸不通[6]，温

NOTE

氣不行，凝血藴裹而不散，津液濇滲[7]，著而不去，而積皆成矣。”黄帝曰：“其生於陰者奈何[8]？”歧伯曰：“憂思傷心；重寒傷肺；忿怒傷肝；醉以入房，汗出當風，傷脾；用力過度，若入房，汗出浴，則傷腎。此内外三部之所生病者也。”黄帝曰：“善。治之奈何？”歧伯答曰：“察其所痛，以知其應，有餘不足，當補則補，當瀉則瀉，毋逆天時，是謂至治。”

[1] 厥乃成積：《太素》作“厥上乃成積”。厥，邪氣。邪客於肌表，孫絡浮而緩不能止，則上行入於腸胃，積於募原，積乃得成。

[2] 悗（mán）：滯重不利。

[3] 濇：同“澀”。澀滯。

[4] 後血：便血。

[5] 若：或者。下文“若入房汗出”句中“若”義同此。

[6] 六輸：六腑陽經三十六腧。《太素》楊上善注：“六腑陽經六輸皆不得通，衛氣不行，寒血凝泣，蘊裹不散，著而成積。”

[7] 濇滲：凝澀不能滲灌。

[8] 陰：五臟法地在内爲陰。

句讀訓練

厥陰司天風淫所勝則太虚埃昏雲物以擾寒生春氣流水不冰民病胃脘當心而痛上支兩脅鬲咽不通飲食不下舌本强食則嘔冷泄腹脹溏泄瘕水閉蟄蟲不去少陰司天熱淫所勝怫熱至火行其政民病胸中煩熱嗌乾右胠滿皮膚痛寒熱欬喘大雨且至唾血血泄鼽衄嚏嘔溺色變甚則瘡瘍胕腫肩背臂臑及缺盆中痛心痛肺䐜腹大滿膨膨而喘欬太陰司天濕淫所勝則沉陰且布雨變枯槁胕腫骨痛陰痹陰痹者按之不得腰脊頭項痛時眩大便難陰氣不用飢不欲食欬唾則有血心如懸少陽司天火淫所勝則温氣流行金政不平民病頭痛發熱惡寒而瘧熱上皮膚痛色變黄赤傳而爲水身面胕腫腹滿仰息泄注赤白瘡瘍欬唾血煩心胸中熱甚則鼽衄陽明司天燥淫所勝則木乃晚榮草乃晚生筋骨内變民病左胠脅痛寒清於中感而瘧大涼革候欬腹中鳴注泄鶩溏名木斂生菀於下草焦上首心脅暴痛不可反側嗌乾面塵腰痛丈夫㿗疝婦人少腹痛目眛眥瘍瘡痤癰蟄蟲來見太陽司天寒淫所勝則寒氣反至水且冰血變於中發爲癰瘍民病厥心痛嘔血血泄鼽衄善悲時眩仆運火炎烈雨暴乃雹胸腹滿手熱肘攣掖衝心澹澹大動胸脅胃脘不安面赤目黄善噫嗌乾甚則色炲渴而欲飲（節選自《黄帝内經素問·至真要大論》）

NOTE

二五、《素問》注文四則

【題解】 本文編選古代學者對《素問》的四則注文。第一則選自日本影印仁和寺本《太素》卷二十四《虛實補瀉》，敘述神氣與感染外邪的關係。作者楊上善唐初高宗時人，其《黃帝內經太素》對醫學思想和語言文字的注釋達到一定高度。第二則選自人民衛生出版社影印明代顧從德翻刻宋本王冰次注《黃帝內經素問·至真要大論》，根據《素問》"諸寒之而熱者取之陰，諸熱之而寒者取之陽"之説，提煉出"益火之源，以消陰翳；壯水之主，以制陽光"的精闢名言。第三則選自明萬曆十四年天寶堂初刻本《黃帝內經素問注證發微·生氣通天論》，注解經文音義，並以串講方式論述陽氣不固所生各種病患及其機理。作者馬蒔，字仲化，號玄台，會稽（今浙江紹興）人，明代醫家。第四則選自1959年上海科技出版社《黃帝內經素問集注·腹中論》，以中醫獨特的理論及取類比象的思維方式解釋《素問·腹中論》中治血枯病方的方義，並對方中"藘茹"一藥加以辨正。作者張志聰（約1619—1674年），字隱庵，錢塘（今浙江杭州）人，清代醫家。

（一）

《太素》卷二十四《虛實補瀉》[1]：神有餘則笑不休，神不足則憂。血氣未併[2]，五藏安定，神不定則邪客於形，洫泝起於豪毛[3]，未入於經胳也，故命曰神之微。

神有餘不足憂笑者，神病候也。以下言神病微也。夫神者，身之主也，故神順理而動，則其神必安，神安則百體和適，和則腠理周密，周密則風寒暑濕無如之何，故終天年而無不道者也[4]。若忘神任情，則哀樂妄作，作則喜怒動形，動則腠理開發，腠理開則耶氣競入[5]，競入爲災，遂成百病，夭喪天年也。既不能善攝而病生者[6]，可除於晚微[7]。故耶之初客，外則始在皮毛，未入經胳；內則血氣未得相併，五藏安定。洫泝起於豪毛，名曰神之微病也。洫，謂毛孔也。水逆流曰泝，謂耶氣也。耶氣入於腠理時，如水逆流於洫也。

［1］虛實補瀉：文見於《素問·调經論》。但"神不定則"四字無，"洫泝"二字作"洒淅"。洒淅，王冰注"寒貌也"。

［2］血氣未併：謂血氣正常運行，未至錯亂。《素問·調經論》王冰注謂血氣"未與邪合，故曰未併也"。

［3］洫：水道。泝：同"溯"。　　豪毛：即"毫毛"。豪，同"毫"。

NOTE

［4］道：規律。此指符合自然規律。

［5］耶："邪"之误。

［6］生：原書"生"字旁似有點刪記號，表示已刪除。

［7］晚微：謂已發病但尚輕淺之時。

（二）

《素問·至真要大論》：諸寒之而熱者取之陰[1]，熱之而寒者取之陽[2]，所謂求其屬也[3]。

言益火之源，以消陰翳[4]；壯水之主，以制陽光[5]：故曰求其屬也。夫粗工褊淺，學未精深，以熱攻寒，以寒療熱。治熱未已，而冷疾已生；攻寒日深，而熱病更起。熱起而中寒尚在，寒生而外熱不除；欲攻寒則懼熱不前，欲療熱則思寒又止。進退交戰，危亟已臻。豈知藏府之源，有寒熱温涼之主哉？取心者不必齊以熱，取腎者不必齊以寒，但益心之陽，寒亦通行，强腎之陰，熱之猶可[6]。觀斯之故，或治熱以熱，治寒以寒，萬舉萬全，孰知其意[7]，思方智極[8]，理盡辭窮。嗚呼！人之死者豈謂命，不謂方士愚昧而殺之耶[9]？

［1］"寒之"八字：意爲若用苦寒藥治熱病而熱象仍在，應當用補陰法治療。

［2］"熱之"八字：意爲若用辛熱藥治寒病而寒象仍在，應當用補陽法治療。

［3］屬：類。此指疾病的归類，或陰虛而熱，或陽虛而寒。

［4］"益火"八字：意爲用温養心陽法消除陰寒之氣。火之源，指心陽。陰翳（yì），指陰寒之氣。翳，遮蔽之物。

［5］"壯水"二句：意爲用滋補腎陰法抑制陽亢之象。水之主，指腎陰。陽光，指陰虛内熱。

［6］"取心者"六句：意爲温養陽氣不必全用熱藥，只要扶助心陽，寒藥也可用；滋補陰液不必全用寒藥，只要扶助腎陰，熱藥也可用。

［7］孰：同"熟"。深入。

［8］方：法。謂有規則可循。

［9］方士：此指醫生。

（三）

《素問·生氣通天論》：陽氣者，大怒則形氣絕，而血菀於上[1]，使人薄厥[2]。有傷於筋，縱，其若不容[3]。汗出偏沮[4]，使人偏枯。汗出見濕，乃生痤疿[5]。高梁之變，足生大丁，受如持虛。勞汗當風，寒薄爲皶[6]，鬱乃痤。（菀，音鬱。《詩·小弁》有"菀者柳[7]"，亦注爲鬱。沮，子魚切。痤，作和反。疿，方味反。高，當作膏。梁，當作粱。丁，後世作疔。皶，織加反）

此又言陽氣不固者，有爲厥、爲脹、爲偏枯、爲痤疿、爲大丁、爲皶痤諸證也。陽氣者，貴於清淨，若大怒而不清淨，則形氣、經絡阻絕不通，而血積於心胸之間。(《奇病論》:“岐伯曰：胞之絡脈絕[8]。”亦阻絕之義，非斷絕之謂。《舉痛論》:“岐伯曰：怒則氣逆，甚則嘔血。”）其氣有升而無降，使人依薄上下而厥逆矣[9]。然而血不營筋，筋將受傷，縱緩無策，胸膈䐜脹[10]，真若有不能容物者矣，所謂鼓脹而有粗筋見於腹者是也。又人當汗出之時，或左或右，一偏阻塞而無汗，則無汗之半體，他日必有偏枯之患，所謂半身不隨者是也。又人當汗出之時，玄府未閉[11]，乃受水濕，則陽氣方泄，寒水制之，熱鬱皮内，濕邪凝結，遂爲痤疿。痤則較疿爲大，其形類癤；疿則較痤爲小，即所謂風癮是也[12]。又人有嗜用膏粱美味者，肥厚内熱，其變饒生大疔。足之爲言饒也，非手足之足。蓋中熱既甚，邪熱易侵，如持空虛之器以受彼物者矣。又人於勞苦汗出之時，當風取涼，使寒氣薄於玄府之中，始則爲皶，俗云粉刺。鬱久則爲痤，較皶則稍大矣。凡若此者，皆陽氣不固使然也。

［1］菀：鬱結，積。

［2］薄厥：即“暴厥”。

［3］“有傷於筋”三句：王冰注曰：“怒而過用，氣或迫筋，筋絡内傷，機關縱緩，形容痿廢，若不維持。”不容，不能。

［4］沮（jù）：濕潤。

［5］痤（cuó）：皮膚上的汗疹或癤癤。　疿：同“痱”。

［6］薄（bó）：逼迫，近。　皶（zhā）：亦作“皻”“皻”“齇”等。王冰注：“皶刺長於皮中，形如米，或如鍼，久者上黑，長一分餘，色白黄而瘦，於玄府中，俗曰粉刺。”

［7］菀者柳：《詩經·小雅·小弁》原句作“菀彼柳斯”。

［8］胞：原作“抱”，據《素問·奇病論》改。

［9］依薄：同“倚薄”。交迫。

［10］䐜（chēn）脹：腫脹。

［11］玄府：汗孔。

［12］風癮：即風癮疹，亦即蕁麻疹。

（四）

《素問·腹中論》：以四烏鰂骨、一藘茹[1]，二物併合之，丸以雀卵，大如小豆，以五丸爲後飯[2]，飲以鮑魚汁，利腸中及傷肝也[3]。

鰂，賊同。藘茹當作茹藘[4]。烏鰂骨，烏賊魚之骨也。鰂魚狀若胞囊，腹中有墨，脊上止生一骨，清脆如通草。蓋烏者腎之色，骨乃腎所生，主補益腎藏之精血者也。茹藘一名茜草，又名地血，汁可染絳，其色紫赤，延蔓空通，乃生血通經之草也。夫魚乃水中動物，屬陰中之陽，血中之氣，故用烏鰂骨四者，以布散於四支也。血乃中焦所生，用茹藘一者，主生聚於中焦也。夫飛者主氣，濳者主血；卵白主氣，卵黄主血。雀乃羽蟲，丸以雀卵者，因氣竭肝虚，補血而補氣也。豆乃腎之穀，五者土之數。氣血皆中焦所生，故宜飯後而服五豆許也。鮑魚味鹹氣臭，主利下行，此飲鮑魚汁以利腸中，而後補及於肝之傷也。又按，《甲乙經》藘茹作“藺茹[5]”。

［1］“四烏”七字：謂烏鰂骨與藘茹二物配用比例爲四比一。鰂，《太素》卷三十《血枯》作“賊”。《神農本草經》：“烏賊魚骨，味鹹微温，主女子漏下、赤白經汁、血閉、陰蝕、腫痛、寒熱、癥瘕、無子。”藘（lǘ）茹，《廣雅》引《神農本草經》，作“藺（lǘ）茹”的别名。

［2］後飯：張志聰釋爲“飯後而服”，楊上善注亦謂“食後服之”，王冰注則謂“飯後藥先，謂之後飯”。

［3］腸：《太素》作“脅”，與所治之病起證“病胸脅支滿者妨於食”較合。

［4］茹藘：即茜根。《神農本草經》：“茜根，味苦，寒，主寒濕、風痹、黄疸，補中。”

［5］藺茹：《神農本草經》：“味辛，寒，有小毒。主蝕惡肉、敗瘡、死肌，殺疥蟲，排膿、惡血，除大風、熱氣、善忘、不樂。”《吴普本草》：“一名屈居，一名離婁。”《廣雅》：“屈居，藘茹也。”

句讀訓練

至真要大論故大要曰謹守病機各司其屬有者求之無者求之盛者責之虚者責之必先五勝疎其血氣令其調達而致和平此之謂也深乎聖人之言理宜然也有無求之虚盛責之言悉由也夫如大寒而甚熱之不熱是無火也熱來復去晝見夜伏夜發晝止時節而動是無火也當助其心又如大熱而甚寒之不寒是無水也熱動復止倏忽往來時動時止是無水也當助其腎内格嘔逆食不得入是有火也病嘔而吐食久反出是無火也暴速注下食不及化是無水也溏泄而久止發無恒是無火也故心盛則生熱腎盛則生寒腎虚則寒動於中心虚則熱收於内又熱不得寒是無水也寒不得熱是無火也夫寒之不寒責其無水熱之不熱責其無火熱之不久責心之虚寒之不久責腎之少有者寫之無者補之虚者補之盛者寫之適其中外疎其壅塞令上下無礙氣血通調則寒熱自和陰陽調達矣是以方有治熱以寒寒之而水食不入攻寒以熱熱之而昏躁以生此則氣不疏通壅而爲是也紀於水火餘氣可知故曰有者求之無者求之盛者責之虚者責之令氣通調妙之道也五勝謂五行更勝也先以五行寒暑温涼濕酸鹹甘辛苦相勝爲法也（《素問·至真要大論》王冰注）

NOTE

二六、《素問》校記四則

【題解】 校記是對原書進行核對校勘、訂正差錯所作的記録，一般兼有注釋。本文所選《素問》校記四則，均爲清儒所作。考證嚴密，行文簡樸，信實有據，大致體現了清儒校釋古籍的風格和方法。第一則選自清光緒九年刊本《春在堂全書·讀書餘録》，指出王冰注“隱曲”二字有四失，並引《左傳》證明“隱曲”義爲“小便”。作者俞樾（1821—1907年），字蔭甫，號曲園，浙江德清人，清末著名樸學家。著有《群經平議》《諸子平議》《古書疑義舉例》等，全部著作匯刻爲《春在堂全書》250卷。《讀書餘録》（又稱《内經辯言》）是清代研治《素問》的考據名著，其中有《素問》校記四十餘則。第二則選自清光緒五年世澤樓刊本《黄帝内經素問校義》。對“汗出偏沮，使人偏枯”之“沮”加以考釋，反映胡氏知識的淵博和論證的縝密。作者胡澍（1825—1872年），字荄甫，一字甘伯，號石生，安徽績溪人，清末學者。有《黄帝内經素問校義》凡39則。第三則選自清光緒二十年瑞安孫氏刊本《札迻（yí）·素問王冰注校》。就“臣治疏愈，説意而已”一句王冰斷句錯誤，指出其誤斷的根本原因在於誤解“愈”字。作者孫詒讓（1848—1908年），字仲容，號籀廎（zhòuqǐng），浙江瑞安人，清末經學家、樸學家。著有《周禮正義》《墨子間詁》《札迻》等。《札迻》爲清代子書校勘名著，全書十二卷，校書77種。其中卷十一爲《素問王冰注校》，共校釋《素問》13則。第四則選自1963年中華書局本《香草續校書·内經素問》。對“木敷者，其葉發”的“敷”與“發”加以辨析。作者于鬯（chàng）（1854—1910年），字醴尊，號香草，南匯（今屬上海市）人，清末經學家。著有《香草校書》《香草續校書》《戰國策注》等。《香草續校書》凡二十二卷。其中卷二爲《内經素問》，載有《素問》校記102條。

（一）

《陰陽别論》：“曰二陽之病發心脾[1]，有不得隱曲，女子不月[2]。”王注曰：“隱曲謂隱蔽委曲之事也[3]。夫腸胃發病，心脾受之。心受之則血不流，脾受之則味不化。血不流故女子不月，味不化則男子少精，是以隱蔽委曲之事不能爲也。”

樾謹按：王氏此注有四失焉。本文但言女子不月，不言男子少精，增益其文，其失一也。本文先言不得隱曲，後言女子不月，乃增出男子少精，而以不得隱曲總承男女而言，使經文倒置，其失二也。女子不月既著其文，又申以不得隱曲之言[4]，而男子少精必待注家補出，使經文

NOTE

詳略失宜，其失三也。《上古天真論》曰：“丈夫八歲，腎氣實，髮長齒更；二八腎氣盛，天癸至[5]，精氣溢瀉。”是男子之精與女子月事並由腎氣，少精與不月應是同病。乃以女子不月屬之心，而以男子少精屬之脾，其失四也。今按下文云：“三陰三陽俱搏[6]，心腹满，發盡[7]，不得隱曲，五日死。”注云：“隱曲爲便瀉也。”然則，不得隱曲，謂不得便瀉。王注前後不照，當以後注爲長。便瀉，謂之隱曲，蓋古語如此。《襄十五年左傳》：“師慧過宋朝私焉。”杜注曰[8]：“私，小便。”便瀉謂之隱曲，猶小便謂之私矣。不得隱曲爲一病，女子不月爲一病，二者不得並爲一談。不得隱曲從下注，訓爲不得便瀉，正與脾病相應矣。

［1］二陽：指手陽明大腸經與足陽明胃經。

［2］不月：謂女子月經病。

［3］委曲：曲折含蓄。

［4］申：説明清楚。

［5］天癸：乃男女生殖之精。

［6］搏：指脈至搏指。

［7］發盡：未詳。張琦《素問釋義》注曰：“有誤。”

［8］杜：指西晉學者杜預。字元凱，著有《春秋左氏傳集解》，是今傳《左傳》注解中最早的一種。

（二）

《生氣通天論》：“汗出偏沮，使人偏枯。”王注曰：“夫人之身常偏汗出而潤濕者，（宋本作濕潤，此從熊本、藏本[1]。）久久偏枯，半身不隨。”林校曰[2]：“按‘沮’，《千金》作‘祖’，全元起本作‘恒’[3]。”

澍案：王本並注是也。《一切經音義》卷十引《倉頡篇》曰[4]：“沮，漸也。”《廣雅》曰[5]：“沮、潤、漸、洳，濕也。”《魏風》[6]：“彼汾沮洳[7]。”毛傳曰[8]：“沮洳，其漸洳者。”《王制》[9]：“山川沮澤[10]。”何氏《隱義》曰[11]：“沮澤，下濕地也。”是“沮”爲潤濕之象。曩澍在西安縣署，見侯官林某[12]，每動作飲食，左體汗泄，濡潤透衣，雖冬月猶爾，正如經注所云。則經文本作“沮”字無疑。且“沮”與“枯”爲韻也。孫本作“祖[13]”，乃偏旁之譌（《説文》古文“示”作“𥘅”，與篆書“巛”字相似，故“沮”誤爲“祖”）。全本作“恒”，則全體俱誤矣（“沮”之左畔譌從心，《小雅·采薇》正義引鄭氏《易》注，所謂古書篆作立心，與水相近者也。其右畔譌作“亘”，“亘”與“且”今字亦相近，故合譌而爲“恒”[14]）。

［1］“宋本”二句：爲本篇作者的自注語。原書以小字雙行夾注的形式插入正

文。宋本，指宋刊本《素問》。熊本，指明成化十年熊氏種德堂刻本《素問》。藏本，指明正統道藏本《素問》。

［2］林校：即宋代林億等《新校正》。

［3］全元起：南朝時齊梁間人，曾訓解《素問》，其書今亡佚。

［4］一切經音義：書名。唐·釋慧琳撰。一百卷。以古代字書釋佛經字義，共釋佛經一千三百部。一切經，佛教經書的總稱。　倉頡篇：古代字書。秦·李斯等人著。包括李斯等《倉頡篇》、趙高《爰歷篇》、胡毋敬《博學篇》，合稱“三蒼”。

［5］廣雅：古代訓詁書。三國魏·張揖著。引文見該書卷一《釋詁》。

［6］魏風：《詩經》十五國風之一。

［7］汾（fén）：水名。汾河。　沮洳：低濕之地。下文“漸洳”義同。

［8］毛傳：即《毛詩故訓傳》。西漢·毛亨爲《詩經》所作的注解。

［9］王制：《禮記》篇名。

［10］沮澤：水草叢生的沼澤地帶。

［11］何氏隱義：指南朝梁·何胤《禮記隱義》。

［12］侯官：舊縣名。今福建福州。

［13］孫本：即孫思邈《千金方》。

［14］“沮之”七句：意在説明“沮”訛爲“恒”的原委。正義，即《毛詩正義》，唐·孔穎達爲《詩經》所作的疏證。鄭氏，指鄭玄，東漢經學家。畔，邊側。

（三）

《著至教論》：“雷公曰：臣治踈愈，説意而已。”注云：“雷公言，臣之所治，稀得痊愈，請言深意而已疑心。已，止也，謂得説則疑心乃止。”

案：王讀“臣治踈愈”句斷，非經意也。此當以“臣治踈”三字爲句，“愈説意而已”五字爲句。“愈”即“愉”字之變體。《説文·心部》云：“愉，薄也。”假借爲“媮”，俗又作“偷”。《詩·唐風·山有樞》篇：“他人是愉。”鄭箋云[1]：“愉，讀爲偷[2]。”《周禮·大司徒》：“以俗教安則民不愉。”《公羊·桓七年》何注[3]：“則民不愉。”《釋文》云[4]：“愉本作偷。”是其證也。此“愈”亦當讀爲“偷”。《禮記·表記》鄭注云：“偷，苟且也。”《史記·蘇秦傳》云：“臣聞飢人所以飢而不食烏喙者[5]，爲其愈充腹，而與餓死同患也。”《戰國策·燕策》“愈”作“偷”。《淮南子·人間訓》云：“焚林而獵，愈多得獸，後必無獸。”《韓非子·難一》篇“愈”亦作“偷”。《史記》《淮南子》“愈”字之義，與此正同。蓋雷公自言，臣之治疾，爲術踈淺，但苟且取説己意而已。王氏失其句讀，而曲爲之説[6]，不可通矣。

［1］鄭箋：即東漢經學家郑玄的箋。箋，古代注釋的一種體例。

NOTE

［2］讀爲：訓詁術語，以本字解釋通假字。

［3］公羊：《公羊傳》之簡稱。舊題戰國齊人公羊高著。　何：指東漢經學家何休。字邵公，撰有《春秋公羊解詁》。

［4］釋文：即唐代經學家陸德明的《經典釋文》。

［5］烏喙：烏頭。

［6］曲：迂曲。

（四）

《寶命全形論》："木敷者，其葉發。"

㕯案：敷與陳義本相通。《漢書·宣帝紀》顔注引應劭云[1]："敷，陳也。"《韋玄成傳》注云："陳，敷也。"敷爲陳布之陳，亦爲久舊之陳。凡一字之有分別義，悉由一義之通轉而得[2]。訓詁之法，頗無泥滯。然則，"木敷者，其葉發"，即林校引《太素》云"木陳者，其葉落"也。木陳，謂木久舊也。《漢書·文帝紀》顔注云"陳，久舊也"是也，則木敷亦若是義矣。"發"當讀爲"廢"。《論語·微子篇》陸釋引鄭本"廢"作"發"[3]。《莊子·列禦寇篇》陸釋引司馬本"發"作"廢"[4]。《文選·江文通雜體詩》李注云[5]："凡草木葉彫枝傷謂之廢。"此其義也。故其葉發者，其葉廢也。其葉廢，即其葉落矣。王注云："敷，布也。言木氣散布，外榮於所部者，其病當發於肺葉之中。"此說甚戾。木既敷榮，何爲病發？（《靈樞·五變篇》云："春霜烈風，則花落而葉痿。"是謂蚤花先生葉。今止一"敷"字，亦不足以盡此義。）且《素問》止言其葉發，不言其葉發病，安得增設而爲是說也？林校正謂《太素》三字與此經不同，而注意大異。不知字雖不同，而意實無别也。（林言三字不同，"陳"與"敷"也，"落"與"發"也。其一乃指上文"嘶敗"之"敗"字，王本原作"嗄"。說見俞蔭甫太史《餘録》[6]。今浙局本於下文"血氣争黑"之"黑"字作"異"[7]，當屬刊誤[8]，不得爲林指三字之一也。）

［1］顔：指顔師古。名籀，字師古，唐初經學家、訓詁學家。曾奉詔校五經，又注《漢書》。　應劭：字仲遠，漢末經學家、訓詁學家。所著《漢書·集解音義》，顔氏注《漢書》時徵引頗多。

［2］通轉：訓詁學術語，多用於古韻通假。此指字義的轉訓。

［3］陸釋：指唐·陸德明《經典釋文》。　鄭本：指鄭玄《論語》注本。

［4］司馬本：指司馬彪《莊子》注本。司馬彪，字紹統，西晉史學家。

［5］文選：書名。南朝梁·昭明太子蕭統編撰，世稱《昭明文選》，是我國現存最早的文學總集。　李：指李善。唐代著名學者，著有《文選注》。

NOTE

［6］餘録：即《讀書餘録》，爲清末經學家俞樾所著。

［7］浙局本：浙江官書局刻本。清同治、光緒年間，在江蘇、浙江、廣東、湖北等省設立官書局，刻板印書，通稱局版或局本。

［8］刊誤：刻印造成的文字訛誤。

句讀訓練

陰陽別論篇第七三陽三陰發病爲偏枯痿易四支不舉注云易爲變易常用而痿弱無力也又大奇論篇跛易偏枯注云若血氣變易爲偏枯也案易竝當讀爲施湯液醪醴論篇云是氣拒於内而形施於外施亦作弛生氣通天論篇云大筋緛短小筋弛長緛短爲拘弛長爲痿又云筋脈沮弛注云弛緩也痿論篇云宗筋弛縱刺要論篇云肝動則春病熱而筋弛皮部論篇云熱多則筋弛骨消蓋痿跛之病皆由筋骨解弛故云痿易跛易易即弛也王如字釋之非經恉也毛詩何人斯篇我心易也釋文易韓詩作施爾雅釋詁弛易也釋文弛本作施是易施弛古通之證（節選自清・孫詒讓《札迻》卷十一）

NOTE

單元六　醫論 醫案 醫話 藥論 方論

導語

醫論、醫案、醫話等是深受習醫者喜愛的中醫文體，具有篇幅短小、内容廣博、寓意深刻的特點。一般認爲醫經、經方、本草爲中醫“學術規矩之宗”，而醫案、醫話等則起“靈悟變通之用”。

醫論是闡明個人學術見解、問題看法與醫學理論的專題性論文，具有一論一題、觀點鮮明、論辯清晰的特點。醫論内容十分廣泛，“或闡明經旨，或辨别是非，或提出新論，或質疑舊説”，涉及經典理論、醫家評價、處方藥品、異法方宜、疾病論治、病因治法、病前預防、病後調攝等。歷代醫論對於推動中醫學術的發展起了極爲重要的作用。醫論含廣義與狹義两種。歷代方書、藥論、方論大都可歸入廣義醫論。狹義醫論有三：一是醫論專著，如清·徐大椿的《醫學源流論》；二是散見於各類醫著中的醫論，如《丹溪心法》中的“不治已病治未病論”；三是歷代醫案、藥論、方論、醫經注釋著作中夾雜着不少精采醫論。如《臨證指南醫案》各類病證後有大量屬於醫論的按語，有些醫論起着將臨床經驗升華爲理論的作用。

醫案是診斷、辨證、立法、處方、用藥的集中體現与真實記録，又稱“病案”“診籍”“脈案”“方案”，既有學術規矩可循，又含靈悟變通，名家工巧悉萃於此。據此可以探究醫家辨證論治、遣方用藥的經驗，亦可汲取誤治教訓。“醫之有案，如國之有史”，欲探求医家之經驗心得，讀醫案最有線索可尋。現存最早的醫案載於經史典籍。宋代許叔微的《傷寒九十論》被認爲是最早的醫案專著。清代醫案在質量與數量上較前代有顯著提高。研讀醫案的目的在於學習、借鑒名家的經驗，以提高自己的臨證水平。選讀何種醫案不應按難易與否，而應按臨床價值。

醫話是醫生或知醫文士記録臨證、讀書、爲人、爲學等心得體會或見聞閱歷的隨筆短文，“醫家之醫話，猶儒家之筆記，最能益人神明”。内容“或話所聞，或話所見”“或話所心得，或轉述師友之見聞，或指摘醫家之利弊，或憲章先聖之名言。”醫話具有真實性、趣味性、知識性、可讀性。讀醫話可汲取醫家經驗、增長見識、拓寬視野。著名的醫話專著有陸定圃的《冷廬醫話》、毛祥麟的《對山醫話》、趙晴初的《存存齋醫話稿》、魏之琇的《柳州醫話》、計楠的《客塵醫話》、王孟英的《潛齋醫話》與《歸硯録》等。

藥論是論述藥物種植、採摘、炮製、氣味、顔色、升降、歸經、功效、主治等内容的文體。藥論多匯於本草，或散於方書醫話，内容涉及考方域之異宜、辨藥品之真僞、分其形質氣味、辨其經絡臟腑、表其證治功能。《藥徵跋》强調醫生研究藥論應成爲終身之業，“藥論者，醫之大本，究其精良，終身之業也”的論斷是對藥論價值的高度概括。

方論是鍼對方劑名稱、配伍、加減、主治、功效等進行考證、解析、評價的文體，又稱“方解”“醫方考”。後世認爲方論這一中醫文體肇始於成無己。吴昆的《醫方考》將方論内容概括爲“考其方藥，考其見證，考其名義，考其事蹟，考其變通，考其得失，考其所以然之故。”方論闡述古人制方用藥法度、緣由，旨在示人以規矩，授人以活法。其價值正如吴儀洛所言“方以立法，法以制宜，譬之工倕，匠心獨創，斷未有偭規矩而爲之者。特神而明之，存乎其人焉耳”。

二七、秋燥論

【題解】 本文選自明崇禎十六年刊本《醫門法律》卷四。校以《四庫醫學叢書》本。作者喻昌（1585—1664年），字嘉言，别號西昌老人，新建（今江西南昌）人，明末清初醫學家。另著有《尚論篇》《寓意草》等書。本文對燥邪性質、致病特點與治療方法等作了比較全面的論述，闡明了秋令主氣應爲燥氣的新觀點。

喻昌曰：燥之與濕，有霄壤之殊。燥者，天之氣也；濕者，地之氣也。水流濕，火就燥[1]，各從其類。此勝彼負，兩不相謀[2]。春月地氣動而濕勝，斯草木暢茂。秋月天氣肅而燥勝[3]，斯草木黄落。故春分以後之濕，秋分以後之燥，各司其政[4]。今指秋月之燥爲濕，是必指夏月之熱爲寒然後可。奈何《内經》病機一十九條獨遺燥氣？他凡秋傷於燥，皆謂秋傷於濕[5]。歷代諸賢，隨文作解，弗察其訛。昌特正之。

[1] 就：靠近；趨向於。

[2] 謀：合。

[3] 肅：肅殺。

[4] 司：主管。

[5] 秋傷於濕：所指爲《素問·生氣通天論》：“秋傷於濕，上逆而欬，發爲痿

厥。”《陰陽應象大論》：“秋傷於濕，冬生欬嗽。”

大意謂春傷於風，夏傷於暑，長夏傷於濕，秋傷於燥，冬傷於寒，覺六氣配四時之旨，與五運不相背戾，而千古之大疑始一抉也[1]。然則，秋燥可無論乎？夫秋不遽燥也，大熱之後，繼以涼生，涼生而熱解，漸至大涼，而燥令乃行焉。《經》謂“陽明所至，始爲燥，終爲涼”者[2]，亦誤文也。豈有新秋月華露湛[3]，星潤淵澄，天香遍野[4]，萬寶垂實，歸之燥政，迨至山空月小[5]，水落石出，天降繁霜，地凝白鹵[6]，一往堅急勁切之化[7]，反謂涼生，不謂燥乎？或者疑燥從火化，故先燥而後涼，此非理也。深乎！深乎！

[1] 抉：挑出。

[2] “陽明所至”三句：語本《素問·六元正紀大論》。陽明，即陽明燥金之氣，爲六氣之一。

[3] 月華：月明。　　湛（zhàn）：濃。

[4] 天香：指花草的香氣。

[5] 山空月小：樹木凋零而山空，天高氣爽而月小。

[6] 白鹵：鹽碱地上凝結的白色鹵碱。此喻白霜。

[7] 一往：一概。

上古《脈要》曰[1]：“春不沉，夏不弦，秋不數，冬不濇，是謂四塞[2]。”謂脈之從四時者，不循序漸進，則四塞而不通也。所以春、夏、秋、冬孟月之脈，仍循冬、春、夏、秋季月之常[3]，不改其度。俟二分二至以後[4]，始轉而從本令之王氣[5]，乃爲平人順脈也。故天道春不分不温，夏不至不熱，自然之運，悠久無疆。使在人之脈，方春即以弦應，方夏即以數應，躁促所加，不三時而歲度終矣[6]，其能長世乎？即是推之，秋月之所以忌數脈者，以其新秋爲燥所勝，故忌之也。若不病之人，新秋而脈帶微數，乃天真之脈[7]，何反忌之耶？且夫始爲燥，終爲涼，涼已即當寒矣，何至十月而反温耶？涼已反温，失時之序，天道不幾頓乎？不知十月之温，不從涼轉，正從燥生。蓋金位之下，火氣承之[8]，以故初冬常温，其脈之應，仍從乎金之濇耳。由濇而沉，其濇也，爲生水之金[9]，其沉也，即爲水中之金矣[10]。珠輝玉映，傷燥云乎哉？

[1] 脈要：古書名。已佚。

[2] “春不沉”五句：語見《素問·至真要大論》。四塞，四時之氣格阻不通。

[3] 孟：每季第一個月。　　季：每季第三個月。

[4] 二分：春分、秋分。　　二至：夏至、冬至。

[5] 王（wàng）氣：主氣。

NOTE

［6］“躁促所加”二句：（四季之氣）急促加身，匆忙到了歲尾。躁促，急促。不三時，時间短暂，不多久。

［7］天真：謂天然本性。

［8］“金位”八字：語見《素問·六微旨大論》。

［9］生水之金：五行相生，金生水。秋爲金，故曰生水之金。仍在金位，故脈見濇象。

［10］水中之金：冬爲水，其脈沉，故曰水中之金。已進入水位，故脈見沉象。

然新秋之涼，方以却暑也[1]，而夏月所受暑邪，即從涼發。《經》云：“當暑汗不出者，秋成風瘧[2]。”舉一瘧，而凡當風取涼，以水灌汗，迺至不復汗而傷其内者，病發皆當如瘧之例治之矣。其内傷生冷成滯下者，並可從瘧而比例矣[3]。以其原來皆暑濕之邪，外内所主雖不同，同從秋風發之耳。若夫深秋燥金主病，則大異焉。《經》曰“燥勝則乾[4]。”夫乾之爲害，非遽赤地千里也[5]。有乾於外而皮膚皴揭者[6]，有乾於内而精血枯涸者，有乾於津液而榮衛氣衰、肉爍而皮著於骨者[7]，隨其大經小絡所屬上下中外前後，各爲病所。燥之所勝，亦云熯矣[8]。至所傷則更厲。燥金所傷，本摧肝木，甚則自戕肺金。蓋肺金主氣，而治節行焉。此惟土生之金，堅剛不撓，故能生殺自由，紀綱不紊。

［1］却：退。

［2］“當暑汗”二句：語見《素問·金匱真言論》。風瘧，瘧疾的一種，多由夏季貪涼受風，又感瘧邪所致。症見先寒後熱、寒少熱多、頭痛煩躁等。

［3］比例：比照。

［4］燥勝則乾：語見《素問·陰陽應象大論》。

［5］遽（jù）：迅速。　赤地：指旱災造成遍地不生五穀。比喻燥邪導致周身表裏津液受損。

［6］皴（cūn）揭：皮膚皸裂。

［7］肉爍：肌肉消削。爍，通“鑠”，消削。

［8］熯（hàn）：乾燥。

若病起於秋而傷其燥，金受火刑，化剛爲柔，方圓且隨型埴[1]，欲仍清肅之舊[2]，其可得耶？《經》謂“欬不止而出白血者死[3]”。白血，謂色淺紅而似肉似肺者。非肺金自削，何以有此？試觀草木菁英可掬[4]，一乘金氣，忽焉改容，焦其上首，而燥氣先傷上焦華蓋[5]，豈不明耶？詳此，則病機之“諸氣膹鬱，皆屬於肺”“諸痿喘嘔，皆屬於上”二條[6]，明指燥病言矣。《生氣通天論》謂“秋傷於燥，上逆而欬，發爲

NOTE

痿厥"，燥病之要，一言而終，與病機二條適相脗合[7]。衹以誤傳"傷燥"爲"傷濕"，解者竞指燥病爲濕病，遂至經旨不明。今一論之，而燥病之機，了無餘義矣[8]。其"左胠脅痛，不能轉側，嗌乾面塵，身無膏澤，足外反熱，腰痛，驚駭，筋攣，丈夫㿗疝，婦人少腹痛，目眛眥瘡[9]"，則燥病之本於肝，而散見不一者也。

[1] 型埴（zhí）：鑄造器物的土模。　埴：黏土。

[2] 仍：因襲。

[3] "欬不止"九字：語見《素問·至真要大論》。欬，同"咳"。

[4] 菁（jīng）英：精華。　可掬（jū）：可以用手捧住。

[5] 華蓋：指肺。

[6] "諸氣"十六字：語見《素問·至真要大論》。　膹（fèn）鬱：鬱結。

[7] 脗：同"吻"。

[8] 了：完全。

[9] "左胠"十一句：語本《素問·至真要大論》。胠，腋下脅上。面塵，面色灰暗。㿗疝，病名，亦作"頹疝"，以睾丸腫大光亮如禿爲主症。　驚駭：震驚。眥（zì）：同"眦"，上下眼瞼的結合處。

《内經》燥淫所勝[1]，其主治必以苦温者，用火之氣味而制其勝也。其佐以或酸或辛者，臨病制宜，宜補則佐酸，宜瀉則佐辛也。其下之亦以苦温者，如清甚生寒，留而不去，則不當用寒下，宜以苦温下之。即氣有餘，亦但以辛瀉之，不以寒也。要知金性畏熱，燥復畏寒。有宜用平寒而佐以苦甘者[2]，必以冷熱和平爲方，制乃盡善也[3]。又六氣凡見下承之氣，方制即宜少變。如金位之下，火氣承之，則苦温之屬宜減，恐其以火濟火也。即用下，亦當變苦温而從寒下也。此《内經》治燥淫之旨，可贊一辭者也[4]。至於肺氣膹鬱，痿喘嘔欬，皆傷燥之劇病，又非制勝一法所能理也。兹並入燥門，細商良治，學者精心求之，罔不獲矣。若但以潤治燥，不求病情，不適病所，猶未免涉於麄疎耳[5]。

[1] 内經：以下文意本《素問·至真要大論》及王冰注。

[2] 平：《素問校訛》作"辛"。

[3] 制：法度。此指方藥組成的法度。

[4] 贊一辭：添加一句話。語出司馬遷《史記·孔子世家》。

[5] 麄疎：粗忽疏慢。麄，同"粗"。疎，同"疏"。

句讀訓練

天地以五行更迭衰旺而成四時人之五臟六腑亦應之而衰旺四月屬巳五月屬午爲火大旺火爲肺金之夫火旺則金衰六月屬未爲土大旺土爲水之

NOTE

夫土旺則水衰况腎水常藉肺金爲母以補助其不足故《内經》諄諄於資其化源也古人於夏必獨宿而淡味兢兢業業於愛護也保養金水二臟正嫌火土之旺爾内經曰冬不藏精者春必病温十月屬亥十一月屬子正火氣潛伏閉藏以養其本然之真而爲來春發生升動之本若於此時恣嗜欲以戕賊至春升之際下無根本陽氣輕浮必有温熱之病夫夏月火土之旺冬月火氣之伏此論一年之虚耳（節選自朱震亨《格致余論·陽有餘陰不足論》）

NOTE

二八、醫案五則

【題解】本文第一則選自1959年中華書局校點本《史記·扁鵲倉公列傳》。作者司馬遷，介紹見本教材《扁鵲傳》。該案記述倉公診斷齊王侍醫遂"病中熱"的過程与服用五石的危害，揭示了中醫診治疾病大法。第二則選自2014年湖南科學技術出版社《中醫古籍珍本集成》影印日本享保二十年（1735年）向井八三郎刻本《普濟本事方·傷寒時疫上》。作者許叔微（1080—1154年），字知可，曾任集賢院學士，故稱許學士，真州白沙（今江蘇儀征）人，宋代醫學家。該案强調辨證上須顧及表裏虛實、治療上須遵循先後次序。第三則選自1959年人民衛生出版社《醫貫·痢疾論》。作者趙獻可（1567—1628年），字養葵，號醫巫閭子，鄞縣（今浙江寧波）人，明代著名醫學家。該案爲徐陽泰所撰，記述自己原屬火熱體質、趙氏却用温補藥治愈所患痢疾及妻子喘逆便血諸症的過程。第四則選自1957年人民衛生出版社影印信述堂藏版《續名醫類案·吐血》。編者魏之琇（xiù，1722—1772年），字玉璜，號柳洲，錢塘（今浙江杭州）人，清代醫學家。沈明生，名時譽，華亭（今上海松江）人，明末清初醫家。該案叙述沈氏以健脾攝血法治愈患者吐血的經過，揭示了病家要信真醫、任真醫的觀點。該案可爲處理好醫患糾紛提供有益借鑒。第五則選自1923年上海世界書局石印本《薛生白醫案·遺精》。作者薛雪（1681—1770年），字生白，號一瓢，吴縣（今江蘇蘇州）人，清代著名醫學家。該案論述不用常規的回陽返本之法、而以清肝膽濕熱之法治療遺精，體現"急則治其標"的道理。

（一）

齊王侍醫遂病[1]，自練五石服之[2]。臣意往過之[3]，遂謂意曰："不肖有病[4]，幸診遂也。"臣意即診之，告曰："公病中熱[5]。論曰[6]：'中熱不溲者[7]，不可服五石。'石之爲藥精悍，公服之不得數溲，亟勿服。色將發臃。"遂曰："扁鵲曰：'陰石以治陰病[8]，陽石以治陽病[9]。'夫藥石者，有陰陽水火之齊[10]。故中熱，即爲陰石柔齊治之；中寒，即爲陽石剛齊治之。"臣意曰："公所論遠矣[11]。扁鵲雖言若是，然必審診[12]，起度量，立規矩，稱權衡，合色脈、表裏、有餘不足、順逆之法，參其人動静與息相應[13]，乃可以論。論曰：'陽疾處内，陰形應外者[14]，不加悍藥及鑱石。'夫悍藥入中，則邪氣辟矣[15]，而宛氣愈深[16]。診法曰：'二陰應外，一陽接内者[17]，不可以剛藥。'剛藥入則動陽，陰病益衰[18]，陽病益著[19]，邪氣流行，爲重困於俞[20]，忿發爲疽[21]。"意告

NOTE

之後百餘日，果爲疽發乳，上入缺盆[22]，死。此謂論之大體也[23]，必有經紀[24]。拙工有一不習，文理陰陽失矣[25]。

［1］侍醫：王侯的保健醫官。

［2］練：通“煉”。煉制。　五石：五種石藥。有不同説法。《抱朴子·金丹》謂丹砂、雄黄、白礬、曾青、磁石。

［3］意：倉公淳于意，西漢名醫。　過：拜訪。

［4］不肖：自謙之詞。

［5］中熱：内熱。

［6］論：此指上古醫學論著。

［7］不溲：不能順暢排泄大小便。

［8］陰石：寒性礦物藥。　陰病：陰虚内熱之證。即下文所言“中熱”。

［9］陽石：熱性礦物藥。　陽病：陽虚形寒之證。即下文所言“中寒”。

［10］水火：指寒涼與温熱的藥劑。即下文所言“柔劑”“剛劑”。　齊：同“劑”。

［11］遠：謂差錯大。

［12］審：詳細。

［13］息：脈息。

［14］“陽疾”八字：謂裏有真熱，表有假寒。

［15］辟（bì）：同“躄”。閉阻。

［16］宛（yù）氣：鬱結之氣。宛，通“鬱”，鬱結。

［17］“二陰”八字：裏有真熱，表有假寒。

［18］衰：虚衰。

［19］著：亢盛。

［20］俞：同“腧”。

［21］忿發：暴發。

［22］缺盆：人體部位名。在兩側前胸壁的上方，鎖骨上緣的凹陷處。

［23］大體：大法。

［24］經紀：綱紀。

［25］文理陰陽：謂診斷辨證。

（二）

昔有鄉人丘生者病傷寒[1]，予爲診視。發熱頭疼煩渴，脈雖浮數而無力，尺以下遲而弱。予曰：雖麻黄證[2]，而尺遲弱。仲景云：尺中遲者，榮氣不足，血氣微少，未可發汗[3]。予於建中湯加當歸、黄芪令飲。翌日脈尚爾[4]，其家煎迫[5]，日夜督發汗藥，言幾不遜矣[6]。予忍之，但只用建中調榮而已[7]。至五日尺部方應。遂投麻黄湯，啜第二服，發狂，須臾稍定，略睡，已得汗矣。信知此事是難是難。仲景雖云不避晨夜，即宜便治[8]，醫者亦須顧其表裏虚實，待其時日。若不循次第，暫時得安，虧損五臟，以促壽限[9]，何足貴也[10]！《南史》記范雲初爲梁武帝屬官[11]，武帝將有九錫之命[12]，有旦夕矣[13]。雲忽感傷寒之疾，恐不得預慶事，召徐文伯診視，以實懇之曰："可便得愈乎？"文伯曰："便差甚易。政恐二年後可復起矣[14]。"雲曰："朝聞道，夕死猶可[15]，況二年乎！"文伯以火燒地，布桃葉，設席，置雲於上。頃刻汗解，撲以温粉。翌日果愈。雲甚喜。文伯曰："不足喜也。"後二年果卒。夫取汗先期[16]，尚促壽限，況不顧表裏，不待時日，便欲速効乎[17]？每見病家不耐，病未三四日，晝夜促汗，醫者隨情順意，鮮不敗事。故予書此爲醫者之戒。

[1] 丘生：據許叔微《傷寒九十論·麻黄湯證第四》記載，其人姓邱，名忠臣。

[2] 麻黄證：即麻黄湯證。

[3] "尺中"四句：語本《傷寒論·辨太陽病脈證並治》。榮，通"營"。

[4] 翌日：第二天。

[5] 煎迫：逼迫。

[6] 幾：接近。

[7] 俱：都。

[8] "不避"八字：語本《傷寒論·傷寒例》。

[9] 促：縮短。

[10] 貴：重視。

[11] 南史：以下所載事見《南史·范雲傳》。　范雲：字彦龍，曾任梁吏部尚書、太子中庶子等職。　梁武帝：姓蕭，名衍，502～549年在位。

[12] 九錫：傳説古代帝王尊禮大臣所給的九種器物。

[13] 旦夕：喻短時間内。

[14] 政：通"正"。只。　可：當爲"不"。

[15] "朝聞"七字：語本《論語·里仁》。

[16] 先期：早於正確的治療時期。

[17] 効：同"效"。

（三）

不肖體素豐，多火善渴[1]，雖盛寒，床頭必置茗碗，或一夕盡數甌[2]，又時苦喘急。質之先生[3]，爲言此屬鬱火證[4]，常令服茱連丸[5]，無恙也。丁巳之夏[6]，避暑檀州[7]，酷甚，朝夕坐冰盤間[8]，或飲冷香薷湯[9]，自負清暑良劑[10]。孟秋痢大作，初三晝夜下百許次，紅白相雜，絕無渣滓，腹脹悶，絞痛不可言。或謂宜下以大黄。先生弗顧也，竟用參、朮、薑、桂漸愈。猶白積不止，服感應丸而痊[11]。後少嘗蟹螯[12]，復瀉下委頓[13]，仍服八味湯及補劑中重加薑、桂而愈[14]。

夫一身歷一歲間耳，黄連苦茗，曩不輟口[15]，而今病以純熱瘥。向非先生[16]，或投大黄涼藥下之，不知竟作何狀。又病室孕時[17]，喘逆不眠，用逍遙散立安[18]，又患便血不止，服補中黑薑立斷[19]，不再劑。種種奇妙，未易殫述。噫！先生隔垣見人，何必飲上池水哉？聞之善贈人者以言[20]，其永矢勿諼者亦以言[21]。不肖侏儒未足爲先生重[22]，竊以識明德云爾[23]。

四明弟子徐陽泰頓首書狀[24]。

[1] 善：多。

[2] 甌（ōu）：盆盂類瓦器。

[3] 質：詢問。

[4] 鬱火證：肝鬱化火證。

[5] 茱連丸：方名。《仁齋直指》方。《丹溪心法》稱左金丸，由吴茱萸、黄連組成。功用清肝瀉火，降逆止嘔。

[6] 丁巳：明萬曆四十五年，1617年。

[7] 檀州：地名。今北京密雲。

[8] 冰盤：内置碎冰，其上擺列瓜果等食品的盛器。

[9] 香薷湯：方名。《太平惠民和劑局方》方。由香薷、白扁豆、厚朴組成。功用祛暑解表，化濕和中。

[10] 自負：自恃。

[11] 感應丸：方名。《太平惠民和劑局方》方。由百草霜、杏仁、木香、丁香、乾薑、肉豆蔻、巴豆組成。功用温補脾胃，消積導滯。

[12] 螯（áo）：節肢動物變形的步足。末端两歧，開合如鉗。

[13] 委頓：疲乏困頓。

[14] 八味湯：方名。《楊氏家藏方》方。由吴茱萸、炮薑、木香、橘紅、肉桂、丁香、人參、當歸組成。功用温補脾腎，順氣固澀。

[15] 曩（nǎng）：從前。

[16] 向：如果。

[17] 室：妻子。

[18] 逍遙散：方名。《太平惠民和劑局方》方。由柴胡、當歸、白芍、白术、茯苓、甘草、薄荷組成。功用疏肝解鬱，健脾和營。

[19] 黑薑：即炮薑。

[20] “善贈”六字：語本《荀子·非相》。

[21] “永矢”八字：語本《詩·衛風·考槃》。矢，通“誓”。諼（xuān），忘記。

[22] 侏儒：本指身材特别矮小的人，此用爲自謙之詞。

[23] 識：記住。　明德：美德。

[24] 四明：寧波府的别稱。

NOTE

（四）

沈明生治孫子南媳，賦質瘦薄，脈息遲微，春末患吐紅。以爲脾虚不能攝血，投歸脾數劑而止[1]。慮後復作，索丸方調理，仍以歸脾料合大造丸數味與之[2]。復四五日後，偶值一知醫者談及[3]，乃駭曰："諸見血爲熱，惡可用參、耆、河車温補耶？血雖止，不日當復來矣。"延診，因亟令停服，進以花粉、知母之屬。五六劑後，血忽大來，勢甚危篤。此友遂斂手不治[4]，以爲熱毒已深，噬臍無及[5]。子南晨詣[6]，愠形於色[7]，咎以輕用河車，而盛稱此友先識，初不言曾服涼藥[8]，且欲責效於師[9]，必愈乃已。沈自訟曰[10]："既係熱症，何前之温補如鼓應桴[11]，今衹增河車一味，豈遂爲厲如是[12]？且斤許藥中，乾河車僅用五錢，其中地黄、龜板滋陰之藥反居大半，纔服四五日[13]，每服三錢，積而計之，河車不過两許耳[14]。"遂不復致辨[15]。往診其脈，較前轉微，乃笑曰："無傷也，仍當大補耳。"其家咸以爲怪，然以爲繫鈴解鈴[16]，姑聽之。因以歸脾料倍用參、耆，一劑而熟睡，再劑而紅止。於是始悟血之復來，由於寒涼速之也[17]。

因歎曰：醫道實難矣。某固不敢自居識者[18]，然舍症從脈，得之先哲格言；血脱益氣，亦非妄逞臆見。今人胸中每持一勝算[19]，見前人用涼，輒曰："此寒症也，宜用熱。"見前人用熱，則曰："此火症也，應用涼。"因攻之不靈，從而投補；因補之不效，隨復用攻。立意翻新，初無定見。安得主人、病人一一精醫察理，而不爲簧鼓動摇哉[20]？在前人，蒙謗之害甚微；在病者，受誤之害甚鉅。此張景岳"不失人情"之論所由作也。

[1] 歸脾：指歸脾湯。方名。《濟生方》方。由白术、茯神、黄芪、龍眼肉、酸棗仁、人參、木香、甘草、當歸、遠志組成。功用健脾益氣，補血養心。

[2] 大造丸：方名。又名河車大造丸。《景岳全書》方。由紫河車、熟地、杜仲、天冬、麥冬、龜板、黄柏、牛膝組成。功用滋陰養血，補益肺腎。

[3] 值：遇。

[4] 斂手：縮手，表示不敢恣意妄爲。

[5] 噬（shì）臍：即自噬腹臍，喻無能爲力。語本《左傳·莊公六年》。噬，咬。

[6] 詣：到。

[7] 愠（yùn）：惱怒。

[8] 初：副詞。强調否定。

[9] 責：要求。

[10] 訟：辯解。

[11] 如鼓應桴：喻效驗迅捷。桴，鼓槌。

NOTE

［12］厲：禍害。

［13］纔（cái）：僅僅。

［14］两：當爲“錢”。文淵閣《四庫全書·子部·續名醫類案》作“錢”，是。

［15］辨：通“辯”。

［16］繫鈴解鈴：佛教禪宗語。謂虎項金鈴惟繫者能解。比喻誰做的事出了問題，仍須由誰去解決。亦作“解鈴繫鈴”。語本明代瞿汝稷《指月録》卷二十三。

［17］速：招致。

［18］某：自稱之詞。

［19］勝算：能够制勝的計謀。

［20］簧鼓：此指動聽的言語。

（五）

素來擾虧根本[1]，不特病者自嫌，即操醫師之術者，亦跋前疐後之時也[2]。值風木適旺之候[3]，病目且黄，已而遺精淋濁，少間則又膝脛腫痛不能行。及來診時，脈象左弦數，右搏而長，面沉紫，而時時作嘔。静思其故，從前紛紛之病，同一邪也，均爲三病[4]，次第纏綿耳[5]，由上而下，由下而至極下，因根本久撥之體[6]，復蒸而上爲胃病，是腎胃相關之故也[7]。倘不稍爲戢除一二[8]，但取回陽返本，竊恐劍關苦拒，而陰平非復漢有也[9]。謹擬一法，略効丹溪[10]，未識如何。

羚羊角　木瓜　酒炒黄柏　伏龍肝　生米仁　橘紅　馬料豆

［1］擾虧：損傷。

［2］跋前疐（zhì）後：比喻進退两難。語本《詩·豳風·狼跋》。跋，踩。疐，同“躓”，絆倒。

［3］“風木”六字：謂農曆二月，厥陰風木正旺，肝膽受病之時。

［4］均：分。

［5］纏綿：糾纏。

［6］撥：擾動。

［7］腎胃相關：語本《素問·水熱穴論》：“腎者，胃之關也。”

［8］戢（jí）：止息。　一二：此謂肝膽濕熱病邪。

［9］“劍關”十一字：魏景元四年（263年），蜀帥姜維固守劍閣，魏鎮西將軍鄧艾自陰平道，經江油、綿竹，直趨成都滅蜀。以此比喻單純治本之不當。

［10］効：仿效。

句讀訓練

予荆人娩後惡露不行或勸服生化湯適孟英枉顧診曰陰虚内熱天令炎蒸雖赤沙糖不可服也以生地丹參丹皮豆卷茺蔚子茯苓桃仁山查梔子澤蘭

琥珀投之即效且無別恙而易健可見體質不齊藥難概用況其致病之因不一病機傳變無窮語云量體裁衣而治病者可不辨證而施治耶孟英嘗曰凡產後世俗多尚生化湯是以一定之死方療萬人之活病體寒者固爲妙法若血熱之人或兼感温熱之氣者而一概投之驟則變證蜂起緩則蓐損漸成人但知產後之常有而不知半由生化湯之厲階此風最勝於越方本傳於越之錢氏自景岳採入八陣遂致流播四海人之陰受其害者數百年矣從無一人能議其非今特爲此長夜之燈冀後人不致永遠冥行或可稍補於世但景岳最偏於温補而獨以產後一門力辯丹溪大補氣血爲主之非可謂此老之一隙微明惜猶泥於產後宜温之謬説蓋由未入仲聖之宮牆也（清・王孟英《王氏醫案》卷二）

NOTE

二九、醫話四則

【題解】第一則選自2003年上海古籍出版社《續修四庫全書》影印乾隆五十七年唐氏問心草堂刻本《吴醫匯講》卷一。《吴醫匯講》由清代乾隆年間醫家唐大烈主編，爲國内最早具有刊物性質的醫學文獻。作者顧文烜，字雨田，號西疇，吴縣（今江蘇蘇州）人，乾隆年間醫家。文章對醫生開處方喜用古怪藥名、寫草體字提出批評，提出“凡書方案，字期清爽，藥期共曉”的倡議。第二則選自清代嘉慶十七年刊本《醫經餘論》。作者羅浩，字養齋，新安（今安徽黄山）人，清代醫家。《醫經餘論》一卷，成書於1812年，共有醫論24篇，内容多爲研讀醫籍的心得與臨證的體會，被稱爲“新安醫派之代表作”。第三則選自2003年上海古籍出版社《續修四庫全書》影印光緒二十三年烏程龐元澂刻本《冷廬醫話》卷二。作者陸以湉，字薪安，一字定圃，桐鄉（今浙江嘉興）人，晚清醫家。《冷廬醫話》五卷，成書於1858年，内容涉及名醫醫案、見聞心得、醫家醫著評述，在醫話著作中素負盛譽。文章通過崔默庵診證一事，説明醫生診病必須周詳細致，找出病因是治愈疾病的關鍵。第四則選自1990年上海科學技術出版社《中國醫學大成》影印本《對山醫話》卷一。作者毛對山，字祥麟，上海人，清末醫家。《對山醫話》四卷，成書於1902年，爲作者平時研究心得。文章説明若對脈象僅憑主觀臆斷，則不免失誤。

（一）

國家徵賦，單曰易知[1]；良將用兵，法云貴速[2]。我儕之治病亦然。嘗見一醫方開小草，市人不知爲遠志之苗，而用甘草之細小者。又有一醫方開蜀漆，市人不知爲常山之苗，而令加乾漆者。凡此之類，如寫玉竹爲萎蕤、乳香爲薰陸、天麻爲獨摇草、人乳爲蟠桃酒、鴿糞爲左蟠龍、竈心土爲伏龍肝者，不勝枚舉。但方書原有古名，而取用宜乎通俗。若圖立異矜奇[3]，致人眼生不解，危急之際，保無誤事？

又有醫人工於草書者[4]，醫案人或不識，所係尚無輕重[5]，至於藥名，則藥舖中人豈能盡識草書乎[6]？孟浪者約畧撮之而貽誤[7]，小心者往返詢問而羈延[8]。可否相約同人，凡書方案，字期清爽[9]，藥期共曉？

［1］易知：即易知由單。古代交納田賦的通知書。單上寫明田地等級、人口多少、應征款項和起交存留等。亦稱由貼、由單。

［2］貴速：以神速爲貴。語本《孫子·九地》。

NOTE

［3］立異矜奇：標異於衆，誇耀奇特。

［4］工：擅長。 書：字。

［5］輕重：義偏於“重”。緊要。

［6］舖：同“鋪”。

［7］畧：同“略”。

［8］羈（jī）延：羈絆拖延。

［9］期：必。

（二）

古今醫書，汗牛充棟[1]。或矜一得之長，或爲沽名之具，其書未必盡善，學者亦難博求。然其中果有精義，則不容以不閲矣。然讀醫書者，每有四病：一在於畏難。《内》《難》經爲醫書之祖，而《内》《難》經之理，精妙入神，則舍去而覽易解之方書，以求速於自見[2]。即讀《内經》，或取删節之本，文義不貫，或守一家之説，至道難明。其病一也。一在於淺嘗。畧觀書之大意，自負明理[3]，不知醫道至微至奧。前賢之書，闡明其理，博大精深，不獨義非膚廓[4]，即其辭亦古茂[5]。若草率以觀，既不能識其精妙，且誤記誤會，遂有毫釐千里之失[6]。其病二也。一在於篤嗜古人，不知通變。執《傷寒》《金匱》之説，不得隨時應變之方，不考古今病情之異，膠柱鼓瑟，以爲吾能法古，治之不愈，即咎古人之欺我也。甚至讀張子和書而用大攻大伐，讀薛立齋書而用大温大補，不知二公南北殊途，施治各異，且其著書之意，亦不過指示後人見證之有宜大攻大伐、大温大補者，非以此即可概天下病也，乃不能深求其意而妄守之。其病三也。一在於不能持擇。廣覽羣書[7]，胸無定見，遇症即茫然莫之適從[8]。寒熱温涼之見交横於前，遲疑恐懼之心一時莫定。甚至用不經之語[9]，以爲有據，而至當不易之理，反致相遺，其誤人若此。其病四也。有此四病，則醫書讀與不讀等。然不讀書，其心必虚，尚可即病以推求；讀書者自必言大而夸，據書以爲治，而害人之患伊於胡底矣[10]。可不懼哉！

［1］汗牛充棟：謂書籍存放時可堆至屋頂，運輸時可使牛馬累得出汗。形容書籍之多。語本柳宗元《文通先生陸給事墓表》。

［2］自見（xiàn）：顯示自己。

［3］自負：自恃。

［4］膚廓：謂文辭空泛而不切實際。

［5］古茂：古雅美盛。

［6］毫釐千里：謂由於極微小的失誤而造成巨大的差錯。語本《禮記·經解》。

［7］羣：同“群”。

NOTE

[8] 適從：依從。

[9] 不經：荒誕不合常理。

[10] 伊於胡底：謂不知將弄到什麼地步，即不堪設想的意思。語本《詩·小雅·小旻》。

（三）

太平崔默庵醫多神驗[1]。有一少年新娶，未幾出痘，徧身皆腫[2]，頭面如斗。諸醫束手[3]，延默庵診之。默庵診症，苟不得其情，必相對數日沈思[4]，反覆診視，必得其因而後已。診此少年時，六脈平和，惟稍虛耳，驟不得其故[5]。時因肩輿道遠腹餓[6]，即在病者榻前進食。見病者以手擘目[7]，觀其飲啖，蓋目眶盡腫，不可開合也[8]。問："思食否？"曰："甚思之，奈爲醫者戒余勿食何？"崔曰："此症何礙於食？"遂命之食。飲啖甚健，愈不解。

久之，視其室中，牀榻桌椅漆器薰人[9]，忽大悟，曰："余得之矣！"亟命別遷一室[10]，以螃蠏數觔生搗[11]，徧敷其身。不一二日，腫消痘現，則極順之症也[12]。蓋其人爲漆所咬[13]，他醫皆不識云。

[1] 太平：地名。今安徽當塗。

[2] 徧：同"遍"。

[3] 束手：比喻無能爲力。

[4] 沈：同"沉"。

[5] 驟：急切間。

[6] 肩輿：轎子。此謂坐轎。

[7] 擘（bò）：分開。

[8] 開合：義偏於"開"。睜開。

[9] 牀：同"床"。　薰：熏灼。

[10] 遷：同"迁"。

[11] 蠏：同"蟹"。　觔：同"斤"。

[12] 則：原來。

[13] 爲漆所咬：被漆傷害。

（四）

余初讀《靈》《素》諸書，覺其經義淵深，脈理錯雜，每若望洋意沮[1]。繼復併心壹志[2]，徧覽前賢注釋，有所疑，則鎮日默坐苦思而力索之[3]，乃漸通五運六氣、陰陽應象之理[4]。每調氣度脈，浪決人生死[5]，亦時或有驗。

憶昔避兵鄉里，對巷有吴某晨起方灑掃，忽仆地不語，移時始醒[6]。

延余診視，仍能起坐接談。按脈則勢急而鋭，真有發如奪索者[7]，蓋腎氣敗也。危期當不越宿[8]，遽辭以出[9]。人咸不之信。詎日未昃[10]，而氣絕矣。又布商周某，偶感微疾，就余診視。余曰："今所患勿藥可愈。惟按心脈獨堅[11]，濕痰阻氣，氣有餘即是火[12]，火鬱不散當發癰。"時周腦後生細瘡，累累若貫珠[13]。余曰："君以此無所苦，一旦勃發，爲害非淺，亟宜慎之。"彼終不爲意。及明春，果以腦後毒發而死。據此，則憑脈決症，似乎如響斯應矣[14]。

豈知脈理微茫[15]，又有不可臆斷者。余有戚某過余齋，形色困憊，詢知患咳經月[16]，行動氣喘，故來求治。診其脈至而不定，如火薪然[17]。竊訝其心精已奪[18]，草枯當死[19]。戚固寒士，余以不便明言，特贈二金，惟令安養，時已秋半。及霜寒木落，往探之，而病已痊。細思其故，得毋來診時日已西沉，行急而咳亦甚，因之氣塞脈亂，乃有此象歟？然惟於此而愈不敢自信矣[20]。

[1] 望洋：仰視貌。比喻力不從心，無可奈何。語本《莊子·秋水》。

[2] 併心壹志：專心致志。

[3] 鎮日：猶整日。

[4] 陰陽應象：謂人體臟腑陰陽與四時五行陰陽現象的對應聯繫。

[5] 浪：隨便。

[6] 移時：一段時間。

[7] 奪索：爭奪之繩索。喻引長而堅勁之死腎脈。語本《素問·平人氣象論》。

[8] 危期：死期。

[9] 遽（jù）：急忙。

[10] 詎（jù）：豈料。　　昃（zè）：日西斜。

[11] 心脈：左手寸脈。

[12] "氣有"六字：語本《丹溪心法》卷一。

[13] 累累：連貫成串貌。

[14] 如響斯應：如同回聲應和。比喻效驗迅速。斯，句中助詞。

[15] 微茫：隱約模糊。

[16] 經月：一個月。

[17] 如火薪然：如同剛燃燒的火焰搖晃不定。《素問·大奇論》有"脈至如火薪然，是心精之予奪也，草乾而死"句。薪，《太素》《甲乙經》並作"新"，當是。然，同"燃"。

[18] 奪：喪失。

[19] 草枯：指草枯的季節。

[20] 惟：思。

NOTE

句讀訓練

無病服藥之流弊久矣而今爲甚此皆執前人服藥於未病與上工治未病之説而謬焉者也不知服藥於未病者即致治於未亂保邦於未危也善致治者尊賢使能振綱肅紀則政修民和苞桑萬世在茲矣若無故興師則内生反側外兆邊塵不反自貽伊戚哉然則保國保身無二理用藥用兵無二術善衛生者能於平時節飲食慎起居少嗜欲寡縈慮使五官安職百體清和將游華胥而躋齊松矣苟思患預防審醫可也問藥性可也讀岐黄書可也若以草木偏攻則寒者戕賊脾元熱者煎熬血脈是猶小人陰柔巽順似乎有德而國家元氣鮮不爲之潛移者古人謂壁中用柱壁中添鼠不可不深長思也至若不治已病治未病則又是有説如肝邪旺恐傳變於脾當先瀉肝以平之心邪旺恐傳變於肺當先瀉心以平之之類是也是則治未病者治病之未傳也非治人之未病也服藥於未病者調攝於未病也非未病而先服藥也二説各有所指皆非無病服藥之謂也夫何貪生者假爲棲真玄牝之丹縱欲者泥爲嬰兒姹女之術岐黄誥戒視若弁髦伐性斧斤恬如袵席是以痾端呈現種種乖張蒂固根深卒難期効而猶咎刀圭無補毋乃愚乎（明·裴一中《裴子言醫》）

NOTE

三〇、藥論四則

【題解】 本文第一則選自1957年人民衛生出版社影印晦明軒金刊本《重修政和經史證類備用本草》(簡稱《證類本草》)。作者雷斆(xiào),南朝宋藥學家,生活在公元5世紀。所著《炮炙論》,是我國最早的製藥專著。選文介紹礦物藥礬石的加工炮製法。第二則選自1957年古典文學出版社《夢溪筆談校證》。作者沈括(1031—1095年),字存中,晚年自號夢溪老人,北宋杰出科學家。選文從不同角度提出湯、散、丸三種不同劑型的選用原則。第三則選自1993年上海科學技術出版社影印明萬曆二十四年金陵初刻本《本草綱目》卷十五《菊》的"發明"。作者李時珍(1518—1593年),明代著名醫藥學家。選文敘述菊的生長習性及其多方面的作用。第四則選自清光緒五年月河莫氏刻本《研經言》。作者莫文泉(1862—1933年),字枚士,精於文字、訓詁之學,《研經言》爲其研治醫經的醫論專著。選文對不正確的炮製法提出批評。

(一)白礬

凡使,須以瓷瓶盛,於火中煅,令内外通赤,用鉗揭起蓋,旋安石蜂窠於赤瓶子中[1],燒蜂窠盡爲度。將鉗夾出,放冷,敲碎,入鉢中,研如粉。後於屋下掘一坑,可深五寸,却以紙裹[2],留坑中一宿,取出,再研。每修事十两[3],用石蜂窠六两,盡爲度。

又云:凡使,要光明如水精[4],酸、鹹、澀味全者,研如粉,於瓷瓶中盛。其瓶盛得三升以來[5],以六一泥泥[6],於火畔炙之令乾。置研了白礬於瓶内[7],用五方草、紫背天葵二味自然汁各一鎰[8],旋旋添白礬於中[9],下火逼令藥汁乾[10],用蓋子並瓶口[11],更以泥泥,上下用火一百斤煅[12],從巳至未[13],去火,取白礬瓶出,放冷,敲破,取白礬。若經大火一煅,色如銀,自然伏火[14],銖絫不失[15]。擣細,研如輕粉[16],方用之。

[1] 石蜂窠:蜂窠的一種。大如拳,色青黑,内居青色蜂14~21只。

[2] 却:再。

[3] 修事:炮製。

[4] 水精:即水晶。又稱石英。精,通"晶"。

[5] 以來:上下。

[6] 六一泥:道家煉丹時用以封爐的一種泥。用牡礪、赤石脂、滑石、胡粉等配

NOTE

製而成。　　後一“泥（nì）”：塗抹。

[7] 了：畢。

[8] 五方草：馬齒莧的全草。　　自然汁：搗鮮藥所取未摻水之純汁。　　鎰（yì）：古代重量單位，一般重二十两或二十四两，但據雷斆《論合藥分劑料理法則》爲十二两。

[9] 旋旋：緩緩。　　“添白礬”五字：據文意，當作“添於白礬中”。

[10] 逼：通“煏”。用火烘乾。《玉篇》：“煏，火乾也。”

[11] 並：合上。

[12] 火：指木炭。

[13] 巳：時辰名。9～11時。　　未：時辰名。13～15時。

[14] 伏火：指降除石藥中的火毒之氣。

[15] 銖絫：古代重量單位。《漢書·律曆志》顔師古注：“十黍爲絫，十絫爲銖。”此喻極細小的分量。絫，後作“累”。

[16] 輕粉：汞粉。由汞、白礬等升煉而成。

（二）論湯、散、丸

湯、散、丸各有所宜。古方用湯最多，用丸、散者殊少。煮散[1]，古方無用者，惟近世人爲之。大體欲達五藏四肢者莫如湯，欲留膈胃中者莫如散，久而後散者莫如丸。又無毒者宜湯，小毒者宜散，大毒者須用丸。又欲速者用湯，稍緩者用散，甚緩者用丸。此其大概也。近世用湯者全少，應湯皆用煮散[2]。大率湯劑氣勢完壯，力與丸、散倍蓰[3]。煮散者一啜不過三五錢極矣，比功較力，豈敵湯勢[4]？然湯既力大，則不宜有失消息[5]。用之全在良工，難可以定論拘也。

[1] 煮散：藥物加工的方法之一。即散劑加水煮湯，去渣服用。

[2] 應湯：指應當用湯劑。《良方》“應湯”後有“者”字，可從。

[3] 倍蓰（xǐ）：謂增加幾倍。蓰，五倍。

[4] 敵：抵得上。

[5] 消息：斟酌。

（三）菊

菊春生夏茂，秋花冬實，備受四氣，飽經露霜，葉枯不落，花槁不零[1]，味兼甘苦，性禀平和。昔人謂其能除風熱，益肝補陰，蓋不知其得金水之精英尤多[2]，能益金水二臟也。補水所以制火，益金所以平木；木平則風息，火降則熱除。用治諸風頭目[3]，其旨深微。黄者入金水陰分，白者入金水陽分，紅者行婦人血分，皆可入藥。神而明之，存乎其人。其苗可蔬，葉可啜，花可餌，根實可藥，囊之可枕[4]，釀之可飲，自本至末，罔不有功。宜乎前賢比之君子[5]，神農列之上品，隱士

NOTE

採入酒斝[6]，騷人餐其落英[7]。費長房言九日飲菊酒，可以辟不祥[8]。《神仙傳》言康風子、朱孺子皆以服菊花成仙[9]。《荆州紀》言胡廣久病風羸，飲菊潭水多壽[10]。菊之貴重如此，是豈群芳可伍哉[11]？

［1］零：凋落。

［2］金水：指秋、冬。

［3］諸風頭目：指因各種風邪所致頭目疾患。

［4］囊：裝入口袋。用作動詞。

［5］“前賢”六字：三國魏·鍾會所撰《菊花賦》有“早植晚發，君子德也”句，故云。

［6］“隱士”句：晉代陶淵明詩文常並言菊與酒，故云。　斝（jiǎ）：古代銅製酒器，似爵而較大。

［7］“騷人”句：屈原《離騷》有“夕餐秋菊之落英”句，故云。　騷人：詩人，指屈原。　英：花。

［8］“費長房”二句：據南朝梁·吴均《續齊諧記》，江南桓景隨費長房游學，長房告之：“九月九日汝家中當有灾，急去，令家人各作絳囊，盛茱萸以繫臂，登高飲菊花酒，此禍可除。”　費長房：東漢方士，《後漢書·方術列傳》載其事。九日：指農曆九月初九，亦稱重九、重陽。

［9］神仙傳：書名。晉代葛洪撰。康風子、朱孺子未見於該書。唐·李汾《續神仙傳》卷上言朱孺子爲三國時人，服餌黄精十餘年，後煮食根形如犬、堅硬如石之枸杞，遂升雲而去。

［10］“荆州記”二句，據《荆州記》載，胡廣之父患風羸，飲菊潭水而愈。荆州記，晉代盛弘之撰。　胡廣：東漢太尉，封育陽安樂鄉侯。

［11］伍：排爲同列。

（四）製藥論

自雷斅著炮製之論，而後世之以藥製藥者[1]，愈出而愈奇，但因此而失其本性者亦不少。藥之有利必有弊，勢也；病之資利不資弊[2]，情也；用之去弊勿去利，理也。古方能使各遂其性[3]，如仲景小半夏湯類，凡生薑、半夏並用者，皆一時同入之，非先時專製之，正欲生半夏之得盡其長，而復藉生薑以隨救其短。譬諸用人，自有使貪、使詐之權衡，不必胥天下之非材而盡桎梏之[4]，使不得動也。各遂之妙如此。若後世專製之法，在臨時修合丸散而即服者猶可，倘預製備售，則被製者之力已微，甚而至再、至三、至十餘製，則取其質而汩其性，其能去病也幾何？近見人治痰瘧，於肆中求半貝丸服之無效，取生半夏、貝母爲末，和薑汁服之即效，但微有煩狀耳。於此可類推已。或薄古法爲疏，盍思之！

NOTE

［1］以藥製藥：以某些藥物参與其他藥物的炮製，意在增强藥效或減輕毒副作用。

［2］資：取用。

［3］遂：順應。

［4］胥：通“須”。等待。　　菲材：也作“菲才”，才能淺薄之人。　　桎梏：束縛。

句讀訓練

聖人之所以全民生也五穀爲養五果爲助五畜爲益五菜爲充而毒藥則以之攻邪故雖甘草人参誤用致害皆毒藥之類也古人好服食者必生奇疾猶之好戰勝者必有奇殃是故兵之設也以除暴不得已而後興藥之設也以攻疾亦不得已而後用其道同也故病之爲患也小則耗精大則傷命隱然一敵國也以草木之偏性攻臟腑之偏勝必能知彼知己多方以制之而後無喪身殞命之憂是故傳經之邪而先奪其未至則所以斷敵之要道也横暴之疾而急保其未病則所以守我之巖疆也挾宿食而病者先除其食則敵之資糧已焚合舊疾而發者必防其併則敵之内應既絕辨經絡而無泛用之藥此之謂嚮導之师因寒熱而有反用之方此之謂行間之術一病而分治之則用寡可以勝衆使前後不相救而勢自衰數病而合治之則並力搗其中堅使離散無所統而衆悉潰病方進則不治其太甚固守元氣所以老其師病方衰則必窮其所之更益精鋭所以搗其穴若夫虚邪之體攻不可過本和平之藥而以峻藥補之衰敝之日不可窮民力也實邪之傷攻不可緩用峻厲之藥而以常藥和之富强之國可以振威武也然而選材必當器械必良尅期不愆布陣有方此又不可更僕數也孫武子十三篇治病之法盡之矣（清・徐大椿《醫學源流論・用藥如用兵論》）

三一、方論三則

【題解】 本文第一則選自清宣統三年寧波汲綆齋石印本《古今名醫方論》卷四。作者羅美，字澹生，又字東美，號東逸，新安（今安徽黃山）人，清代醫家。《古今名醫方論》四卷，共選輯歷代名方一百五十餘首，方末載録自金朝成無己後二十餘位名醫的有關方論。腎氣丸爲《金匱要略》方。文章闡明腎氣丸命名的含義及“納桂、附於滋陰劑中”的道理。第二則選自1956年人民衛生出版社影印本《醫宗金鑒》卷一。作者吴謙，字六吉，安徽歙縣人，清代醫學家。生活於雍正、乾隆年間，供奉内廷，官太醫院院判。《醫宗金鑒》凡九十卷。内容豐富，簡明扼要，尤切合實用。桂枝湯爲《傷寒論》方。文章解釋桂枝湯命名的含義，揭示配伍的奥妙，指出服後“啜熱稀粥”“温覆”等機理。第三則選自上海千頃堂書局石印本《成方便讀》卷二。作者張秉成，字兆嘉，江蘇武進人，清代醫家。《成方便讀》是方劑學專著，全書四卷，滙編古今常用方290餘首，分21門。每方撰有歌訣，並詳釋方義。蘇合香丸爲《太平惠民和劑局方》方。文章闡明各種“卒中”昏迷有虚實、閉脱之不同，指出蘇合香丸適宜救治邪中氣閉。

（一）腎氣丸

柯韻伯曰：命門之火，乃水中之陽。夫水體本静，而川流不息者，氣之動，火之用也，非指有形者言也。然火少則生氣，火壯則食氣[1]，故火不可亢，亦不可衰。所云火生土者，即腎家之少火，遊行其間，以息相吹耳[2]。若命門火衰，少火幾於熄矣[3]。欲暖脾胃之陽，必先温命門之火。此腎氣丸納桂、附於滋陰劑中，是“藏心於淵，美厥靈根”也[4]。命門有火，則腎有生氣矣。故不曰“温腎”，而名“腎氣”，斯知腎以氣爲主，腎得氣而土自生也。且形不足者，温之以氣[5]，則脾胃因虚寒而病者固痊，即虚火不歸其部而失血亡陽者，亦納氣而歸封蟄之本矣[6]。

崔氏加减八味丸[7]，以五味之酸收，易附子之辛熱，腎虚而不甚寒者宜之也。《千金方》於八味外，更加玄參之鹹寒，以助熟地而滋腎，加芍藥之酸寒，助丹皮以滋肝，總之爲桂、附加瑣耳[8]。以之壯水則有餘，以之益陽恐不足也。《濟生方》加牛膝、車前以治水腫，倍茯苓以輔地黄、山藥、茱萸，與澤、丹、車、牛等列[9]，隨證加减，允爲得法[10]。益陰腎氣丸，於六味外加當歸、五味、柴胡[11]，以治目暗不見，化裁之妙矣[12]。

［1］“火少（shào）”十字：謂陽氣温和正常則使真氣生發，陽氣亢盛則使真氣受損。語本《素問·陰陽應象大論》。壯，謂亢盛。食，通“蝕”，消損。

［2］以息相吹：本謂自然界的塵埃等微細物質因風而動。語本《莊子·逍遥游》。此指脾胃運化有賴腎之陽氣温煦推動。息，氣息，此指腎之陽氣。

［3］幾：接近。

［4］“藏心於淵”八字：原指涵養心性，使道德完美。語見西漢揚雄《太玄·養》。此指寓温陽於滋陰之中，以壯其生化之源。靈根，植物根苗的美稱，此喻生化之源即命門之火。

［5］“形不足者”八字：語本《素問·陰陽應象大論》。

［6］封蟄之本：指腎。語本《素問·六節藏象論》。

［7］“崔氏”句：《肘後方》方，名見《朱氏集驗方》卷二“八味丸”。因該方組成與《金匱》腎氣丸僅一味藥物之異，爲免混淆，故冠名“崔氏”。

［8］瑣：通“鎖”。鎖鏈。

［9］“濟生方”三句：所述即加味腎氣丸。《濟生方》方。功用温腎化氣，利水消腫。《濟生方》又名《嚴氏濟生方》，宋嚴用和撰。

［10］允：確實。

［11］六味：即地黄丸。《小兒藥證直訣》方。功用滋補肝腎。

［12］化裁：謂隨事物的變化而相裁節。

（二）桂枝湯

名曰桂枝湯者，君以桂枝也。桂枝辛温，辛能散邪，温從陽而扶衛；芍藥酸寒，酸能斂汗，寒走陰而益營。桂枝君芍藥[1]，是於發散中寓斂汗之意；芍藥臣桂枝，是於固表中有微汗之道焉。生薑之辛，佐桂枝以解肌表；大棗之甘，佐芍藥以和營裏。甘草甘平，有安内攘外之能，用以調和中氣，即以調和表裏，且以調和諸藥矣。以桂、芍之相須[2]，薑、棗之相得[3]，借甘草之調和陽表陰裏，氣衛血營，並行而不悖，是剛柔相濟以爲和也。而精義在“服後須臾啜熱稀粥，以助藥力”。蓋穀氣内充，不但易爲釀汗[4]，更使已入之邪不能少留，將來之邪不得復入也。又妙在“温覆令一時許[5]，漐漐微似有汗”[6]，是授人以微汗之法也。“不可令如水流離，病必不除”，禁人以不可過汗之意也。此方爲仲景群方之冠，乃解肌、發汗、調和營衛之第一方也。凡中風、傷寒，脈浮弱、汗自出而表不解者，皆得而主之。其他但見一二證即是，不必悉具。

［1］君芍藥：爲芍藥之君。君，用如動詞。下文“臣”用法同此。

［2］相須：兩種性能相類的藥物同用，能互相增强作用。

NOTE

［3］相得：相互配合。

［4］釀：造成。

［5］一時：一個時辰。

［6］漐漐（zhízhí）：汗浸出不止貌。　　似：通“嗣”。持續。

（三）蘇合香丸

蘇合香丸治諸中卒暴昏迷[1]，痰壅氣閉，不省人事，以及鬼魅惡氣、時行瘴癘等證[2]。夫“中”之爲病，有中風、中寒、中暑、中濕、中痰、中氣、中食、中惡種種不同[3]，其病狀大都相似。其治法，且無論其何邪所中，務須先辨其閉、脱兩途。其閉者，雖亦見肢厥脈伏，而其兩手必握固，二便必閉塞，口痙不開[4]，兩目直視。此爲邪氣驟加，正氣被遏，不得不用芳香開竅之品以治其標，或蘇合、牛黄、至寶、紫雪之類[5]，審其寒熱、别其邪正而擇用之，庶幾經隊通而正氣復[6]，然後再治其致病之由、所因之病[7]。若脱證，則純屬乎虚，雖病狀亦與諸“中”相似，但手撒、口開、眼合、汗出如珠、小便不禁，全見五絕之候[8]。此爲本實先撥[9]，故景岳有“非風”之名[10]。若一辨其脱證，無論其爲有邪無邪，急以人參、桂、附之品回陽固本，治之尚且不暇，何可再以開泄之藥耗散真氣乎？須待其根本漸固，正氣漸回，然後再察其六淫七情，或内或外而緩調之，則庶乎可也。此方彙集諸香以開其閉，而以犀角解其毒，白朮、白蜜匡其正[11]，朱砂辟其邪。性偏於香，似乎治邪中氣閉者爲宜耳。

［1］諸中（zhòng）：各類卒中病。中，卒中，病名。此指猝然如死而氣不絕之證。　　卒（cù）暴：突然。

［2］瘴癘：又稱瘴氣、瘴毒。指南方山嵐霧露烟瘴濕熱惡氣。

［3］中氣：又名“氣中”，類中風之一。多由情志因素引起。　　中惡：病名。舊指中鬼祟邪惡之氣所致。

［4］口痙：即“口噤”。牙關緊閉。

［5］牛黄：即安宫牛黄丸，《温病條辨》方。功用豁痰開竅，清熱解毒。　　至寶：即至寶丹，《太平惠民和劑局方》方。功用開竅安神，清熱解毒。　　紫雪：即紫雪丹。《千金翼方》方。功用清熱解毒，鎮痙開竅。

［6］隊：通“隧”。指人體氣血津液等通道。

［7］所因之病：指兼證或後遺症。因，隨。

［8］五絕：指五臟衰竭，爲心絕、肝絕、脾絕、肺絕、腎絕的合稱。語見《中藏經》卷上。

［9］本實先撥：指樹根先自斷絕。語見《詩·大雅·蕩》。此指人體元氣先已衰竭。撥，斷絕。

NOTE

［10］非風：病名，即“類中風”。語見《景岳全書》卷十一。

［11］匡：輔助。

句讀訓練

傷寒邪氣在表者必漬形以爲汗邪氣在裏必蕩滌以爲利其於不外不内半表半裏既非發汗之所宜又非吐下之所對是當和解則可矣小柴胡爲和解表裏之劑也柴胡味苦平微寒黄芩味苦寒内經曰熱淫於内以苦發之邪在半表半裏則半成熱矣熱氣内傳攻之不可則迎而奪之必先散熱是以苦寒爲主故以柴胡爲君黄芩爲臣以成徹熱發表之劑人參味甘温甘草味甘平邪氣傳裏則裏氣不治甘以緩之是以甘物爲之助故用人參甘草爲佐以扶正氣而復之也半夏味辛微温邪初入裏則裏氣逆辛以散之是以辛物爲之助故用半夏爲佐以順逆氣而散邪也裏氣平正則邪氣不得深入是以三味佐柴胡以和裏生薑味辛温大棗味甘温内經曰辛甘發散爲陽表邪未已迤邐内傳既未作實宜當两解其在外者必以辛甘之物發散故生薑大棗爲使輔柴胡以和表七物相合两解之劑當矣（金·成無己《傷寒明理論·小柴胡湯》卷四）

NOTE

三二、《理瀹駢文》三則

【題解】本文選自1955年人民衛生出版社影印本《理瀹駢文》。作者吴尚先（約1806—1886年），原名安業，字師機，錢塘（今浙江杭州）人，清代著名中醫外治法專家。創内病外治法，以膏藥、熏洗等法治療内、外、婦、兒科諸病，世稱外治之宗。《外治醫説》成書於1864年，易名爲《理瀹駢文》，蓋取"醫者理也，藥者瀹也"之意。書中提出"外治之理即内治之理"的觀點，闡述外治法的理論依據以及膏藥的製法、用法和治療範圍、作用等。第一則叙述作者用膏藥治病的盛況。第二則説明外治法古已有之。第三則駁斥人們對外治法的種種非難。

（一）

干戈未靖[1]，鄉村尚淹[2]。瞻望北斗，懷想西湖[3]。愁聞庾子《哀賦》[4]，怕覽陶公《歸辭》[5]。案有醫書，庭多藥草。幸晨夕之閒暇，借方技以銷磨。地去一二百里，人來五六十船[6]。未挹上池之水[7]，空懸先天之圖[8]。笑孟浪而酬塞[9]，愧不良而有名。徒以肺腑無言，且託毫毛是視。浮沉遲數之不明，汗吐下和之弗問[10]。或運以手[11]，或點其背[12]。膏既分傳[13]，藥還數裹。愛我者見而訝之，忌我者聞而議之。然而非蕭敵魯之明醫[14]，詎能知病[15]？比羊叔子之饋藥，要不酖人[16]！寄諸遠道，偶同段翳之緘封[17]；平以數旬，非必陳珪之縫合[18]。時無上工十全，聊作窮鄉一劑。

［1］干戈未靖：指咸豐三年（1853年）太平天國起義軍攻佔南京、揚州。干戈，代指戰争。靖，安定。

［2］淹：此謂淹沒於戰火。

［3］"瞻望北斗"二句：咸豐三年吴尚先一家從揚州遷往泰州（今江蘇境内），客居他鄉，故云。

［4］庾子《哀賦》：指庾信的《哀江南賦》。庾信，字子山，南陽新野（今屬河南）人，北周文學家，善詩賦、駢體文，有《庾子山集》。

［5］陶公《歸辭》：指陶淵明《歸去來兮辭》。陶淵明，一名潛，字元亮，世稱靖節先生，尋陽柴桑（今江西九江）人，東晉著名文學家，長於詩文辭賦，有《陶淵明集》。

［6］"地去"二句：據作者自述，到他那裏就診的患者，方圓一二百里，每天有五六十船，最多時候一個月曾診治兩萬多人次。

NOTE

[7]“未挹（yì）”句：謂自己未飲上池之水，因而沒有扁鵲隔垣見人的才能。挹，舀取。

[8]空：徒然。　先天之圖：即八卦，語見明代李梴《醫學入門》。喻診脈如觀先天之圖，非心清氣定者不能明察。

[9]酬塞：敷衍搪塞。

[10]“浮沉”二句：意謂看病毋須切脈，也不必講究汗下吐等治病之法。《理瀹駢文》有“余不切脈”“余不處劑”語。

[11]運以手：用手按摩。

[12]點其背：在背部點明（貼膏藥的）部位。

[13]傅：通“敷”。

[14]蕭敵魯：即遼朝的耶律敵魯。耶律爲複姓，遼以後改爲漢姓蕭。《遼史·方技傳》言耶律敵魯“精於醫，察形色即知病原，雖不診候，有十全功”。

[15]詎：豈。

[16]“比羊叔子”二句：意爲比作羊叔子贈送藥物，總不會毒害人。羊叔子，名祜（hù），晉南城（今山東費縣）人，以清德聞於世，其餽藥事見《晉書·羊祜傳》。酖（zhèn），同“鴆”，毒害。

[17]“寄諸”二句：意爲贈送給長途跋涉的人，其作用或許與段醫的書信相同。段醫預爲一書生合膏藥，並藏於筒中，事見《後漢書·段醫傳》。段醫，字元章，廣漢新都（今屬四川）人。緘封，書信。

[18]“平以”二句：意爲用膏藥治癒疾病雖然療程較長，但不必像陳珪那樣開刀縫合。陳珪縫合事，未詳。

（二）

嗟呼！金液徒聞[1]，玉版空在[2]。三醫之謁[3]，誰是神手？一藥之誤，每欲噬臍。夙披古籍，仰企前修[4]。李元忠研習積年[5]，高若訥兼通諸部[6]。慨此事之難知[7]，覺而方之非是[8]。昌陽、豨苓，欲反韓公之論[9]；楮實、薑豆，恨乏廷紹之才[10]。因思合歡蠲忿，萱草忘憂，博物者詎必應病投藥？艾炷灸額，瓜蒂歕鼻[11]，知名者何曾診脈處湯？是以慕元化之術，傳神膏於漢季；不復避韓皋之諱，嫌膏硬於天寒[12]。今夫慴於勢者，必不能盡其意；狃於習者[13]，亦無以得於心。是以郭玉治病，多在貧賤[14]；元素處方，自爲家法[15]。

[1]金液：古代方士所煉丹液。謂服之可以成仙。

[2]玉版：自注：“《素問》有《玉版篇》。”

[3]三醫之謁：事見《列子·力命》。三醫，指矯氏衆醫、俞氏良醫、盧氏神醫。

[4]仰企：仰慕企望。　前修：前代賢人。

[5]李元忠：北齊趙郡柏人（今河北唐山）人。據《北齊書·李元忠傳》，李元忠因母老多病，乃專心醫學，研習數年，遂精通方技，爲人仁恕，見有疾者，不問貴

賤，皆爲救療。

[6] 高若訥：北宋並州榆次（今屬山西）人。《宋史·高若訥傳》："若訥强學善記，自秦漢以來諸傳記無不該通。因母病遂兼通醫書，雖國醫皆屈伏。"

[7] "此事"五字：暗含《此事難知》書名。元代王好古撰《此事難知》，編集其師李杲的醫學論述。此事，指醫學。

[8] "而方"五字：《史記·扁鵲倉公列傳》："慶（公乘陽慶）謂意（淳于意）曰：'盡去而方書，非是也。'"

[9] "昌陽"二句：意爲自己用膏藥治病，不怕被人譏諷爲服豨苓延年。韓愈《進學解》："訾醫師以昌陽引年，欲進其豨苓也。"昌陽，即菖蒲，久服可以延年。豨苓，即豬苓，主滲泄。

[10] "楮實"二句：意爲自恨缺乏吴廷紹的才識。《十國春秋》載廷紹用楮實湯治李昪（biàn）喉噎、甘豆湯治馮延巳腦痛。廷紹，即吴廷紹，五代南唐醫家。菫豆，疑"甘豆"之誤。

[11] 瓜蒂歕鼻：用瓜蒂散嗅鼻取嚏。歕，同"噴"。

[12] "不復"二句：韓皋，字仲聞，唐代人。據説韓皋有疾，請醫診治，醫曰天寒膏硬，皋不悦。因爲寒膏與韓皋同音，醫生冒犯了他的名諱。

[13] 狃（niǔ）：習慣。

[14] "郭玉"二句：范曄《後漢書·郭玉傳》："玉仁愛不矜，雖貧賤廝養，必盡其心力。"

[15] "元素"二句：《金史·張元素傳》："平素治病不用古方，其説曰：'運氣不齊，古今異軌，古方新病，不相能也。'自爲家法云。"張元素，字潔古，金朝著名醫家。

（三）

有譏外治爲詭道以欺世者，不知其道即近在人耳目前也。人生惟飲食屬内耳，其餘有益於身者無非身外物也。夏之箑[1]，冬之裘，不在外者乎？暑則臥簟[2]，寒則圍爐，不在外者乎？而熱者以涼，冷者以暖，隨四時而更變，因是得免於病。不獨此也。諸陽聚於頭[3]，十二經脈三百六十五絡，其氣血皆上於面而走空竅。面屬陽明胃。晨起擦面，非徒爲光澤也，和氣血而升陽益胃也；洗眼，滋臟腑之精華以除障也[4]；漱齒，堅骨以防蠹也；梳髮，疏風散火也。飯後摩腹，助脾運免積滯也。臨臥濯足，三陰皆起於足指，寒又從足心入，濯之所以温陰而却寒也[5]。痛則手揉，癢則爪搔。唾可抹毒，溺可療傷。近取諸身，甚便也，何嘗必須服藥乎？七情之病也，看花解悶，聽曲消愁，有勝於服藥者矣。人無日不在外治調攝之中，特習焉不察耳。

諺曰："看不見遮一層，走不動拖一根。"無理之言中有妙理，老人有疾亦不恃藥餌也。又諺曰："瓜熟蒂落。"婦人胎產，始終不服藥者多。

NOTE

至於小兒斷乳、種痘，只傳外治，不聞古有内服之方，時賢亦未有言内服者。如以外治爲不然，胡不出一内服之方乎？又《洗寃録》所載五絕救法[6]，大都外治，起死回生，有功匪淺，蓋服藥者至此技亦窮矣。夫絕症可以外治法救，未絕者更易救也。倘醫家能以其法推之，而體察於人情物理，於無法之中別生妙法，則治諸症莫不可起死回生，豈非人心之所大快哉！又何嫌於詭道以欺世乎？

［1］箑（shà）：扇子。

［2］簟（diàn）：竹席。

［3］諸陽：指人身六條陽經。

［4］障：翳障。

［5］陰：此指下肢。

［6］洗寃録：指宋代宋慈的法醫專著《洗冤集録》。寃，同“冤”。　五絕：舊指縊死、壓死、溺死、魘死和産乳（臨産時突然暈絕）五種猝死候。

句讀訓練

醫之難在不能見臟腑而人之敢於爲醫者正恃此皆不見臟腑然孟浪酬塞欺人欺己於心終有不自安者余非不慕高醫之一劑知二劑已也而自問聰明才力萬不及前人閲歷愈深膽愈小不得不遁而出此所謂畫虎不成不若刻鵠者也又所謂與爲牛後不若爲雞口者也自任如此故教人亦遂如此也惟是治分内外而讀書明理則一能通其理則辨症明白兼知古人處方用藥之意庶幾用膏薄貼用藥糝敷用湯頭煎抹炒熨無不頭頭是道應手得心具有内外一貫之妙否則依様畫胡蘆病藥不相對或且相反誤人匪淺（節選自清・吴師機《理瀹駢文》）

NOTE

單元七　醫藥雜論

導語

古代學者討論醫理、方藥、養生之文，有鴻篇巨制的專著，也有隨感而發的短章。舉凡雜文、筆記、信函、墓誌、贈序、小品，乃至詩詞歌賦，無不可談醫論藥。這些長短隨宜、筆觸靈活、直抒情感的文章，讀來既有興味，又獲啟示。從醫學文獻上説，這裏還保存了許多關於古代醫事制度、醫學思想、醫家逸聞、方藥雜議、醫籍考證、醫藥風俗等珍貴史料。這些醫籍和非醫學古籍中的文章和材料可資互相比對和補充。本單元從豐富的醫藥雜論中選録了幾篇文章。作者對醫藥養生的種種看法，頗值得讀者參考。

三三、氣　壽

【題解】 本文選自 1979 年中華書局校點本《論衡》。王充（27—約 97 年），字仲任，會稽上虞（今屬浙江）人，東漢哲學家。少游洛陽太學，曾師事班彪。歷任郡功曹、治中等官，後罷職家居，從事著述。一生致力於反對宗教神秘主義和目的論，推動了古代唯物主義的發展。本篇論述了人的壽命長短與稟氣厚薄的關係。他認爲，人的壽命長短取決於在母體内時所承受的氣的厚薄。承受的氣厚，身體就强，壽命就長，反之則體弱壽短。並强調“非天有長短之命，而人各有所稟受也”，否定了人的壽命長短由上天安排的説法，但尚未認識到後天鍛煉的作用。

凡人稟命有二品[1]：一曰所當觸值之命[2]，二曰强弱壽夭之命。所當觸值，謂兵、燒、壓、溺也。强壽弱夭，謂稟氣渥薄也[3]。兵、燒、壓、溺，遭以所稟爲命，未必有審期也[4]。若夫强弱夭壽，以百爲數，不至百者，氣自不足也。夫稟氣渥則其體强，體强則其命長；氣薄則其體弱，體弱則命短。命短則多病壽短。始生而死，未産而傷，稟之薄弱也。渥强之人，不卒其壽[5]。若夫無所遭遇[6]，虚居困劣[7]，短氣而死，此稟之薄，用之竭也。此與始生而死、未產而傷，一命也，皆由稟氣不足，不自致於百也[8]。

[1] 稟命：稟受天命。　　品：種類。

[2] 觸值：遭逢。觸，接觸，引申爲遭受。值，遇到。

[3] 稟氣：指承受天地自然之氣。　　渥：厚。

[4] 審期：確定的日期。審，確實。

[5] 不卒其壽：據上下文義，“不”或應作“必”字。意爲必定能活到百歲的壽限。卒，盡。

[6] 遭遇：泛指遭逢。與上文“觸值”義近。

[7] 虛居困劣：閑居在家却虛弱無力。

[8] 致：達到。

人之稟氣，或充實而堅強，或虛劣而軟弱。充實堅強，其年壽；虛劣軟弱，失棄其身。天地生物，物有不遂[1]；父母生子，子有不就[2]。物有爲實[3]，枯死而墮；人有爲兒，夭命而傷。使實不枯，亦至滿歲；使兒不傷，亦至百年。然爲實、兒而死枯者，稟氣薄，則雖形體完，其虛劣氣少，不能充也。兒生，號啼之聲鴻朗高暢者壽[4]，嘶喝濕下者夭[5]。何則？稟壽夭之命，以氣多少爲主性也。婦人疏字者子活[6]，數乳者子死[7]。何則？疏而氣渥，子堅強；數而氣薄，子軟弱也。懷子，而前已產子死，則謂所懷不活，名之曰懷[8]。其意以爲已產之子死，故感傷之，子失其性矣[9]。所產子死，所懷子凶者，字乳亟數[10]，氣薄不能成也。雖成人形體，則易感傷，獨先疾病，病獨不治[11]。

[1] 遂：成就。指順利地成長。

[2] 不就：指長不大。

[3] 爲實：形成果實。

[4] 鴻朗：聲音洪亮。

[5] 嘶喝（yè）：聲音沙啞無力。

[6] 疏：稀疏。　　字：生子。

[7] 數（shuò）：屢次。　　乳：生子。

[8] 懷：謂傷懷。猶傷心。

[9] 子失其性：謂所懷的胎兒就失去他正常的壽命。

[10] 字乳亟（qì）數：生育過於頻繁。亟，多次。

[11] “成人”四句：大意是說，（稟氣不足者）成人之後，唯獨他們比別人容易感染疾病，且不易治愈。感傷，此指感染疾病。獨，唯獨。

百歲之命，是其正也[1]。不能滿百者，雖非正，猶爲命也。譬猶

NOTE

人形一丈，正形也。名男子爲丈夫，尊公嫗爲丈人[2]。不滿丈者，失其正也。雖失其正，猶乃爲形也。夫形不可以不滿丈之故，謂之非形，猶命不可以不満百之故，謂之非命也。非天有長短之命[3]，而人各有禀受也。由此言之，人受氣命於天，卒與不卒，同也。語曰："圖王不成，其弊可以霸[4]。"霸者，王之弊也。霸本當至於王，猶壽當至於百也。不能成王，退而爲霸；不能至百，消而爲夭[5]。王霸同一業，優劣異名；壽夭或一氣，長短殊數[6]。

［1］正：此指正常的壽限。

［2］公：父親，對人的敬稱。 嫗：母親，婦女的通稱。 丈人：對年長人的尊稱。

［3］"非天"句：漢儒宣揚壽命的長短由天定。《白虎通·壽命》："命者何謂也？人之壽也，天命已使生者也。"王充在這裏加以批駁。

［4］"圖王"二句：此謂谋取王業不成，退一步大约能称霸。王，王業，指夏商周三朝建立的功業。霸，霸業，指"春秋五霸"建立的功業。弊，敗。這裏有退一步、次一等的意思。

［5］消：減少。

［6］殊：不同。

何以知不滿百爲夭者？百歲之命也，以其形體小大長短同一等也。百歲之身，五十之體，無以異也。身體不異，血氣不殊。鳥獸與人異形，故其年壽與人殊數。何以明人年以百爲壽也？世間有矣。儒者説曰：太平之時，人民侗長[1]，百歲左右，氣和之所生也。《堯典》曰[2]："朕在位七十載。"求禪得舜，舜徵三十歲在位。堯退而老，八歲而終[3]，至殂落九十八歲[4]。未在位之時，必已成人，今計數百有餘矣。又曰："舜生三十，徵用三十，在位五十載，陟方乃死[5]。"適百歲矣[6]。文王謂武王曰："我百，爾九十。吾與爾三焉[7]。"文王九十七而薨，武王九十三而崩[8]。周公，武王之弟也，兄弟相差不過十年。武王崩，周公居攝七年，復政退老[9]，出入百歲矣。邵公，周公之兄也，至康王之時，尚爲太保，出入百有餘歲矣。聖人禀和氣[10]，故年命得正數。氣和爲治平，故太平之世多長壽人。百歲之壽，蓋人年之正數也，猶物至秋而死，物命之正期也。物先秋後秋，則亦如人死或增百歲，或減百也。先秋後秋爲期，增百減百爲數。物或出地而死，猶人始生而夭也。物或逾秋不死，亦如人年多度百至於三百也。傳稱老子二百餘歲[11]，邵公百八十。高宗享國百年[12]，周穆王享國百年[13]，並未享國之時，皆出百三十、四十歲矣。

NOTE

［1］侗（tōng）長：高大。侗，大。

［2］堯典：《尚書》中的一篇。

［3］“八歲”句：即八年後去世。

［4］殂（cú）落：死亡。

［5］陟（zhì）方：指帝王巡守。

［6］適：恰好。前後計算，正好百年，則可證“徵用三十”應依《史記》所載，爲“徵用二十”。

［7］“吾與”句：我給你三歲。與，給。參見《禮記·文王世子》。

［8］薨（hōng）：周代稱诸侯死爲“薨”，唐代稱二品以上官員之死也爲“薨”。　崩：舊稱帝王死爲“崩”。

［9］“復政”句：周公是周武王的弟弟，武王死後，成王年幼，由周公攝政。周公平定王族管叔、蔡叔叛亂，營建東都，維護了周王朝的統治。成王長大之後，周公告老，將政事交還。

［10］和氣：王充指的是一種陰陽和諧的氣，這種氣具有道德屬性，認爲人承受了和氣就能長壽。

［11］傳（zhuàn）：指文字記載。

［12］高宗：指商王武丁。　享國：指帝王在位年數。

［13］周穆王：西周君主姬滿。

句讀訓練

上古之人其知道者法於陰陽和於術數食飲有節起居有常不妄作勞故能形與神俱而盡終其天年度百歲乃去今時之人不然也以酒爲漿以妄爲常醉以入房以欲竭其精以耗散其真不知持滿不時禦神務快其心逆於生樂起居無節故半百而衰也夫上古聖人之教下也皆謂之虚邪賊風避之有時恬惔虚無真氣從之精神内守病安從來是以志閑而少欲心安而不懼形勞而不倦氣從以順各從其欲皆得所願故美其食任其服樂其俗高下不相慕其民故曰樸是以嗜欲不能勞其目淫邪不能惑其心愚智賢不肖不懼於物故合於道所以能年皆度百歲而動作不衰者以其德全不危也（節選自《黄帝内經素問·上古天真論》）

三四、養生論

【題解】 本文選自明嘉靖四年黄省曾刻本《嵇中散集》卷三。作者嵇康（223—263年），字叔夜，譙郡銍（今安徽宿縣西南）人。三國魏文學家、思想家，“竹林七賢”之一，曾任中散大夫，世稱“嵇中散”。嵇康崇尚老莊，信奉服食養生，主張回歸自然，厭惡繁瑣禮教，因對執政司馬氏不滿，被司馬昭殺害。今傳有《嵇中散集》十卷。本文提出“導養得理”可以長壽的觀點，論述形神互相依存的關係，認爲堅持修性保神與服食養生，就能延年益壽。

世或有謂神仙可以學得，不死可以力致者；或云上壽百二十，古今所同，過此以往，莫非妖妄者。此皆兩失其情。請試粗論之。

夫神仙雖不目見，然記籍所載[1]，前史所傳，較而論之[2]，其有必矣。似特受異氣，稟之自然，非積學所能致也。至於導養得理[3]，以盡性命，上獲千餘歲，下可數百年，可有之耳。而世皆不精，故莫能得之。

［1］記籍：書籍。《漢書·尹翁歸傳》：“縣縣各有記籍。”《廣雅》：“記，書也。”

［2］較：約略。王念孫《廣雅疏證·釋訓》：“揚搉，都凡也。揚搉者，大數之名，故或曰‘大確’，單言之則曰‘搉’，字亦作‘較’。嵇康《養生論》‘較而論之’，猶言‘約而論之’。”

［3］導養：攝生養性。

何以言之？夫服藥求汗，或有弗獲；而愧情一集，渙然流離[1]。終朝未餐[2]，則囂然思食[3]；而曾子銜哀，七日不飢[4]。夜分而坐[5]，則低迷思寢[6]；内懷殷憂[7]，則達旦不瞑[8]。勁刷理鬢，醇醴發顔[9]，僅乃得之；壯士之怒，赫然殊觀[10]，植髮衝冠。由此言之，精神之於形骸，猶國之有君也。神躁於中，而形喪於外，猶君昏於上，國亂於下也。

［1］渙然流離：大汗淋漓。渙然，水盛貌。流離，猶“淋漓”。

［2］終朝：從旦至食時。李善注：“《毛詩》曰‘終朝采綠’，終朝謂從旦至食時。”

［3］囂然：飢餓貌。囂，通“枵”，空虚。

［4］“曾子”二句：語本《禮記·檀弓上》。曾子，名參，字子輿，孔子弟子，以孝著稱。　銜：含。

［5］夜分：夜半。

NOTE

［6］低迷：昏昏沉沉。

［7］殷憂：深憂。

［8］瞑：睡眠，這個意思後來寫作“眠”。李善注嵇康《養生論》：“瞑，古眠字。”

［9］醇醴：厚味酒。

［10］赫然：顯明貌。　殊觀：變色。

夫爲稼於湯之世，偏有一溉之功者[1]，雖終歸於燋爛，必一溉者後枯。然則，一溉之益固不可誣也[2]。而世常謂一怒不足以侵性，一哀不足以傷身，輕而肆之，是猶不識一溉之益，而望嘉穀於旱苗者也。是以君子知形恃神以立，神須形以存，悟生理之易失[3]，知一過之害生。故修性以保神，安心以全身，愛憎不棲於情[4]，憂喜不留於意，泊然無感[5]，而體氣和平[6]；又呼吸吐納，服食養身，使形神相親，表裏俱濟也。

夫田種者[7]，一畝十斛，謂之良田，此天下之通稱也。不知區種可百餘斛[8]。田、種一也[9]，至於樹養不同[10]，則功效相懸。謂商無十倍之價，農無百斛之望，此守常而不變者也。

［1］偏：獨。

［2］誣：輕視。

［3］生理：等於説“生機”。

［4］棲：停留。

［5］泊然：恬惔無欲貌。

［6］體氣和平：即體平氣和。身體健康，氣血和匀。

［7］田種（zhòng）：散播漫種的耕種方法。

［8］區種：相傳商湯時，伊尹始創“區種”法。把農作物種在帶狀低畦或方形淺穴的區域內，精耕細作，集中施肥，灌水，合理密植。此法較“田種”先進。

［9］種（zhǒng）：種子。

［10］樹養：種植管理的方法。

且豆令人重[1]，榆令人瞑[2]，合歡蠲忿[3]，萱草忘憂[4]，愚智所共知也。薰辛害目[5]，豚魚不養[6]，常世所識也。虱處頭而黑[7]，麝食柏而香[8]，頸處險而癭[9]，齒居晉而黄[10]。推此而言，凡所食之氣，蒸性染身[11]，莫不相應。豈惟蒸之使重而無使輕，害之使暗而無使明，薰之使黄而無使堅，芬之使香而無使延哉[12]？

故神農曰“上藥養命，中藥養性”者，誠知性命之理，因輔養以通也。而世人不察，惟五穀是見，聲色是躭，目惑玄黄[13]，耳務淫哇[14]。滋味煎其府藏，醴醪鬻其腸胃[15]，香芳腐其骨髓，喜怒悖其正氣，思慮銷其精神，哀樂殃其平粹[16]。夫以蕞爾之軀[17]，攻之者非一塗[18]。易

NOTE

竭之身，而外内受敵。身非木石，其能久乎？

［1］且：語首助詞。　豆令人重：《神農本草經》："黑大豆，久服，令人身重。"

［2］榆：即榆樹，陶弘景言其"初生莢仁以作糜羹，令人多睡"。

［3］合歡：一名馬纓花。《神農本草經》："合歡味甘平，主安五臟，利心志，令人歡樂無憂。久服輕身明目得所欲。"　蠲（juān）：消除。

［4］萱草：同"諼草""藼草"。《詩經·衛風·伯兮》："焉得諼草？言樹之背。"毛傳："諼草令人忘憂。"《説文解字》："藼，令人忘憂草也。"

［5］薰辛：指大蒜。薰，通"葷"。李善注引《養生要》曰："大蒜多食，葷辛害目。"

［6］豚魚：即河豚。肝、血液、卵巢有劇毒。寇宗奭云："味雖珍美，修治失法，食之殺人。"

［7］"虱處頭"句：《抱朴子》認爲頭虱著人漸白，身虱處頭漸黑。

［8］"麝食柏"句：陶弘景曰："麝形似獐而小，黑色，常食柏葉……五月得香。"

［9］"頸處險"句：意爲生活在山區的人，頸部易生瘻瘤。《呂氏春秋·盡數》："輕水所，多禿與癭人。"險，通"岩"，山崖。

［10］"齒居晉"句：意爲生活在晉地之人，牙齒容易變黄。晉地產棗，《本草綱目》言："啖棗多，令人齒黄生䘌"。

［11］蒸性染身：陶冶情志，染化形體。

［12］延：據黄省曾注，當爲"脠（shān）"，生肉醬，引申为羶气。戴明揚《嵇康集校注》認爲"麝食柏葉而香，亦有禽獸因蒸染而得羶者也。"

［13］玄黄：《周易·坤卦·文言》："夫玄黄者，天地之雜也，天玄而地黄。"此指自然界的事物。

［14］淫哇：淫邪之聲。

［15］鬻：同"煮"，此指傷害。

［16］平粹：寧静純粹的情緒。呂延濟注："謂純和之性也。"

［17］蕞（zuì）爾：小貌。

［18］塗：通"途"。道路。

其自用甚者[1]，飲食不節，以生百病，好色不倦，以致乏絕，風寒所災，百毒所傷，中道夭於衆難。世皆知笑悼[2]，謂之不善持生也。至於措身失理[3]，亡之於微，積微成損，積損成衰，從衰得白，從白得老，從老得終，悶若無端[4]。中智以下，謂之自然。縱少覺悟，咸歎恨於所遇之初，而不知慎衆險於未兆。是由桓侯抱將死之疾[5]，而怒扁鵲之先見，以覺痛之日，爲受病之始也。害成於微，而救之於著，故有無功之治；馳騁常人之域，故有一切之壽[6]。仰觀俯察，莫不皆然。以多自證，以同自慰，謂天地之理，盡此而已矣。縱聞養生之事，則斷以所見，謂之不然；其次狐疑，雖少庶幾[7]，莫知所由；其次自力服藥，半

NOTE

年一年，勞而未驗，志以厭衰，中路復廢。或益之以畎澮[8]，而泄之以尾閭[9]，欲坐望顯報者；或抑情忍欲，割棄榮願，而嗜好常在耳目之前，所希在數十年之後，又恐两失，内懷猶豫，心戰於内，物誘於外，交賒相傾[10]，如此復敗者。

夫至物微妙，可以理知，難以目識。譬猶豫章生七年，然後可覺耳[11]。今以躁競之心，涉希静之塗[12]，意速而事遲，望近而應遠，故莫能相終。

夫悠悠者既以未效不求[13]，而求者以不專喪業，偏恃者以不兼無功，追術者以小道自溺。凡若此類，故欲之者萬無一能成也。

［1］自用：自行其是。

［2］笑悼：譏笑哀歎。李善注："謂笑其不善養生，而又哀其促齡也。"

［3］措身：安身。

［4］悶若：渾然不覺貌。若，詞尾。《莊子·德充符》："悶然而後應。"陸德明《釋文》云："不覺貌。"　無端：沒有頭緒。

［5］由：通"猶"。

［6］一切：一般。漢應劭《風俗通義·過譽》："（霍）去病外戚末屬，一切武夫，尚能抗節洪毅，而（皇甫）規世家純儒，何獨負哉？"

［7］庶幾：差不多。贊揚之詞。

［8］畎澮（quǎnkuài）：田間水溝。此喻稀少。

［9］尾閭：傳説中海水歸向之處。比喻多。

［10］交：近。　賒：遠。　傾：排斥。

［11］豫章：枕木與樟木。《史記·司馬相如列傳》張守節《正義》："二木生至七年，枕樟乃可分别。"

［12］希静：無聲。此指清心寡欲的修煉。

［13］悠悠者：衆多。《史記·孔子世家》："悠悠者天下皆是也。"

善養生者則不然也，清虚静泰，少私寡欲。知名位之傷德，故忽而不營，非欲而强禁也；識厚味之害性，故棄而弗顧，非貪而後抑也。外物以累心不存[1]，神氣以醇白獨著[2]。曠然無憂患[3]，寂然無思慮[4]。又守之以一[5]，養之以和，和理日濟，同乎大順[6]。然後蒸以靈芝，潤以醴泉[7]，晞以朝陽[8]，綏以五絃[9]，無爲自得，體妙心玄。忘歡而後樂足，遺生而後身存[10]。若此以往，庶可與羨門比壽[11]，王喬争年[12]，何爲其無有哉！

［1］累心：使心受累。

［2］醇白：純潔。

［3］曠然：開朗貌。

［4］寂然：安静貌。

［5］一：純一。指“道”和“理”。《老子》第二十二章：“是以聖人抱一爲天下式。”

［6］大順：自然。語見《老子》第六十五章。

［7］醴泉：甘美的泉水。

［8］晞（xī）：曬。

［9］綏：安撫。　　五絃：指音樂。

［10］遺生：忘却自我的存在。

［11］羨門：即羨門子高，神話人物。事見《史記·秦始皇本紀》等。

［12］王喬：即王子喬，神話人物。一説名晉，字子晉，相傳爲周靈王太子。喜吹笙作鳳凰鳴聲，爲浮丘公引往嵩山修煉，三十餘年後升天。事見《列仙傳》。

句讀訓練

夫養性者欲所習以成性性自爲善不習無不利也性既自善内外百病皆悉不生禍亂災害亦無由作此養性之大經也善養性者則治未病之病是其義也故養性者不但餌藥飡霞其在兼於百行百行周備雖絶藥餌足以遐年德行不充縱服玉液金丹未能延壽故老子曰善攝生者陸行不遇虎兕此則道德之祜也豈假服餌而祈遐年哉聖人所以製藥餌者以救過行之人也故愚者抱病歷年而不修一行纏痾沒齒終無悔心此其所以岐和長逝彭跗永歸良有以也嵇康曰養生有五難名利不去爲一難喜怒不除爲二難聲色不去爲三難滋味不絶爲四難神慮精散爲五難五者必存雖心希難老口誦至言咀嚼英華呼吸太陽不能不迴其操不夭其年也五者無於胸中則信順日躋道德日全不祈善而有福不求壽而自延此養生之大旨也然或有服膺仁義無甚泰之累者抑亦其亞歟（《備急千金要方·養性序》）

NOTE

三五、大醫精誠

【題解】 本文節選自1955年人民衛生出版社影印宋刻本《備急千金要方》卷一。作者孫思邈（581—682年），京兆華原（今陝西耀縣）人，唐代著名醫學家和藥物學家，被譽爲一代良醫，人稱“藥王”。著有《備急千金要方》《千金翼方》各三十卷，系統總結唐代以前的醫藥學成就，是我國現存最早的臨床醫學百科全書。本文論述了有關醫德修養的兩個問題，一是“精”，即醫技要精湛；二是“誠”，即品德要高尚。

張湛曰[1]：“夫經方之難精[2]，由來尚矣[3]。”今病有内同而外異[4]，亦有内異而外同，故五藏六府之盈虚，血脈榮衛之通塞[5]，固非耳目之所察，必先診候以審之。而寸口關尺，有浮沈絃緊之亂；俞穴流注，有高下淺深之差；肌膚筋骨，有厚薄剛柔之異。惟用心精微者，始可與言於兹矣。今以至精至微之事[6]，求之於至麤至淺之思[7]，其不殆哉？若盈而益之，虚而損之，通而徹之，塞而壅之，寒而冷之，熱而温之，是重加其疾。而望其生，吾見其死矣。故醫方卜筮[8]，藝能之難精者也，既非神授，何以得其幽微？世有愚者，讀方三年，便謂天下無病可治；及治病三年，乃知天下無方可用。故學者必須博極醫源，精勤不倦，不得道聽途説，而言醫道已了，深自誤哉！

[1] 張湛：東晉學者，懂醫術，善養生。著有《列子注》和《養生要集》。

[2] 經方：通常指張仲景《傷寒論》《金匱要略》中所記載的方劑。此泛指醫道。

[3] 尚：久遠。

[4] 今：句首語氣助詞，猶言“夫”。

[5] 榮：通“營”。

[6] 今：假設連詞，猶言“若”。

[7] 麤：同“粗”。

[8] 卜筮（shì）：古時預測吉凶，用龜甲稱卜，用蓍草稱筮，合稱卜筮。

凡大醫治病，必當安神定志，無欲無求，先發大慈惻隱之心，誓願普救含靈之苦[1]。若有疾厄來求救者，不得問其貴賤貧富，長幼妍蚩[2]，怨親善友，華夷愚智，普同一等，皆如至親之想，亦不得瞻前顧後，自慮吉凶，護惜身命。見彼苦惱，若己有之，深心悽愴，勿避嶮

NOTE

巇[3]、晝夜、寒暑、飢渴、疲勞，一心赴救，無作功夫形跡之心[4]。如此可爲蒼生大醫，反此則是含靈巨賊。自古名賢治病，多用生命以濟危急，雖曰賤畜貴人，至於愛命，人畜一也。損彼益己，物情同患，況於人乎[5]！夫殺生求生，去生更遠，吾今此方所以不用生命爲藥者，良由此也。其虻蟲、水蛭之屬[6]，市有先死者，則市而用之，不在此例。只如雞卵一物，以其混沌未分[7]，必有大段要急之處[8]，不得已隱忍而用之[9]。能不用者，斯爲大哲，亦所不及也。其有患瘡痍、下痢，臭穢不可瞻視，人所惡見者，但發慚愧悽憐憂恤之意，不得起一念蔕芥之心[10]，是吾之志也。

［1］含靈：指具有靈性的人類。

［2］妍蚩（yánchī）：美醜。妍，美麗。蚩，通“媸”，醜陋。

［3］嶮巇（xiǎnxī）：險峻崎嶇。嶮，同“險”。

［4］功夫形跡：指顯示本領。

［5］況於：何況。

［6］蝱：同“虻”。

［7］混沌：渾然一體，不可分剖貌。

［8］大段：猶言十分。

［9］隱忍：克制忍耐。

［10］蔕芥：同“芥蔕”。細小的梗塞物。比喻積在心中的怨恨、不滿或不快。

夫大醫之體[1]，欲得澄神内視[2]，望之儼然[3]，寬裕汪汪[4]，不皎不昧。省病診疾，至意深心；詳察形候，纖毫勿失；處判鍼藥，無得參差[5]。雖曰病宜速救，要須臨事不惑。惟當審諦覃思[6]，不得於性命之上，率爾自逞俊快[7]，邀射名譽[8]，甚不仁矣！又到病家，縱綺羅滿目[9]，勿左右顧眄[10]，絲竹湊耳[11]，無得似有所娱，珍羞迭薦[12]，食如無味，醽醁兼陳[13]，看有若無。所以爾者，夫一人向隅，滿堂不樂[14]，而況病人苦楚，不離斯須。而醫者安然懽娱，傲然自得，兹乃人神之所共恥，至人之所不爲[15]。斯蓋醫之本意也。

［1］體：风度。

［2］澄神：安定精神。澄，安定。　內視：内心反省。

［3］儼然：嚴肅莊重的樣子。

［4］寬裕：寬大，寬容。　汪汪：深廣貌。

［5］參差（cēncī）：差錯。

［6］審諦：仔細觀察。　覃（tán）思：深思。

［7］率爾：輕率貌。　俊快：灑脱迅捷。

［8］邀射：追求；謀取。

NOTE

［9］綺羅：指穿着綺羅的人。多爲貴婦、美女之代稱。

［10］顧眄（miǎn）：回視，斜視。眄，斜视。

［11］絲竹：絃樂器與竹管樂器的總稱。亦泛指音樂。 凑：聚集。

［12］珍羞：亦作“珍饈”。珍美的肴饌。

［13］醽醁（línglù）：亦作“醽渌”。美酒名。

［14］“夫一人”二句：謂满堂之上，一人不樂，衆皆爲之不歡。語本漢·劉向《説苑·貴德》。

［15］至人：指思想或道德修養最高超的人。

夫爲醫之法，不得多語調笑，談謔諠譁[1]，道説是非，議論人物，衒燿聲名[2]，訾毁諸醫，自矜己德，偶然治差一病，則昂頭戴面，而有自許之貌，謂天下無雙，此醫人之膏肓也[3]。

老君曰[4]：“人行陽德，人自報之；人行陰德，鬼神報之。人行陽惡，人自報之；人行陰惡，鬼神害之。”尋此貳途，陰陽報施，豈誣也哉[5]？所以醫人不得恃己所長，專心經略財物[6]，但作救苦之心，於冥運道中，自感多福者耳。又不得以彼富貴，處以珍貴之藥，令彼難求，自衒功能[7]，諒非忠恕之道[8]。志存救濟，故亦曲碎論之[9]，學者不可恥言之鄙俚也。

［1］談謔（xuè）：談笑戲謔。諠譁：聲大而嘈雜。諠，同“喧”。譁，同“嘩”。

［2］衒燿：賣弄誇耀。

［3］膏肓：比喻難以救藥的失誤或缺點。參見本書《秦醫緩和》。

［4］老君：指老子。李老君或太上老君的省稱。

［5］誣：虚假。

［6］經略：谋取。

［7］功能：才能。

［8］忠恕：儒家的一種道德規範。忠，謂盡心爲人。恕，謂推己及人。

［9］曲碎：細碎。

句讀訓練

孫思邈京兆華原人也七歲就學日誦千余言弱冠善談莊老及百家之説兼好釋典洛州總管獨孤信見而歎曰此聖童也但恨其器大難爲用也周宣帝時思邈以王室多故乃隱居太白山隋文帝輔政乃徵爲國子博士稱疾不起嘗謂所親曰過五十年當有聖人出吾方助之以濟人及太宗即位召詣京師嗟其容色甚少謂曰故知有道者誠可尊重羡門廣成豈虚言哉將授以爵位固辭不受顯慶四年高宗召見拜諫議大夫又固辭不受當時知名之士宋令文孟诜盧照鄰等執師資之禮以事焉照鄰有惡疾醫所不能愈乃問思邈名醫愈疾其道

何如思邈曰吾聞善言天者必質之於人善言人者亦本之於天天有四時五行寒暑疊代其轉運也和而爲雨怒而爲風凝而爲霜雪張而爲虹霓此天地之常數也人有四支五藏一覺一寐呼吸吐納精氣往來流而爲榮衛彰而爲氣色發而爲音聲此人之常數也陽用其形陰用其精天人之所同也及其失也蒸則生熱否則生寒結而爲瘤贅陷而爲癰疽奔而爲喘乏竭而爲燋枯診發乎面變動乎形推此以及天地亦如之故五緯盈縮星辰錯行日月薄蝕孛彗飛流此天地之危診也寒暑不時天地之蒸否也石立土踴天地之瘤贅也山崩土陷天地之癰疽也奔風暴雨天地之喘乏也川瀆竭涸天地之燋枯也良醫導之以藥石救之以鍼劑聖人和之以至德輔之以人事故形體有可愈之疾天地有可消之災又曰膽欲大而心欲小智欲圓而行欲方詩曰如臨深淵如履薄冰謂小心也赳赳武夫公侯干城謂大膽也不爲利回不爲義疚行之方也見機而作不俟終日智之圓也（節選自《舊唐書·孫思邈傳》）

NOTE

三六、與崔連州論石鐘乳書

【題解】 本文選自《四库全書·集部》影印本《柳河東集》卷三十二。作者柳宗元（773—819年），字子厚，河東（今山西永濟）人，世稱“柳河東”。任監察御史。參加王叔文集團的革新運動失敗後，被貶爲永州司馬，後改爲柳州刺史，卒於柳州。他與韓愈倡導古文運動，同列爲唐宋八大家。有《河東先生集》，今人輯有《柳宗元集》。崔連州，名簡，字子敬，是柳宗元的表姐夫，曾任連州（在今廣東）刺史，故稱崔連州。本文鍼對崔簡所謂石鐘乳“土之所出乃良，無不可”的觀點加以駁斥，廣徵博引，多方論證了“不必唯土之信”的觀點。

宗元白[1]：前以所致石鐘乳非良[2]，聞子敬所餌與此類[3]，又聞子敬時憒悶動作[4]，宜以爲未得其粹美[5]，而爲麄礦燥悍所中[6]。懼傷子敬醇懿[7]，仍習謬誤[8]，故勤勤以云也[9]。

［1］白：稟告。

［2］致：贈送。　石鐘乳：亦稱鐘乳石，别名滴乳石、鵝管石等。由含碳酸鈣的水溶液逐漸蒸發凝結而成。《神農本草經·石部·石鐘乳》：“石鐘乳，味甘，温。主咳逆上氣，明目益精，安五藏。”古代傳説久服可以延年成仙，一度服食成風。

［3］餌：服食。

［4］憒（kuì）悶：心亂煩悶。

［5］宜：大概。

［6］麄：同“麤”。

［7］醇懿（yì）：品性樸厚純美，此喻“貴體”。

［8］仍習：沿襲。

［9］勤勤：懇切貌。

再獲書辭[1]，辱徵引地理證驗多過數百言[2]，以爲土之所出乃良[3]，無不可者。是將不然[4]。夫言土之出者，固多良而少不可，不謂其咸無不可也。草木之生者依於土，然即其類也，而有居山之陰陽[5]，或近水，或附石，其性移焉。又況鐘乳直産於石，石之精麄疎密[6]，尋尺特異[7]，而穴之上下、其土之厚薄、石之高下不可知，則其依而産者，固不一性。然由其精密而出者，則油然而清[8]，炯然而輝[9]，其竅滑以夷[10]，其肌廉以微[11]，食之使人榮華温柔[12]，其氣宣流[13]，生胃通腸，壽善康寧，心平意舒，其樂愉愉[14]。由其麄踈而下者，則奔突結澁[15]，乍大乍小[16]，色如枯骨，或類死灰，淹顇不發[17]，叢齒積纇[18]，重濁頑璞[19]，食之使人偃蹇壅鬱[20]，泄火生風，戟喉癢肺[21]，幽關不聰[22]，心煩喜怒，肝舉氣剛，不能和平，故君子慎焉。取其色之美，而不必唯土之信，以求其至精，凡爲此也。幸子敬餌之近，不至於是，故可止禦也[23]。

[1] 再：第二次。

[2] 辱：謙詞，猶言“承蒙”。　證驗：證據。

[3] 土：產地。

[4] 將：殆，大概。

[5] 山之陰陽：山之北南。山南爲陽，山北爲陰。

[6] 踈：同“疏”。

[7] 尋尺：謂距離很短。尋，八尺。

[8] 油然：色澤光潤貌。

[9] 烱然：明亮貌。烱，同“炯”。

[10] 夷：平。

[11] 肌：指表面。　廉以微：潔淨而細密。廉，潔淨。

[12] 榮華：指氣色。　温柔：指潤澤柔和。

[13] 宣流：通暢。

[14] 愉愉：舒暢貌。

[15] 奔突結澁：形容劣質石鐘乳形狀不規則。奔突，橫衝直撞。結澁，表面疙疙瘩瘩。澁，同“澀”。

[16] 乍：忽。

[17] 淹顇不發：謂劣質鐘乳石質地敗壞而不生長。淹顇，敗壞。顇，同“悴”。發，生長。

[18] 叢：聚結。　纇（lèi）：疙瘩。

[19] 頑璞：未加工的玉石。形容劣質石鐘乳形態粗陋。

[20] 偃蹇：指血氣滯阻。　壅鬱：指血氣鬱結。

[21] 戟：刺激。

[22] 幽關：指聽力。

[23] 止禦：制止。

必若土之出無不可者[1]，則東南之竹箭[2]，雖旁岐揉曲[3]，皆可以貫犀革[4]；北山之木，雖離奇液瞞[5]、空中立枯者[6]，皆可以梁百尺之觀[7]，航千仞之淵[8]；冀之北土，馬之所生[9]，凡其大耳短脰[10]、拘攣踠跌[11]、薄蹄而曳者[12]，皆可以勝百鈞[13]，馳千里；雍

NOTE

之塊璞[14]，皆可以備砥礪[15]；徐之糞壤[16]，皆可以封太社[17]；荆之茅[18]，皆可以縮酒[19]；九江之元龜[20]，皆可以卜；泗濱之石[21]，皆可以擊考[22]。若是而不大謬者少矣。其在人也，則魯之晨飲其羊、關轂而輠輪者[23]，皆可以爲師儒；盧之沽名者，皆可以爲太醫[24]；西子之里惡而矉者[25]，皆可以當侯王[26]；山西之冒沒輕儳、沓貪而忍者[27]，皆可以鑿凶門、制閫外[28]，山東之稚騃樸鄙、力農桑、啖棗栗者[29]，皆可以謀謨於廟堂之上[30]。若是則反倫悖道甚矣[31]。何以異於是物哉[32]！

[1] 必：如果。

[2] 竹箭：即篠（xiǎo），細竹，節寬質堅，適於做箭矢。《爾雅·釋地》："東南之美者，有會稽之竹箭焉。"

[3] 旁岐：當爲"旁歧"，旁枝。《釋名·釋道》："二達曰旁歧，物兩爲歧，在邊爲旁。"

[4] 貫：穿透。　犀革：犀牛皮。用來做鎧甲，稱犀甲。

[5] 離奇：樹幹盤曲貌。　液瞞：當爲"液樠"，脂液流出。樠（mán），滲溢貌。

[6] 空中：猶中空。

[7] 梁：名詞用如動詞，作大梁。　觀：樓臺。

[8] 航：船。名詞用如動詞。　仞：古代長度單位，八尺爲一仞。一説七尺爲一仞。

[9] "冀之"二句：語出《左傳·昭公四年》。冀，冀州，今河北、山西北部一帶。古人認爲冀州之北是良馬的產地。

[10] 脰（dòu）：頸項。

[11] 拘攣：指腿部肌肉抽搐，難以伸展自如。　踠（wò）跌：手足拳曲而顛仆。

[12] 曳（yè）："曳"的訛字，指拖在地上。

[13] 勝：能够承受。　鈞：重量單位，三十斤爲一鈞。

[14] 雍：古雍州。在今陝甘一帶。　塊璞：指土塊。璞，通"墣"。

[15] 備：充當。　砥礪：磨刀石。

[16] 徐：古徐州。包括今江蘇、山東、安徽的部分地區。傳説該地出產五色土，作爲貢品。

[17] 封：建築。　太社：帝王祭祀土神、穀神的場所。天子太社以五色土爲壇，分封諸侯時，王者按封地所在方位取壇上一色土授之，供在封國內立社之用。

[18] 荆：古荆州。在今湖北、湖南地區。

[19] 縮酒：古代束茅立之祭前，澆酒其上，酒滲下，若神飲之，故謂之縮酒。見《周禮·天官·甸師》"祭祀共蕭茅"鄭玄注引鄭大夫曰。

[20] 元龜：大龜。古代用於占卜。

［21］泗濱之石：出於泗水之濱的石頭，也稱“泗石”，可以做磬。見《書·禹貢》“泗濱浮磬”孔傳。

［22］擊考：敲打。

［23］“魯之”二句：指羊販子和製作車輪的工匠欺詐牟利。據《孔子家語·相魯》載，魯國有個叫沈猶氏的羊販，“常朝飲其羊，以詐市人”。又，據《禮記·雜記下》載，輪人用手杖穿入車轂中轉動輪子。關，貫穿。轂（gǔ），車輪的中心部件，内有圓孔以插軸，外接車輻。輠（huì），回轉。

［24］“盧之”二句：春秋時齊地，今山東省長清縣西南。因扁鵲是盧人，世稱“盧醫”，故下文言“皆可以爲太醫”。沽名，指獲取名聲。

［25］“西子”句：指西施鄉里相貌醜陋而模仿西施皺眉的女子。語出《莊子·天運》“效顰”的典故。惡，醜陋。矉，通“顰”，皺眉。

［26］當：匹配。

［27］“山西”句：指莽撞輕率、貪婪殘忍的人。冒沒（mò），輕率。輕儳（chán），沒有長幼尊卑之分。沓（tà），貪婪。山西，指崤山函谷關以西地區，即關西。下文“山東”則指關東。《漢書·趙充國傳》：“秦漢以來，山西出將，山東出相。”

［28］鑿凶門、制閫（kǔn）外：均指當將軍。古代將領出征時，依照喪禮，要鑿一扇朝北的門（即凶門），由此出發，以表示必死的决心。又，《史記·張釋之馮唐列傳》：“臣聞上古王者之遣將也，跪而推轂，曰：閫以内者寡人制之，閫以外者將軍制之。”閫，郭門的門檻。

［29］騃：同“呆”。

［30］謀謨（mó）：謀劃。　　廟堂：指朝廷。

［31］倫：道理。　　悖：違背。

［32］“何以”句：意爲您的觀點與這些荒謬的看法有什麽不同呢？

是故經中言丹砂者，以類芙蓉而有光；言當歸者，以類馬尾蠶首；言人參者，以人形；黄芩以腐腸；附子八角；甘遂赤膚。類不可悉數。若果土宜乃善[1]，則云生某所，不當又云某者良也。又，經注曰：“始興爲上[2]，次乃廣、連[3]，則不必服。”正爲始興也。今再三爲言者，惟欲得其英精，以固子敬之壽，非以知藥石角技能也[4]。若以服餌不必利己，姑務勝人而誇辯博[5]，素不望此於子敬。其不然明矣，故畢其説。宗元再拜。

［1］土宜乃善：產地適宜的才是好的。

［2］始興：地名。在今廣東。

［3］廣、連：廣州、連州。

［4］角（jué）：較量。

［5］辯博：指博學。

NOTE

句讀訓練

河東柳子厚斯人望而敬者歟子厚始以童子有奇名於貞元初至九年爲名進士十有九年爲材御史二十有一年以文章稱首入尚書爲禮部員外郎是歲以疎雋少檢獲訕出牧邵州又謫佐永州居十年詔書徵不用遂爲柳州刺史五歲不得召歸病且革留書抵其友中山劉禹錫曰我不幸卒以謫死以遺草累故人禹錫執書以泣遂編次爲四十五通行於世子厚之喪昌黎韓退之志其墓且以書來吊曰哀哉若人之不淑吾嘗評其文雄深雅健似司馬子長崔蔡不足多也安定皇甫湜於文章少所推讓亦以退之言爲然（節選自唐・劉禹錫《河東先生集・序》）

NOTE

三七、贈賈思誠序

【題解】 本文選自中華書局《四部備要》影印本《宋文憲公全集》卷四十四。作者宋濂（1310—1381年），字景濂，號潛溪，浦江（今屬浙江）人，元末明初著名文學家、史學家。曾被明太祖朱元璋譽爲“開國文臣之首”，與高啓、劉基並稱爲“明初詩文三大家”。主修《元史》，著有《宋學士全集》七十五卷。本文通過記述張君勤政愛民，“以勞而致疾”，賈思誠醫德高尚，對患者“如手足之親”之事，借此批評敲骨吸髓的官吏和自私冷漠的醫生，期盼優秀的地方官吏能杜絕官政苛虐的弊端。

同里張君以書來謂濂曰：“壬辰之秋[1]，兵發中原。大江之南，所在皆繹騷[2]。時惟伯嘉納公持部使者節來涖浙東[3]，慎簡羣材[4]，官而任之，以保障乎一方。余雖不敏，公不以爲無似[5]，俾攝録事判官[6]。判官職在撫治一城生聚[7]，凡其捍禦綏輯之策[8]，不憚晝夜而勤行之，以酬公知遇之萬一。然節宣之功不加[9]，日積月深，以勞而致疾。疾之初作，大熱發四體中[10]，繼之以昏仆。迨其甦也，雙目運眩[11]，耳中作秋蟬鳴，神思恍惚，若孑孑然離羣而獨立[12]，若御驚飆而遊行太空[13]，若乘不繫之舟以簸蕩於三峽四溟之閒[14]，殊不能自禁[15]。聞丹溪朱先生彥修醫名徧四方，亟延治之。先生至，既脈曰：‘内摇其真，外勞其形，以虧其陰，以耗其生，宜收視返聽於太虚之庭[16]，不可專藉藥而已之也。’因屬其高第弟子賈君思誠留以護治之。賈君即視余如手足之親，無所不致其意。慮余怒之過也，則治之以悲；悲之過也，則治之以喜；喜之過也，則治之以恐；恐之過也，則治之以思；思之過也，則治之以怒。左之右之[17]，扶之掖之[18]，又從而調柔之[19]。不特此也，其逆厥也[20]，則藥其涌泉以寤之；其怔忡也[21]，則按其心俞而定之。如是者數年，不可一朝夕離去。寧食不鮮羞，衣不裼裘[22]，何可一日以無賈君？寧士不魯鄒，客不公侯[23]，何可一日以無賈君？余疾於是乎告瘳，而賈君有功於余者甚大矣！子幸賜之一言，多賈君之善，而昭余之不敢忘德於賈君，不識可不可乎？”

[1] 壬辰：元至正十二年（1352年）。

[2] 繹騷：騷動；擾動。同義詞連用。見《詩·大雅·常武》馬瑞辰通釋。

[3] 伯嘉納：人名。　部使者：官名。　節：符節。古代使臣所持以作憑

NOTE

證。　　涖（lì）：同“莅”，治理。

［4］簡：選擇；選用。

［5］無似：謙詞，猶言不肖。

［6］攝：代理。　　録事：即“録事司”，官署名。金、元管理城市民政的機構，下設判官。　　判官：官名，爲地方长官的僚属，辅理政事。

［7］撫治：安撫治理。　　生聚：指人民。

［8］捍禦：防衛，抵禦。　　綏輯：安撫集聚。

［9］節宣：指或裁制或布散以調適之，使氣不散漫，不壅閉。加，增益。

［10］四體：指整個身體。

［11］運眩：眼花。謂看東西模糊不清。運，通“暈”。

［12］孑孑（jiéjié）：孤單。

［13］驚飆（biāo）：狂風。

［14］三峽四溟：泛指河海。　　三峽：四川、湖北两省境内長江上游的瞿塘峽、巫峽和西陵峽的合稱。　　四溟：四海，四方之海。

［15］自禁：猶自製。自己克制自己。

［16］收視返聽：即“收視反聽”。謂不視不聽。形容專心致志，心無旁騖。　　太虚之庭：謂空寂玄奥之境。

［17］左：佐助。後作“佐”。　　右：幫助。後作“佑”。

［18］扶：幫助。　　掖：扶持。

［19］調柔：調和順適。

［20］逆厥：謂突然昏倒，不省人事。

［21］怔忡：自覺心跳劇烈的證候。

［22］裼（xī）裘：古行禮時，袒外衣而露裼衣，且不盡覆其裘，謂之裼裘。用作動詞，穿着裼裘。

［23］公侯：泛指有爵位的貴族和官高位顯的人。用作動詞，做公侯。

余發張君之書，重有感焉。世之爲民宰者[1]，恆飽食以嬉，其視吾民之顛連[2]，漠然若秦越肥瘠之不相維繫[3]，非惟不相維繫，又鹽其髓、刳其膏而不知止[4]，孰有如張君勤民成疾者乎？世之醫者，酬接之繁，不暇雍容[5]，未信宿輒謝去[6]，至有視不暇脈，脈不暇方，而不可挽留者，孰有如賈君調護數年之久而不生厭者乎？是皆可書。余方執筆以從文章家之後，此而不書，烏乎書？

雖然，今之官政苛虐，敲撲椎繫[7]，惟日不足，我民病此久矣[8]。我瞻四方，何林林乎[9]！州邑之閒，其有賢牧宰能施刀圭之劑以振起之者乎[10]？設有是，余雖不敏，猶能研墨濡毫，大書而不一書[11]。是爲序。

NOTE

［1］民宰：地方官吏。

［2］顛連：困苦。

［3］秦越：春秋時秦在西北，越居東南，相距極遠。詩文中常並舉以喻疏遠隔膜，互不相關。

［4］盬（gǔ）：吸飲。 剞：挖，挖空。

［5］不暇：沒有時間，來不及。 雍容：從容不迫。

［6］信宿：謂兩三日。

［7］敲撲：敲打鞭笞。 椎繫：捶打。繫，當是“擊”訛字。

［8］病：怨恨；不满。

［9］林林：衆多貌。

［10］牧宰：泛指州縣長官。州官稱牧，縣官稱宰。

［11］大書：鄭重記載。

句讀訓練

處暗室者具目之形而不能覩一室之中則必戚焉不樂思火而燭穴而牖然後以爲快矧瞽而不覩日月之光八荒之大泰山之高如夜索途而莫知所從則衣之以文繡享之以五鼎勢與王公等亦必不樂也苟有能治之者使昭昭然見日月之明八荒之大泰山之高將不遠千里造之以求其大快於己夫有大快於己雖無文繡之衣五鼎之享王公孰加焉此皆樂之至矣雲間沈光明者其先世嘗受術於龍樹師内障凡三十有六外障凡三十有六悉能治而去之不啻金篦刮膜而始之無所覩者毫芒可辨也光明克世其學邑之大夫士咸稱之余始而疑終而信既而竊歎之曰天下之瞽於目者有良醫以治之瞽於心者獨無良醫乎瞽於目者什一而瞽於心者恒什九明於日月者弗之察大於八荒者弗之顧高於泰山者弗之見由是是非邪正之無别禍其身而蠹其國豈非瞽之深者欤心之瞽甚於目之瞽治其心者愈於治其目矣潤之以六藝廣之以道德塞可通也蒙可啓也徹乎遠近視之而無不周也極乎小大測之而無不合也則其爲快奚止於目之能覩邪余因彼而感於此矣今年秋賀璋者目病而視眊遂造光明治之既愈來求余言以贈之故爲書其説且俾吾學者有所警焉（明·貝瓊《清江貝先生文集·贈醫師沈光明序》）

三八、病家两要説

【題解】 本文選自1959年上海科技出版社影印岳峙樓藏版《景岳全書》卷三。作者簡介見本教材《類經·序》。《景岳全書》成書於1624年，是張介賓博採諸家之説、結合個人學術見解及臨證經驗撰寫而成的一部綜合性醫書，全書共六十四卷，分十六種。本文從病者的角度出發，提出擇醫之“两要”：一是“忌浮言”，二是“任真醫”。

醫不貴於能愈病，而貴於能愈難病；病不貴於能延醫，而貴於能延真醫。夫天下事，我能之，人亦能之，非難事也；天下病，我能愈之，人亦能愈之，非難病也。惟其事之難也，斯非常人之可知；病之難也，斯非常醫所能療。故必有非常之人，而後可爲非常之事；必有非常之醫，而後可療非常之病。第以醫之高下，殊有相懸。譬之升高者，上一層有一層之見，而下一層者不得而知之；行遠者，進一步有一步之聞，而近一步者不得而知之。是以錯節盤根[1]，必求利器，《陽春白雪》，和者爲誰？夫如是，是醫之於醫尚不能知，而矧夫非醫者[2]！昧真中之有假，執似是而實非。鼓事外之口吻[3]，發言非難；撓反掌之安危[4]，惑亂最易。使其言而是，則智者所見畧同，精切者已算無遺策[5]，固無待其言矣；言而非，則大隳任事之心[6]，見幾者寧袖手自珍[7]，其爲害豈小哉？斯時也，使主者不有定見，能無不被其惑而致悞事者，鮮矣！此浮言之當忌也[8]。

[1] 錯節盤根：也作“盤根錯節”。樹木根幹枝節盤曲交錯，不易砍伐。喻事物繁難複雜。

[2] 矧（shěn）：何況。

[3] 口吻：嘴唇。此指言辭。

[4] 撓：擾亂。

[5] 遺策：失算，失策。

[6] 隳（huī）：毁壞。此指挫傷，傷害。

[7] 見幾：事前洞悉事物細微的徵象。此指預知疾病的徵兆。

[8] 浮言：沒有根據的話。

又若病家之要，雖在擇醫，然而擇醫非難也，而難於任醫；任醫非難也，而難於臨事不惑，確有主持，而不致朱紫混淆者之爲更難也[1]。倘不知此，而偏聽浮議，廣集羣醫，則騏驥不多得，何非冀北駑羣[2]？帷幄有神籌[3]，幾見圯橋傑豎[4]？危急之際，奚堪庸妄之悮投？疑似之秋，豈可紛紜之錯亂？一着之謬[5]，此生付之矣。以故議多者無成，醫多者必敗。多，何以敗也？君子不多也。欲辨此多，誠非易也。然而尤有不易者，則正在知醫一節耳。

［1］朱紫混淆：比喻以邪亂正，真偽混淆。朱，正色。紫，雜色。語出《論語·陽貨》。

［2］駑群：指劣馬。

［3］帷幄：軍帳。　　籌：謀劃。

［4］圯橋傑豎：指張良。事見《史記·留侯世家》。圯橋，故址在今江蘇邳縣南小沂水上。相傳秦末張良在此橋遇黄石公，受得《太公兵法》。豎，小子。

［5］着（zhāo）：計策。

夫任醫如任將，皆安危之所關。察之之方，豈無其道？第欲以慎重與否觀其仁，而怯懦者實似之；穎悟與否觀其智，而狡詐者實似之；果敢與否觀其勇，而猛浪者實似之[1]；淺深與否觀其博[2]，而强辯者實似之。執抝者若有定見[3]，誇大者若有奇謀。熟讀幾篇，便見滔滔不竭；道聞數語，謂非鑿鑿有憑[4]？不反者，臨涯已晚；自是者，到老無能。執两端者[5]，冀自然之天功；廢四診者，猶瞑行之瞎馬。得穩當之名者，有躭閣之悮[6]；昧經權之玅者[7]，無格致之明[8]。有曰專門，决非通達，不明理性，何物聖神[9]？又若以己之心度人之心者，誠接物之要道，其於醫也則不可，謂人己氣血之難符[10]；三人有疑從其二同者，爲決斷之玅方，其於醫也亦不可，謂愚智寡多之非類。凡此之法，何非徵醫之道[11]？而徵醫之難，於斯益見。然必也小大方圓全其才[12]，仁聖工巧全其用[13]，能會精神於相與之際[14]，燭幽隱於玄冥之間者，斯足謂之真醫，而可以當性命之任矣。惟是皮質之難窺，心口之難辨，守中者無言[15]，懷玉者不衒[16]，此知醫之所以爲難也。故非熟察於平時，不足以識其藴蓄[17]；不傾信於臨事[18]，不足以盡其所長。使必待渴而穿井，鬥而鑄兵，則倉卒之間，何所趨賴[19]？一旦有急，不得已而付之庸劣之手，最非計之得者。子之所慎，齋戰疾[20]。凡吾儕同有性命之慮者，其毋忽於是焉！噫！惟是伯牙常有也[21]，而鍾期不常有[22]；夷吾常有也[23]，而鮑叔不常有[24]。此所以相知之難，自古苦之，誠不足爲今日怪。倘亦有因予言而留意於未然者，又孰非不治已病治未病，不

NOTE

治已亂治未亂之明哲乎！惟好生者畧察之！

［1］猛浪：即孟浪。鲁莽。

［2］淺深：義偏於“深”。

［3］執拗：堅持己見，固執任性。拗，同“拗”。

［4］鑿鑿：確實。

［5］執两端：左右不定。此謂處方施治模棱两可。

［6］躭閣：同“耽擱”。躭，同“耽”。閣，這個意義後寫作“擱”。

［7］經權：義偏於“權”。權宜，權變。　玅，同“妙”。

［8］格致：“格物致知”的省略。探究事物的原理而獲得知識。

［9］何物：何人。

［10］謂：通“爲”。因爲。下一“謂”字同。

［11］徵：察，驗。

［12］小大方圓：即心小、膽大、行方、智圓。語本《新唐書·孫思邈傳》。

［13］仁聖工巧：即神聖工巧。指望聞問切四診。語本《難經·六十一難》。

［14］會：集中。　與：交往。

［15］守中：保持内心的虚無清静。

［16］懷玉：懷才。

［17］蘊蓄：積聚。此指蓄積的才學。

［18］傾信：完全相信。傾，竭盡。

［19］趨賴：依賴。

［20］“子之所慎”二句：語見《論語·述而》。

［21］伯牙：春秋時人，以精於琴藝而著名。

［22］鍾期：即鍾子期。春秋時楚人，精於音律。伯牙鼓琴，志在高山流水，子期聽而知之。伯牙、鍾子期事見《吕氏春秋·本味》。

［23］夷吾：即管仲。名夷吾，字仲，春秋時齊人。初事公子糾，後相齊桓公，曾九合諸侯，一匡天下，使桓公成爲春秋五霸之一。

［24］鮑叔：即鮑叔牙。春秋時齊人。與管仲交，知其賢，向桓公進薦管仲，使其成就霸業。管仲、鮑叔牙事見《史記·管晏列傳》。

句讀訓練

萬物生成之道惟陰與陽非陽無以生生者神其化也非陰無以成成者立其形也人有陰陽即爲血氣陽主氣故氣全則神王陰主血故血盛則形强人生所賴惟斯而已然人之初生必從精始精之與血若乎非類而丹家曰涕唾精津汗血液七般靈物總屬陰由此觀之則凡屬水類無非一六所化而血即精之屬也但精藏於腎所蘊不多而血富於衝所至皆是葢其源源而來生化於脾總統於心藏受於肝宣布於肺施泄於腎灌溉一身無所不及故凡爲七竅之靈爲四肢之用爲筋骨之和柔爲肌肉之豐盛以至滋臟腑安神魂潤顔色充營衛精液

NOTE

得以通行二陰得以調暢凡形質所在無非血之用也是以人有此形惟賴此血故血衰則形萎血敗則形壞而百骸表裏之屬凡血虧之處則必隨所在而各見其偏廢之病倘至血脱則形何以立氣何所歸亡陰亡陽其危一也然血化於氣而成於陰陽虚固不能生血所以血宜温而不宜寒陽亢則最能傷陰所以血宜静而不宜動此盈虚性用之機苟能察其精義而得養營之道又何血病之足慮哉（節選自《景岳全書》卷三十《血證・論證》）

NOTE

三九、不失人情論

【題解】本文選自清康熙二十五年刻本《醫宗必讀》卷一。作者李中梓（1588—1655年），字士材，號念莪（é），華亭（今上海松江）人，明末著名醫學家。在醫療上重視脾腎，强調養陽。所著《醫宗必讀》《内經知要》《傷寒括要》《士材三書》《删補頤生微論》等書，簡明通俗，在醫學界頗有影響。本文係作者選取張介賓《類經·脉色類》“不失人情”句所加按語，分析病人、旁人、醫人之情。

嘗讀《内經》至《方盛衰論》，而殿之曰“不失人情”[1]，未嘗不瞿然起，喟然嘆軒岐之入人深也！夫不失人情，醫家所甚亟，然戛戛乎難之矣[2]。大約人情之類有三：一曰病人之情，二曰傍人之情，三曰醫人之情。

［1］殿：放在……最後。

［2］戛戛（jiájiá）：困難貌。

所謂病人之情者，五藏各有所偏，七情各有所勝，陽藏者宜涼[1]，陰藏者宜熱[2]；耐毒者緩劑無功，不耐毒者峻劑有害。此藏氣之不同也。動静各有欣厭，飲食各有愛憎；性好吉者危言見非[3]，意多憂者慰安云僞；未信者忠告難行，善疑者深言則忌。此好惡之不同也。富者多任性而禁戒勿遵，貴者多自尊而驕恣悖理。此交際之不同也[4]。貧者衣食不周，况乎藥餌？賤者焦勞不適，懷抱可知[5]。此調治之不同也。有良言甫信，謬説更新，多歧亡羊[6]，終成畫餅[7]。此無主之爲害也[8]。有最畏出奇[9]，惟求穩當，車薪杯水[10]，難免敗亡。此過慎之爲害也。有境遇不偶[11]，營求未遂，深情牽掛，良藥難醫。此得失之爲害也。有性急者遭遲病，更醫而致雜投；有性緩者遭急病，濡滯而成難挽。此緩急之爲害也。有參朮沾唇懼補，心先痞塞；硝黄入口畏攻，神即飄揚。此成心之爲害也[12]。有諱疾不言，有隱情難告，甚而故隱病狀，試醫以脈。不知自古神聖，未有捨望、聞、問，而獨憑一脈者。且如氣口脈盛[13]，則知傷食，至於何日受傷，所傷何物，豈能以脈知哉？此皆病人之情，不可不察者也。

NOTE

［1］陽藏：即陽臟。指陽盛的體質。

［2］陰藏：即陰臟。指陰盛的體質。

［3］危言：直言。

［4］交際：指處境、社會地位。

［5］懷抱：胸襟。

［6］多歧亡羊：語本《列子·説符》。亦作“歧路亡羊”。比喻因情況複雜多變，找不到正確方向。

［7］畫餅：比喻虚名沒有實用。語見《三國志·魏志·盧毓傳》。此喻沒有效果。

［8］主：主見。

［9］出奇：指運用不尋常的治法。

［10］車薪杯水：用一杯水去滅一車柴之火焰。喻無濟於事。語見《孟子·告子上》。

［11］不偶：不合。引申爲命運不好。

［12］成心：偏見。

［13］且如：如果。

所謂傍人之情者，或執有據之論，而病情未必相符，或興無本之言，而醫理何曾夢見？或操是非之柄，同我者是之，異己者非之，而真是真非莫辨；或執膚淺之見，頭痛者救頭，脚痛者救脚，而孰本孰標誰知？或尊貴執言難抗，或密戚偏見難回。又若薦醫，動關生死。有意氣之私厚而薦者[1]，有庸淺之偶效而薦者，有信其利口而薦者，有食其酬報而薦者。甚至薰蕕不辨[2]，妄肆品評，譽之則跖可爲舜[3]，毁之則鳳可作鴞[4]，致懷奇之士，拂衣而去，使深危之病，坐而待亡。此皆傍人之情，不可不察者也。

［1］意氣：情誼。

［2］薰蕕：香臭。薰爲香草，蕕爲臭草。語見《左傳·僖公四年》。

［3］跖（zhí）：春秋戰國時期人民起義領袖，舊時被誣爲大盜。

［4］鴞（xiāo）：鴟鴞，猛禽名，亦稱貓頭鷹。舊時被視爲不祥之惡鳥。

所謂醫人之情者，或巧語誑人，或甘言悦聽[1]，或强辯相欺，或危言相恐[2]。此便佞之流也[3]。或結納親知，或修好僮僕[4]，或求營上薦，或不邀自赴。此阿諂之流也[5]。有腹無藏墨，詭言神授，目不識丁，假託秘傳。此欺詐之流也。有望、聞、問、切，漫不關心；枳、朴、歸、芩，到手便撮。妄謂人愚我明，人生我熟。此孟浪之流也。有嫉妒性成，排擠爲事，陽若同心，陰爲浸潤[6]，是非顛倒，朱紫混淆。此讒妒之流也。有貪得無知，輕忽人命。如病在危疑，良醫難必[7]，極其詳

NOTE

慎，猶冀回春；若輩貪功，妄輕投劑，至於敗壞，嫁謗自文[8]。此貪倖之流也[9]。有意見各持，異同不決，曲高者和寡，道高者謗多。一齊之傅幾何？衆楚之咻易亂[10]。此膚淺之流也。有素所相知，苟且圖功，有素不相識，遇延辨症，病家既不識醫，則倏趙倏錢，醫家莫肯任怨，則惟苓惟梗。或延醫衆多，互爲觀望；或利害攸繫，彼此避嫌。惟求免怨，誠然得矣；坐失機宜，誰之咎乎？此由知醫不真，任醫不專也。

［1］悦聽：猶悦耳。此指迷惑人。

［2］危言：令人驚懼的話。

［3］便佞（piánnìng）：巧言善辯，阿諛逢迎。

［4］修好：人與人之間表示友好。此指籠絡。

［5］阿諂（ēchǎn）：阿諛奉承。

［6］浸潤：讒言。語見《論語·顏淵》。

［7］必：決定。

［8］嫁謗自文：轉嫁謗言，掩飾自己。謗，責備的話。文，掩飾。

［9］貪倖：貪圖僥倖。

［10］“一齊”十二字：一個齊人教楚人學齊語有多少作用？衆多楚人喧嘩容易擾亂。比喻良醫的高論易被衆多庸醫的錯誤淹没。語本《孟子·滕文公下》。成語“一傅衆咻”本此。

凡若此者，孰非人情，而人情之詳，尚多難盡。聖人以不失人情爲戒，欲令學者思之慎之，勿爲陋習所中耳[1]。雖然，必期不失[2]，未免遷就。但遷就既礙於病情，不遷就又礙於人情，有必不可遷就之病情，而復有不得不遷就之人情，且奈之何哉！故曰：戛戛乎難之矣！

［1］中（zhòng）：侵襲。

［2］必期：必定。期，必。

句讀訓練

孫思邈之祝醫者曰行欲方而智欲圓心欲小而膽欲大嗟乎醫之神良盡於此矣宅心醇謹舉動安和言無輕吐目無亂觀忌心勿起貪念罔生毋忽貧賤毋憚疲勞檢醫典而精求對疾苦而悲憫如是者謂之行方禀賦有厚薄年歲有老少身形有肥瘦性情有緩急境地有貴賤風氣有柔强天時有寒熱晝夜有重輕氣色有吉凶聲音有高下受病有久新運氣有太過不及知常知變能神能明如是者謂之智圓望聞問切宜詳補瀉寒温須辨當思人命至重冥報難逃一旦差訛永劫莫懺烏容不慎如是者謂之心小補即補而瀉即瀉熱斯熱而寒斯寒抵當承氣時用回春薑附理中恒投起死祈理詳明勿持两可如是者謂之膽大

四者似分而實合也世未有詳謹之士執成法以傷人靈變之人敗名節以損己行方者智必圓也心小則惟懼或失膽大則藥如其證或大攻或大補似乎膽大不知不如是則病不解是膽大適所以行其小心也故心小膽大者合而成智圓心小膽大智圓者合而成行方也世皆疑方則有礙乎圓小則有妨乎大故表而出之（節選自明・李中梓《醫宗必讀・行方智圓心小膽大論》）

NOTE

四〇、與薛壽魚書

【題解】本文選自《四部備要》本《小倉山房文集》卷十九。作者袁枚（1716—1798年），字子才，號簡齋，世稱隨園先生，錢塘（今浙江杭州）人，清代文學家。著有《小倉山房文集》《隨園詩話》等。薛雪，字生白，晚號一瓢，清代著名温病學家，與袁枚交往甚深。薛雪去世後，其孫薛壽魚寫就墓志寄給袁枚。袁枚回信批評其妄置薛雪於理學一流而“無一字及醫”，闡明了道藝的關係。

談何容易[1]！天生一不朽之人，而其子若孫必欲推而納之於必朽之處[2]，此吾所爲悁悁而悲也[3]。夫所謂不朽者，非必周孔而後不朽也[4]。羿之射[5]，秋之弈[6]，俞跗之醫，皆可以不朽也。使必待周孔而後可以不朽，則宇宙間安得有此紛紛之周孔哉[7]？子之大父一瓢先生[8]，醫之不朽者也，高年不禄[9]。僕方思輯其梗概，以永其人[10]，而不意寄來墓志無一字及醫，反託於陳文恭公講學云云[11]。嗚呼！自是而一瓢先生不傳矣！朽矣！

[1] 談何容易：謂談説議論豈可輕率。語見《漢書·東方朔傳》。何容，豈可。

[2] 若：其。《論衡·實知》：“孔子生，不知其父，若母匿之。”

[3] 悁悁（yuān）：憂悶貌。

[4] 周孔：周公、孔子。此指像周公、孔子那樣的聖賢。

[5] 羿（yì）：即后羿。善射。

[6] 秋：即弈秋。古代高明的棋手。

[7] 宇宙：古代指時間和空間。

[8] 大父：祖父。

[9] 不禄：古代士“死”的委婉語。《禮記·曲禮》：“天子死曰崩，諸侯死曰薨（hōng），大夫死曰卒，士曰不禄，庶人曰死。”

[10] 永：使……不朽。

[11] 陳文恭：陳宏謀，字汝咨，清代廣西臨桂（今桂林）人。曾從吴與弼講學。官至東閣大學士兼工部尚書，卒謚文恭。早年治周敦頤、程顥、程頤、張載、朱熹五子之學，著有《培遠堂文集》。

NOTE

夫學在躬行[1]，不在講也。聖學莫如仁，先生能以術仁其民，使無夭札，是即孔子老安少懷之學也[2]。素位而行學[3]，孰大於是，而何必捨之以他求？陽明勳業爛然[4]，胡世寧笑其多一講學[5]。文恭公亦復爲之，於余心猶以爲非。然而，文恭，相公也[6]；子之大父，布衣也。相公借布衣以自重，則名高；而布衣挾相公以自尊，則甚陋。今執途之人而問之曰[7]：一瓢先生非名醫乎？雖子之仇，無異詞也。又問之曰：一瓢先生其理學乎？雖子之戚，有異詞也。子不以人所共信者傳先人[8]，而以人所共疑者傳先人，得毋以"藝成而下"之説爲斤斤乎[9]？不知藝即道之有形者也。精求之，何藝非道？貌襲之[10]，道藝两失。燕噲、子之何嘗不託堯舜以鳴高[11]，而卒爲梓匠輪輿所笑。醫之爲藝，尤非易言。神農始之，黄帝昌之，周公使冢宰領之，其道通於神聖。今天下醫絕矣，惟講學一流轉未絕者[12]，何也？醫之效立見，故名醫百無一人；學之講無稽，故村儒舉目皆是[13]。子不尊先人於百無一人之上，而反賤之於舉目皆是之中，過矣！即或衰年無俚[14]，有此附會，則亦當牽連書之，而不可盡沒有所由來。僕昔疾病，性命危篤，爾時雖十周、程、張、朱何益[15]？而先生獨能以一刀圭活之[16]，僕所以心折而信以爲不朽之人也[17]。慮此外必有異案良方，可以拯人，可以壽世者，輯而傳焉，當高出語録陳言萬萬[18]。而乃諱而不宣，甘捨神奇以就臭腐，在理學中未必增一僞席，而方伎中轉失一真人矣。豈不悖哉！豈不惜哉！

［1］躬行：親身實踐。

［2］老安少懷：使老者安寧，使年輕人歸向。語本《論語·公冶長》。

［3］素位：安於現在所處之地位。語出《禮記·中庸》："君子素其位而行，不願乎其外。"

［4］陽明：王守仁，字伯安，世稱陽明先生。明代哲學家、教育家，官至南京兵部尚書，卒謚文成。遺著有《王文成公全書》三十八卷。他創立的陽明學派影響很大。　爛然：光明顯赫貌。

［5］胡世寧：字永清，明弘治年間進士，官至南京兵部尚書，卒謚端敏。　多：只是。

［6］相公：丞相。明初廢除丞相之職，清代因之，陳宏謀所任東閣大學士爲文臣最高官職，位同前代丞相。故稱。

［7］今：假如。

［8］傳（zhuàn）：爲……立傳。

［9］藝成而下：意爲技藝取得成就而居於下位。語出《禮記·樂記》。　斤斤：拘謹。此謂拘泥。

［10］襲：效仿。

［11］燕噲（yānkuài）：燕王噲。　鳴高：自鳴清高。戰國時燕國國君，前320～前318年在位。在位第三年把君位讓給相國子之，導致内訌外侵。

［12］轉：反而。

NOTE

［13］村儒：指才疏學淺的文人。

［14］無俚：猶無聊。

［15］周、程、張、朱：皆宋代理學家。即北宋周敦頤、程顥與程頤兄弟、張載和南宋朱熹。

［16］刀圭：量藥的器具。此指代藥物。

［17］心折：佩服。

［18］語録：此指二程與朱熹等人的語録。

句讀訓練

黄帝作内經史册載之而其書不傳不知何代明夫醫理者托爲君臣問答之辭譔素問靈樞二經傳於世想亦聞陳言於古老敷衍成之雖文多敗闕寔萬古不磨之作窺其立言之旨無非竊擬壁經故多繁辭近有會稽張景岳出有以接乎其人而才大學博膽志頗堅將二書串而爲一名曰類經誠所謂别裁僞體者歟惜乎疑信相半未能去華存實余則一眼覷破既非聖經賢傳何妨割裂於是雞窓燈火數更寒暑徹底掀翻重爲删述望聞問切之功備矣然不敢創新立異名之曰醫經原旨爲醫家必本之經推原其大旨如此至於鍼灸一法另有專書故略收一二餘多節去其據文注釋皆廣集諸家之説約取張氏者爲多苟或義理未暢間嘗綴以愚見冒昧之責何所逃避際此醫風流弊之日苟有一人熟讀而精思之則未必無小補云乾隆十九年歲在甲戌埽葉老人薛雪譔（節選自清·薛雪《醫經原旨·緒言》）

NOTE

附一 常用詞

説　明

共收录100個醫古文常用詞。釋義以《漢語大詞典》爲主要參考書；例句的选择以中医古籍为主，中医古籍中没有的选择经典文献；詞序按漢語拼音順序排列。

A

案

[1] 器具名。有足的盤盂類食器。《脈診》："《晉書》何曾日食萬錢，對案尚無下箸處。"

[2] 器具名。几桌。《診法通論》："案頭著有《四書滙鈔》一部，甫卒業。"

[3] 指架起的長方形木板。《單方驗方》："楊梅根皮、韭菜根白、廚房案板上刮下泥，三味相等，搗匀貼两腮上，半時其蟲從眼角而出。"

[4] 官府處理公事的文書、成例和獄訟判定的結論等。《類經》："予嘗治一薦紳，年愈四旬，因案牘積勞，致成大病。"

[5] 官署的部門或單位。《宋史·徽宗紀二》："（崇甯四年）令州縣仿尚書六曹分六案。"

[6] 界限。《國語·齊語》："参國起案，以爲三官。"

[7] 通"按"。用手向下壓。《史記·扁鵲倉公列傳》："案扤毒熨。"

[8] 通"按"。考察。《華佗傳》："案脈，胎未去也。"

B

白

[1] 像雪一般的顔色。《素問·脈要精微論》："以長爲短，以黑爲白。"

[2] 潔淨。《養生論》："外物以累心不存，神氣以醇白獨著。"

[3] 光明；明亮。《禮記·曾子問》："凡殤與無後者，祭於宗子之家，當室之白，尊於東房，是謂陽厭。"

[4] 清楚；明白。《串雅》序："部居别白。"

[5] 告語；禀報；陳述。《史記·淮南衡山列傳》："厲王母弟趙兼因辟陽侯言呂后，呂后妒，弗肯白辟陽侯不强争。"

NOTE

備

[1] 完備；齊備。《漢書·藝文志》序："今刪其要，以備篇籍。"
[2] 儲備。《墨子·七患》："故倉無備粟，不可以待凶饑。"
[3] 準備；預備。《傷寒論·傷寒例》："此爲家有患，備慮之要。"
[4] 設備；裝備。《國語·吴語》："審備則可以戰乎？"
[5] 充任；充當。常用作謙詞。《上時政疏》："臣既蒙陛下採擢，使備從官，朝廷治亂安危，臣實預其榮辱。"

被

[1] 寢衣；被子。《素問·脈要精微論》："衣被不斂。"
[2] 表面；外層。《儀禮·士昏禮》："笲，緇被纁裏。"
[3] 覆蓋。《東京賦》："芙蓉覆水，秋蘭被涯。"
[4] 遍布；满。《水經注·沁水》："又南五十餘里，沿流上下，步徑裁通，小竹細筍，被於山渚，蒙蘢茂密，奇爲翳薈也。"
[5] 及；延及。《素問·調經論》："夫十二經脈者皆絡三百六十五節，節有病必被經脈，經脈之病皆有虚實，何以合之？"
[6] 裝備；具備。《左傳·桓公六年》："我張吾三軍，而被吾甲兵。"
[7] 遭受；蒙受。《靈樞·玉版篇》："夫至使身被癰疽之病。"
[8] 介詞，表被動。《傷寒論》："其熱被劫不得去。"
[9] 同"髲（bì）"。假髮。《詩·召南·採蘩》："被之僮僮，夙夜在公。"
[10] 同"披"。《素問·四氣調神大論》："夜臥早起，廣步於庭，被髮緩形，以使志生。"

辟

[1] 天子；君主。《書·洪範》："惟辟作福，惟辟作威，惟辟玉食。"
[2] 彰明；顯明。《詩·大雅·抑》："辟爾爲德，俾臧俾嘉。"
[3] 徵召；薦舉。《華佗傳》："太尉黄琬辟，皆不就。"
[4] 聚集。《史記·扁鵲倉公列傳》："夫悍藥入中，則邪氣辟矣，而宛氣愈深。"
[5] 除去；消除。《素問·四時刺逆從論篇》："然必從其經氣辟除其邪，除其邪則亂氣不生。"
[6] 退避；躲避。《靈樞·口問》："黄帝閑居，辟左右而問於岐伯曰：余已聞九針之經論。"
[7] 通"襞"。襞積。衣服上的褶子。《素問·生氣通天大論》："辟積於夏，使人煎厥。"
[8] 通"譬"。譬喻。《丹溪翁傳》："辟如滴水之器，必上竅通而後下竅之水出焉。"

必

[1] 肯定；斷定。《醫宗必讀》："如病在危疑，良醫難必。"

NOTE

[2] 信賴。《漢書·韓信傳》:“且漢王不可必。”
[3] 堅持；堅決。《論語·子罕》:“子絕四：毋意，毋必，毋固，毋我。”
[4] 必定；一定。《素問·生氣通天論》:“冬傷於寒，春必温病。”
[5] 惟；只。《太素·知古今》:“當今之世，必齊毒藥攻其中。”
[6] 如果。《景岳全書》:“必其果有實邪，果有火證，則不得不爲治標。”

辨

[1] 辨別；區分。《不失人情論》:“甚至薰蕕不辨，妄肆品評。”
[2] 明白；清楚。《呂氏春秋·順説》:“宋王謂左右曰：‘辨矣。客之以説服寡人也。’”
[3] 謂考問而確定。《温病條辨》序:“自吴人葉天士氏《温病論》《温病續論》出，然後當名辨物。”
[4] 通“辯”。争論；辯論；辯解。《類經》序:“此其億度無稽，固不足深辨。”
[5] 通“徧”。遍及；周遍。《史記·禮書》:“或言古者太平，萬民和喜，瑞應辨至。”
[6] 通“班”。頒布。《漢書·王莽傳上》:“臣謂古者畔逆之國，既以誅討……辨社諸侯，出門見之，著以爲戒。”
[7]（bàn）備辦。《周禮·考工記序》:“或審曲面埶，以飭五材，以辨民器。”
[8]（bàn）治理。《呂氏春秋·過理》:“王名稱東帝，實辨天下。”

C

嘗

[1] 辨别滋味；吃一點兒試試。《素問·八正神明論》:“視之無形，嘗之無味。”
[2] 試探；試驗。《左傳·襄公十八年》:“諸侯方睦於晉，臣請嘗之。”
[3] 經歷；身受；嘗受。《左傳·僖公二十八年》:“晉侯在外十九年矣，而果得晉國，險阻艱難，備嘗之矣。”
[4] 通“常”。《神農嘗百草論》:“予嘗誦其書，每至於此。”
[5] 副詞。曾經。《史記·扁鵲倉公列傳》:“昔秦穆公嘗如此，七日而寤。”

策

[1] 驅趕騾馬役畜的鞭棒。《左傳·襄公十七年》:“左師爲己短策，苟過華臣之門必騁。”
[2] 駕。《風痹脈論》:“其出門也，衣輕策肥，揚鞭周道。”
[3] 古代用以記事的竹、木片，編在一起的叫“策”。亦借指書簡，簿册。《儀禮·聘禮》:“若有故，則卒聘，束帛加書將命，百名以上書於策，不及百名書於方。”
[4] 古代君主對臣下封土、授爵、免官或發布其他教令的文件。《漢書·藝文志》序:“於是建藏書之策，置寫書之官。”
[5] 古代考試取士，以問題令應試者對答謂策。《類經》序:“獨以應策多門，操觚隻手，一言一字，偷隙毫端。”

NOTE

[6] 計謀；謀略。《病家两要説》："精切者已算無遺策。"

誠

[1] 誠實；真誠；忠誠。《禮記·學記》："今之教者，呻其佔畢，多其訊，言及於數，進而不顧其安，使人不由其誠，教人不盡其材。"

[2] 心志專一。《吕氏春秋·精通》："伯樂學相馬，所見無非馬者，誠乎馬也。"

[3] 真正；確實。《黄帝内經素問注》序："誠可謂至道之宗，奉生之始也。"

[4] 假如。《温病條辨》叙："學者誠能究其文，通其義，化而裁之，推而行之，以治六氣可也。"

D

殆

[1] 危亡；危險。《大醫精誠》："今以至精至微之事，求之於至麤至淺之思，其不殆哉！"

[2] 困乏；疲憊。《莊子·養生主》："吾生也有涯，而知也無涯。以有涯隨無涯，殆已。"

[3] 疑惑。《素問·著至教論》："以教衆庶，亦不疑殆。"

[4] 畏懼。《淮南子·説林訓》："月照天下，蝕於詹諸；騰蛇遊霧，而殆於蝍蛆。"

[5] 接近。《詩·小雅·節南山》："式夷式已，無小人殆。"

[6] 大概；幾乎。《丹溪翁傳》："若翁者，殆古所謂直諒多聞之益友。"

[7] 通"怠"。懈怠。《黄帝内經太素·四海和》："髓海不足，則腦轉耳鳴……懈殆安臥。"

誕

[1] 大；程度、情勢等不同一般。《重修政和經史證類本草》序："誕振三墳，躋民壽域。"

[2] 寬闊；長大。《詩·邶風·旄丘》："旄丘之葛兮，何誕之節兮！"

[3] 虚妄；荒誕。《漢書·藝文志·方劑略》："然而或者專以爲務，則誕欺怪迂之文彌以益多。"

[4] 欺騙；欺詐。《史記·扁鵲倉公列傳》："先生得無誕之乎？何以言太子可生也！"

[5] 生育；出生。《筆花醫鏡》："腎水充足，自多誕育。"

動

[1] 脱離静止狀態。振動；活動；移動。《不失人情論》："動静各有欣厭。"

[2] 行動；採取行動。《韓非子·五蠹》："動作者歸之於功。"

[3] 萌生；萌動。《左傳·昭公八年》："作事不時，怨讟動於民，則有非言之物而言。"

NOTE

[4] 感動；觸動。《孟子·離婁上》："至誠而不動者，未之有也；不誠，未有能動

者也。”

[5] 往往；常常。《不失人情論》：“又若薦醫，動關生死。”

[6] 通“種”。耕種。《管子·八觀》：“彼民非穀不食，穀非地不生，地非民不動。”

洞

[1] 通曉；悉知。《晉書·郭璞傳》：“由是遂洞五行、天文、卜筮之術。”

[2] 明察；察看。《本草綱目》序：“故萍實商羊，非天明莫洞。”

[3] 透徹；深入。《類經》：“鉅細通融，岐貳畢徹，一展卷而重門洞開，秋毫在目。”

[4] 敞開。《草堂記》：“洞北户，來陰風，防徂暑也。”

[5] 空虚。《素問·四氣調神大論》：“逆夏氣則太陽不長，心氣内洞。”

[6] 腹瀉。《靈樞·邪氣藏府病形》：“洞者，食不化，下嗌還出。”

都

【dū】

[1] 國都；京都。《徐靈胎先生傳》：“果至都三日而卒。”

[2] 美好；嫻雅。《風痹脈論》：“其出門也，衣輕策美，揚鞭周道，意氣可謂都矣。”

[3] 總；總共。《黄帝内經素問注》序：“或两論併吞，而都爲一目。”

[4] 指水中高地。《素問·生氣通天論》：“耳閉不可以聽，潰潰乎若壞都，汩汩乎不可止。”

篤

[1] 固；堅實。《詩·唐風·椒聊》：“椒聊之實，蕃衍盈匊，彼其之子，碩大且篤。”

[2] 誠篤。《丹溪翁傳》：“已而求見愈篤，羅乃進之。”

[3] 加厚；增厚。《禮記·中庸》：“故天之生物，必因其材而篤焉。”

[4] 純一；專一。《皇甫謐傳》：“或有箴其過篤，將損耗精神。”

[5] 甚；達到高度。常形容病勢沈重。《華佗傳》：“後太祖親理，得病篤重，使佗專視。”

度

【dù】

[1] 計量長短的標準。《史記·扁鵲倉公列傳》：“扁鵲雖言若是，然必審診，起度量，立規矩，稱權衡，合色脈、表裏、有餘不足、順逆之法，參其人動静與息相應，乃可以論。”

[2] 泛指按一定計量標準劃分的單位。《素問·至真要大論》：“太陰之復，濕度乃舉，體重中满，食飲不化，陰氣上厥，胸中不便，飲發於中，欬喘有聲。”

[3] 程度；限度。《靈樞·邪氣藏府病形》：“高下有度乎？”

[4] 法度；規範。《素問·生氣通天論》：“因而和之，是謂聖度。”

[5] 泛指“過”。用於空間或時間。《諸醫論》：“錢仲陽醫如李靖用兵，度越縱捨，卒與法會。”

NOTE

【duó】

[1] 丈量；計算。《孟子·梁惠王上》："度，然後知長短。"

[2] 推測；估計。《傷寒論·平脈法》："知其所舍，消息診看，料度腑藏。"

[3] 圖謀；謀劃。清姚錫光《東方兵事紀略》："汝昌親度之，爲固守計。"

端

[1] 正，不偏斜；直，不彎曲。《呂氏春秋·盡數》："飲必小咽，端直無戾。"

[2] 理正；平整；校準。《禮記·曲禮下》："振書、端書於君前，有誅。"

[3] 頂部；鋒尖；末梢。《景岳全書·病家两要説》："執两端者，冀自然之天功。"

[4] 開始。《類經》序："音律象數之肇端。"

[5] 先兆；跡象。《史記·黥布列傳》："赫至，上變，言布謀反有端，可先未發誅也。"

[6] 方面；種類。《針灸大成》："此固聖人贊化育之一端也。"

E

爾

[1] 代詞。你們；你。《書·盤庚》："凡爾衆，其惟致告：自今至於後日，各恭爾事。"

[2] 代詞。彼；那個。《與薛壽魚書》："僕昔疾病，性命危篤，爾時雖十周、程、張、朱何益？"

[3] 代詞。如此；這樣。《傷寒論·平脈法》："雖爾，今復欲下利。"

[4] 助詞。用作詞尾，猶"然"。《養生論》："夫以蕞爾之軀，攻之者非一塗。"

[5] 助詞。用於句末。《華佗傳》："人體欲得勞動，但不當使極爾。"

F

發

[1] 發射。《靈樞·九針十二原》："不知機道，叩而不發。"

[2] 繁育；生長。《詩·大雅·生民》："實種實褎，實發實秀，實堅實好，實穎實粟。"

[3] 發生；産生。《大醫精誠》："先發大慈惻隱之心。"

[4] 顯現；顯露。《秦醫緩和》："天有六氣，降生五味，發爲五色。"

[5] 啓發；開導。《素問·六節藏象論》："請夫子發蒙解惑焉。"

[6] 疾病發作。《靈樞·憂恚無言》："心痛甚，旦發夕死，夕發旦死。"

[7] 發酵；膨脹。《本草綱目·谷四·蒸餅》："小麥面修治食品甚多，惟蒸餅其來最古，是酵糟發成單面所造。"

反

[1] 覆；翻轉。《詩·周南·關雎》："悠哉悠哉，輾轉反側。"

[2] 相反。與"正"相對。《傷寒論·平脈法》："若表有病者，脈當浮大，今脈反沈遲，故知愈也。"

NOTE

[3] 與之相反；違背。《靈樞·邪氣藏府病形》："中肉節即皮膚痛；補瀉反則病益篤。"

[4] "返"的古字。返回；復生。《史記·扁鵲倉公列傳》："有先生則活，無先生則棄捐填溝壑，長終而不得反。"

[5] 副詞。反而。《靈樞·邪氣藏府病形》："邪氣不出，與其真相搏，亂而不去，反還內著。"

方

[1] 方向；方位。《丹溪翁傳》："四方以病來迎者，遂輻輳於道，翁咸往赴之。"

[2] 旁邊；一側。《史記·扁鵲倉公列傳》："扁鵲以其言飲藥三十日，視見垣一方人。"

[3] 地方；地區。《新修本草》："然而時鍾鼎峙，聞見闕於殊方；事非僉議，詮釋拘於獨學。"

[4] 方法；方略。《丹溪翁傳》："然翁講學行事之大方，已具吾友宋太史濂所爲翁墓誌，茲故不録。"

[5] 古代指醫卜星相等方術。《史記·扁鵲倉公列傳》："少而喜醫方術。"

[6] 方劑；方藥。《史記·扁鵲倉公列傳》："虢太子死，扁鵲至虢宮門下，問中庶子喜方者曰：'太子何病，國中治穰過於衆事？'"

[7] 副詞。正。《華佗傳》："當得家書，方欲暫還耳。"

[8] 介詞。當；在。《素問·瘧論》："方其盛時必毀。"

夫

【fū】

[1] 成年男子的通稱。《呂氏春秋·本生》："上爲天子而不驕，下爲匹夫而不惛。"

[2] 女子的配偶。《素問·至真要大論》："丈夫頹疝，婦人少腹痛。"

【fú】

[1] 第三人稱代詞。他；它；他們。《類經》序："其於至道未明，而欲冀夫通神運微，仰大聖上智於千古之邈，斷乎不能矣。"

[2] 近指代詞。這；這個；這些。《類經》序："而或者謂《素問》《針經》《明堂》三書，非黃帝書，似出於戰國。夫戰國之文能是乎？"

[3] 句首助詞，表發端。《丹溪翁傳》："夫行，本也；辭，從而生者也。"

[4] 句末助詞，表感歎或疑問。《傷寒論》序："痛夫！舉世昏迷，莫能覺悟，不惜其命，若是輕生，彼何榮勢之云哉？"

敷

[1] 傳布；散布。《文選·張衡〈東京賦〉》："火烈具舉，武士星敷。"

[2] 鋪開；擴展。《夢溪筆談·採藥》："用花者，取花初敷時；用實者，成實時採。"

[3] 搽；塗。《吳醫滙講》："亟命別遷一室，以螃蟹數觔生搗，偏敷其身。"

[4] 陳述；鋪敘。《丹溪翁傳》："羅遇翁亦甚歡，即授以劉、李、張諸書，爲之敷揚三家之旨。"

NOTE

副

[1] 居第二位的；輔助的。《本草經集注·序》："以《神農本經》三品，合三百六十五爲主，又進名醫副品，亦三百六十五，合七百三十種。"

[2] 輔助。《素問·疏五過論》："循經守數，按循醫事，爲萬民副。"

[3] 書籍、文獻等的復製本。《史記·太史公自序》："藏之名山，副在京師。"

[4] 相稱；符合。《黄帝内經素問注》序："華葉遞榮，聲實相副。"

[5] 敷；流布。南朝梁任昉《到大司馬記室箋》："德顯功高，光副四海。"

負

[1] 以背載物。《左傳·秦醫緩和》："小臣有晨夢負公以登天。"

[2] 承受；擔負。《老子·四十二章》："萬物負陰而抱陽，衝氣以爲和。"

[3] 依恃；憑藉。《醫經餘論》："畧觀書之大意，自負明理，不知醫道至微至奥。"

[4] 中醫術語。指稱脈象相互剋賊。《傷寒論·第二百五十六條》："陽明少陽合病，必下利，其脈不負者，爲順也。"

G

蓋

[1] 器物上部有遮蓋作用的東西。《禮記·少儀》："器則執蓋。"

[2] 遮蓋；覆蓋。《黄帝内經太素·腸度》："會厭，舌後喉嚨上，出氣入鼻口之孔，上有肉厭蓋孔，開闔氣之出入也。"

[3] 副詞。大概；大概是；恐怕。《黄帝内經素問注·序》："蓋教之著矣，亦天之假也。"

[4] 連詞。承接上文，表示原因或理由。《儒門事親·汗下吐三法該盡治病詮》："或言《内經》多論針而少論藥者，蓋聖人欲明經絡。"

[5] 語氣詞。多用於句首。《丹溪翁傳》："蓋其遇病施治，不膠於古方，而所療則中。"

格

[1] 來；至。《儀禮·士冠禮》："孝友時格，永乃保之。"

[2] 推究。《外臺秘要》序："洎周之王，亦有冢卿，格於醫道，掌其政令。"

[3] 擊打；格鬥。《逸周書·武稱》："追戎無恪，窮寇不格。"

[4] 法式；標準；規格。《黄帝内經素問注·序》："蒇謀雖屬乎生知，標格亦資於詁訓。"

[5] 品格；格調。《文心雕龍·議對》："亦各有美，風格存焉。"

[6] 中醫學術語，脈象之一。謂阻格不通。《難經·經脈診候》："脈有太過，有不及，有陰陽相乘，有覆，有溢，有關，有格。"

[7] 指吐逆症。《醫宗金鑒·張仲景〈傷寒論·太陰全篇〉》："傷寒，本自寒下，醫復吐之，寒格更逆吐下，若食入口即吐。"

NOTE

更

【gēng】

[1] 改變。《史記·扁鵲倉公列傳》:“悲不能自止,容貌變更。”

[2] 更替。《素問·上古天真論》:“齒更髮長。”

[3] 經歷。《類經》序:“反復更秋,稍得其緒。”

[4] 輪流;交替。《史記·扁鵲倉公列傳》:“以八減之齊和煮之,以更熨兩脅下。”

【gèng】

[1] 再;又。《史記·扁鵲倉公列傳》:“太子起坐,更適陰陽,但服湯二旬而復故。”

[2] 更加。《温疫論·雜氣論》:“雜氣爲病,更多於六氣。”

[3] 反而。《後漢書·範滂傳》:“不悟更以爲黨。”

工

[1] 巧;精;高明。《華佗傳》:“佗術實工,人命所縣,宜含宥之。”

[2] 問診。《景岳全書·病家兩要説》:“然必也小大方圓全其才,仁聖工巧全其。”

[3] 古時對從事各種技藝的勞動者的總稱。《丹溪翁傳》:“仍用皮工之法,以五倍子作湯洗濯。”

[4] 醫生。《傷寒論·平脈法》:“上工望而知之,中工問而知之,下工脈而知之。”

故

[1] 原因;緣故。《類經》序:“此其故,正以經文奥衍,研閱誠難。”

[2] 陳舊的;原來的。《華佗傳》:“故督郵頓子獻得病已差。”

[3] 特意;特地。《華佗傳》:“已故到譙,適值佗見收,怱怱不忍從求。”

[4] 通“固”必定。《華佗傳》:“若不得此藥,故當死。”

[5] 所以;因此。《華佗傳》:“兒得母寒,故令不時癒。”

過

[1] 超過。《華佗傳》:“凡醫咸言背及胸藏之間不可妄針,針之不過四分。”

[2] 來訪;前往拜訪。《皇甫謐傳》:“柳爲布衣時過吾,吾迎送不出門。”

[3] 到訪。《史記·扁鵲倉公列傳》:“舍客長桑君過,扁鵲獨奇之。”

[4] 過失;錯誤。《温病條辨·叙》:“致死則不言己過。”

[5] 病。《素問·五藏生成篇》:“是以頭痛巔疾,下虛上實,過在足少陰巨陽。”

顧

[1] 回視;回頭看。《華佗傳》:“熊頸鴟顧,引挽腰體。”

[2] 反而。《古今醫案按·痢》:“而我顧投以參、术、陳皮、芍藥等補劑十餘貼,安得不日以剧?”

[3] 顧惜;顧及。《大醫精誠》:“亦不得瞻前顧後,自慮吉凶。”

NOTE

[4] 連詞，表示輕微的轉折，略等於“不過”“只是”。《鑒藥》：“顧醫之態，多嗇術以自貴。”

H

患

[1] 憂慮；擔心。《漢書·藝文志·序》：“至秦患之，乃燔滅文章，以愚黔首。”

[2] 禍患；災禍。《傷寒論·序》：“卒然遭邪風之氣，嬰非常之疾，患及禍至，而方震慄。”

[3] 厭惡。《大醫精誠》：“物情同患。”

或

[1] 有人；有的人。《華佗傳》：“或難其異。”

[2] 有時；有的時候。《史記·扁鵲倉公列傳》：“爲醫或在齊，或在趙。在趙者名扁鵲。”

[3] 或許；大概。《吴醫滙講·書方宜人共識説》：“醫案人或不識，所係尚無輕重。”

[4] 或者。《丹溪翁傳》：“然有陰虚火動，或陰陽两虚濕熱自盛者，又當消息而用之。”

[5] 如果。《元氣存亡論》：“若元氣不傷，雖病甚不死。元氣或傷，雖病輕亦死。”

候

[1] 伺望。《新修本草·序》：“風濕候隙，遘手足之災。”

[2] 探測；測知。《靈樞·師傳》：“候五藏六府之大小焉。”

[3] 訪問；拜訪。《華佗傳》：“鹽瀆嚴昕與數人共候佗。”

[4] 等待；等候。《針灸大成》：“用針之法，候氣爲先。”

[5] 氣候；節氣。《素問·六節藏象論》：“五日謂之候，三候謂之氣。”

[6] 徵候。《黄帝内經素問注·序》：“陰陽之候列。”

[7] 脈候。《傷寒論·序》：“九候曾無髣髴。”

J

稽

【jī】

[1] 查考。《類經》序：“粤稽往古，則周有扁鵲之摘《難》，晋有玄晏先生之類分。”

[2] 根據；憑證。《類經》序：“此其臆度無稽，固不足深辨。”

[3] 停留。《靈樞·癰疽》：“榮衛稽留於經脈之中，則血泣而不行。”

【qǐ】

叩頭至地。《公羊傳·宣公六年》：“靈公望見趙盾，愬而再拜。趙盾逡巡北面再拜稽首，趨而出。”

集

[1] 鳥棲止於樹。漢禰衡《鸚鵡賦》:“飛不妄集，翔必擇林。”

[2] 聚集。《素問・厥論》:“陰脈者，集於足心。”

[3] 安定。《史記・周本紀》:“武王爲殷初定未集，乃使其弟管叔鮮、蔡叔度相禄父治殷。”

[4] 成就；完成。《後漢書・耿弇傳》:“今吏士死亡者多，弇願歸幽州，益發精兵，以集大計。”

亟

【jí】

[1] 急速。《素問・生氣通天論》:“不亟正治，粗乃敗之。”

[2] 急切；迫切。《不失人情論》:“醫家所甚亟。”

【qì】

[1] 屢次；頻繁。《素問・四氣調神大論》:“去寒就温，無泄皮膚，使氣亟奪。”

積

[1] 積聚。《史記・扁鵲倉公列傳》:“邪氣畜積而不得泄。”

[2] 多。《後漢書・郭玉傳》:“弟子程高尋求積年。”

[3] 久；長期。《景岳全書》:“非若男婦損傷積痼癡頑者之比。”

[4] 積滯。《儒門事親・汗下吐三法該盡治病詮》:“催生下乳，磨積逐水。”

極

[1] 達到頂點、最高限度。《漢書・藝文志・方技略》:“房中者，情性之極，至道之際。”

[2] 窮盡。《傷寒論・序》:“經絡府俞，陰陽會通，玄冥幽微，變化難極。”

[3] 窮究。《大醫精誠》:“故學者必須博極醫源，精勤不倦，不得道聽途説，而言醫道已了。”

[4] 享盡。《素問・上古天真論》:“將從上古合同於道，亦可使益壽而有極時。”

[5] 疲困。《華佗傳》:“人體欲得勞動，但不當使極爾。”

間

【jiān】

[1] 中間。《史記・扁鵲倉公列傳》:“君有疾在腸胃間，不治將深。”

[2] 一會兒；片刻。《史記・扁鵲倉公列傳》:“有間，太子蘇。”

【jiàn】

[1] 間隔。《華佗傳》:“中間三日發病。”

[2] 悄悄的；偷偷的。《史記・扁鵲倉公列傳》:“乃呼扁鵲私坐，間與語曰。”

[3] 痊癒。《史記・扁鵲倉公列傳》:“今主君之病與之同，不出三日必間。”

NOTE

【作“閑”】

[1] 閑暇。《史記·吕不韋列傳》:“華陽夫人以爲然，承太子間，從容言子楚質於趙者絶賢，來往者皆稱譽之。”

[2] 安静。《莊子·大宗師》:“其心間而無事。”

兼

[1] 同時具有或涉及若干方面。《孟子·公孫丑上》:“宰我、子貢善説辭，冉牛、閔子、顔淵善言德行。孔子兼之。”

[2] 两倍或两倍以上。《三國志·魏志·典韋傳》:“好酒食，飲啖兼人。”

[3] 俱；同時。《華佗傳》:“遊學徐土，兼通數經。”

[4] 加上。《黄帝内經素問·序》:“《素問》即其經之九卷也，兼《靈樞》九卷，乃其數焉。”

薦

[1] 牧草。《莊子·齊物論》:“民食芻豢，麋鹿食薦。”

[2] 墊席；墊褥。《古今醫案按·痢》:“既而困憊，不能起床，乃以袛席及薦闕其中，而聽其自下焉。”

[3] 進獻；送上。《大醫精誠》:“珍羞疊薦，食如無味。”

[4] 祭祀時獻牲。《易·觀》:“觀，盥而不薦，有孚顒若。”

[5] 推薦；介紹。《不失人情論》:“又若薦醫，動關生死。”

將

【jiāng】

[1] 扶持。《靈樞·師傳》:“寒温中適，故氣將持，乃不致邪僻也。”

[2] 將養。《華佗傳》:“好自將愛，一年便健。”

[3] 滋養。《傷寒論·平脈法》:“微者衛氣不行，澀者榮氣不逮，榮衛不能相將。”

[4] 欲；打算。《局方發揮》:“《局方》製作將擬仲景耶？”

[5] 抑或；還是。《素問·上古天真論》:“人年老而無子者，材力盡邪？將天數然也？”

【jiàng】

[1] 統率；帶領。《靈樞·本輸》“少陽屬腎，腎上連肺，故將两藏。”

[2] 將帥；將領。《靈樞·師傳》:“肝者主爲將，使之候外。”

【qiāng】

願；請。《鑒藥》:“將子詣諸。”

節

[1] 時節；季節。《新修本草·序》:“春秋節變。”

[2] 氣節；節操。《傷寒論·序》:“降志屈節，欽望巫祝，告窮歸天。”

NOTE

[3] 常法；規律。《良方・自序》："此煮煉之節。"

[4] 節録。《黄帝内經素問注・序》："合《經絡》而爲《論要》，節《皮部》爲《經絡》。"

[5] 調節。《丹溪翁傳》："事母夫人也，時其節宣以忠養之。"

津

[1] 渡口。《論語・微子》："長沮、桀溺耦而耕，孔子過之，使子路問津焉。"

[2] 水。《靈樞・決氣》："腠理發泄，汗出溱溱，是謂津。"

[3] 過剩。《素問・生氣通天論》："是故味過於酸，肝氣以津。"

矜

[1] 自誇；誇耀。《大醫精誠》："衒耀聲名，訾毁諸醫，自矜己德。"

[2] 驕傲。《郭玉傳》："玉仁愛不矜。"

[3] 憐憫。《論語・子張》："嘉善而矜不能。"

[4] 苦；勞困。《莊子・在宥》："矜其血氣，以規法度。"

謹

[1] 謹慎；慎重。《元氣存亡論》："故人之一身，無處不宜謹護。"

[2] 恭敬。《史記・扁鵲倉公列傳》："扁鵲獨奇之，常謹遇之。"

[3] 嚴謹；嚴格。《黄帝内經素問注》："謹守病機，各司其屬。"

[4] 慎守；嚴守。《抱樸子・微旨》："中有嘉味甘如蜜，子能得之謹勿失。"

[5] 禮儀；禮節。《史記・項羽本紀》："大行不顧細謹，大禮不辭小讓。"

竟

[1] 終了；完畢。《類經・序》："言之未竟，知必有闞余之謬而隨議其後者。"

[2] 窮究。《温病條辨・敘》："攄生平之心得，窮源竟委，作爲是書。"

[3] 終於；果然。《華佗傳》："佗遂下手，所患尋差，十年竟死。"

[4] 竟然；居然。《類經・序》："竟不知孰可摘孰可遺。"

經

[1] 織物的縱綫。與"緯"相對。《郡縣遇見人織率爾寄婦》："經稀疑杼澀，緯斷恨絲輕。"

[2] 對典範著作及宗教典籍的尊稱。《丹溪翁傳》："苟將起度量，立規矩，稱權衡，必也《素》《難》諸經乎。"

[3] 人體經脈的簡稱。《素問・陰陽别論》："人有四經十二從。"

[4] 指婦女的月經。《本草綱目・人一・婦人月水》："女人之經，一月一行，其常也；或先或後，或通或塞，其病也。"

[5] 經營；謀求。《大醫精誠》："醫人不得恃己所長，專心經略財物。"

[6] 效法；遵循。《素問・寶命全形論》："能經天地陰陽之化者，不失四時。"

NOTE

就

[1] 趨向。《秋燥論》:“水流濕，火就燥。”
[2] 到；往。《華佗傳》:“家人車載欲往就醫。”
[3] 赴任；就職。《華佗傳》:“沛相陳珪舉孝廉，太尉黄琬闢，皆不就。”
[4] 接近；靠近；親近。《丹溪翁傳》:“與人交，一以三綱五紀爲去就。”
[5] 完成；成就。《類經・序》:“易稿者數四，方就其業。”
[6] 達到。《類經・序》:“冀有以發隱就明，轉難爲易。”
[7] 介詞。從。《本草經集注》:“更復就中求其類例。”
[8] 副詞。立即；便。《本草綱目・牽牛子》:“自是但覺腸結，一服就順。”

絕

[1] 斷；斷絕。《黄帝内經素問注・序》:“恐散於末學，絕彼師資。”
[2] 衰竭。《養生論》:“好色不倦，以致乏絕。”
[3] 死亡。《素問・四氣調神大論》:“與道相失，未央絕滅。”
[4] 独特；高超。《華佗傳》:“佗之絕技，凡此類也。”

舉

[1] 雙手舉起。《素問・陰陽别論》:“四肢不舉。”
[2] 舉動；行動。《良方・自序》:“古之人視疾，必察其聲音、顔色、舉動、膚理、情性、嗜好。”
[3] 推薦；舉薦。《後漢書・範滂傳》:“舉孝廉。”
[4] 提出；列舉。《温病條辨・叙》:“不能舉一反三。”
[5] 救助。《史記・扁鵲倉公列傳》:“先生過小國，幸而舉之。”
[6] 指診脈輕取。《脈經》:“浮脈舉之有餘，按之不足。”
[7] 皆；全。《温病條辨・叙》:“舉世同風，牢不可破。”

具

[1] 準備。《丹溪翁傳》:“庶幾可療也，即自具藥療之。”
[2] 齊全。《禮記・樂記》:“其功大者其樂備，其治辯者其禮具。”
[3] 完全；都。《類經・序》:“見便得趣，由堂入室，具悉本源。”
[4] 記載；收録。《丹溪翁傳》:“然翁講學行事之大方，已具吾友宋太史濂所爲翁墓誌。”
[5] 工具。《漢書・藝文志・方技略》:“方技者，皆生生之具，王官之一守也。”

厥

[1] 昏厥。《素問・生氣通天論》:“辟積於夏，使人煎厥。”
[2] 厥逆之氣。《素問・陰陽應象大論》:“厥氣上行，满脈去形。”

NOTE

[3] 代詞，其。《傷寒論·序》:“厥身已斃，神明消滅，變爲異物。”

K

考

[1] 老；壽。《漢書·藝文志·方技略》:“樂而有節，則和平壽考。”
[2] 對死去的父親的稱呼。《禮記·曲禮下》:“生曰父曰母曰妻，死曰考曰妣曰嬪。”
[3] 省察；察考。《易·復》:“敦復無悔，中以自考也。”
[4] 研究；考究。《本草綱目·原序》:“書考八百餘家。”

可

[1] 許可；允許。《論語·先進》:“小子鳴鼓而攻之可也。”
[2] 可以。《傷寒論·平脈法》:“頭無汗者可治，有汗者死。”
[3] 值得。《大醫精誠》:“世有愚者，讀方三年，便謂天下無病可治。”
[4] 合宜；適合。《莊子·天運》:“其味相反，而皆可於口。”
[5] 大約；約計。《華佗傳》:“手足完具，色黑，長可尺所。”

L

厲

[1] “礪”的古字。粗磨石。《史記·高祖功臣侯者年表序》:“使河如帶，泰山若厲。”
[2] 磨礪。《史記·扁鵲倉公列傳》:“厲針砥石，以取外三陽五會。”
[3] “勵”的古字。勸勉。《丹溪翁傳》:“史稱其風聲氣節，足以激貪而厲俗。”
[4] 振奮。《丹溪翁傳》:“凡有關於倫理者，尤諄諄訓誨，使人奮迅感慨激厲之不暇。”
[5] 病災；瘟疫。《左傳·襄公三十一年》:“盜賊公行，而夭厲不戒。”
[6] 染疫而死。《管子·五行》:“旱札，苗死，民厲。”
[7] 指病人。《禮記·檀弓下》:“古之侵伐者，不斬祀，不殺厲，不獲二毛。”
[8] 惡鬼。《左傳·成公十年》:“晉侯夢大厲，被髮及地，搏膺而踴。”

諒

[1] 誠實；守信用。《丹溪翁傳》:“若翁者，殆古所謂直諒多聞之益友，又可以醫師少之哉？”
[2] 確實。《大醫精誠》:“自衒功能，諒非忠恕之道。”
[3] 料想。《景岳全書》:“不可謂姑去其邪，諒亦無害。”

M

瞑

[1] 閉目。《徐靈胎先生傳》:“先投一劑，須臾目瞑能言。”

[2] 眼睛昏花。《素問·至真要大論》："頭痛少氣，發熱耳聾目瞑。"

[3] 通"眠"。假寐；小睡。泛指睡覺。《靈樞·營衛生會》："老人之不夜瞑者，何氣使然？"

名

[1] 名稱；篇名。《黄帝内經素問注·序》："義不相涉，闕漏名目者，區分事類，别目以冠篇首。"

[2] 文字。《管子·君臣上》："書同名，行同軌。"

[3] 稱做。《傷寒論·傷寒例》："其冬有非節之暖者，名曰冬温。"

[4] 聞名。《孟子·公孫丑下》："五百年必有王者興，其間必有名世者。"

[5] 名義。《史記·扁鵲倉公列傳》："以此視病，盡見五藏癥結，特以診脈爲名耳。"

[6] 高大。《素問·四氣調神大論》："萬物命故不施，不施則名木多死。"

蒙

[1] 覆蓋。《丹溪翁傳》："天台周進士病惡寒，雖暑亦必以綿蒙其首。"

[2] 承受；遭受。《續名醫類案·吐血》："在前人，蒙謗之害甚微；在病者，受誤之害甚鉅。"

[3] 蒙昧無知。《黄帝内經素問注·序》："冀乎究尾明首，尋注會經，開發童蒙。"

[4] 愚昧；糊塗。《傷寒論·序》："身居厄地，蒙蒙昧昧，惷若遊魂。"

末

[1] 樹梢。《靈樞·邪氣藏府病形》："此亦本末根葉之出候也，故根死則葉枯矣。"

[2] 肢體；四肢。《秦醫緩和》："風淫末疾。"

[3] 末尾；結尾；終點。《靈樞·邪氣藏府病形》："在足少陽之本末，亦視其脈之陷下者，灸之。"

[4] 後來的。《黄帝内經素問·序》："恐散於末學。"

[5] 衰微。《中藏經·陰陽大要調神論》："陽始於子前，末於午後。"

[6] 次要的；非根本的；末節。《傷寒論·序》："崇飾其末，忽棄其本。"

[7] 相當于"未""沒有""不"。《儒門事親·汗下吐三法該盡治病詮》："非吐汗下末由也已。"

N

逆

[1] 迎面。《華佗傳》："小兒戲前門，逆見，自相謂曰。"

[2] 倒向；反向。《靈樞·邪氣藏府病形》："中外皆傷，故氣逆而上行。"

[3] 違背；拂逆。《素問·四氣調神大論》："逆之則傷肝，夏爲寒變。"

[4] 中醫指氣血不和、胃氣不順等所致病症。《素問·陰陽應象大論》："此陰陽反作，病之逆從也。"

P

平

[1] 平地。《鑒藥》:“蹈危如平。”

[2] 正常；平衡。《漢書・藝文志・方技略》:“辯五苦六辛，致水火之齊，以通閉解結，反之於平。”

[3] 調理；調治。《靈樞・根結》:“上工平氣，中工亂脈，下工絕氣危生。”

[4] [piǎn] 通“辨”。辨治。《傷寒論・序》:“乃勤求古訓，博采衆方，撰用《素問》《九卷》《八十一難》《陰陽大論》《胎臚藥録》，並平脈辨證，爲《傷寒雜病論》。”

Q

契

【qì】

[1] 刻，指占卜時以刀鑿刻龜甲。《詩・大雅・綿》:“爰始爰謀，爰契我龜。”

[2] 指刻在甲骨等上的文字。《易經・繫辭下》:“上古結繩而治，後世聖人易之以書契。”

[3] 契合；投合。《黄帝内經素問注・序》:“不謀而遐邇自同，勿約而幽明斯契。”

全

[1] 保全。《黄帝内經素問注・序》:“夫釋縛脱艱，全真導氣，拯黎元於仁壽，濟羸劣以獲安者，非三聖道，則不能致之矣。”

[2] 全面。《景岳全書・病家两要説》:“然必也小大方圓全其才，仁聖工巧全其用。”

[3] 完全。《華佗傳》:“普依準佗治，多所全濟。”

[4] 通“痊”；病癒。《醫師章》:“十全爲上，十失一次之。”

R

任

[1] 擔荷；負載。《詩・小雅・黍苗》:“我任我輦，我車我牛。”

[2] 承當；擔任。《秦醫緩和》:“和聞之，國之大臣，榮其寵禄，任其大節。”

[3] 任務。《景岳全書・病家两要説》:“斯足謂之真醫，而可以當性命之任矣。”

[4] 放縱。《不失人情論》:“富者多任性而禁戒勿遵，貴者多自尊而驕恣悖理。”

[5] 聽任；任憑。《温病條辨・叙》:“知我罪我，一任當世，豈不善乎？”

S

稍

[1] 小。《冬日作》:“稍寒人欲健，太飽事多慵。”

[2] 漸；逐漸。《華佗傳》:“將軍以爲不然。佗捨去，婦稍小差。”

NOTE

[3] 立刻；隨後；不久。唐韋應物《歎楊花》："纔縈下苑曲，稍满東城路。"

[4] 略微；稍微。《丹溪翁傳》："稍長，從鄉先生治經，爲舉子業。"

少

【shǎo】

[1] 數量小；少量。《丹溪翁傳》："涣焉無少凝滯於胸臆。"

[2] 減少。《素問・四氣調神大論》："逆之則傷肝，夏爲寒變，奉長者少。"

[3] 缺少；輕視。《丹溪翁傳》："若翁者，殆古所謂直諒多聞之益友，又可以醫師少之哉？"

[4] 稍微。《養生論》："縱少覺悟，咸歎恨於所遇之初，而不知慎衆險於未兆。"

【shào】

[1] 年輕。《史記・扁鵲倉公列傳》："姓秦氏，名越人，少時爲人舍長。"

[2] 小。《素問・玉機真藏論》："少腹冤熱而痛，出白。"

審

[1] 詳細。《大醫精誠》："惟當審諦覃思。"

[2] 審定；審察。《後漢書・范滂傳》："其未審者，方更參實。"

[3] 清楚；確實。《普濟本事方》："審如是，雖不服藥亦可。"

勝

[1] 能承擔；禁得起。《温病條辨・叙》："藏府無語，冤鬼夜嗥二千餘年略同一轍，可勝慨哉？"

[2] 盡。《傷寒論・傷寒例》："煩躁諸變，不可勝數。"

[3] 勝過；偏勝。《素問・陰陽應象大論》："陽勝則熱，陰勝則寒。"

[4] 用作運氣學説術語"勝氣"的省稱。《素問・至真要大論》："治諸勝復，寒者熱之，熱者寒之。"

適

【shì】

[1] 去；往。《黄帝内經素問・序》："欲詣扶桑，無舟莫適。"

[2] 調適。《史記・扁鵲倉公列傳》："更適陰陽，但服湯二旬而復故。"

[3] 正好；恰巧。《傷寒論・傷寒例》："此以冬時不調，適有傷寒之人，即爲病也。"

[4] 剛剛。《華佗傳》："鹽瀆嚴昕與數人共候佗，適至。"

【dí】

[1] 專主；作主。《吕氏春秋・下賢》："帝也者，天下之適也。"

[2] 舊時指正妻或正妻所生之子。後來寫作"嫡"。《左傳・莊公八年》："僖公之母弟曰夷仲年，生公孫無知，有寵於僖公，衣服禮秩如適，襄公絀之。"

式

[1] 準則。《素問・疏五過論》："聖人之術，爲天下式。"

NOTE

[2] 楷模。《東觀漢記・鄧彪傳》:“(彪)以廉讓率下，爲百僚式。”
[3] 用；施行。《黄帝内經素問注・序》:“幸遇真經，式爲龜鏡。”

屬

【shǔ】

[1] 類别；種類。《大醫精誠》:“其虻蟲、水蛭之屬。”
[2] 隸屬；歸屬。《黄帝内經素問注・序》:“蒇謀雖屬乎生知。”

【zhǔ】

[1] 連接；接續。《類經・序》:“又若經文連屬，難以强分。”
[2] 委托；囑咐。《華佗傳》:“郡守子知之，屬使勿逐。”

夙

[1] 早晨。《詩・大雅・抑》:“夙興夜寐，灑埽庭内，維民之章。”
[2] 早年。《黄帝内經素問注・序》:“冰弱齡慕道，夙好養生，幸遇真經，式爲龜鏡。”
[3] 舊；平素。《黄帝内經素問注・序》:“歷十二年，方臻理要，詢謀得失，深遂夙心。”

庶

[1] 衆；多。《新修本草・序》:“丹青綺焕，備庶物之形容。”
[2] 衆人；百姓。《素問・寶命全形論》:“君王衆庶，盡欲全形。”
[3] 非正妻生的孩子；宗族的旁支。與“嫡”相對。《左傳・文公十八年》:“天乎，仲爲不道，殺適立庶。”
[4] 大概；差不多。《養生論》:“庶可與羨門比壽，王喬争年。”
[5] 希望。《丹溪翁傳》:“庶使後之君子得以互考焉。”
[6] 也許；或許。《傷寒論・序》:“雖未能盡癒諸病，庶可以見病知源。”

T

湯

[1] 沸水；熱水。《華佗傳》:“佗令温湯近熱，漬手其中，卒可得寐。”
[2] 中藥湯劑。《史記・扁鵲倉公列傳》:“臣意即爲柔湯使服之，十八日所而病癒。”
[3] 湯池；護城河。《後漢書・光武帝紀贊》:“金湯失險，車書共道。”

徒

[1] 同一類的人。《儒門事親・汗下吐三法該盡治病詮》:“皆鯀湮洪水之徒。”
[2] 弟子；門徒。《黄帝内經素問・序》:“俾工徒勿誤，學者惟明。”
[3] 空；白白的。《傷寒論・序》:“幽潛重泉，徒爲啼泣。”
[4] 只；僅僅。《丹溪翁傳》:“苟不知此，而徒守其法，則氣之降者固可愈，而於其升

NOTE

者亦從而用之，吾恐反增其病矣。”

W

亡

[1] 散失；丟失。《漢書·藝文志·序》：“以書頗散亡。”
[2] 死亡。《不失人情論》：“使深危之病，坐而待亡。”
[3] 失敗。《不失人情論》：“車薪杯水，難免敗亡。”
[4] 損耗；耗竭。《素問·生氣通天論》：“風客淫氣，精乃亡，邪傷肝也。”
[5] 疏忽。《養生論》：“亡之於微，積微成損，積損成衰。”
[6] 通“無”。《温病條辨·叙》：“亡如世鮮知十之才士，以闕如爲恥。”

望

[1] 遠視。《史記·扁鵲倉公列傳》：“望見桓侯而退走。”
[2] 声望。《徐靈胎先生傳》：“家本望族。”
[3] 中醫四診之一。指察看病人氣色。《史記·扁鵲倉公列傳》：“不待切脈、望色、聽聲、寫形，言病之所在。”
[4] 希望；盼望。《大醫精誠》：“而望其生，吾見其死矣。”
[5] 指月光滿盈時，即農曆每月十五。《標幽賦》：“望不補而晦不瀉。”

惟

[1] 思考。《對山醫話》：“然惟於此而愈不敢自信矣。”
[2] 願；希望。《景岳全書·病家两要説》：“惟好生者略察之。”
[3] 只有；只是。也作“唯”。《與薛壽魚書》：“今天下醫絕矣，惟講學一流轉而未絕者，何也？”
[4] 句中語氣詞，表肯定或强調。《黄帝内經素問·序》：“俾工徒勿誤，學者惟明。”

X

息

[1] 呼吸。《傷寒論·序》：“動數發息，不滿五十。”
[2] 歎氣。《靈樞·邪氣藏府病形》：“膽病者，善太息，口苦。”
[3] 滋息；生長；增加。《丹溪翁傳》：“或陰陽两虚濕熱自盛者，又當消息而用之。”
[4] 兒女。《皇甫謐傳》：“父兄見出，妻息長訣。”
[5] 棲息；止息。《中藏經·陰陽大要調神論》：“更始更末，無有休息。”

鮮

[1] 泛指魚類。《老子·六十章》：“治大國若烹小鮮。”
[2] 鮮明；明麗。《易·説卦》：“（震）其究爲健，爲蕃鮮。”

NOTE

[3] 味美。唐權德輿《拜昭陵過咸陽墅》：“村盤既羅列，雞黍皆珍鮮。”

[4]（xiǎn）少；儘。《丹溪翁傳》：“苟將起度量，立規矩，稱權衡，必也《素》《難》諸經乎！然吾鄉諸醫鮮克知之者。”

相

【xiāng】

[1] 互相。《不失人情論》：“有素不相識，遇延辨症。”

[2] 遞相。《秦醫緩和》：“故有五節，遲速本末以相及。”

[3] 指代性副詞，表示動作行爲只偏指一方，可指代“我”“你”“他”。《傷寒論・序》：“相對斯須，便處湯藥。”

[4] 相與：共同；一塊。《温病條辨・叙》：“世俗樂其淺近，相與宗之，而生民之禍亟矣。”

【xiàng】

[1] 省視；察看。《儒門事親・汗下吐三法該盡治病詮》：“各相其病之所宜而用之。”

[2] 幫助；輔助。《秦醫緩和》：“主相晉國，於今八年。”

[3] 古官名。漢時諸侯王國的實際執政者，地位相當于郡太守。《華佗傳》：“沛相陳珪舉孝廉，太尉黄琬闢，皆不就。”

向

[1] 朝北的窗。《詩・豳風・七月》：“十月蟋蟀入我牀下，穹窒熏鼠，塞向墐户。”

[2] 面對；面向。《靈樞・師傳》：“病人向壁臥，此熱已去也。”

[3] 將近。《外臺秘要・序》：“凡古方纂得五六十家，新撰者向數千卷。”

[4] 趨向。《温病條辨・叙》：“好學之士，咸知向方。”

[5] 從前。《丹溪翁傳》：“乃悉心焚棄向所習舉子業。”

信

[1] 守信用；實踐諾言。《左傳・宣公二年》：“賊民之主，不忠；棄君之命，不信。”

[2] 果真；確實。《華佗傳》：“若妻信病，賜小豆四十斛，寬假限日。”

[3] 信從；相信。《史記・扁鵲倉公列傳》：“信巫不信醫，六不治也。”

[4] 任意；聽任。《荀子・哀公》：“故明主任計不信怒，闇主信怒不任計。”

[5] 連宿；兩夜。引申爲兩天。《鑒藥》：“予受藥以餌，過信而骽能輕，痺能和，涉旬而苛癢絶焉。”

尋

[1] 古代長度單位，一般爲八尺。《與崔連州論石鐘乳書》：“況鐘乳直産於石，石之精麤疎密，尋尺特異。”

[2] 探求。《傷寒論・序》：“若能尋余所集，思過半矣！”

[3] 尋找；追尋。《傷寒論・傷寒例》：“尋其邪由，及在腠理，以時治之。”

NOTE

[4] 延伸；連續不斷。《中藏經·陰陽大要調神論》：“水火通濟，上下相尋。”

[5] 不久；隨即。《華佗傳》：“士大夫不耐痛癢，必欲除之。佗遂下手，所患尋差，十年竟死。”

Y

演

[1] 水長流。《文選·木華〈海賦〉》：“爾其爲大量也，則南澰朱崖，北灑天墟，東演析木，西薄青徐，經途瀴溟，萬萬有餘。”

[2] 拓展；推演。《傷寒論·序》：“觀今之醫，不念思求經旨，以演其所知，各承家技，終始順舊。”

[3] 闡發；引申。《黄帝内經素問·序》：“及乎近代諸家，尤不過順文敷演，而難者仍未能明，精處仍不能發。”

衍

[1] 水廣布或長流。《素問·氣交變大論》：“泉湧河衍。”

[2] 推演；擴展。《易·繫辭上》：“大衍之數五十，其用四十有九。”

[3] 大；多。《類經·序》：“此其故，正以經文奥衍，研閲誠難。”

[4] 指動植物繁衍。《管子·八觀》：“薦草多衍，則六畜易繁也。”

[5] 多餘。特指文章中因傳寫錯誤而多出字句，衍文。《素問·上古天真論》：林億注新校正云：“詳‘被服章’三字疑衍。”

業

[1] 古代懸鍾磬用的大木版。《詩·周頌·有瞽》：“設業設虡。”

[2] 寫字用的業版。《禮記·玉藻》：“父命呼，惟而不諾。手執業，則投之。”

[3] 學業。《丹溪翁傳》：“乃悉焚棄向所習舉子業。一於醫致力焉。”

[4] 職業。《華佗傳》：“以醫見業，意常自悔。”

[5] 以……爲業；從事於。《類經·序》：“奈何今之業醫者，亦置《靈》《素》於罔聞。”

[6] 已經。《類經·序》：“宋臣高保衡等叙業已闢之。”

已

[1] 完畢。《丹溪翁傳》：“乃以法大吐之，吐已，病如失。”

[2] 痊癒。《靈樞·邪氣藏府病形》：“得其相生之脈，則病已矣。”

[3] 已經。《丹溪翁傳》：“時翁已有醫名，羅故知之。”

[4] 隨後；不久。《華佗傳》：“已故到譙，適值佗見收，怱怱不忍從求。”

[5] 同“以”。表示時間、方位、數量的界限。《靈樞·邪氣藏府病形》：“身半已上者邪中之也，身半已下者濕中之也。”

益

[1]“溢”的古字。水從器中漫出。《呂氏春秋·察今》:“澭水暴益。”
[2] 增加；補助。《大醫精誠》:“若盈而益之，虛而損之。”
[3] 進一步。《丹溪翁傳》:“翁不自滿足，益以三家之説推廣之。”
[4] 有益。《丹溪翁傳》:“若翁者，殆古所謂直諒多聞之益友。”
[5] 副詞。更加。《丹溪翁傳》:“於是，翁之醫益聞。”
[6] 逐漸；漸漸。《丹溪翁傳》:“益聞道德性命之説。”

藝

[1] 種植。《書·禹貢》:“淮沂其乂，蒙羽其藝。”
[2] 技藝；才能。《大醫精誠》:“故醫方卜筮，藝能之難精者也。”
[3] 指禮、樂、射、禦、書、數六種古代教學科目。《禮記·學記》:“不興其藝，不能樂學。”
[4] 指經籍。《論衡·藝增》:“言審莫過聖人，經藝萬世不易。”

因

[1] 依靠；憑藉。《素問·生氣通天論》:“是故陽因而上，衛外者也。”
[2] 接著。《華佗傳》:“體中不快，起作一禽之戲，沾濡汗出，因上著粉，身體輕便。”
[3] 於是；就。《史記·扁鵲倉公列傳》:“言未卒，因噓唏服臆，魂精泄橫。”
[4] 依照；根據。《史記·扁鵲倉公列傳》:“因五藏之輸，乃割皮解肌，訣脈結筋。”
[5] 由於。《素問·生氣通天論》:“因於露風，乃生寒熱。”

淫

[1] 過度；無節制。《秦醫緩和》:“陰淫寒疾，陽淫熱疾，風淫末疾，雨淫腹疾。”
[2] 久雨。《素問·五運行大論》:“其眚淫潰。”
[3] 放縱；恣肆。《左傳·昭公六年》:“制爲禄位以勸其從，嚴斷刑罰以威其淫。”
[4] 謂運行失其常度。《素問·四時逆從論》:“凡此四時刺者，大逆之病，不可不從也。反之，則生亂氣，相淫病焉。”
[5] 邪惡；奸邪。《素問·上古天真論》:“淫邪不能惑其心。”
[6] 亂雜；淫靡不正。《秦醫緩和》:“於是有煩手淫聲，慆堙心耳，乃忘平和。”

Z

知

[1] 了解。《史記·扁鵲倉公列傳》:“長桑君亦知扁鵲非常人也。出入十餘年，乃呼扁鵲私坐。”
[2] 辨識。《史記·扁鵲倉公列傳》:“簡子疾，五日不知人。”

NOTE

[3] 知覺。《華佗傳》:“須臾便如醉死，無所知，因破取。”
[4] 主持。《外臺秘要》序:“久知弘文館圖籍方書等，繇是覩奥升堂。”
[5] 病癒。《金匱要略·消渴小便利淋病脈症·栝蔞瞿麥丸方》:“飲服三丸，日三服。不知，增至七八丸，以小便利，腹中温爲知。”
[6] 照顧；照管。《傷寒論·序》:“而進不能愛人知人，退不能愛身知己。”
[7] “智”古字。《漢書·張禹傳》:“是兒多知，可令學經。”

支

[1] “肢”的古字。《華佗傳》:“縣吏尹世苦四支煩，口中乾，不欲聞人聲。”
[2] 繁瑣。《與伯修書》:“弟謂永明一向只道此事是可以明得的，故著《宗鏡》一書，極力講解，而豈知愈講愈支，愈明愈晦乎？”
[3] 支撑；涉及。《靈樞·邪氣藏府病形》:“胃脘當心而痛，上支两脅，膈噎不通。”
[4] 阻塞。《素問·六氣正化大論》:“厥陰所至爲支痛，少陰所至爲驚惑、惡寒、戰慄、譫妄。”
[5] 地支。《清史稿·時憲誌四》:“支，子、丑、寅、卯、辰、巳、午、未、申、酉、戌、亥。”

植

[1] 户植。門外閉時用以加鎖的中立直木。《墨子·非儒下》:“季孫與邑人争門關，決植。”
[2] 木柱。《墨子·備城門》:“城上百步一樓，樓四植，植皆爲通舄。”
[3] 直立。《養生論》:“壯士之怒，赫然殊觀，植髮衝冠。”
[4] 建立。《吕氏春秋·知度》:“凡朝也者，相與召理義也，相與植法則也。”
[5] 種植。引申爲生長。《莊子·外物》:“草木之倒植者過半而不知其然。”

止

[1] 足；脚。後通作“趾”。《漢書·刑法志》:“當斬左止者，笞五百。”
[2] 居住。《華佗傳》:“止宿交接，中間三日發病，一如佗言。”
[3] 至；到。《華佗傳》:“府吏兒尋、李延共止，俱頭痛身熱，所苦正同。”
[4] 終止；睡眠。《靈樞·營衛生會》:“故氣至陽而起，至陰而止。”
[5] 語氣詞。《史記·扁鵲倉公列傳》:“不出千里，決者至衆，不可曲止也。”
[6] 阻止。《戰國策·齊策三》:“孟嘗君將入秦，止者千數而弗聽。”

旨

[1] 味美；美味。《禮記·學記》:“雖有嘉餚，弗食，不知其旨也。”
[2] 美；美好。《書·説命中》:“王曰:‘旨哉！説乃言惟服。’”
[3] 意圖；宗旨。《丹溪翁傳》:“爲之敷揚三家之旨，而一斷於經。”
[4] 上級的命令；尊長的指示。《後漢書·曹褒傳》:“今承旨而殺之，是逆天心，順府

NOTE

意也。”

[5] 特指皇帝的詔書、命令。《漢書・孔光傳》：“數使録冤獄，行風俗，振贍流民，奉使稱旨。”

致

[1] 招致；導致。《丹溪翁傳》：“其論藏腑氣化有六，而於濕熱相火三氣致病爲最多。”

[2] 給予。《丹溪翁傳》：“甯歉於己，而必致豐於兄弟。”

[3] 使。《不失人情論》：“譽之則蹠可爲舜，毁之則鳳可作鴞，致懷奇之士，拂衣而去。”

[4] 獲得；配製。《漢書・藝文志・方技略》：“辯五苦六辛，致水火之齊。”

[5] 達到。《黄帝内經素問・序》：“濟羸劣以獲安者，非三聖道，則不能致之矣。”

[6] 通“至”。極。《中藏經・陰陽大要調神論》：“死生致理，陰陽中明。”

治

[1] 治理；管理。《丹溪翁傳》：“翁爲直陳治道。”

[2] 主宰；統管。《類經・序》：“藏府治内，經絡治外。”

[3] 安定；太平。《儒門事親・汗下吐三法該盡治病詮》：“如世已治矣，刑措而不用。”

[4] 特指血脈、精神等正常。《史記・扁鵲倉公列傳》：“血脈治也，而何怪？”

[5] 舉行。《史記・扁鵲倉公列傳》：“國中治穰過於衆事。”

[6] 整理。《丹溪翁傳》：“遂治裝出遊。”

[7] 配製方藥。《丹溪翁傳》：“即命人治人參膏。”

誅

[1] 指責。《醫學源流論》：“而醫者之罪已不可勝誅矣。”

[2] 攻伐；討伐。《儒門事親・汗下吐三法該盡治病詮》：“及其有病，當先誅伐有過。”

[3] 殺戮。《孟子・梁惠王下》：“聞誅一夫紂矣，未聞弑君也。”

卒

[1] 步兵，後泛指士兵。《靈樞・玉版》：“禁止士卒無白刃之難者，非一日之教也。”

[2] 終；完成。《漢書・藝文志・序》：“會向卒，哀帝復使向子侍中奉車都尉歆卒父業。”

[3] 悉；全部。《靈樞・百病始生》：“余固不能數，故問先師，願卒聞其道。”

[4] 死，上古特指諸侯大夫的死。《左傳・僖公三十二年》：“冬，晉文公卒。”

[5] 通“猝”。匆忙；迅即。《靈樞・四時氣》：“轉筋於陽治其陽，轉筋於陰治其陰，皆卒刺也。”

[6] 通“猝”。突然。《傷寒論・序》：“卒然遭邪風之氣。”

[7] 草率。《素問・徵四失論》：“卒持寸口，何病能中？”

NOTE

附二 中醫藥難字簡釋

古文難，醫學古文更難。其一難在辨字，其二難在辨詞義。漢字結構複雜，並有一詞多音現象，因而常易出現誤寫和誤讀。以下就中醫藥較常見、易發生誤讀誤寫情況的字予以整理並簡釋其義，便於學習及查閱。

A

諳（ān）

① 認識。《審視瑤函 · 内外二障論》:“或暗於醫學，甚至有一字不諳者。”

② 熟悉。《幼幼集成 · 楊梅瘡證》:“予素未諳外科，而能拔茲社鼠城狐之毒，恃此理也。”

闇

1.àn 同“暗”

① 不亮。《靈樞 · 九針十二原》:“粗之闇乎，妙哉，工獨有之。”

② 愚昧，糊塗。《諸病源候論 · 惛塞候》:“人有禀性陰陽不和，而心神惛塞者，亦有因病而精采闇鈍，皆由陰陽之氣不足，致神識不分明。”

2.ān 諒闇，帝王居喪。《禮記 · 喪服四制》:“高宗諒闇。”

噫

1. ài

① 噯氣。《三因極一病證方論 · 噦逆論證》:“大率胃實即噫。”《素問 · 陰陽別論》:“二陽一陰發病，主驚駭背痛，善噫善欠，名曰風厥。”《三因極一病證方論 · 醋咽證治》:“治宿食留飲，聚積中脘，噫臭吞酸。”

② 呼氣。韓愈《讀東方朔雜事》詩:“噫欠爲飄風，濯手大雨沱。”劉禹錫《天論下》:“噓爲雨露，噫爲風雷。”

2. yī

嘆詞。《論語 · 子張》:“顔淵死，子曰:‘噫，天喪予，天喪予！’”

3. yì

通“抑”。語氣詞，表示轉折。《周易 · 系辭下》:“噫亦要存亡吉兇，則居可知也。”清王引之《經傳釋詞》:“噫亦，即‘抑亦’也。”

NOTE

B

胞

1.bāo

① 胎兒的裹膜。又稱胞衣，胎衣。

② 同父母所生者爲同胞。

③ 細胞。

2.pāo

同“脬”，指膀胱。嵇康《與山巨源絕交書》:“每常小便而忍不起，令胞中略轉乃起耳。”

賁

1.bēn

① 賁門。《素問·繆刺論》:“無故善怒，氣上走賁上。”《靈樞·百病始生》:“留而不去，傳舍於腸胃，在腸胃之時，賁響腹脹。”

② 腫。《針灸甲乙經·陽受病發風》:“其道不利，故使肌肉賁脹而有瘍。”《古今醫案按·痢》:“一服粥飲稍進，二服後重稍輕，三服癰毒賁起。”

③ 息賁癥（古病名，息賁指呼吸急促，氣逆上奔的疾患，爲五積之一，屬肺之積）。《針灸大成·足太陰經穴主治·考正穴法》:“主胸中滿痛，賁膺，咳逆上氣。”《素問·陰陽別論》:“其傳爲息賁者，死不治。”

2.bì

① 文飾。《説文·貝部》:“賁，飾也。”

② 卦名。六十四卦之一。《周易·賁》:“山下有火賁。”

愊（bì）

① 鬱結。《諸病源候論·胸痹候》:“胸痹之候，胸中愊愊如滿。”

② 氣盛。指脈象堅實。《脈經·脈形狀指下秘訣》:“實脈，大而長微强，按之隱指，愊愊然。”

③ 愊臆，脹滿貌。《史記·扁鵲倉公列傳》:“言未卒，因噓唏愊臆，魂精泄横。”

瀕

1.bīn

① 水邊。同“濱”。《墨子·尚賢下》:“是故昔者舜耕於歷山，陶於河瀕。”

② 臨近，靠近。《漢書·地理誌》:“瀕南山，近夏陽。”

2.pín

瀕湖，明代著名醫藥學家。李時珍，號瀕湖。著有《瀕湖脈學》。

NOTE

擘

1.bò

① 分開。《冷廬醫話》:“見病者以手擘目，觀其飲啖，蓋目眶盡腫，不可開合也。”《傷寒論・辨太陽病脈證並治》:“桂枝湯方……大棗十二枚，擘。”

② 大拇指。《爾雅・釋魚》:“蝮虺（fùhuǐ 毒蛇），博三寸，首大如擘。”

③ 外科病證名。《證治準繩・瘍醫》:“虎口結毒，赤腫痛，名合谷疽。又名丫刺毒，又名擘蟹毒，又名手叉發，又名病蟹叉。此手陽明大腸經，風熱積毒之所致也。”

2.pāi

破盡。《針灸甲乙經・經絡受病入腸胃五臟積發伏梁息賁肥氣痞氣奔豚第二》:“其著孫絡之脈而成積，往來上下，擘乎孫絡之居也。”

C

瘥（chài）

① 病愈。《傷寒論・辨陰陽易差後勞復病脈證並治》:“大病瘥後，從腰以下有水氣者，牡蠣澤瀉散主之。”

② 病，小疫。《詩經・小雅・節南山》:“天方薦瘥，喪亂弘多。”

③ 瘥疫，疫病。《韓昌黎集・城南聯句》:“慶流蠲瘥疫，威暢捐轊輣。”

④ 死亡。《脈經・元刻脈經移文》:“拯救疾病，使生民不致夭瘥。”

眵（chī）

俗稱“眼屎”。《神農本草經》:“目中眵聵。”

啜（chuò）

① 嘗，飲。《傷寒論・辨太陽病脈證並治》:“服已須臾，啜熱稀粥一升余，以助藥力。”

② 服；吃……次。《醫方集解・麻仁蘇子粥》:“令作此粥，兩啜而氣泄。”

③ 哭泣抽噎的樣子。

莝（cuò）

① 鍘草。《說文・竹部》:“莝，斬芻。”

② 腐、廢的物質。《素問病機氣宜保命集・腫脹論》:“去宛陳莝者，疏滌腸胃也。”《素問・湯液醪醴論》:“平治於權衡，去宛陳莝，微動四極，温衣繆刺其處，以復其形。

蹙（cù）

① 急促。《針灸大成・足太陰井》:“以竹管吹兩耳，以指掩管口，勿泄氣，必須

極吹蹙，才脈絡通。”

② 壓迫。《古今醫案按·經水》：“此乃母胎中，或繈褓時，蹙銼其經隧。”

③ 旋轉。《諸病源候論·腹痛候》：“欹腰轉身，摩氣蹙回動盡，心氣放散。”

疢（chèn）

① 熱病。《説文·病部》：“疢，熱病也。”

② 泛指病患。《詩經·小雅》：“心之憂矣，疢如疾首。”《金匱要略·藏府經絡先後病脈證》：“千般疢難，不越三條。”

齔（chèn）

① 兒童换牙。

② 七八歲的年齡。《醫學正傳》：“一至六歲曰嬰孩，七八歲曰齔。”

③ 泛指童年。

瘳（chōu）

① 病愈。《素問·痹論》：“各隨其過，故病瘳也。”

② 減損。《國語·晉語二》：“君不度而賀大國之襲，於己也何瘳？”

痤（cuó）

① 癤。《莊子·列禦寇》：“秦王有病召醫，破癰潰痤者得車一乘。”《素問·生氣通天論》：“汗出見濕，乃生痤疿。”

② 癰。創面淺而大者。《山海經·中山經》：“金星之山，多天嬰，其狀如龍骨，可以已痤。”

③ 微腫。《説文·病部》：“痤，小腫也。”

④ 泛指瘡癤。《外科大成》：“痤者，瘡癤也。”

搐（chù）

① 病證名。《素問病機氣宜保命集》：“經所謂病筋脈相引而急名曰瘛者，故俗謂之搐是也。”

② 除去。《儒門事親·蟲𧏾之生濕熱爲主訣》：“予別下蟲藥，大下十數行，可以搐而空。”

③ 噴。《丹溪心法·中風》：“右爲細末，口噙水搐之。”

④ 牽動。《靈樞·衛氣失常》：“衛氣之留於腹中，搐積不行，苑蘊不得常所。”

怵（chù）

① 擾亂。《莊子·應帝王》：“勞形怵心者也。”

② 怵惕，恐懼。《靈樞·賊風》：“又毋怵惕之所誌，卒然而病者，其故何也？”

NOTE

皴（cūn）

① 皮膚受凍而皺裂。《素問·六元正紀大論》:“陽明所至爲皴揭，太陽所至爲寢汗痙。”

② 皺紋，毛糙。白居易《長慶集》:“肉嫌盧橘厚，皮笑荔枝皴。”

③ 繪畫中的一種方法。用以表現山石、峰巒和樹木的脈絡紋理。

D

殆（dài）

① 危險。《千金要方·大醫精誠》:“今以至精至微之事，求之於至粗至淺之思，其不殆哉?

② 大概。《史記·扁鵲倉公列傳》:“忽然不見，殆非人也。”

③ 懈怠。通“怠”。《商君書·農戰》:“農者殆則土地荒。”

④ 差錯。《醫方集解·左金丸》:“若作尋常脅痛治，則殆矣。”

澹（dàn）

① 波浪起伏或水流迂回貌。《針灸甲乙經·手太陰及臂凡十八穴》:“至本節後太淵溜以澹，外屈本指以下。”《温病條辨·原病篇》:“員員澹澹，狀其痛之甚而無奈也。”

② 不安的樣子。《素問·至真要大論》:“手熱肘攣掖腫，心澹澹大動。”

癉

1.dàn

① 勞病。《説文解字段注·第七篇下·病部》:“癉，勞病也……下民卒癉。”

② 只熱不寒的瘧疾。《素問·瘧論》:“其但熱而不寒者……名曰癉瘧。”

2.dān

① 熱盛。《素問·舉痛論》:“癉熱焦渴則堅乾不得出。”《素問·奇病論》:“此五氣之溢也，名曰脾癉。”

② 濕熱。《素問·脈要精微論》:“癉成爲消中。”《漢書·嚴助傳》:“南方暑濕，近夏癉熱。”

3.dǎn

通“疸”，指黄疸病。

膻

1.dàn

（1）胸中。《臨證指南醫案·疫》:“人静則神昏，癘邪竟入膻。”

（2）膻中。

① 指心包。《素問·靈蘭秘典論》:“膻中者，臣使之官，喜樂出焉。”

NOTE

② 指兩乳頭連線的中點。《靈樞·海論》:“膻中者，爲氣之海。”

③ 穴位名。

2.shān

羊臊氣，羊腹内的脂膏。引申爲臊氣。王冰注《素問·金匱真言論》:“凡氣因金變，則爲腥膻之氣也。”

E

痾（ē，又音 kē）

① 同“疴”。病，重病。《素問·刺法論》:“以法刺之，預可平痾。”《普濟方·標幽賦》:“秋夫針腰俞而鬼免沉痾。”

② 怪異之病。《漢書·五行志第十三》:“時則有下體生上之痾。”

③ 比喻仇隙。《後漢書·袁紹傳》:“願捐棄百痾，追攝舊義，復爲母子昆弟如初。”

F

㕮（fǔ）

㕮咀：原意爲嚼碎，引申爲銼碎、切碎。《脾胃論·脾胃勝衰論》:“右件㕮咀，每服三錢。”《靈樞·壽夭剛柔》:“凡四種，皆㕮咀，漬酒中。”

膹（fèn）

① 切成塊的肉。賈誼《新書·卷四》:“羹胾（zì，切成大塊的肉）膹炙，肉具醯醢（醯 xī，醋；醢 hǎi，用肉、魚等製成的醬，因調製肉醬必用鹽醋等作料，故稱）。”

② 懣，煩悶。《儒門事親·暑火鬱之病》:“膜膹臚脹，瘍疿嘔逆。”

③ 積滿。通“憤”。《素問·至真要大論》:“諸氣膹鬱，皆屬於肺。”

G

肱（gōng）

① 上臂，肩肘之間。《靈樞·九針論》:“風者，人之股肱八節也。”

② 泛指手臂。

癸（guǐ）

① 天干的第十位。

② 天癸。指人體内一種促進性機能發育成熟的精微物質。《素問·上古天真论》:“女子……二七而天癸至，任脉通，太冲脉盛，月事以时下，故有子。”

癸水

① 指婦女月經。唐张泌《妆楼记》:“红潮，谓桃花癸水也，又名入月。”

② 漓江的别稱。

NOTE

匱

1.guì

① 收藏東西用的器具。大者爲匱，小者爲匣。《素問·氣穴論》："藏之金匱，不敢復出。" 自唐以來寫作 "櫃"。

② 做丸衣。《脾胃論·感應丸》："研令細，用好蠟匱和。"《本草綱目·木部·茯苓》："白茯苓去皮四两，作匱。"

2.kuì

缺乏，不足。《素問·天元紀大論》："簡而不匱，久而不絕。"

H

皝（huàng）

面部因氣血虛少而發白無光的病色。《幼幼集成·簡切辨證》："小兒寒證有七：面皝白……"

熇

1.hè

連用。"熇熇"，火勢熾盛的樣子。《靈樞·行針》："重陽之人，熇熇高高。"《素問·瘧論》："無刺熇熇之熱，無刺渾渾之脈。"

2.xiāo

高熱。《瘟疫論·妊娠時疫》："火毒消散，炎熇頓爲清涼。"《醫方集解·逍遙散》："無燥熇之患，金水自能相生。"

斛（hú）

① 量器名。也是容量單位。《莊子·胠篋》："爲之斗斛以量之，則並與斗斛而竊之。" 古代以十斗爲一斛，南宋末年改爲五斗一斛。《嵇中散集·養生論》："夫種田者，一畝十斛。謂之良田。"

② 石斛。中藥名。

J

濈（jí）

① 水外流。即汗出的樣子。《傷寒論·辨陽明病脈證並治》："手足濈然汗出者，此大便鞕也，大承氣湯主之。"

② 迅速貌。曹植《七啟》："翔爾鴻翥（zhù，鳥向上飛），濈然鳧（fú，水鳥）沒。"

痎（jiē）

① 一種瘧疾。《説文·病部》："痎，二日一發瘧也。"

② 瘧疾的通稱。《素問·生氣通天論》："夏傷於暑，秋爲痎瘧。"

③ 通"疥"。《春秋左傳·昭公二十年》："齊侯疥，遂痁。"疏："疥當爲痎，痎是小瘧，痁是大瘧。"

䐃（jiǒng 或 jūn）

筋肉結聚的地方。《素問·玉機真藏論》："身熱脫肉破䐃，真藏見，十月之内死。"

疽（jū）

結成塊狀的毒瘡。浮淺者爲癰，深厚者爲疽。《靈樞·癰疽》："熱氣淳盛，下陷肌膚，筋髓枯，内連五藏，血氣竭，當其癰下，筋骨良肉皆無餘，故命曰疽。"王充《論衡·幸偶》："氣結閼積，聚爲癰，潰爲疽。"

咀（jǔ）

① 品味，細嚼。《管子·水地》："三月如咀，咀者何？曰五味。"

② 切碎藥物。《良方·自序》："今之處藥，或有惡火者，必日之而後咀。"

K

尻（kāo）

① 脊骨的末端。《醫宗金鑒·幼科雜病心法要訣·審病》："耳尻肢涼知痘疹，指稍發冷主驚癇。"

② 尾骶部。《素問·刺腰痛》："足太陽脈令人腰痛，引項脊尻背如重狀。"《素問·痹論》："尻以代踵，脊以代頭。"

③ 前陰。《針灸甲乙經·六經受病發傷寒熱病第一（中）》："熱病振慄慄鼓頷，腹满陰萎，咳引尻溺出，虚也。"

窠（kē）

① 巢穴。本指鳥、獸、蟲的巢穴，可借指人安居或聚會之處。《白茅堂集·李時珍傳》："五倍子，構蟲窠也，認爲木實。"《雷公炮炙論》："旋安石蜂窠於赤瓶中，燒蜂窠盡爲度。"

② 聚會處。《靈樞·大惑論》："皆上注於目而爲之精，精之窠爲眼。"

③ 漕洞。《三因極一病證方論·癲癇證治》："用磚鑿一窠，可容二兩許。"

④ 同"窩"。《外科正宗·臏窠瘡》："臏窠瘡，乃肺經有熱，脾經有濕，二氣交感。"

刳（kū）

① 剖开，解剖。《靈樞·淫邪發夢》："厥氣客於膽，則夢斗訟自刳。"

② 挖空。《周易·系辭下》："刳木爲舟。"

NOTE

憒（kuì）

① 昏亂，昏迷。《古今醫案按·類中》："乃先以稀涎散吐痰一二碗，昏憒即醒。"《醫宗金鑒·正骨心法要訣·昏憒》："傷損昏憒乃傷之至重，以致昏憒不知人事。"

② 憒憒。煩亂，不舒服。《素問·至真要大論》："厥陰之勝，耳鳴頭眩，憒憒欲吐，胃鬲如寒。"《諸病源候論·虛勞裏急候》："寸微，關實，尺弦緊者……身憒憒也。"

③ 昏庸，糊塗。班固《詠史》："百男何憒憒，不如一緹縈！"

L

醽醁（línglù）

古代美酒名。產於湖南酃縣，取液於綠水，故名。《本草綱目·谷部·酒》："紅曰醍，綠曰醽。"《千金要方·大醫精誠》："醽醁兼陳，看有若無。"

醴（lǐ）

① 甜酒。《本草衍義·酒》："今人又以蘖造者，蓋止是醴爾，非酒也。"

② 一夜釀成的酒。《本草綱目·穀部·酒》引《飲膳標題》："一宿曰醴。"

③ 甜美的泉水。《本草綱目·水部·醴泉》："時代升平則醴泉出。"

④ 水名。通"澧"。晉虞喜《志林新書》："醴是江沅之别流，而醴字作澧也。"

醪醴（láolǐ）

① 中藥劑型之一，俗稱"藥酒"。《素問·湯液醪醴論》："自古聖人之作湯液醪醴者，以為備耳。"

② 泛指酒。《嵇中散集·養生論》："滋味煎其府藏，醴醪鬻其腸胃。"

廩（lǐn）

① 糧倉。《素問·靈蘭秘典論》："脾胃者，倉廩之官，五味出焉。"

② 糧食。管子問："問死事之寡，其餼廩何如？"

③ 儲藏，儲積。《素問·皮部論》："傳入於腑，廩於腸胃。"

③ 通"凜"。凜秋。

瘰癧（luǒlì）

病證名。即淋巴結結核。因多見於頸部，俗名癧子頸。《靈樞·寒熱》："寒熱瘰癧在於頸腋者，皆何氣使生？"

M

悗

1.mèn

① 同"悶""懣"。鬱悶，不舒暢。《靈樞·口問》："下氣不足，則乃爲痿厥

心悗。”

② 凝澀疼痛。《靈樞·百病始生》：“厥氣生足悗。”

2.mán

① 煩悶。《靈樞·五亂》：“清濁相干，亂於胸中，是謂大悗。”

② 迷惑。《呂氏春秋·審分》：“夫説以智通，而實以過悗。”

眊（mào）

① 眼睛看不清。《名醫方論》：“手足無力，耳目昏眊之證見於脾。”

② 同“耄”。老年。

懣（mèn）

① 煩悶。《後漢書·華佗傳》：“廣陵太守陳登得病，胸中煩懣，面赤不食。”

② 憤慨。《漢書·霍光傳》：“（昌邑王）即位，行淫亂，光憂懣。”

娩

1.miǎn

分娩，婦女生小孩。《説文·子部》：“娩，生子免身也。”

2.wǎn

柔順。婉娩。《禮記·內則》：“女子十年不出，姆教婉娩聽從。”

N

淖（nào）

① 爛泥，泥沼。《左傳·成公十六年》：“有淖於前，乃皆左右相違於淖。”

② 潤滑。《素問·八正神明論》：“是故天温日明，則人血淖液而衛氣浮。”

③ 滑利。《醫宗金鑒·四診心法要訣上》：“寒多則凝，凝則黑青；熱多則淖，淖則黄紅。”

④ 满溢。《醫宗金鑒·訂正金匱要略注·果實菜谷禁忌》：“此皆生風發火之物，若合食則血氣更淖溢不和。”

⑤ 陰氣太盛。《素問·陰陽別論》：“淖則剛柔不和，經氣乃絕。”

淖澤

① 柔潤。《靈樞·邪氣藏腑病形》：“夫臂與胻，其陰，皮薄，其肉淖澤，故俱受於風，獨傷其陰。”《針灸甲乙經·病形脈診上》：“尺膚温以淖澤者，風也。”

② 滲潤。《靈樞·決氣》：“谷入氣满，淖澤注於骨。”

衄（nǜ）

① 鼻出血。《素問·金匱真言論》：“故春善病鼽衄。”

② 泛指出血。齒衄、肌衄等。《靈樞·百病始生》:“陽絡傷則血外溢，血外溢則衄血。”

③ 收縮。《韓非子·説林上》:“夫死者，始死而血，已血而衄。”

O

漚

1. òu

① 長時間浸泡。《説文·水部》:“漚，久漬也。”

② 形容胃腐熟食物的樣子。《靈樞·營衛生會》:“余聞上焦如霧，中焦如漚，下焦如瀆。”

2. ōu

① 水中氣泡。《本草綱目·禽部·鷗》:“鷗者，浮水上，輕漾如漚也。”

② 通“鷗”，水鳥。《列子·黄帝》:“海上之人有好漚鳥者，每旦之海上，從漚鳥遊，漚鳥之至者百住而不止。”

P

衃（pēi）

① 紫黑暗晦的瘀血。《金匱要略·婦人妊娠病脈證並治》:“下血者，後斷三月衃也。”

② 凝固，血止。《針灸甲乙經·血溢發衄》:“衄而不衃，血流，取足太陽；衃，取手太陽。”《素問病機氣宜保命集·腫脹論》:“惡血當瀉不瀉，衃以留止，日以益大，狀如懷子。”

③ 通“胚”。《三因極一病證方論·養胎大論》:“一月血聚，謂之始衃；二月精凝，謂之始膏。”

衃血

① 瘀血。《古今醫案按·崩漏》:“服湯二劑，果下衃血，天癸旋至。”

② 紫黑的顏色。《脈經·扁鵲華佗察聲色要訣第四》:“病人面黄目赤者，不死，赤如衃血死。”

擗（pǐ）

① 跌倒。《傷寒論·辨太陽病脈證並治》:“振振欲擗地者，真武湯主之。”

② 捶胸。《孝經·喪親》:“擗踴哭泣，哀以送之。”

癖（pǐ）

① 腹有積聚而成塊之病。《諸病源候論·癖病諸候》:“三焦痞隔，則腸胃不能宣行，因飲水漿，便令停止不散，更遇寒氣積聚而成癖。癖者，謂僻側在於兩脅之間，

NOTE

有時而痛是也。”

② 成爲習慣的嗜好。如“癖好”。

③ 通“澼”，積存。《靈樞·水脹》：“因有所系，癖而内著，惡氣乃起，瘜肉乃生。”

④ 古病名。寒癖、飲癖、痰癖、懸癖。

睥（pì）

① 眼睛。《審視瑤函·暴風客熱症》：“暴風客熱忽然猖，睥脹頭疼淚似事。”

② 黑珠；黑瞳。《審視瑤函·赤膜下垂症》：“要求變症不生時，上睥瘀血須開決。”

③ 瞼緣。《證治準繩》：“乃睥翻轉貼在外瞼之上，如舌舐唇之狀。”

澼（pì）

① 漂洗。《莊子·逍遙遊》：“世世以洴澼絖爲事。”

② 病證名。《儒門事親·臟毒下血》：“澼者，腸間積水也。”

③ 腸澼。中醫古病證名，以大便膿血爲主證。《醫方集解·白頭翁湯》：“白頭翁苦寒，能入陽明血分，而涼血止澼。”

④ 澼澼。象聲詞。《臨證指南醫案·暑》：“氣結自胸及腹，澼澼自利不爽。”

⑤ 澼囊。症狀名。如裝水的袋。《醫方集解·神术散》：“治水飲結成澼囊。”

Q

忔

1. qì

① 喜也。

② 壯勇貌。通“仡”“屹”。《史記·周紀》：“棄爲兒時，忔如巨人之志。”

2. yì

不欲，不想。《史記·扁鵲倉公列傳》：“病得之少憂，數忔食飲。”

愆（qiān）

① 喪失。《新修本草·序》：“六氣斯珍，易愆寒燠之宜。”

② 顯示。《針灸大成·標幽賦》：“或不得意而散其學，或愆其能而犯禁忌。”

③ 超過。王冰注《素問·上古天真論》：“所以謂之月事者，平和之氣，常以三旬而一見也，故愆期者謂之有病。”

④ 延誤。《醫學源流論·用藥如用兵論》：“富强之國，可以振威武也。然而選材必當，器械必良，克期不愆，布陣有方。”

⑤ 引起的（原因）。《醫宗金鑒·眼科心法要訣·黑翳如珠歌》：“淚出羞澀疼痛甚，大人肝腎虛風愆。”

NOTE

⑥ 時間或前或後。《葉天士女科》："經來或先或後，名曰愆期。"

鈐（qián）

① 車轄。引申为管束。

② 鎖。猶言關鍵。晋郭璞《尔雅注·序》："夫尔雅者……六藝之鈐鍵。"

③ 囊括，概括。《傷寒論·黄序》："詳究仲景以三陰三陽鈐百病之義。"

蕁

1.qián

① 蕁麻。中藥名。

② 蕁麻疹。病名

2.tán

① 草名。《本草綱目·草部一》謂即知母。中藥名。

② 火勢上騰。《淮南子·天文訓》："火上蕁，水下流。"

齲（qǔ）

齒病名。即蛀牙。齲齒，牙齒發生腐蝕性病變。《素問·繆刺論》："齒齲，刺手陽明。"

逡

1.qūn

（1）退讓，退却。《漢書·公孫弘傳》："有功者上，無功者下，則群臣逡。"

（2）逡巡。

① 退行。《素問·氣穴論》："帝捧手逡巡而却曰。"

② 有顧慮而退却或徘徊。《幼科鐵鏡·十三不可學》："怠緩之人必多逡巡，不可學。"

2.jùn

急速。《禮記·大傳》："遂率天下諸侯執豆籩，逡奔走。"注："逡，疾也。"

鼽（qiú）

① 鼻流清涕。《素問·氣交變大論》："其谷不成，欬而鼽。"

② 鼻塞不通。《吕氏春秋·盡數》："精不流則氣鬱，鬱，處頭則爲腫爲風……處鼻則爲鼽爲窒。"

③ 面頰，顴骨。《素問·氣府論》："足陽明脈氣所發者六十八穴……面鼽骨空各一。"

R

緛（ruǎn）

NOTE

① 本義指衣物的皺褶。《說文·糸部》："緛，衣戚也。"段玉裁注："縐，

戚也。”

② 拘縮，收縮。《素問・生氣通天論》：“濕熱不攘，大筋緛短，小筋弛長。”《素問病機氣宜保命集・病機論》：“善暴僵仆，裏急緛戾，脅痛嘔泄。”

瞤（shùn）

① 眼皮跳動。《脈經・肝足厥陰經病證》：“肝中風者，頭目瞤，兩脅痛。”

② 肌肉掣動。《素問・氣交變大論》：“筋骨繇復，肌肉瞤酸。”《醫宗金鑒・傷寒心法要訣・誤服三湯致變救逆》：“身瞤振振欲擗地，桂加附子真武痊。”

瞤瞤

不斷掣動。《千金要方・脾藏脈論》：“形如醉人，腹中煩重，皮肉瞤瞤而短氣也。”

S

嗇（sè）

① 珍惜，愛惜。《針灸大成・醫案》：“是以聖人嗇氣，如持至寶；庸人妄爲，而傷太和。”

② 吝嗇。《劉夢德文集・鑒藥》：“顧醫治態，多嗇術以自貴，遺患以要財。”

③ 通“濇”，滯塞，不暢。《史記・扁鵲倉公列傳》：“嗇而不屬者，其來難，堅，故曰月不下。”

嗇嗇

① 滯澀不通。《靈樞・雜病》：“心痛腹脹，嗇嗇然，大便不通。”

② 形容怕冷的樣子。《傷寒論・辨太陽病脈證並治上篇》：“陰弱者汗自出，嗇嗇惡寒，淅淅惡風。”

娠

1.shēn

① 胎兒在母腹中微動。《説文・女部》：“娠，女妊身動也。”

② 指懷孕。《瀕湖脈學・滑脈》：“滑而沖和，娠孕可決。”

2.zhèn

① 養馬的人。揚雄《方言》：“燕齊之間，養馬者謂之娠。”

② 官家的女奴、婢女。《説文・女部》：“官婢女隸謂之娠。”

眚（shěng）

① 眼睛生翳膜。《説文》：“眚，目病生翳也。”

② 病患。《新修本草・序》：“成腸胃之眚。”

NOTE

③ 災禍。《素問·五運行大論》："其眚爲隕。"《素問·六元正紀大論》："災眚時至。"

恃（shì）

① 依賴，憑藉。《静香樓醫案·内傷雜病門》："欲陽之降，必滋其陰，徒恃清涼無益也。"《三國誌·華佗傳》："佗恃能厭食事，猶不上道。"

② 怙恃。父母的代稱。《詩經·小雅·蓼莪》："無父何怙，無母何恃？"父死稱失怙，母死稱失恃。

溲（sōu）

① 排泄大小便。《史記·扁鵲倉公列傳》："令人不得前後溲。"

② 揉合。《本草綱目·蒸餅》："餅者，並也，溲面使合並也。"

③ 浸泡。《儀禮·士虞禮》："明齊溲酒。"

④ 淘洗。《聊齋誌異》："析薪溲米。"

吮（shǔn）

嘴聚攏而含吸。嬰兒吮乳。《幼幼集成·臍風論證》："臍風初發，吮乳必口松。"

T

慝（tè）

① 邪惡。《書·大禹謨》："（舜）負罪引慝，只載見瞽瞍。"注："慝，惡也。"

② 災禍，疾病。《劉夢德文集·鑒藥》："以授予曰：'服是足以瀹昏煩而鋤蘊結，銷蠱慝而歸耗氣。'"

③ 陰氣。《左傳·昭公十七年》："唯正月之朔，慝未作。"注："慝，陰氣也。"

摶（tuán）

① 把散碎的東西捏聚成團。《良方·自序》："漆之於人，有終日摶漉而無害者。"

② 聚結。《靈樞·五色》："察其散摶，以知遠近。"

③ 中傷。《醫宗金鑒·訂正金匱要略注·肺痿肺癰咳嗽上氣》："初病風熱，外摶皮毛，則榮衛受邪。"

④ 亢盛。《儒門事親·血崩》："陰虛陽摶之爲崩，陰脈不足，陽脈有余。"

W

尪（wāng）

① 瘦弱。《千金要方·婦人方下》："治産後虚羸勞冷，身體尪瘦方。"

② 骨骼彎曲症。脛、背、胸彎曲都成尪。《呂氏春秋·盡數》："苦水所，多尪與傴人。"

喎（wāi）

① 嘴歪。《靈樞·經脈》："口喎唇胗，頸腫喉痹。"

② 喎斜。《針灸大成·手陽明經穴主治·考正穴法》："鼻喎多涕，鼽衄骨瘡。"

③ 喎僻，口眼喎斜。《金匱要略·中風歷節病脈證並治》："正氣引邪，喎僻不遂。"

痏（wěi）

① 瘡瘍。《呂氏春秋·至忠》："齊王疾痏。"

② 毆人致傷成瘢痕。《説文通訓定聲·解部》："凡毆傷……有瘡瘢曰痏。"

③ 針刺的痕跡，針孔。《靈樞·邪氣臟腑病形》："已發針，疾按其痏，無令其血出。"

④ 疾患。《章太炎醫論集》："《本經》言其主治惡瘡或瘍，則腸中瘡痏自除矣。"

X

呷（xiā）

① 吸而飲，即小口喝。《温熱論·外感温熱篇》："两味煎湯，呷下即止。"

② 咳嗽聲。《諸病源候論·咳嗽病諸候》："痰氣相擊，隨嗽動息，呼呷有聲，謂之呷嗽。"

焮（xīn）

① 燒灼。《外科正宗·癰疽陽症歌》："七日之間多焮痛，二七之間膿漸慢。"

② 熾盛。《素問病機氣宜保命集·眼目論》："如大便秘，焮氣未定，依方服之。"

③ 色鮮紅。《醫宗金鑒·傷寒心法要訣·頤毒》："高腫焮紅痛爲順，反此神昏命必傾。"

④ 焮熱：灼熱。《串雅内編·外治門》："一切無名惡瘡腫毒焮熱疼痛，初起未潰者。"

⑤ 焮腫：瘡腫肉不腫。《外科正宗·癰疽原委論》："慢腫難治焮腫易，總論中間法可憑。"

痫（xián）

① 病證名。癲痫。《冷廬醫話·針灸》："嘗見有痫症挾虚，因針而轉劇。"

② 病證名。驚風。《幼幼集成·録諸家驚風論》："急慢驚風，古人所謂陰陽痫也。"

③ 病證名。子痫。《沈氏女科輯要箋正·妊婦似風》："或腰背反張，時昏時醒，名爲痙，又名子痫。"

NOTE

翕（xī）

① 收縮，斂息。《詩經·小雅·大東》:“唯南有箕，載翕其舌。”《韓非子·喻老》:“將欲翕之，必固張之。”

② 合，聚。《詩經·小雅·常棣》:“兄弟既翕，和樂且湛。”

③ 安鎮。《温病條辨·胞胎論二》:“專翕純静，翕攝陽動之太過。”

④ 熾熱。《脈經·平鬱冒五崩漏下經閉不利腹中諸病證》:“氣歷陽部，面翕如醉。”《素問·陰陽應象大論》:“炎上翕艷，火之性也。”

⑤ 吸。《幼幼集成·胎病論》:“故六淫外襲，則感而致病，翕受之理也。”

翕翕

① 如羽毛覆蓋在身，感覺微熱。《傷寒論·辨太陽病脈證並治上篇》:“淅淅惡風，翕翕發熱。”

② 象聲詞。《針灸大成·任脈經穴主治·考正穴法》:“喉中翕翕如水雞聲。”

③ 汗出的様子。《醫宗金鑒·幼科雜病心法要訣·汗證總括》:“虚者汗出翕翕，發熱惡寒。”

④ 不斷。《諸病源候論·虚勞骨蒸候》:“翕翕思水，口唾白沫。”

齘（xiè）

磨牙。《金匱要略·痓濕暍病脈證並治第二》:“痓爲病，胸满，口噤，臥不着席，脚攣急，必齘齒，可與大承氣湯。”

渫（xiè）

① 除去污穢。《周易·井卦》:“九三，井渫不食，爲我心惻。”

② 中醫治法之一。《儒門事親·汗吐下三法該盡治病詮》:“炙、蒸、熏、渫、洗、熨、烙、針刺、砭射、導引、按摩，凡解表者，皆汗法也。”

③ 涣散。枚乘《七發》:“精神越渫，百病咸生。”

焮（xìng）

① 腫痛。《醫宗金鑒·外科心法要訣·腫痛治法》:“不發熱，不焮痛，不腫高，不作膿。”

② 腫起。《醫宗金鑒·外科心法要訣·疥瘡》:“焮腫作痛，破津黄水，甚流黑汁。”

酗（xù）

沉迷於酒，發酒瘋。

眩（xuàn）

① 兩目昏黑發花。《本草綱目·百病主治藥下·天麻》:“頭風眩運，消痰定風。”

② 迷惑，迷亂。

③ 眩暈。《針灸甲乙經》:“邪在心，則病心痛，善悲，時眩仆。”

④ 通“炫”。

Y

魘（yǎn）

① 夢中驚駭，噩夢。《神農本草經》:“久服，不夢寤魘寐。”

② 魘死，昏迷。《針灸大成·捷要灸法》:“一切急魘暴絕，灸足两大趾内，去甲一韭葉。”

③ 魘魅。一種迷信方法。

窅（yǎo）

① 深目。《説文·目部》:“窅，深目也。”

② 深陷。《靈樞·水脹》:“按其腹，窅而不起。”

③ 深遠。南朝齊謝朓《遊敬亭山》:“緣源殊未極，歸徑窅如迷。”

暍（yē）

① 中暑，傷暑。《金匱要略·痓濕暍病脈證治》:“太陽中暍，發熱惡寒，身重而疼痛。”

② 熱邪之一。《儒門事親·霍亂吐瀉死生如反掌説》:“風濕暍三氣合而成霍亂。”

③ 病證名。《醫宗金鑒·刪補名醫方論·白虎人參湯》:“身熱而渴者，暍是也。”《傷寒論·辨痓濕暍脈證第四》:“傷寒所致太陽病，痓、濕、暍，此三種宜應别論。”

瘖（yīn）

① 啞，不能説話。《素問·奇病論》:“人有重身，九月而瘖，此爲何也？”

② 瘖啞。蘇軾《司馬君實獨樂員》:“撫掌笑先生，年來笑瘖啞。”

鞕

1.yìng

① “硬”的異體字。《伤寒論·辨太陽病脈證並治》:“若其人大便鞕，小便自利者。”

② 大便秘結。《温疫論·注意逐邪勿拘結糞》:“設引經論，初鞕後必溏，不可攻之句，誠千古是弊。”

③ 緊繃。《景岳全書·脈神章》:“弦脈，按之不移，鞕如弓弦。”

④ 脹悶。《傷寒論·辨太陽病脈證並治》:“日晡所小有潮熱，從心下至少腹鞕满而痛不可近者，大陷胸湯主之。”

NOTE

2.gěng

同“梗”。梗塞，阻礙。《靈樞·寒熱論》：“暴瘖氣鞕，取扶突與舌本出血。”

傴（yǔ）

① 駝背。《素問·刺禁論》：“刺脊間中髓爲傴。”

② 彎腰。《金匱發微》：“問起病因，則爲寒夜傴僂制裘。”

菀

1.yù 或 yùn

通“蘊”，鬱結，積滯。《素問·生氣通天論》：“大怒則形氣絕，而血菀於上，使人薄厥。”

2.wǎn

① 茂盛。《詩經·大雅·桑柔》：“菀彼桑柔，其下侯旬。”

② 紫菀。中藥名。

燠（yù）

① 熱。《素問·六元正紀大論》：“其運熱，其化喧暑鬱燠，其變炎烈沸騰，其病熱鬱。”

② 暖。《金匱要略心典》：“不在温腎以散寒，而在燠土以勝水。”

噦（yuě）

① 干嘔。《傷寒論·辨陽明病脈證並治》：“以其人本虛，攻其熱必噦。”

② 呃逆。《靈樞·口問》：“氣並相逆，復出於胃，故爲噦。”

慍（yùn）

① 惱怒。《國語·楚語下》：“夫民心之慍也，若防大川焉。潰而所犯必大矣。”

② 通“蘊”，蘊蓄。

慍慍

① 不舒暢。《素問·玉機真藏論》：“太過則令人逆氣，而背痛慍慍然。”

② 鬱伏。《素問·至真要大論》：“夫所勝者，勝至已病，病已慍慍，而復已萌也。”

③ 同“隱隱”。《千金要方·堅癥積聚》：“手心中慍慍如有蟲狀。”

Z

皶（zhā）

① 面部所生的粉刺。《素問·生氣通天論》：“勞汗當風，寒薄爲皶，鬱乃痤。”

② 鼻子上生的小瘡。《神農本草經》：“主五内邪氣，胃中熱氣，面赤，酒皰

NOTE

皶鼻。”

瘵（zhài）

① 病。《千金要方·序》：“疴瘵萌起。”

② 大病，難治的病。《儒門事親·汗下吐三法該盡治病詮》：“必欲去大病大瘵，非吐汗下未由也已。”

③ 癆病。指肺病，特指肺結核。《丹溪心法·癆瘵》：“臟中有蟲嚙心肺間，名曰瘵疾。”

④ 凋敝，疾苦。《杜工部草堂詩·壯遊》：“大軍載草草，凋瘵满膏肓。”

鑿

1.záo

① 打孔，挖通。《靈樞·刺節真邪》：“善穿地者，不能鑿凍。”

② 開創。《儒門事親·五苦六辛》：“征君大服其識見深遠，鑿昔人不傳之妙。”

③ 除掉。《幼幼集成·傷食證治》：“一邊重者，只補足輕之一邊，决不鑿去馬子。”

2.zuò

① 呆板。《景岳全書·論傷寒古治法》：“然病有不同，證有多變，故不可以一定之法，鑿鑿爲拘。”

② 確實。《景岳全書·病家两要説》：“道聞數語，謂非鑿鑿有憑。”

煠（zhá）

① 灼燙。《蘭室秘藏·口齒論》：“以勺抄在口中，煠痛處，待少時則止。”《丹溪心法·脚氣》：“右煎湯煠洗。”

② 泡浸。《本草綱目·冬青》：“其嫩芽煠熟水，浸去苦味。”

③ 食物放入油或水中，一沸而出。唐《劉恂·嶺表異録下》：“水母……先煮椒桂，或豆蔻生姜，縷切而煠之。”

怔

1.zhèng　發呆，發楞。

2. 怔忡 zhēngchōng

① 心悸。宋楊億《天貺殿碑》：“伏紙怔忡。”

② 病名。患者心跳劇烈。《素問玄機原病式》：“心中躁動，謂之怔忡。”

蹠（zhí）

① 脚掌，足跟。

② 踐，踩。屈原《九章·哀郢》：“心嬋媛而傷懷兮，眇不知其所蹠。”

③ 人名。同“跖”。春秋戰國時奴隸起義領袖，曾被誣爲大盜。《醫宗必讀·不

NOTE

失人情論》:“譽之則跖可爲舜，毁之則鳯可爲鴞。”

瘈

1.zhì

① 瘋狂，特指狗發瘋。

② 拘急。《靈樞·周痹》:“其瘈堅轉，引而行之。”《千金要方·癭瘤》:“寤寐不安，身體瘈縮。”

2.chì 通“瘛”。

① 病名，筋脈痙攣。《素問·玉機真藏論》:“病筋脈相引而急，病名曰瘛。”

② 瘈瘲（chìzòng）。驚風病。又稱癎疾。病狀手足痙攣。《素問·診要經終論》:“太陽之脈，其終也，戴眼，反折，瘈瘲。”《傅青主女科·汗出》:“因而遇風，變爲瘛瘲者有之。”《臨證指南醫案·瘧》:“三焦皆閉，神昏瘛瘲有諸。”按：拘急爲瘈，弛緩爲瘲，二字連用指抽搐。

痓（zhì）

① 痙攣。《素問·厥論》:“發喉痹，嗌腫，痓，治主病者。”

② 同“痙”。《素問·厥論》:“肺移熱於腎，傳爲柔痓。”

濯（zhúo）

洗。《婦人大全良方·產難門》:“若臨月洗頭濯足，亦致產難。”

濯濯

① 脈跳動的樣子。《章太炎醫論·論急性粟粒結核證》:“始發於頸如大豆，浮在脈中，濯濯脈轉，苦驚惕。”

② 水激蕩的聲音。《素問·氣厥論》:“水氣客於大腸，疾行則鳴濯濯，如囊裹漿。”

③ 寒顫的樣子。《針灸甲乙經·五臟傳病發寒熱》:“寒濯濯，心煩，手臂不仁。”

瘇（zhǒng）

同“尰”。指足腫。《靈樞·水脹》:“陰股間寒，足脛瘇，腹乃大。”

附三　簡繁字對照表

本表根據國家語言文字工作委員會 1986 年公布的新版《簡化字總表》重新編排而成。共收録簡化字 2235 個。

凡簡化字與繁體字都見於古代，而在讀音、意義或用法上有所不同的，本表後面另附説明，以供查閱。

本表按漢語拼音排列。

字前標有 * 號的是《簡化字總表》規定可作偏旁用的簡化字。

A

a

锕〔錒〕

ai

锿〔鎄〕
皑〔皚〕
霭〔靄〕
蔼〔藹〕
*爱〔愛〕
叆〔靉〕
瑷〔璦〕
嗳〔噯〕
暧〔曖〕
嫒〔嬡〕
碍〔礙〕

an

谙〔諳〕
鹌〔鵪〕
铵〔銨〕

ang

肮〔骯〕

ao

鳌〔鰲〕
骜〔驁〕
袄〔襖〕

B

ba

鲅〔鮁〕
钯〔鈀〕
坝〔壩〕
*罢〔罷〕
䎬〔䎱〕

bai

摆〔擺〕〔襬〕
败〔敗〕

ban

颁〔頒〕
板〔闆〕
绊〔絆〕
办〔辦〕

bang

帮〔幫〕
绑〔綁〕
谤〔謗〕
镑〔鎊〕

bao

龅〔齙〕
宝〔寶〕
饱〔飽〕
鸨〔鴇〕
报〔報〕
鲍〔鮑〕

bei

惫〔憊〕
辈〔輩〕
*贝〔貝〕
钡〔鋇〕
狈〔狽〕
*备〔備〕
呗〔唄〕

ben

锛〔錛〕
贲〔賁〕

beng

绷〔綳〕
镚〔鏰〕

bi

*笔〔筆〕
铋〔鉍〕
贲〔賁〕
*毕〔畢〕
*哔〔嗶〕
筚〔篳〕
荜〔蓽〕
跸〔蹕〕
滗〔潷〕
币〔幣〕
闭〔閉〕
毙〔斃〕

bian

鳊〔鯿〕
编〔編〕
*边〔邊〕
笾〔籩〕
贬〔貶〕
辩〔辯〕
辫〔辮〕
变〔變〕

biao

镳〔鑣〕
标〔標〕
骠〔驃〕
镖〔鏢〕
飙〔飆〕
表〔錶〕
鳔〔鰾〕

bie

鳖〔鱉〕
瘪〔癟〕
别〔彆〕

bin

*宾〔賓〕
滨〔濱〕
槟〔檳〕
傧〔儐〕
缤〔繽〕
镔〔鑌〕

濒〔瀕〕
鬓〔鬢〕
摈〔擯〕
殡〔殯〕
膑〔臏〕
髌〔髕〕

bing

槟〔檳〕
饼〔餅〕

bo

饽〔餑〕
钵〔鉢〕
拨〔撥〕
鹁〔鵓〕
馎〔餺〕
钹〔鈸〕
驳〔駁〕
铂〔鉑〕
卜〔蔔〕

bu

补〔補〕
钚〔鈈〕

C

cai

才〔纔〕
财〔財〕

can

*参〔參〕
骖〔驂〕
蚕〔蠶〕
惭〔慚〕
残〔殘〕
惨〔慘〕
糁〔糝〕
灿〔燦〕

cang

*仓〔倉〕
沧〔滄〕
苍〔蒼〕
伧〔傖〕
鸧〔鶬〕
舱〔艙〕

ce

测〔測〕
恻〔惻〕
厕〔廁〕
侧〔側〕

cen

*参〔參〕

ceng

层〔層〕

cha

馇〔餷〕
锸〔鍤〕
镲〔鑔〕
诧〔詫〕

chai

钗〔釵〕
侪〔儕〕
虿〔蠆〕

chan

搀〔攙〕
掺〔摻〕
觇〔覘〕
缠〔纏〕
禅〔禪〕
蝉〔蟬〕
婵〔嬋〕
谗〔讒〕
馋〔饞〕
*产〔産〕
浐〔滻〕
铲〔鏟〕
蒇〔蕆〕
阐〔闡〕
冁〔囅〕
谄〔諂〕
颤〔顫〕
忏〔懺〕
刬〔剗〕

chang

伥〔倀〕
阊〔閶〕
鲳〔鯧〕
*尝〔嘗〕
偿〔償〕
鲿〔鱨〕
*长〔長〕
肠〔腸〕
场〔場〕
厂〔廠〕
怅〔悵〕
畅〔暢〕

chao

钞〔鈔〕

che

*车〔車〕
砗〔硨〕
彻〔徹〕

chen

谌〔諶〕
尘〔塵〕
陈〔陳〕
碜〔磣〕
榇〔櫬〕
衬〔襯〕
谶〔讖〕
称〔稱〕
龀〔齔〕

cheng

柽〔檉〕
蛏〔蟶〕
铛〔鐺〕
赪〔赬〕
称〔稱〕
枨〔棖〕
诚〔誠〕
惩〔懲〕
骋〔騁〕

chi

鸱〔鴟〕
迟〔遲〕
驰〔馳〕
*齿〔齒〕
炽〔熾〕
饬〔飭〕

chong

冲〔衝〕
*虫〔蟲〕
宠〔寵〕
铳〔銃〕

chou

䌷〔紬〕
畴〔疇〕
筹〔籌〕
踌〔躊〕
俦〔儔〕
雠〔讎〕
绸〔綢〕
丑〔醜〕

chu

出〔齣〕
锄〔鋤〕
*刍〔芻〕
雏〔雛〕
储〔儲〕
础〔礎〕
处〔處〕
绌〔絀〕
触〔觸〕

chuai

闼〔闥〕

chuan

传〔傳〕
钏〔釧〕

chuang

疮〔瘡〕
闯〔闖〕
怆〔愴〕
创〔創〕

chui

锤〔錘〕

chun

䲠〔鰆〕
鹑〔鶉〕
纯〔純〕
莼〔蒓〕

chuo

绰〔綽〕
龊〔齪〕
辍〔輟〕

ci

鹚〔鷀〕
辞〔辭〕
词〔詞〕

赐〔賜〕

cong

聪〔聰〕
骢〔驄〕
枞〔樅〕
苁〔蓯〕
*从〔從〕
丛〔叢〕

cou

辏〔輳〕

cuan

撺〔攛〕
蹿〔躥〕
镩〔鑹〕
攒〔攢〕
*窜〔竄〕

cui

缞〔縗〕

cuo

鹾〔鹺〕
错〔錯〕
锉〔銼〕

D

da

*达〔達〕
哒〔噠〕
鞑〔韃〕

dai

贷〔貸〕
绐〔紿〕
*带〔帶〕
叇〔靆〕

dan

*单〔單〕
担〔擔〕
殚〔殫〕
箪〔簞〕
郸〔鄲〕
掸〔撣〕
胆〔膽〕
赕〔賧〕
惮〔憚〕
瘅〔癉〕
弹〔彈〕
诞〔誕〕

dang

裆〔襠〕
铛〔鐺〕
*当〔當〕
〔噹〕
*党〔黨〕
谠〔讜〕
挡〔擋〕
档〔檔〕
砀〔碭〕
荡〔蕩〕

dao

鱽〔魛〕
祷〔禱〕
岛〔島〕
捣〔搗〕
导〔導〕

de

锝〔鍀〕

deng

灯〔燈〕
镫〔鐙〕
邓〔鄧〕

di

镝〔鏑〕
觌〔覿〕
籴〔糴〕
敌〔敵〕
涤〔滌〕
诋〔詆〕
谛〔諦〕
缔〔締〕
递〔遞〕

dian

颠〔顛〕
癫〔癲〕
巅〔巔〕
点〔點〕
淀〔澱〕
垫〔墊〕
电〔電〕
钿〔鈿〕

diao

鲷〔鯛〕
铫〔銚〕
铞〔銱〕
窎〔窵〕
钓〔釣〕
调〔調〕

die

谍〔諜〕
鲽〔鰈〕
绖〔絰〕

ding

钉〔釘〕
顶〔頂〕
订〔訂〕
锭〔錠〕

diu

铥〔銩〕

dong

*东〔東〕
鸫〔鶇〕
岽〔崬〕
冬〔鼕〕
*动〔動〕
冻〔凍〕
栋〔棟〕
胨〔腖〕

dou

钭〔鈄〕
斗〔鬥〕
窦〔竇〕

du

读〔讀〕
渎〔瀆〕
椟〔櫝〕
黩〔黷〕
犊〔犢〕
牍〔牘〕
独〔獨〕
赌〔賭〕
笃〔篤〕
镀〔鍍〕

duan

*断〔斷〕
锻〔鍛〕
缎〔緞〕
簖〔籪〕

dui

怼〔懟〕
*对〔對〕
*队〔隊〕

dun

吨〔噸〕
镦〔鐓〕
趸〔躉〕
钝〔鈍〕
顿〔頓〕

duo

夺〔奪〕
铎〔鐸〕
驮〔馱〕
堕〔墮〕
饳〔飿〕

E

e

额〔額〕
锇〔鋨〕
鹅〔鵝〕
讹〔訛〕
恶〔惡〕
〔噁〕
垩〔堊〕
轭〔軛〕
谔〔諤〕
鹗〔鶚〕
鳄〔鱷〕
锷〔鍔〕
饿〔餓〕

ê

诶〔誒〕

er

儿〔兒〕

NOTE

鸸〔鴯〕
饵〔餌〕
铒〔鉺〕
*尔〔爾〕
迩〔邇〕
贰〔貳〕

F

fa

*发〔發〕
〔髮〕
罚〔罰〕
阀〔閥〕

fan

烦〔煩〕
矾〔礬〕
钒〔釩〕
贩〔販〕
饭〔飯〕
范〔範〕

fang

钫〔鈁〕
鲂〔魴〕
访〔訪〕
纺〔紡〕

fei

绯〔緋〕
鲱〔鯡〕
飞〔飛〕
诽〔誹〕
废〔廢〕
费〔費〕
镄〔鐨〕

fen

纷〔紛〕
坟〔墳〕
偾〔僨〕
粪〔糞〕
豮〔豶〕
偾〔僨〕
奋〔奮〕

feng

*丰〔豐〕
沣〔灃〕
锋〔鋒〕
*风〔風〕
沨〔渢〕
疯〔瘋〕
枫〔楓〕
砜〔碸〕
冯〔馮〕
缝〔縫〕
讽〔諷〕
凤〔鳳〕
赗〔賵〕

fu

麸〔麩〕
肤〔膚〕
辐〔輻〕
韨〔韍〕
绂〔紱〕
凫〔鳧〕
绋〔紼〕
辅〔輔〕
抚〔撫〕
赋〔賦〕
赙〔賻〕
缚〔縛〕
讣〔訃〕
复〔復〕
〔複〕
鳆〔鰒〕
驸〔駙〕
鲋〔鮒〕
负〔負〕
妇〔婦〕

G

ga

钆〔釓〕

gai

该〔該〕
赅〔賅〕
盖〔蓋〕
钙〔鈣〕

gan

干〔乾〕
〔幹〕
尴〔尷〕
赶〔趕〕
赣〔贛〕
绀〔紺〕

gang

*冈〔岡〕
刚〔剛〕
㭎〔棡〕
纲〔綱〕
钢〔鋼〕
㧏〔掆〕
岗〔崗〕

gao

镐〔鎬〕
缟〔縞〕
诰〔誥〕
锆〔鋯〕

ge

鸽〔鴿〕
搁〔擱〕
镉〔鎘〕
颌〔頜〕
阁〔閣〕
个〔個〕
铬〔鉻〕

gei

给〔給〕

geng

赓〔賡〕
鹒〔鶊〕
鲠〔鯁〕
绠〔綆〕

gong

龚〔龔〕
巩〔鞏〕
贡〔貢〕
唝〔嗊〕

gou

缑〔緱〕
沟〔溝〕
钩〔鈎〕
觏〔覯〕
诟〔詬〕
构〔構〕
购〔購〕

gu

轱〔軲〕
鸪〔鴣〕
诂〔詁〕
钴〔鈷〕
贾〔賈〕
蛊〔蠱〕
毂〔轂〕
馉〔餶〕
鹘〔鶻〕
谷〔穀〕
鹄〔鵠〕
顾〔顧〕
锢〔錮〕

gua

刮〔颳〕
鸹〔鴰〕
剐〔剮〕
诖〔詿〕

guan

关〔關〕
纶〔綸〕
鳏〔鰥〕
观〔觀〕
馆〔館〕
鹳〔鸛〕
贯〔貫〕
惯〔慣〕
掼〔摜〕

guang

*广〔廣〕
犷〔獷〕

gui

妫〔媯〕
规〔規〕
鲑〔鮭〕
闺〔閨〕
*归〔歸〕
*龟〔龜〕
轨〔軌〕
匦〔匭〕
诡〔詭〕
鳜〔鱖〕
柜〔櫃〕
贵〔貴〕
刿〔劌〕

NOTE

桧〔檜〕
刽〔劊〕

gun

辊〔輥〕
绲〔緄〕
鲧〔鯀〕

guo

涡〔渦〕
埚〔堝〕
锅〔鍋〕
蝈〔蟈〕
*国〔國〕
掴〔摑〕
帼〔幗〕
馃〔餜〕
腘〔膕〕
*过〔過〕

H

ha

铪〔鉿〕

hai

还〔還〕
骇〔駭〕

han

顸〔頇〕
韩〔韓〕
阚〔闞〕
〔㘚〕
汉〔漢〕
颔〔頷〕

hang

绗〔絎〕
颃〔頏〕

hao

颢〔顥〕
灏〔灝〕
号〔號〕

he

诃〔訶〕
阂〔閡〕
阖〔闔〕
鹖〔鶡〕
颌〔頜〕
饸〔餄〕
合〔閤〕
纥〔紇〕
鹤〔鶴〕
贺〔賀〕
吓〔嚇〕

heng

鸻〔鴴〕

hong

轰〔轟〕
黉〔黌〕
鸿〔鴻〕
红〔紅〕
荭〔葒〕
讧〔訌〕

hou

后〔後〕
鲎〔鱟〕

hu

轷〔軤〕
壶〔壺〕
胡〔鬍〕
鹕〔鶘〕
鹄〔鵠〕
鹘〔鶻〕
浒〔滸〕
沪〔滬〕
护〔護〕

hua

*华〔華〕
骅〔驊〕
哗〔嘩〕
铧〔鏵〕
*画〔畫〕
婳〔嫿〕
划〔劃〕
桦〔樺〕
话〔話〕

huai

怀〔懷〕
坏〔壞〕

huan

欢〔歡〕
还〔還〕
环〔環〕
缳〔繯〕
镮〔鐶〕
锾〔鍰〕
缓〔緩〕
鲩〔鯇〕

huang

鳇〔鰉〕
谎〔謊〕

hui

挥〔揮〕
辉〔輝〕
翚〔翬〕
诙〔詼〕
回〔迴〕
*汇〔匯〕
〔彙〕
贿〔賄〕
秽〔穢〕
*会〔會〕
烩〔燴〕
荟〔薈〕
绘〔繪〕
诲〔誨〕
殨〔殨〕
讳〔諱〕

hun

荤〔葷〕
阍〔閽〕
浑〔渾〕
珲〔琿〕
馄〔餛〕
诨〔諢〕

huo

钬〔鈥〕
伙〔夥〕
镬〔鑊〕
获〔獲〕
〔穫〕
祸〔禍〕
货〔貨〕

J

ji

齑〔齏〕
跻〔躋〕
击〔擊〕
赍〔賫〕
缉〔緝〕
积〔積〕
羁〔羈〕
机〔機〕
饥〔饑〕
讥〔譏〕
玑〔璣〕
矶〔磯〕
叽〔嘰〕
鸡〔鷄〕
鹡〔鶺〕
辑〔輯〕
极〔極〕
级〔級〕
挤〔擠〕
给〔給〕
*几〔幾〕
虮〔蟣〕
济〔濟〕
霁〔霽〕
荠〔薺〕
剂〔劑〕
鲚〔鱭〕
际〔際〕
绩〔績〕
计〔計〕
系〔繫〕
骥〔驥〕
觊〔覬〕
蓟〔薊〕
鲫〔鯽〕
记〔記〕
纪〔紀〕
继〔繼〕

jia

家〔傢〕
镓〔鎵〕
*夹〔夾〕
浃〔浹〕
颊〔頰〕
荚〔莢〕
蛱〔蛺〕
铗〔鋏〕
郏〔郟〕
贾〔賈〕
槚〔檟〕
钾〔鉀〕

价〔價〕
驾〔駕〕

jian

鹣〔鶼〕
鳒〔鰜〕
缣〔縑〕
*戋〔戔〕
笺〔箋〕
坚〔堅〕
鲣〔鰹〕
缄〔緘〕
鞯〔韉〕
*监〔監〕
歼〔殲〕
艰〔艱〕
间〔間〕
谫〔謭〕
硷〔鹼〕
拣〔揀〕
笕〔筧〕
茧〔繭〕
检〔檢〕
捡〔撿〕
睑〔瞼〕
俭〔儉〕
裥〔襇〕
简〔簡〕
谏〔諫〕
渐〔漸〕
槛〔檻〕
贱〔賤〕
溅〔濺〕
践〔踐〕
饯〔餞〕
*荐〔薦〕
鉴〔鑒〕
*见〔見〕
枧〔梘〕
舰〔艦〕
剑〔劍〕
键〔鍵〕
涧〔澗〕
锏〔鐧〕

jiang

姜〔薑〕
*将〔將〕
浆〔漿〕
缰〔繮〕
讲〔講〕
桨〔槳〕
奖〔獎〕
蒋〔蔣〕
酱〔醬〕
绛〔絳〕

jiao

胶〔膠〕
鲛〔鮫〕
䴔〔鵁〕
浇〔澆〕
骄〔驕〕
娇〔嬌〕
鹪〔鷦〕
饺〔餃〕
铰〔鉸〕
绞〔絞〕
侥〔僥〕
矫〔矯〕
搅〔攪〕
缴〔繳〕
觉〔覺〕
较〔較〕
轿〔轎〕
挢〔撟〕
峤〔嶠〕

jie

阶〔階〕
疖〔癤〕
讦〔訐〕
洁〔潔〕
诘〔詰〕
撷〔擷〕
颉〔頡〕
结〔結〕
鲒〔鮚〕
*节〔節〕
借〔藉〕
诫〔誡〕

jin

谨〔謹〕
馑〔饉〕
觐〔覲〕
紧〔緊〕
锦〔錦〕
仅〔僅〕
劲〔勁〕
*进〔進〕
琎〔璡〕
缙〔縉〕
*尽〔盡〕
〔儘〕
浕〔濜〕
荩〔藎〕
赆〔贐〕
烬〔燼〕

jing

惊〔驚〕
鲸〔鯨〕
䴖〔鶄〕
泾〔涇〕
茎〔莖〕
经〔經〕
颈〔頸〕
刭〔剄〕
镜〔鏡〕
竞〔競〕
痉〔痙〕
劲〔勁〕
胫〔脛〕
径〔徑〕
靓〔靚〕

jiu

纠〔糾〕
鸠〔鳩〕
阄〔鬮〕
鹫〔鷲〕
旧〔舊〕

ju

*车〔車〕
驹〔駒〕
䴗〔鶪〕
锔〔鋦〕
*举〔舉〕
龃〔齟〕
榉〔櫸〕
讵〔詎〕
惧〔懼〕
飓〔颶〕
窭〔窶〕
屦〔屨〕
据〔據〕
剧〔劇〕
锯〔鋸〕

juan

鹃〔鵑〕
镌〔鎸〕
卷〔捲〕
绢〔絹〕

jue

觉〔覺〕
镢〔鐝〕
䦆〔钁〕
谲〔譎〕
诀〔訣〕
绝〔絕〕

jun

军〔軍〕
皲〔皸〕
钧〔鈞〕
骏〔駿〕

K

kai

开〔開〕
锎〔鐦〕
恺〔愷〕
垲〔塏〕
剀〔剴〕
铠〔鎧〕
凯〔凱〕
闿〔闓〕
锴〔鍇〕
忾〔愾〕

kan

龛〔龕〕
槛〔檻〕

kang

钪〔鈧〕

kao

铐〔銬〕

ke

颏〔頦〕
轲〔軻〕
钶〔鈳〕
颗〔顆〕
*壳〔殼〕
缂〔緙〕
克〔剋〕
课〔課〕
骒〔騍〕

NOTE

锞〔錁〕

ken

恳〔懇〕
垦〔墾〕

keng

铿〔鏗〕

kou

抠〔摳〕
眍〔瞘〕

ku

库〔庫〕
裤〔褲〕
绔〔絝〕
喾〔嚳〕

kua

夸〔誇〕

kuai

㧟〔擓〕
*会〔會〕
浍〔澮〕
哙〔噲〕
郐〔鄶〕
侩〔儈〕
脍〔膾〕
鲙〔鱠〕
狯〔獪〕
块〔塊〕

kuan

宽〔寬〕
髋〔髖〕

kuang

诓〔誆〕
诳〔誑〕
矿〔礦〕
圹〔壙〕
旷〔曠〕
纩〔纊〕
邝〔鄺〕
贶〔貺〕

kui

窥〔窺〕
亏〔虧〕
岿〔巋〕
溃〔潰〕
𫌀〔䙡〕
愦〔憒〕
聩〔聵〕
匮〔匱〕
蒉〔蕢〕
馈〔饋〕
篑〔簣〕

kun

鲲〔鯤〕
馄〔餛〕
壸〔壼〕
阃〔閫〕
困〔睏〕

kuo

阔〔闊〕
扩〔擴〕

L

la

蜡〔蠟〕
腊〔臘〕
镴〔鑞〕

lai

*来〔來〕
涞〔淶〕
莱〔萊〕
崃〔崍〕
铼〔錸〕
徕〔徠〕
赖〔賴〕
濑〔瀨〕
癞〔癩〕
籁〔籟〕
睐〔睞〕
赉〔賚〕

lan

兰〔蘭〕
栏〔欄〕
拦〔攔〕
阑〔闌〕
澜〔瀾〕
谰〔讕〕
斓〔斕〕
镧〔鑭〕
褴〔襤〕
蓝〔藍〕
篮〔籃〕
岚〔嵐〕
懒〔懶〕
览〔覽〕
榄〔欖〕
揽〔攬〕
缆〔纜〕
烂〔爛〕
滥〔濫〕

lang

锒〔鋃〕
阆〔閬〕

lao

捞〔撈〕
劳〔勞〕
崂〔嶗〕
痨〔癆〕
铹〔鐒〕
铑〔銠〕
涝〔澇〕
唠〔嘮〕
耢〔耮〕

le

鳓〔鰳〕
*乐〔樂〕
饹〔餎〕

lei

镭〔鐳〕
累〔纍〕
缧〔縲〕
诔〔誄〕
垒〔壘〕
类〔類〕

li

*离〔離〕
漓〔灕〕
篱〔籬〕
缡〔縭〕
骊〔驪〕
鹂〔鸝〕
鲡〔鱺〕
礼〔禮〕
逦〔邐〕
里〔裏〕
锂〔鋰〕
鲤〔鯉〕
鳢〔鱧〕
*丽〔麗〕
俪〔儷〕
郦〔酈〕
厉〔厲〕
励〔勵〕
砾〔礫〕
*历〔歷〕
〔曆〕
沥〔瀝〕
坜〔壢〕
疬〔癧〕
雳〔靂〕
枥〔櫪〕
苈〔藶〕
呖〔嚦〕
疠〔癘〕
粝〔糲〕
砺〔礪〕
栎〔櫟〕
轹〔轢〕
隶〔隸〕

lia

俩〔倆〕

lian

帘〔簾〕
镰〔鐮〕
联〔聯〕
连〔連〕
涟〔漣〕
莲〔蓮〕
鲢〔鰱〕
琏〔璉〕
奁〔奩〕
怜〔憐〕
敛〔斂〕
蔹〔蘞〕
脸〔臉〕
恋〔戀〕
链〔鏈〕
炼〔煉〕
练〔練〕
潋〔瀲〕
殓〔殮〕
裣〔襝〕
裢〔褳〕

liang

粮〔糧〕

NOTE

*两〔兩〕
俩〔倆〕
唡〔啢〕
魉〔魎〕
谅〔諒〕
辆〔輛〕

liao

鹩〔鷯〕
缭〔繚〕
疗〔療〕
辽〔遼〕
了〔瞭〕
钌〔釕〕
镣〔鐐〕

lie

猎〔獵〕
䴕〔鴷〕

lin

辚〔轔〕
鳞〔鱗〕
临〔臨〕
邻〔鄰〕
蔺〔藺〕
躏〔躪〕
赁〔賃〕

ling

鲮〔鯪〕
绫〔綾〕
龄〔齡〕
铃〔鈴〕
鸰〔鴒〕
*灵〔靈〕
棂〔欞〕
领〔領〕
岭〔嶺〕

liu

飗〔飀〕
*刘〔劉〕
浏〔瀏〕
骝〔騮〕
镏〔鎦〕
绺〔綹〕
馏〔餾〕
鹨〔鷚〕
陆〔陸〕

long

*龙〔龍〕
泷〔瀧〕
珑〔瓏〕
聋〔聾〕
栊〔櫳〕
砻〔礱〕
笼〔籠〕
茏〔蘢〕
咙〔嚨〕
昽〔曨〕
胧〔朧〕
垄〔壟〕
拢〔攏〕
陇〔隴〕

lou

䁖〔瞜〕
*娄〔婁〕
偻〔僂〕
喽〔嘍〕
楼〔樓〕
溇〔漊〕
蒌〔蔞〕
髅〔髏〕
蝼〔螻〕
耧〔耬〕
搂〔摟〕
嵝〔嶁〕
篓〔簍〕
瘘〔瘻〕
镂〔鏤〕

lu

噜〔嚕〕
庐〔廬〕
炉〔爐〕
芦〔蘆〕
*卢〔盧〕
泸〔瀘〕
垆〔壚〕
栌〔櫨〕
颅〔顱〕
鸬〔鸕〕
胪〔臚〕
鲈〔鱸〕
舻〔艫〕
*卤〔鹵〕
〔滷〕
*虏〔虜〕
掳〔擄〕
鲁〔魯〕
橹〔櫓〕
镥〔鑥〕
辘〔轆〕
辂〔輅〕
赂〔賂〕
鹭〔鷺〕
陆〔陸〕
*录〔録〕
箓〔籙〕
绿〔緑〕
轳〔轤〕
氇〔氌〕

lü

驴〔驢〕
闾〔閭〕
榈〔櫚〕
屡〔屢〕
偻〔僂〕
褛〔褸〕
缕〔縷〕
铝〔鋁〕
*虑〔慮〕
滤〔濾〕
绿〔緑〕

luan

娈〔孌〕
栾〔欒〕
滦〔灤〕
峦〔巒〕
脔〔臠〕
銮〔鑾〕
挛〔攣〕
鸾〔鸞〕
孪〔孿〕
乱〔亂〕

lun

抡〔掄〕
*仑〔侖〕
沦〔淪〕
轮〔輪〕
囵〔圇〕
纶〔綸〕
伦〔倫〕
论〔論〕

luo

骡〔騾〕
脶〔腡〕
*罗〔羅〕
啰〔囉〕
逻〔邏〕
萝〔蘿〕
锣〔鑼〕
箩〔籮〕
椤〔欏〕
猡〔玀〕
荦〔犖〕
泺〔濼〕
骆〔駱〕
络〔絡〕

M

m

呒〔嘸〕

ma

妈〔媽〕
*马〔馬〕
蚂〔螞〕
玛〔瑪〕
码〔碼〕
犸〔獁〕
骂〔罵〕
吗〔嗎〕
唛〔嘜〕

mai

*买〔買〕
*麦〔麥〕
*卖〔賣〕
迈〔邁〕
荬〔蕒〕

man

颟〔顢〕
馒〔饅〕
鳗〔鰻〕
蛮〔蠻〕
瞒〔瞞〕
满〔滿〕
螨〔蟎〕
谩〔謾〕
缦〔縵〕

镘〔鏝〕

mang

铓〔鋩〕

mao

锚〔錨〕
铆〔鉚〕
贸〔貿〕

me

么〔麼〕

mei

霉〔黴〕
镅〔鎇〕
鹛〔鶥〕
镁〔鎂〕

men

*门〔門〕
扪〔捫〕
钔〔鍆〕
懑〔懣〕
闷〔悶〕
焖〔燜〕
们〔們〕

meng

蒙〔矇〕
〔濛〕
〔懞〕
锰〔錳〕
梦〔夢〕

mi

谜〔謎〕
祢〔禰〕
弥〔彌〕
〔瀰〕
猕〔獼〕
谧〔謐〕
觅〔覓〕

mian

绵〔綿〕
渑〔澠〕
缅〔緬〕
面〔麵〕

miao

鹋〔鶓〕
缈〔緲〕
缪〔繆〕
庙〔廟〕

mie

灭〔滅〕
蔑〔衊〕

min

缗〔緡〕
闵〔閔〕
悯〔憫〕
闽〔閩〕
*黾〔黽〕
鳘〔鰵〕

ming

鸣〔鳴〕
铭〔銘〕

miu

谬〔謬〕
缪〔繆〕

mo

谟〔謨〕
馍〔饃〕
蓦〔驀〕

mou

谋〔謀〕
缪〔繆〕

mu

亩〔畝〕
钼〔鉬〕

N

na

镎〔鎿〕
钠〔鈉〕
纳〔納〕

nan

*难〔難〕

nang

馕〔饢〕

nao

挠〔撓〕
蛲〔蟯〕
铙〔鐃〕
恼〔惱〕
脑〔腦〕
闹〔鬧〕

ne

讷〔訥〕

nei

馁〔餒〕

neng

泞〔濘〕

ni

鲵〔鯢〕
铌〔鈮〕
拟〔擬〕
腻〔膩〕

nian

鲇〔鮎〕
鲶〔鯰〕
辇〔輦〕
撵〔攆〕

niang

酿〔釀〕

niao

*鸟〔鳥〕
茑〔蔦〕
袅〔裊〕

nie

*聂〔聶〕
颞〔顳〕
嗫〔囁〕
蹑〔躡〕
镊〔鑷〕
啮〔嚙〕
镍〔鎳〕

ning

*宁〔寧〕
柠〔檸〕
咛〔嚀〕
狞〔獰〕
聍〔聹〕
拧〔擰〕
泞〔濘〕

niu

钮〔鈕〕
纽〔紐〕

nong

*农〔農〕
浓〔濃〕
侬〔儂〕
脓〔膿〕
哝〔噥〕

nu

驽〔駑〕

nü

钕〔釹〕

nüe

疟〔瘧〕

nuo

傩〔儺〕
诺〔諾〕
锘〔鍩〕

O

ou

*区〔區〕
讴〔謳〕
瓯〔甌〕
鸥〔鷗〕
殴〔毆〕
欧〔歐〕
呕〔嘔〕
沤〔漚〕
怄〔慪〕

P

pan

蹒〔蹣〕
盘〔盤〕

pang

鳑〔鰟〕
庞〔龐〕

pei

赔〔賠〕
锫〔錇〕
辔〔轡〕

pen

喷〔噴〕

NOTE

peng

鹏〔鵬〕

pi

纰〔紕〕
罴〔羆〕
鲏〔鮍〕
铍〔鈹〕
辟〔闢〕
䴙〔鸊〕

pian

骈〔駢〕
谝〔諞〕
骗〔騙〕

piao

飘〔飄〕
缥〔縹〕
骠〔驃〕

pin

嫔〔嬪〕
频〔頻〕
颦〔顰〕
贫〔貧〕

ping

评〔評〕
苹〔蘋〕
鲆〔鮃〕
凭〔憑〕

po

钋〔釙〕
颇〔頗〕
泼〔潑〕
䥽〔鏺〕
钷〔鉕〕

pu

铺〔鋪〕
扑〔撲〕
仆〔僕〕
镤〔鏷〕
谱〔譜〕
镨〔鐠〕
朴〔樸〕

Q

qi

缉〔緝〕
桤〔榿〕
*齐〔齊〕
蛴〔蠐〕
脐〔臍〕
骑〔騎〕
骐〔騏〕
鳍〔鰭〕
颀〔頎〕
蕲〔蘄〕
启〔啓〕
绮〔綺〕
*岂〔豈〕
碛〔磧〕
*气〔氣〕
讫〔訖〕
荠〔薺〕

qian

骞〔騫〕
谦〔謙〕
悭〔慳〕
牵〔牽〕
*佥〔僉〕
签〔簽〕
〔籤〕
千〔韆〕
*迁〔遷〕
钎〔釺〕
铅〔鉛〕
鹐〔鵮〕
荨〔蕁〕
钳〔鉗〕
钱〔錢〕
钤〔鈐〕
浅〔淺〕
谴〔譴〕
缱〔繾〕
堑〔塹〕
椠〔槧〕
纤〔縴〕

qiang

玱〔瑲〕
枪〔槍〕
锵〔鏘〕
墙〔墻〕
蔷〔薔〕
樯〔檣〕
嫱〔嬙〕
镪〔鏹〕
羟〔羥〕
抢〔搶〕
炝〔熗〕
戗〔戧〕
跄〔蹌〕
呛〔嗆〕

qiao

硗〔磽〕
跷〔蹺〕
锹〔鍬〕
缲〔繰〕
翘〔翹〕
*乔〔喬〕
桥〔橋〕
硚〔礄〕
侨〔僑〕
鞒〔鞽〕
荞〔蕎〕
谯〔譙〕
*壳〔殼〕
窍〔竅〕
诮〔誚〕

qie

锲〔鍥〕
惬〔愜〕
箧〔篋〕
窃〔竊〕

qin

*亲〔親〕
钦〔欽〕
嵚〔嶔〕
骎〔駸〕
寝〔寢〕
锓〔鋟〕
揿〔撳〕

qian

鲭〔鯖〕
轻〔輕〕
氢〔氫〕
倾〔傾〕
䞍〔䝼〕
请〔請〕
顷〔頃〕
庼〔廎〕
庆〔慶〕

qiong

*穷〔窮〕
䓖〔藭〕
琼〔瓊〕
茕〔煢〕

qiu

秋〔鞦〕
鹙〔鶖〕
鳅〔鰍〕
䲡〔鰌〕
巯〔巰〕

qu

曲〔麯〕
*区〔區〕
驱〔驅〕
岖〔嶇〕
躯〔軀〕
诎〔詘〕
趋〔趨〕
鸲〔鴝〕
龋〔齲〕
觑〔覷〕
阒〔闃〕

quan

权〔權〕
颧〔顴〕
铨〔銓〕
诠〔詮〕
绻〔綣〕
劝〔勸〕

que

悫〔慤〕
鹊〔鵲〕
阙〔闕〕
确〔確〕
阕〔闋〕

R

rang

让〔讓〕

rao

桡〔橈〕
荛〔蕘〕
饶〔饒〕

NOTE

娆〔嬈〕
扰〔擾〕
绕〔繞〕

re

热〔熱〕

ren

认〔認〕
饪〔飪〕
纴〔紝〕
轫〔軔〕
纫〔紉〕
韧〔韌〕

rong

荣〔榮〕
蝾〔蠑〕
嵘〔嶸〕
绒〔絨〕

ru

铷〔鉫〕
颥〔顬〕
缛〔縟〕

ruan

软〔軟〕

rui

锐〔鋭〕

run

闰〔閏〕
润〔潤〕

S

sa

洒〔灑〕
飒〔颯〕
萨〔薩〕

sai

鳃〔鰓〕
赛〔賽〕

san

毵〔毿〕
馓〔饊〕
伞〔傘〕

sang

丧〔喪〕
颡〔顙〕

sao

骚〔騷〕
缫〔繅〕
扫〔掃〕

se

涩〔澀〕
*啬〔嗇〕
穑〔穡〕
铯〔銫〕

sha

鲨〔鯊〕
纱〔紗〕

*杀〔殺〕
铩〔鎩〕

shai

筛〔篩〕
晒〔曬〕
酾〔釃〕

shan

钐〔釤〕
陕〔陝〕
闪〔閃〕
镨〔鐥〕
鳝〔鱔〕
缮〔繕〕
掸〔撣〕
骟〔騸〕
镅〔鐍〕
禅〔禪〕
讪〔訕〕
赡〔贍〕

shang

殇〔殤〕
觞〔觴〕
伤〔傷〕
赏〔賞〕

shao

烧〔燒〕
绍〔紹〕

she

赊〔賒〕

舍〔捨〕
设〔設〕
滠〔灄〕
慑〔懾〕
摄〔攝〕
厍〔厙〕

shei

谁〔誰〕

shen

绅〔紳〕
*参〔參〕
糁〔糝〕
*审〔審〕
谉〔讅〕
婶〔嬸〕
沈〔瀋〕
谂〔諗〕
肾〔腎〕
渗〔滲〕
瘆〔瘮〕

sheng

声〔聲〕
渑〔澠〕
绳〔繩〕
胜〔勝〕
*圣〔聖〕

shi

湿〔濕〕
诗〔詩〕
*师〔師〕

浉〔溮〕
狮〔獅〕
鸸〔鳾〕
实〔實〕
埘〔塒〕
鲥〔鰣〕
识〔識〕
*时〔時〕
蚀〔蝕〕
驶〔駛〕
铈〔鈰〕
视〔視〕
谥〔謚〕
试〔試〕
轼〔軾〕
势〔勢〕
莳〔蒔〕
贳〔貰〕
释〔釋〕
饰〔飾〕
适〔適〕

shou

兽〔獸〕
*寿〔壽〕
绶〔綬〕

shu

枢〔樞〕
摅〔攄〕
输〔輸〕
纾〔紓〕
书〔書〕
赎〔贖〕

*属〔屬〕
数〔數〕
树〔樹〕
术〔術〕
竖〔竪〕

shuai

帅〔帥〕

shuan

闩〔閂〕

shuang

*双〔雙〕
泷〔瀧〕

shui

谁〔誰〕

shun

顺〔順〕

shuo

说〔説〕
硕〔碩〕
烁〔爍〕
铄〔鑠〕

si

锶〔鍶〕
飔〔颸〕
缌〔緦〕
丝〔絲〕
咝〔噝〕

NOTE

鸶〔鷥〕
蛳〔螄〕
驷〔駟〕
饲〔飼〕

song

松〔鬆〕
怂〔慫〕
耸〔聳〕
㧐〔㩳〕
讼〔訟〕
颂〔頌〕
诵〔誦〕

sou

馊〔餿〕
锼〔鎪〕
飕〔颼〕
薮〔藪〕
擞〔擻〕

su

苏〔蘇〕
〔囌〕
稣〔穌〕
谡〔謖〕
诉〔訴〕
*肃〔肅〕

sui

虽〔雖〕
随〔隨〕
绥〔綏〕
*岁〔歲〕
谇〔誶〕

sun

*孙〔孫〕
荪〔蓀〕
狲〔猻〕
损〔損〕

suo

缩〔縮〕
琐〔瑣〕
唢〔嗩〕
锁〔鎖〕

T

ta

铊〔鉈〕
鳎〔鰨〕
獭〔獺〕
㳠〔澾〕
挞〔撻〕
闼〔闥〕

tai

台〔臺〕
〔檯〕
〔颱〕
骀〔駘〕
鲐〔鮐〕
态〔態〕
钛〔鈦〕

tan

滩〔灘〕
瘫〔癱〕
摊〔攤〕
贪〔貪〕
谈〔談〕
坛〔壇〕
〔罎〕
谭〔譚〕
昙〔曇〕
弹〔彈〕
钽〔鉭〕
叹〔嘆〕

tang

铛〔鐺〕
汤〔湯〕
傥〔儻〕
镋〔鎲〕
烫〔燙〕

tao

涛〔濤〕
韬〔韜〕
绦〔縧〕
焘〔燾〕
讨〔討〕

te

铽〔鋱〕

teng

誊〔謄〕
腾〔騰〕
䲢〔鰧〕

ti

锑〔銻〕
䴘〔鷉〕
鹈〔鵜〕
绨〔綈〕
缇〔緹〕
题〔題〕
体〔體〕

tian

阗〔闐〕

tiao

*条〔條〕
鲦〔鰷〕
龆〔齠〕
调〔調〕
粜〔糶〕

tie

贴〔貼〕
铁〔鐵〕

ting

厅〔廳〕
烃〔烴〕
听〔聽〕
颋〔頲〕
铤〔鋌〕

tong

铜〔銅〕
鲖〔鮦〕
统〔統〕
恸〔慟〕

tou

头〔頭〕

tu

图〔圖〕
涂〔塗〕
钍〔釷〕

tuan

抟〔摶〕
团〔團〕
〔糰〕

tui

颓〔頹〕

tun

饨〔飩〕

tuo

饦〔飥〕
驼〔駝〕
鸵〔鴕〕
驮〔馱〕
鼍〔鼉〕
椭〔橢〕
萚〔蘀〕
箨〔籜〕

W

wa

娲〔媧〕
洼〔窪〕
袜〔襪〕

wai

㖞〔喎〕

wan

弯〔彎〕
湾〔灣〕
纨〔紈〕
顽〔頑〕
绾〔綰〕
*万〔萬〕

wang

网〔網〕
辋〔輞〕

wei

*为〔爲〕
沩〔潙〕
维〔維〕
潍〔濰〕
*韦〔韋〕
违〔違〕
围〔圍〕
涠〔潿〕
帏〔幃〕
闱〔闈〕
伪〔僞〕
鲔〔鮪〕
诿〔諉〕
炜〔煒〕
玮〔瑋〕
苇〔葦〕
韪〔韙〕
伟〔偉〕
纬〔緯〕
硙〔磑〕
谓〔謂〕
卫〔衛〕

NOTE

wen

鳁〔鰮〕
纹〔紋〕
闻〔聞〕
阌〔閿〕
稳〔穩〕
问〔問〕

wo

涡〔渦〕
窝〔窩〕
莴〔萵〕
蜗〔蝸〕
挝〔撾〕
龌〔齷〕

wu

诬〔誣〕
*乌〔烏〕
呜〔嗚〕
钨〔鎢〕
邬〔鄔〕
*无〔無〕
芜〔蕪〕
妩〔嫵〕
怃〔憮〕
庑〔廡〕
鹉〔鵡〕
坞〔塢〕
务〔務〕
雾〔霧〕
骛〔騖〕
鹜〔鶩〕
误〔誤〕

X

xi

牺〔犧〕
饻〔餏〕
锡〔錫〕
袭〔襲〕
觋〔覡〕
习〔習〕
鳛〔鰼〕
玺〔璽〕
铣〔銑〕
系〔係〕
〔繫〕
细〔細〕
阋〔鬩〕
戏〔戲〕
饩〔餼〕

xia

虾〔蝦〕
辖〔轄〕
硖〔硤〕
峡〔峽〕
侠〔俠〕
狭〔狹〕
吓〔嚇〕

xian

鲜〔鮮〕
纤〔纖〕
跹〔躚〕
锨〔鍁〕
莶〔薟〕
贤〔賢〕
咸〔鹹〕
衔〔銜〕
挦〔撏〕
闲〔閑〕
鹇〔鷴〕
娴〔嫻〕
痫〔癇〕
藓〔蘚〕
蚬〔蜆〕
显〔顯〕
险〔險〕
猃〔獫〕
铣〔銑〕
*献〔獻〕
线〔綫〕
现〔現〕
苋〔莧〕
岘〔峴〕
县〔縣〕
宪〔憲〕
馅〔餡〕

xiang

骧〔驤〕
镶〔鑲〕
*乡〔鄉〕
芗〔薌〕
缃〔緗〕
详〔詳〕
鲞〔鯗〕
响〔響〕
饷〔餉〕
飨〔饗〕
向〔嚮〕
项〔項〕

xiao

骁〔驍〕
哓〔嘵〕
销〔銷〕
绡〔綃〕
嚣〔囂〕
枭〔梟〕
鸮〔鴞〕
萧〔蕭〕
潇〔瀟〕
蟏〔蠨〕
箫〔簫〕
晓〔曉〕
啸〔嘯〕

xie

颉〔頡〕
撷〔擷〕
缬〔纈〕
协〔協〕
挟〔挾〕
胁〔脅〕
谐〔諧〕
*写〔寫〕
亵〔褻〕
泻〔瀉〕
绁〔紲〕
谢〔謝〕

xin

锌〔鋅〕
䜣〔訢〕
衅〔釁〕

xing

兴〔興〕
荥〔滎〕
钘〔鈃〕
铏〔鉶〕
陉〔陘〕
饧〔餳〕

xiong

汹〔洶〕
诇〔詗〕

xiu

馐〔饈〕
鸺〔鵂〕
绣〔綉〕
锈〔銹〕

xu

须〔須〕
〔鬚〕
谞〔諝〕
许〔許〕
诩〔詡〕
顼〔頊〕
续〔續〕
绪〔緒〕

xuan

轩〔軒〕
谖〔諼〕
悬〔懸〕
选〔選〕
癣〔癬〕
旋〔鏇〕
铉〔鉉〕
绚〔絢〕

xue

学〔學〕
峃〔嶨〕
鳕〔鱈〕
谑〔謔〕

xun

勋〔勛〕
埙〔塤〕
驯〔馴〕
询〔詢〕
*寻〔尋〕
浔〔潯〕
鲟〔鱘〕
训〔訓〕
讯〔訊〕
逊〔遜〕

Y

ya

压〔壓〕
鸦〔鴉〕
鸭〔鴨〕
铔〔錏〕
哑〔啞〕
氩〔氬〕

NOTE

*亚〔亞〕
垭〔埡〕
挜〔掗〕
娅〔婭〕
讶〔訝〕
轧〔軋〕

yan

阏〔閼〕
阉〔閹〕
恹〔懨〕
颜〔顏〕
盐〔鹽〕
*严〔嚴〕
阎〔閻〕
厣〔厴〕
黡〔黶〕
魇〔魘〕
俨〔儼〕
䶮〔龑〕
谚〔諺〕
䜩〔讌〕
*厌〔厭〕
餍〔饜〕
赝〔贗〕
艳〔艷〕
滟〔灧〕
谳〔讞〕
砚〔硯〕
觃〔覎〕
酽〔釅〕
验〔驗〕

yang

鸯〔鴦〕
疡〔瘍〕
炀〔煬〕
杨〔楊〕
扬〔揚〕
旸〔暘〕
钖〔鍚〕
阳〔陽〕
痒〔癢〕
养〔養〕
样〔樣〕

yao

*尧〔堯〕
峣〔嶢〕
谣〔謠〕
铫〔銚〕
轺〔軺〕
疟〔瘧〕
鹞〔鷂〕
钥〔鑰〕
药〔藥〕

ye

爷〔爺〕
靥〔靨〕
*页〔頁〕
烨〔燁〕
晔〔曄〕
*业〔業〕
邺〔鄴〕
叶〔葉〕
谒〔謁〕

yi

铱〔銥〕
医〔醫〕
鹥〔鷖〕
祎〔禕〕
颐〔頤〕
遗〔遺〕
仪〔儀〕
诒〔詒〕
贻〔貽〕
饴〔飴〕
蚁〔蟻〕
钇〔釔〕
谊〔誼〕
瘗〔瘞〕
镒〔鎰〕
缢〔縊〕
勚〔勩〕
怿〔懌〕
译〔譯〕
驿〔驛〕
峄〔嶧〕
绎〔繹〕
*义〔義〕
议〔議〕
轶〔軼〕
*艺〔藝〕
呓〔囈〕
亿〔億〕
忆〔憶〕
诣〔詣〕
镱〔鐿〕

yin

铟〔銦〕
*阴〔陰〕
荫〔蔭〕
龈〔齦〕
银〔銀〕
饮〔飲〕
*隐〔隱〕
瘾〔癮〕
䲟〔鮣〕

ying

应〔應〕
鹰〔鷹〕
莺〔鶯〕
罂〔罌〕
婴〔嬰〕
璎〔瓔〕
樱〔櫻〕
撄〔攖〕
嘤〔嚶〕
鹦〔鸚〕
缨〔纓〕
荧〔熒〕
莹〔瑩〕
茔〔塋〕
萤〔螢〕
萦〔縈〕
营〔營〕
赢〔贏〕
蝇〔蠅〕
瘿〔癭〕
颖〔穎〕
颍〔潁〕

yo

哟〔喲〕

yong

痈〔癰〕
拥〔擁〕
佣〔傭〕
镛〔鏞〕
鳙〔鱅〕
颙〔顒〕
踊〔踴〕

you

忧〔憂〕
优〔優〕
鱿〔魷〕
*犹〔猶〕
莸〔蕕〕
铀〔鈾〕
邮〔郵〕
铕〔銪〕
诱〔誘〕

yu

纡〔紆〕
舆〔輿〕
欤〔歟〕
余〔余〕
觎〔覦〕
谀〔諛〕
*鱼〔魚〕
渔〔漁〕
𩽹〔䲣〕
*与〔與〕
语〔語〕
龉〔齬〕
伛〔傴〕
屿〔嶼〕
誉〔譽〕
钰〔鈺〕
吁〔籲〕
御〔禦〕
驭〔馭〕
阈〔閾〕
妪〔嫗〕
郁〔鬱〕
谕〔諭〕
鹆〔鵒〕
饫〔飫〕
狱〔獄〕
预〔預〕
滪〔澦〕
蓣〔蕷〕
鹬〔鷸〕

yuan

渊〔淵〕
鸢〔鳶〕
鸳〔鴛〕
鼋〔黿〕
园〔園〕
辕〔轅〕
员〔員〕
圆〔圓〕
缘〔緣〕

橼〔櫞〕
远〔遠〕
愿〔願〕

yue

约〔約〕
哕〔噦〕
阅〔閱〕
钺〔鉞〕
跃〔躍〕
*乐〔樂〕
钥〔鑰〕

yun

*云〔雲〕
芸〔蕓〕
纭〔紜〕
涢〔溳〕
郧〔鄖〕
殒〔殞〕
陨〔隕〕
恽〔惲〕
晕〔暈〕
郓〔鄆〕
运〔運〕
酝〔醞〕
韫〔韞〕
缊〔緼〕
蕴〔藴〕

Z

za

臜〔臢〕
杂〔雜〕

zai

载〔載〕

zan

趱〔趲〕
攒〔攢〕
錾〔鏨〕
暂〔暫〕
赞〔贊〕
瓒〔瓚〕

zang

赃〔贓〕
脏〔臟〕
〔髒〕
驵〔駔〕

zao

凿〔鑿〕
枣〔棗〕
灶〔竈〕

ze

责〔責〕
赜〔賾〕
啧〔嘖〕
帻〔幘〕
箦〔簀〕
则〔則〕
泽〔澤〕
择〔擇〕

zei

贼〔賊〕
鲗〔鰂〕

zen

谮〔譖〕

zeng

缯〔繒〕
赠〔贈〕
锃〔鋥〕

zha

铡〔鍘〕
闸〔閘〕
轧〔軋〕
鲝〔鮺〕
鲊〔鮓〕
诈〔詐〕

zhai

斋〔齋〕
债〔債〕

zhan

鹯〔鸇〕
毡〔氈〕
谵〔譫〕
斩〔斬〕
崭〔嶄〕
盏〔盞〕
辗〔輾〕
绽〔綻〕
颤〔顫〕
栈〔棧〕
战〔戰〕

zhang

张〔張〕
*长〔長〕
涨〔漲〕
帐〔帳〕
账〔賬〕
胀〔脹〕

zhao

钊〔釗〕
赵〔趙〕
诏〔詔〕

zhe

谪〔謫〕
辙〔轍〕
蛰〔蟄〕
辄〔輒〕
詟〔讋〕
折〔摺〕
锗〔鍺〕
这〔這〕
鹧〔鷓〕

zhen

针〔針〕
贞〔貞〕
浈〔湞〕
祯〔禎〕
桢〔楨〕
侦〔偵〕
缜〔縝〕
诊〔診〕
轸〔軫〕
鸩〔鴆〕
赈〔賑〕
镇〔鎮〕
纼〔紖〕
阵〔陣〕

zheng

钲〔鉦〕
征〔徵〕
铮〔錚〕
症〔癥〕
*郑〔鄭〕
证〔證〕
帧〔幀〕
诤〔諍〕
阐〔闇〕

zhi

只〔雙〕
〔衹〕
织〔織〕
职〔職〕
踯〔躑〕
*执〔執〕
絷〔縶〕
纸〔紙〕
挚〔摯〕
贽〔贄〕
鸷〔鷙〕
掷〔擲〕
滞〔滯〕
栉〔櫛〕
轾〔輊〕
致〔緻〕
帜〔幟〕
制〔製〕
*质〔質〕
踬〔躓〕
锧〔鑕〕
骘〔騭〕

zhong

终〔終〕
钟〔鐘〕
〔鍾〕
种〔種〕
肿〔腫〕
众〔衆〕

zhou

诌〔謅〕
赒〔賙〕
鸼〔鵃〕
轴〔軸〕
纣〔紂〕
荮〔葤〕
骤〔驟〕
皱〔皺〕
绉〔縐〕
㑇〔㑳〕
㑳〔㑳〕
昼〔晝〕

zhu

诸〔諸〕
槠〔櫧〕
朱〔硃〕
诛〔誅〕
铢〔銖〕
烛〔燭〕
嘱〔囑〕
瞩〔矚〕
贮〔貯〕

NOTE

驻〔駐〕
铸〔鑄〕
筑〔築〕

zhua

挝〔撾〕

zhuan

*专〔專〕
砖〔磚〕
䏝〔膞〕
颛〔顓〕
转〔轉〕
啭〔囀〕
赚〔賺〕
传〔傳〕
馔〔饌〕

zhuang

妆〔妝〕
装〔裝〕
庄〔莊〕
桩〔樁〕
戆〔戇〕
壮〔壯〕
状〔狀〕

zhui

骓〔騅〕
锥〔錐〕
赘〔贅〕
缒〔縋〕
缀〔綴〕
坠〔墜〕

zhun

谆〔諄〕
准〔準〕

zhuo

锗〔鐯〕
浊〔濁〕
诼〔諑〕
镯〔鐲〕

zi

谘〔諮〕
资〔資〕
镃〔鎡〕
龇〔齜〕
辎〔輜〕
锱〔錙〕
缁〔緇〕
鲻〔鯔〕
渍〔漬〕

zong

综〔綜〕
枞〔樅〕
总〔總〕
纵〔縱〕

zou

诹〔諏〕
鲰〔鯫〕
驺〔騶〕
邹〔鄒〕

zu

镞〔鏃〕
诅〔詛〕
组〔組〕

zuan

钻〔鑽〕
躜〔躦〕
缵〔纘〕
赚〔賺〕

zun

鳟〔鱒〕

zuo

凿〔鑿〕

説　明

[cai] 才纔—才，始，僅；又才能。纔，僅。二字本通用；但才能的才，絕不與纔通用。

[chong] 冲衝——冲的意義是幼小，空虛；用作動詞時表示一直向上（冲天）。衝的意義是突擊、衝撞；用作名詞時表示交叉路口。這两個字在古書裏一般是區别得很清楚的。

[chou] 丑醜——二字古不通用。丑是地支名。醜是醜惡的醜。

[chu] 出齣——齣是近代産生的字，來歷不明。

[dan] 淀澱——淀，淺水泊。澱，沉澱，滓泥。

[dou] 斗鬬——斗，升斗。鬬，鬬争。

[fa] 发發髮——發，發射，出發。髮，頭髮。

[fan] 范範——范，姓。範，模範。

[feng] 丰豐——丰，丰满，丰采（風采，風度）。豐，豐富。二字在古書裏一般不通用。丰字比較罕用。

[fu] 复復複覆——反復的復本作复，但是復和複覆並不是同義詞。複只用於重複和複雜的意義；復字等於現代的"再"，它不表示複雜，一般也不用作形容詞來表示

NOTE

重複。覆用於覆蓋、顛覆的意義，而這些意義决不能用復或複。

[gan] 干幹乾——干是干戈的干，讀 gān，和讀 gàn 的幹没有什麽關係。乾枯的乾和干戈的干也絶不相通。乾枯的乾，近時有人寫作乾，但古書中没有乾字。

特别應該注意的是乾坤的乾（qián），讀音完全不同，規定不能簡化爲干。

[gu] 谷穀——谷，山谷。穀，百穀（稻麥等）。二字不通用。

[hou] 后後——后，君王，皇后。後，先後。有些古書曾經以后代後，但用得很不普遍，後代一般不再通用。至於君王、皇后的后，則絶不寫作後。

[hua] 画畫，划劃——古代計畫的畫不寫作劃。劃是後起字，並且只表示錐刀劃開。划是划船的划（也是後起字），與計畫的畫更是没有關係。

[hui] 汇匯彙——匯，匯合。彙，種類。

[huo] 伙夥——伙，伙伴，傢伙。夥，很多。

获獲穫——獲，獲得。穫，收穫。二字不通用。

[ji] 几幾——几是几案的几。幾是幾何的幾。二字絶不相通。

饥饑——饥，饥飽。饑，饑饉。上古一般不相通，後代漸混。

[jia] 价價——价，善。價，價格。二字不通用。

[jian] 荐薦——《説文》："荐，席也。" 又："薦，獸之所食草。" 二字古通用，都有重複、陳獻、推薦等義。

[jie] 借藉——借，借貸。藉，憑藉。二字一般不通用。注意：狼藉的藉（jí）不能簡化爲借。

[jin] 尽盡儘——盡，完全，竭盡。儘，達到極限。儘是後起字，本寫作盡。

[juan] 卷捲——卷，卷曲；又書卷。捲，收捲。上古捲多寫作卷。

[ke] 克剋——克，能，勝。剋，剋制。

[kua] 夸誇——夸，奢侈，夸大，自大。誇，大言，自大。在自大、夸大的意義上，二字古通用。

[kun] 困睏——困，勞倦，窮困。睏是困的後起字，專用於勞倦的意義。

[la] 腊臘——腊（xī），乾肉。臘，陰曆十二月。

蜡蠟——蜡，即蛆；又音 zhà，古祭名。蠟，油脂中的一種，蠟燭。

[lei] 累纍——累，積累，牽累，纏縛。纍，連綴，纏縛。在"纏縛"這個意義上，二字古通用。

[li] 里裏——里，鄉里。裏，衣内。《詩經·邶風·緑衣》："緑衣黄裏。" 内，《左傳·僖公二十八年》："表裏山河。" 二字古不通用。

历曆歷——曆，曆數。歷，經歷。歷曆一般是有分别的。在古書中，曆數的曆可以用歷，但經歷的歷絶不用曆。

[lian] 帘簾——帘，酒家幟（後起字）。簾，門簾。

NOTE

[liao] 了瞭——了，了解。瞭，眼睛明亮。後來又有雙音詞“瞭望”。

[me] 么麽——么（yāo），幺的俗體，細小，與麽没有關係。

[meng] 蒙濛懞矇——蒙，披蓋，遭受。濛，微雨的樣子。懞，懞懂，不明白。矇，矇矓，眼力不好。

[mi] 弥彌瀰——彌，满，更。瀰，瀰漫，水大的樣子。

[mian] 面麵——面，臉部。麵（麪的後起字），糧食磨成的粉。二字不通用。

[mie] 蔑衊——蔑是蔑視的蔑。衊是誣衊的衊。

[ning] 宁寧——宁是貯的本字，與寧没有關係。

[pi] 辟闢——辟，法，刑，君。闢，開闢。二字上古曾經通用，後代不通用。

[ping] 苹蘋——苹，草名，蒿的一種，《詩經·小雅·鹿鳴》：“食野之苹。”又同萍。蘋，草名，一名田字草；蘋果的蘋是後起字，舊寫作苹。

凭憑——憑依的凭本作凭，又作馮、憑。

[qi] 气氣——依文字家説，氣本作气，但是現在簡化爲气的字，一般古書都寫作氣。

启啓——開啓的啓本作启。

[qian] 千韆——千，數目。韆，鞦韆。

签簽籤——簽與籤意義相近，但簽押不能作籤押；竹籤、牙籤不能作竹簽、牙簽。

[qiu] 秋鞦——秋，四季中的第三季。鞦，鞦韆。

[she] 舍捨——舍，客館，居室；又放棄。捨，放棄。捨本作舍。

[shen] 沈瀋——沈，沉（chén）的本字；又沈（shěn），姓。瀋，汁；又地名（瀋陽）。

[shi] 适適——适，讀（kuò），《論語》有南宫适，人名。適，到[某地]去，正巧。

[shu] 术術——术（zhú），原寫作朮，植物名，有白朮、蒼朮，與術不相通。

[song] 松鬆——松鬆古代不同音。松，松樹。鬆，鬆緊。

[tai] 台臺檯颱——這四個字的意義各不相同。台（yí），我；又三台（tái），星名。臺，樓臺。檯（後起字），桌子。颱，颱風。

[wang] 网網——网是網的本字。

[wu] 无無——二字古代通用。但一般只寫作無。

[xi] 系係繫——這三個字意義相近，上古往往通用。後代逐漸分工，世系、系統、體系作系，關係和“是”的意義作係，縛的意義作繫。

[xian] 咸鹹——咸，皆。鹹，鹹淡。不通用。

[xiang] 向嚮——嚮與向意義相近，但嚮導不作向導。在上古，嚮可通響，向不通響。

[xin] 衅釁——二字古代通用。

[yang] 痒癢——痒，病，《詩經·小雅·正月》：“癙憂以痒。”在這個意義上，痒癢不相通。

NOTE

[ye] 叶葉——叶（xié），同協；“叶音”，“叶韵”。叶與葉音義皆不同。

[yong] 踊踴——二字古代通用。

[yu] 余餘——余，我。餘，剩餘。二字不通用。

御禦——御，駕馭車馬。禦，阻擋，防禦。

吁籲——吁（xū），嘆聲：“長吁短嘆”。籲（yù），呼：“籲天”，“呼籲”。

郁鬱——二字古不同音。郁郁，有文采的樣子；馥郁，香氣濃。鬱，草木叢生；又憂鬱。按：郁鬱有相通之處，但憂鬱的鬱絕不作郁。

与與——賜與的與本作与。

[yun] 云雲——依《説文》，云是雲的本字。但是在古書中，云謂的云和雲雨的雲已經有了明確的分工，絶不相混。

[zhe] 折摺——二字古不同音，亦不通用。折，折斷，屈折。摺，摺叠。

[zheng] 征徵——二字古不同音。征，行，征伐，征税。徵，徵召，徵求，徵信。按：只有征税的意義古書偶然用徵，其餘意義都不相通。特别要注意的是宫商角徵羽（五音）的徵，讀音是 zhǐ，不能簡化爲征。

症癥——症（zhèng），病症。癥（zhēng），癥結。

[zhi] 只祇隻——只，語氣詞，這個意義不能作祇或隻。只在中古以後與祇通，表示“單只”的意思。副詞只與量詞隻在古書中絶不通用。

致緻——緻是密的意思：“細緻”；古與致通。當然，這只是説用緻的地方可以用致，不是説用致的地方可以用緻。

制製——制，制裁，法度，君命。製，製造。製造的意義在古代也可以用制。

[zhong] 钟鐘鍾——鐘，樂器。鍾，酒器；又聚，《國語·周語》：“澤，水之所鍾也。”上古鐘多作鍾，但酒器的鍾、鍾聚的鍾及姓鍾的鍾不作鐘。

[zhu] 筑築——筑，樂器名。築，建築。二字不通用。

[zhun] 准準——准是準的俗體，但近代有了分工：准字只用於允許、決定等近代意義，而水準、準繩等古代意義則寫作準。一般古書只有準字，没有准字。

（王力《古代漢語》上册第二分册，中華書局 1962 年版）

NOTE

主要參考書目

[1] 王力 . 漢語史稿 . 北京：中華書局，2004.

[2] 王寧 . 古代漢語 . 北京：高等教育出版社，2012.

[3] 錢超塵 . 中醫古籍訓詁研究 . 貴陽：貴州人民出版社，1988.

[4] 段逸山 . 醫古文 . 北京：人民衛生出版社，2003.

[5] 段玉裁 . 説文解字注 . 上海：上海古籍出版社，1988.

[6] 十三經注疏 . 北京：中華書局，2012.

[7] 黄帝内經素問 . 北京：人民衛生出版社，2015.

[8] 靈樞經 . 北京：人民衛生出版社，2011.

NOTE